基础医学教程

导 论

主　编　陈季强

副主编　夏　强

编　委　周　韧　王金茂　朱　廉　郭　峻

科学出版社

北京

内 容 简 介

　　《基础医学教程》是将人体解剖学、组织胚胎学、人体生理学、病理学、病理生理学和药理学按器官系统进行组合而编写的一部全新的教材。本书为导论部分,分为6篇,简要介绍了基础医学所涵盖的内容及研究方法,并介绍了细胞的基本结构、细胞适应、损伤与组织修复、疾病概论以及药物治疗学基础等内容。本书内容丰富,编排新颖,富于科学性、先进性、启发性,可供高等医学院校学生使用,也可供相关人员参考。

图书在版编目(CIP)数据

基础医学教程　导论/陈季强主编. —北京:科学出版社,2004.8
ISBN 978-7-03-014185-9

Ⅰ.基…　Ⅱ.陈…　Ⅲ.基础医学-医学院校-教材　Ⅳ.R3

中国版本图书馆CIP数据核字(2004)第083872号

责任编辑:黄敏 / 责任校对:包志虹
责任印制:徐晓晨 / 封面设计:卢秋红

科学出版社出版
北京东黄城根北街16号
邮政编码:100717
http://www.sciencep.com

北京厚诚则铭印刷科技有限公司 印刷
科学出版社发行　各地新华书店经销

*

2004年8月第 一 版　　开本:787×1092　1/16
2018年4月第七次印刷　　印张:19 3/4
字数:470 000
定价:**65.00元**
(如有印装质量问题,我社负责调换)

序

　　高等教育的改革与发展已成为全世界关注的热点之一。经济全球化伴随着高等教育的国际化、大学三维功能的一体化、教育的信息化引起的教育时空条件和观念的改变、学科交叉渗透和综合化等四个方面是高等教育发展的总趋势。因此，如何寻求学校的跨越式发展道路，追求卓越，力求超越，实现建设具有世界先进水平的一流大学的目标，是浙江大学需要迅速解决的问题。

　　课程整合是体现学科交叉渗透和综合化发展趋势的具体方式之一，也是学科结构调整的基础性工作。在医学教育的改革中，以问题为中心的学习（problem-based learning，PBL）是当今各国医学教育关注的中心，是医学生能力培养的重要环节。PBL 强调"先问题，后学习"，获取知识与运用知识的能力同等重要；学生是主动学习者，教师是促进者和设计者，尊重并以学习者原有的知识为基础，鼓励学生探索问题的解决方法，启发新思想；专业发展与工作场所的真实情境和复杂问题相联结。医学教育的规律表明，在基础和临床医学教育中应用 PBL 将为解决理论与专业实践之间的脱节提供一个有力的解决方案。因此，我校应该在 PBL 医学教育方面进行更多的尝试、积累更多的经验，并在学校的其他学科进行推广。

　　医学院基础医学部陈季强教授主持了浙江大学重点教学改革项目——六门基础医学课程整合教学，该项目的目的是，尝试在整体结构上改革基础医学教育课程体系，对《人体解剖学》、《组织胚胎学》、《人体生理学》、《病理学》、《病理生理学》和《药理学》进行有机整合，为实施 PBL 教学打下基础。相关学科的教授们对《基础医学教程》的课程体系进行了充分的准备和讨论，针对基础医学教育的特点确定了编写原则、框架以及编写内容的取舍，并在三基（基础理论、基本知识、基本技能）和五性（思想性、科学性、先进性、启发性、适用性）的基础上进一步明确了整合课程的特点。

　　我相信，基础医学课程体系的整合改革，实行按器官系统进行教学，是符合医学教育发展规律的，这将为我校实施 PBL 教学提供有益的经验，在全国也具有广泛的示范作用。同时，我也希望，广大教师和学生在使用这套教材的过程中，提出使之更加完善的意见和建议，以推动我国医学教育事业的改革和发展。

来茂德

2003 年 12 月于玉泉

前　言

基础医学课程整合改革符合国际医学教育改革的发展趋势。本项改革内容的延伸就是"以问题为中心的学习"（problem-based learning，PBL）。"基础医学课程整合教学"正是为了从整体上改革医学教育课程体系，使医学生对知识的学习更加符合学习的规律。按器官系统学习知识，可以提高学习的效益，并且为全面实施 PBL 教学创造条件。但是，在基础医学课程中采取按器官系统进行教学尚在探索中。

目前，基础医学的主要课程有《人体解剖学》、《组织学与胚胎学》、《人体生理学》、《病理学》、《病理生理学》、《药理学》、《生物化学》、《医学微生物学》、《人体寄生虫学》、《免疫学》、《细胞分子生物学》和《医学遗传学》等 12 门课程。

学生通过《人体解剖学》、《组织学与胚胎学》和《人体生理学》学习人体的正常形态和功能，通过《病理学》和《病理生理学》学习人体的病理或异常的形态和功能改变，通过《药理学》主要学习治疗疾病的药物。这些课程均各自按器官、系统进行教学。《基础医学教程》是将这六门课程内容进行有机的重组，使之成为一门全新的、具有较强科学性、编排上更符合教学规律的整合课程。其他课程仍按原教学规律授课。

上述六门课程的全国统编教材（人民卫生出版社 2001 年出版）字数合计 430.9 万字，分别为：《系统解剖学》68.5 万字，《组织学与胚胎学》72.5 万字，《人体生理学》80.0 万字，《病理学》77.7 万字，《病理生理学》56.5 万字，《药理学》75.7 万字。经过整合后的《基础医学教程》总字数比六门课程合计字数减少了 1/4，可以相应减少授课时数，提高教学效益，同时更加符合学习的规律，有利于学生对基础医学知识的全面和系统的掌握，为临床课程的学习打下坚实的基础。

《基础医学教程》分为《基础医学教程（导论）》和《基础医学教程（各论）》两部分。

《基础医学教程（导论）》共分为 6 篇，分别为：第一篇绪论（包括基础医学概述和人体的基本结构）；第二篇细胞的基本结构与功能；第三篇基本组织与人体胚胎的早期发生；第四篇细胞适应、损伤与组织修复；第五篇疾病概论；第六篇疾病的药物治疗基础概论。

《基础医学教程（各论）》共分为 15 篇，分别为：第一篇运动系统；第二篇血液与造血系统；第三篇循环系统；第四篇呼吸系统；第五篇消化系统；第六篇能量代谢、体温与发热；第七篇泌尿系统；第八篇水、电解质与酸碱平衡；第九篇感觉器官；第十篇神经系统；第十一篇内分泌系统；第十二篇生殖系统；第十三篇免疫系统；第十四篇应激与多器官功能不全综合征；第十五篇感染性疾病与抗感染药。

编　者

2003 年 12 月于湖滨

目　　录

第四篇　细胞适应、损伤与修复

第五篇　疾病概论

第六篇　药物治疗学基础

第一篇 绪 论

第一章 基础医学概述

按我国的学科分类,基础医学是医学学科的一级学科,包括人体解剖学与组织胚胎学、病原生物学、免疫学、病理学与病理生理学等学科。作为临床医学的基础课程,基础医学还包括生理学、生物化学和分子生物学、药理学等学科。这些学科之间有着广泛和密切的联系,共同构成临床医学的基础课程。同时,基础医学也是研究人体和生命奥秘的重要组成部分。

按照基础医学课程的特点,大体上可以归入**形态学科**和**功能学科**。人体解剖学、组织学与胚胎学、病理学属于形态学科;生理学、病理生理学、免疫学、药理学属于功能学科;病原生物学(包括医学微生物学和医学寄生虫学)既是形态学科,也是功能学科。生物化学和分子生物学也属于功能学科,由于分子生物学是从生物化学中发展而来的,并且近年来发展非常迅速,因此,我们将生物化学和分子生物学列入分子与细胞生物学课程中另述。

在《基础医学教程》中,主要包括按器官和系统进行教学的学科,如人体解剖学、组织学与胚胎学、人体生理学、病理学、病理生理学和药理学等。

人体解剖学(human anatomy)是研究正常人体形态结构的科学,是学习其他基础医学和临床医学课程的基础。人体解剖学课程包括**系统解剖学**(systematic anatomy)和**局部解剖学**(regional anatomy)。此外,根据临床的需要,又分为神经解剖学、运动解剖学、功能解剖学、断层解剖学、放射解剖学、成长解剖学和临床应用解剖学等。

在《基础医学教程》中,主要以系统解剖学为主线,按人体基本功能来学习研究器官和组织的形态结构。同时通过局部解剖学的学习,掌握和了解各器官组织的位置、毗邻以及相互关系。在人体解剖学的学习过程中要通过标本观察和尸体解剖,准确地辨认人体的器官组织和重要结构,理论联系实际,切忌脱离实物标本的死记硬背。学习人体解剖学必须注意用进化发展的观点,形态与功能相结合的观点,局部与整体相统一的观点,才能掌握解剖学知识。

组织学与胚胎学中包括**组织学**(histology)和**胚胎学**(embryology)两门学科,它们既密切相关又各具独立性,在我国的医学教学中习惯将其合为一门课程,简称为组织胚胎学。在医学教学中,组织学和胚胎学的研究对象是人体。

人体组织学是研究人体细微结构及其相关功能的学科。组成人体的基本结构功能单位是细胞。人体细胞数量众多,种类也有成百上千种,其形态结构和功能也各有差异。在机体中,一些形态结构相类似、功能相关的细胞和细胞间质组合在一起,构成人体四大组织,即上皮组织、结缔组织、肌肉组织和神经组织,几种组织按一定规律组成器官和系统。研究组织、器官和系统的形态结构及其相关功能的联系是组织学的主要内容。

人体胚胎学是研究人体发生、生长及其发育机制的一门学科。胚胎的发生、发育表现为一个连续发育过程,始于受精卵,即合子,其具有旺盛的生命力,在母体内不断增殖和分化,最初形成三个胚层,并在此基础上分化形成各种组织和一系列器官系统,再经过生长发育,最终形成胎儿直至分娩。因此,对男女两性生殖细胞受精、胚胎早期发生及器官系统发育的研究是人体胚胎学的主要内容。

生理学(physiology)是生物学的一个分支学科,是研究生物机体生命活动规律的科学。**人体生理学**(human physiology)是研究正常人体功能活动规律的科学,是一门功能学科。它主要的任务是阐明正常人体及其器官、组织等所表现的各种生命活动现象或生理功能、活动的机制及其变化规律,为进一步学习其他基础医学和临床医学课程,为在临床医疗和护理实践以及预防医学的工作中有效地防治各种疾病,促进人类健康长寿提供必要的理论基础。

人体生理学的研究内容是人体生理功能活动的规律和机制,以及内、外环境发生变化对这些生命活动的影响。因此,我们可以从不同的结构基础出发,对人体的生理功能活动进行细胞及分子、器官、整体这三个不同水平的研究。

生理学也是一门实验性科学。生理学的知识是来源于生活实践、实验研究的实践和临床研究的实践。在实践过程中,生理学的研究方法可区分为急性实验和慢性实验两大类。应当指出,生理学的知识大部分是从动物实验中获得,这是研究人体生理学所不可缺少的手段。但是,在应用实验动物所获得的结论时,应当充分考虑人和动物之间的差别,千万不可简单地将其结论机械地套用到人体上。同时,还应当注意到急性实验、慢性实验以及无创伤性实验三者所得到的结果,彼此之间还是有所差异的。因此,我们在评估实验所得的结果时,必须进行充分的分析和综合,全面考虑问题,方能得出正确的认识和结论。

病理学(pathology)是研究疾病本质的学科。它研究疾病为什么发生(病因)、怎样发生(发病机制)、会出现哪些变化(代谢、功能和形态方面)以及怎样的转归。病理学的任务是为临床医学提供诊断、治疗和预防疾病的理论基础;参与临床疾病的诊断;与临床共同进行对新疗法的评价及发现和认识新的疾病。病理学与病理生理学是互相配合的科学。在教学内容上,前者较侧重疾病的形态变化(病变,lesion),后者更侧重于功能、代谢方面的变化。

病理学的研究方法非常注重实验研究。主要研究方法有尸体解剖(autopsy,简称尸检)、活体组织检查、动物实验、组织培养与细胞培养、病理学观察。病理学观察包括大体标本观察和组织切片的观察等。

病理生理学(pathophysiology)是一门研究疾病发生、发展规律和机制的学科。在医学教学中,病理生理学的教学内容和研究范畴与国外的临床生理学(clinical physiology)或疾病生理学(physiology of disease)相近。

病理生理学的主要任务是研究疾病发生、发展的一般规律与机制,研究患病机体的功能、代谢的变化和机制,从而探讨疾病的本质,为疾病的防治提供理论根据。因此,它是一门理论性较强的学科,它需要应用正常人体中形态、功能、代谢方面的各种有关知识加以综合、分析,再通过科学思维用到患病机体,从而正确地认识疾病中出现的各种变化,因此,它和许多基础医学学科有关。既然病理生理学的研究对象是疾病,作为一门研究疾病的基础课程,它必须引导学生从正常人体有关知识逐渐引向对疾病机体的认识。病理生理学是基础课程中围绕疾病进行探讨的学科之一,并且是沟通基础学科与临床学科的桥梁学科。

药理学(pharmacology)是研究药物的学科之一,也是一门为临床合理用药和防病治病提供基本理论的医学基础学科。药理学主要研究药物与机体(主要是人体,也包括病原体)相互作用的规律和作用原理。所谓药物(drug)是指用以防治及诊断疾病的物质,在理论上,凡能影响机体器官生理功能和(或)细胞代谢活动的化学物质都属于药物范畴,也包括避孕药。

药理学研究的内容可分为**药物效应动力学**(pharmacodynamics,简称药效学)和**药物代谢动力学**(pharmacokinetics,简称药动学)。药效学主要研究药物对机体的作用和作用原理,药动学主要研究机体如何对药物处理,包括药物的吸收、分布、生物转化和排泄。由此可见,药理学研究的主要对象是机体,属于广义的生理科学范畴,与主要研究药物本身的药学学科,如生药学、药物化学、药剂学、制剂学等学科有明显的区别。药理学是以生理学、生物化学、病理学、病原生物学、免疫学等为基础,为指导临床各科合理用药提供理论基础的桥梁学科。

药理学的学科任务是要为阐明药物作用机制、改善药物质量、提高药物疗效、开发新药、发现药物新用途,并为探索细胞生理、生化及病理过程提供实验资料。药理学的方法是实验性的,即在严格控制的条件下观察药物对机体或其组成部分的作用规律,并分析其客观作用原理。近年来逐渐发展而设立的临床药理学(clinical pharmacology)是以临床患者为研究对象和服务对象的应用科学,其任务是将药理学基本理论转化为临床用药技术,即将药理效应转化为临床实际效应,是基础药理学的后继部分。学习药理学的主要目的是要了解药物有什么作用、作用机制及如何充分发挥药物临床疗效和避免药物不良反应,要理论联系实际了解药物在发挥疗效过程中的因果关系,特别要掌握药物的适应证和禁忌证。在临床上,疾病的治疗方法包括药物治疗、手术治疗和放射治疗等,药物治疗在临床各科均有应用。对于不同的疾病以及在疾病的不同阶段应该采取适当治疗措施和方法,疾病药物治疗的基础是药理学。

为了使基础医学各学科的相关知识能够更加密切地相互联系,本教程将上述六门课程的总论内容进行整合,编写成为《基础医学教程(导论)》。

在《基础医学教程(导论)》中,我们首先扼要介绍人体的基本结构,之后介绍细胞基本结构与功能以及细胞信号转导,接着介绍人体基本组织(包括上皮组织、结缔组织、肌肉组织与神经组织)与胚胎早期发生,其后再介绍细胞适应、组织损伤与修复以及疾病的概论,最后介绍疾病药物治疗的一些共同规律。通过对《基础医学教程(导论)》的学习,使同学们对基础医学有一个全面而概括的了解,便于进一步学习《基础医学教程(各论)》。

《基础医学教程(各论)》是将基础医学的有关课程的各论内容按器官系统进行编排,每一器官系统原则上按解剖学、组织胚胎学、生理学、病理学、病理生理学和药理学的顺序进行教学,以加强基础医学各学科有关内容的横向联系,也使基础医学知识与临床疾病的联系更加密切,有利于医学生的学习。

(陈季强)

第二章 人体的基本结构

人体的构造非常复杂。人体的结构可分为化学层面和细胞层面,分别从基本结构和功能上反映人体。人体结构的每一层面均表明了与上一层面的关系(图1-2-1)。化学、细胞、组织层面是微观的,而器官、系统和生物体水平是宏观的。

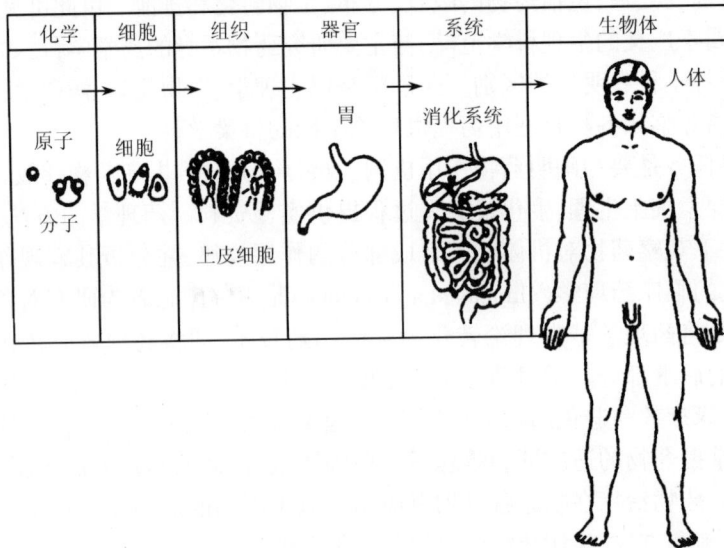

图 1-2-1　人体的层面

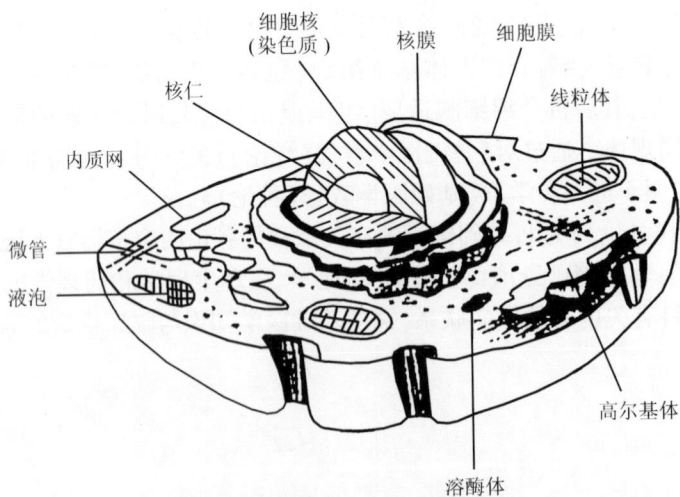

图 1-2-2　细胞的构造

细胞(cell)是构成人体的基本单位,虽然成人的体细胞数以亿计,但细胞的类型却只有几百种。细胞主要由细胞膜(cell membrane)、细胞质(cytoplasm)、细胞核(cell nucleus)以及许多细胞器(cell organ,organelle)组成(图1-2-2),其主要成分是蛋白质、核酸、脂质和水等,它们与自然界的其他物质一样也是由原子和分子组成的。细胞与细胞间质组合在一起构成细胞群体,形成**组织**。几种组织构成**器官**,两个或两个以上的器官及相关结构组合形成**系统**。

一、组　织

组织(tissue)是由发挥特定功能的、以支持基质结合起来的相同细胞的集合。组织学是研究组织的显微形态科学。人体的基本组织分为上皮组织、结缔组织、肌肉组织和神经组织四种基本类型。

1. 上皮组织(epithelial tissue)　亦即上皮(epithelium)(图1-2-3、图1-2-4),覆盖身体和器官表面,内衬体腔和器官内腔(身体管道的空腔部分),并构成各种外分泌腺(图1-2-5)。上皮组织负责保护、吸收、排泄和分泌。

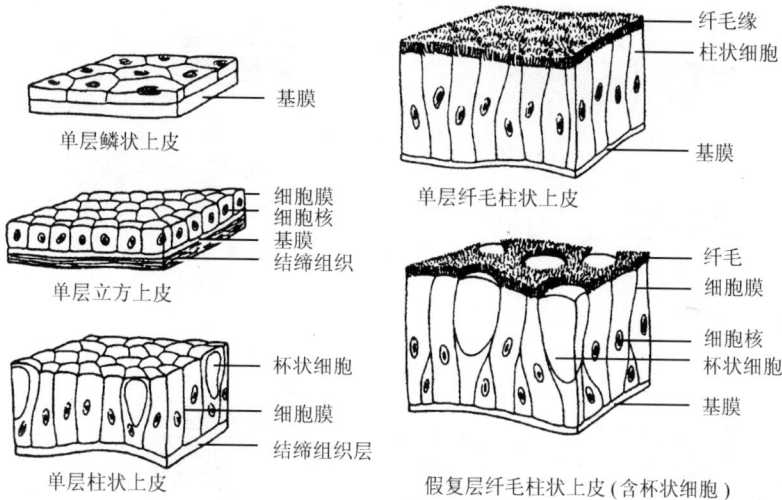

图 1-2-3　单层上皮组织

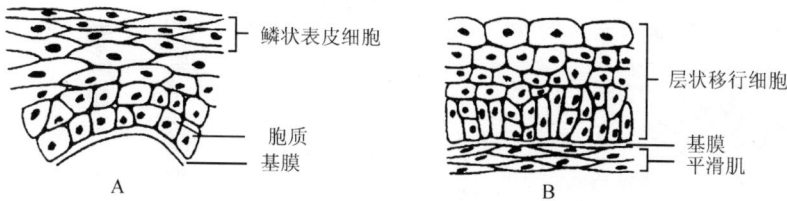

图 1-2-4　上皮组织

A. 复层鳞状上皮;B. 移行上皮

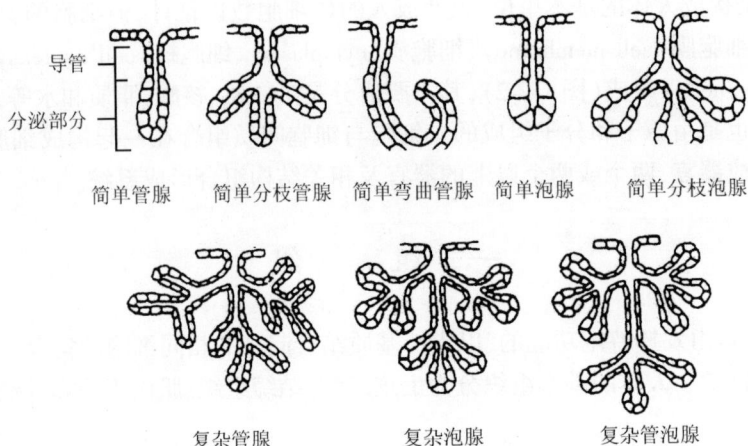

导管
分泌部分

简单管腺　简单分枝管腺　简单弯曲管腺　简单泡腺　简单分枝泡腺

复杂管腺　　复杂泡腺　　复杂管泡腺

图 1-2-5　外分泌腺构造

2. 结缔组织（connective tissue）　起连接、支持和保护作用。结缔组织又可以分为疏松结缔组织、致密结缔组织和固有结缔组织等（图 1-2-6）。

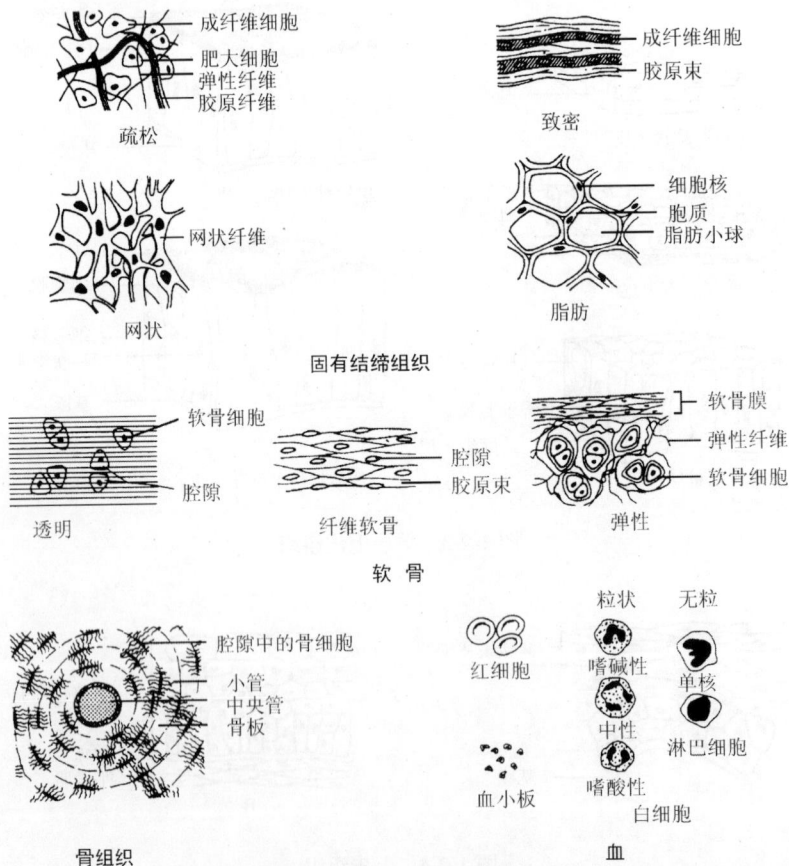

图 1-2-6　结缔组织的类型

3. 肌肉组织(muscular tissue) 通过收缩完成身体各部分的运动。根据肌肉组织的特点和功能又可以分为骨骼肌、心肌和平滑肌(图 1-2-7)。

4. 神经组织(nervous tissue) 始发并传导神经冲动,协调身体各种活动。神经组织包括神经细胞(神经元)和神经胶质细胞(图 1-2-8、图 1-2-9)。

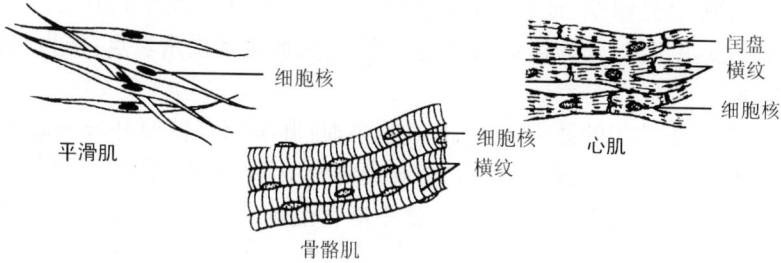

图 1-2-7 肌肉组织的类型

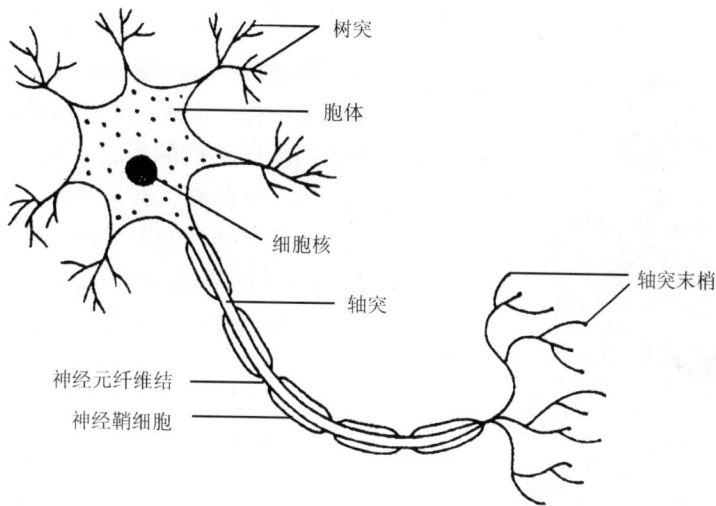

图 1-2-8 神经元的结构

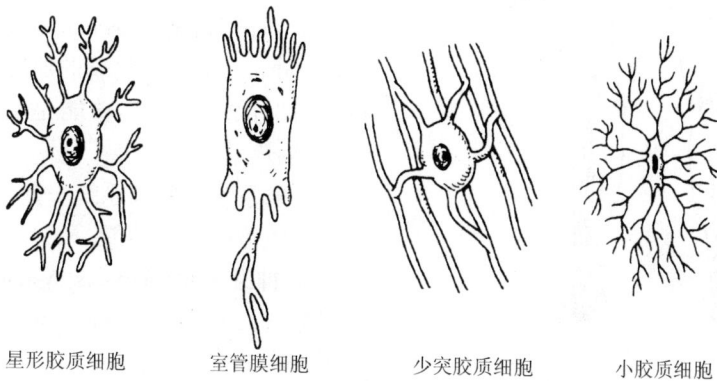

图 1-2-9 存在于中枢神经中的神经胶质细胞类型

二、器　官

器官(organ)是由几种类型的组织构成而发挥特定功能的集合体。骨就是一个器官,例如股骨,其成分包括骨组织、神经组织、血管(血液)组织和软骨组织(一般在关节上)。股骨作为骨骼系统的一部分,辅助支撑身体;作为运动系统的一部分,为肌肉提供附着点;作为循环系统的一部分,红骨髓可以造血。

生命器官是发挥关键功能的器官。例如,心脏泵血;肝脏储存糖原并分解衰老的血细胞;肾脏过滤血液;肺交换呼吸的气体;脑有控制和协调身体的功能。生殖器官不是生命本身必需的器官,也不是附属器官,但是没有生殖器官,生命就不能自然延续。当一个或多个生命器官功能衰竭时,人就会死亡。

三、系　统

系统(system)是由两个和两个以上的器官及相关结构形成的一个功能整体,行使一种或一系列的相同功能的组合。例如循环系统推动血液流动。有些器官不止参与一个系统,例如胰腺既产生消化酶(胰酶)参与消化系统,又产生激素(胰岛素和胰高血糖素)参与内分泌系统。

根据人体的诸多器官的功能差异,可以分类组成多个系统,主要的人体系统的基本结构和功能如下:

1. 骨骼系统(skeletal system)　由骨(bone,成人共有 206 块骨)、软骨(cartilage)和韧带(ligment,在关节处连接骨)组成(图 1-2-10)。其功能是支持、保护、运动、造血、储存矿物质。

2. 肌肉系统(muscular system)　由骨骼肌(skeletal muscles)和附着的肌腱(muscle tendon)组成(图 1-2-11)。其功能是身体运动、保持姿势、产生热量。

骨骼系统与肌肉系统一起构成运动系统,共同执行躯体的运动功能。

3. 神经系统(nervous system)　可分为中枢神经系统(central nervous system, CNS)和周围神经系统(peripheral nervous system, PNS)(图 1-2-12)。CNS 包括脑(brain)和脊髓(spinal cord);PNS 包括与脑相连的脑神经和与脊髓相连的脊神经,PNS 还包括神经节和神经丛。神经

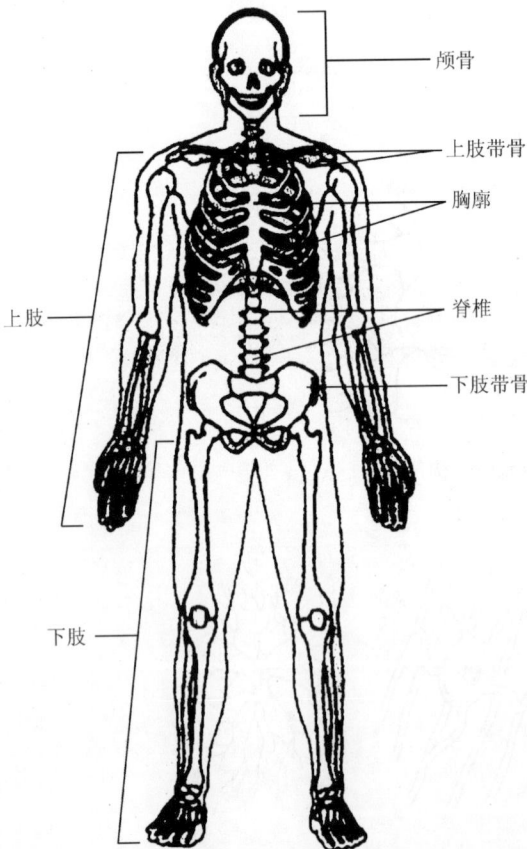

图 1-2-10　骨骼系统

（图中标注：颅骨、上肢带骨、胸廓、脊椎、下肢带骨、上肢、下肢）

系统的功能是感觉并对内外环境的变化做出反应、推理和记忆、协调身体活动等。自主神经系统（autonomic nervous system，ANS）是神经系统的功能性分类，脑内的某些结构是 ANS 的控制中心，并通过特殊神经通路传导 ANS 冲动，ANS 的功能是自主地加速或减缓机体的内在活动。

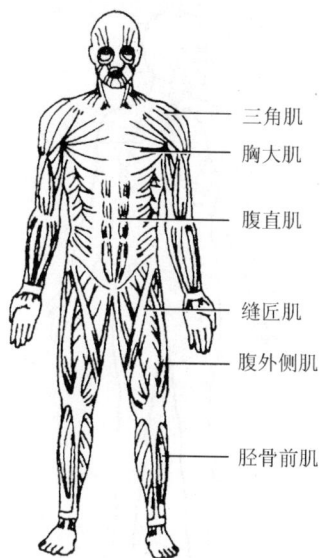

图 1-2-11 肌肉系统

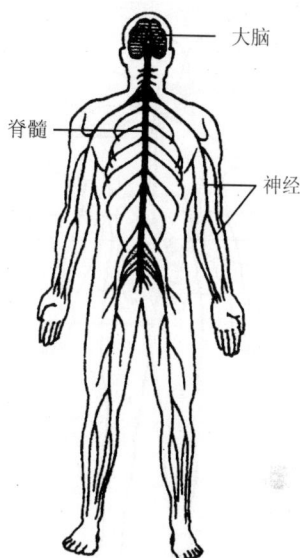

图 1-2-12 神经系统

4. 内分泌系统（endocrine system） 由产生激素的内分泌腺组成（图 1-2-13）。和其他系统各个器官集中在一起的形式不同，内分泌腺广泛分布在全身各处，没有连续性，例如垂体、下丘脑和松果体位于颅腔内；甲状腺和甲状旁腺在颈部；胰腺和肾上腺在腹部；女性卵巢在盆腔；男性睾丸在阴囊。内分泌腺分泌特殊的化学物质——激素进入血液或周围的细胞间液，控制和整合人体功能，调控人体全身各个系统器官活动的协调和统一。内分泌系统在机体的调节和整合过程中的功能和神经系统类似，不同的是，激素只改变特殊细胞的代谢活性，而神经冲动引起肌肉收缩或腺体分泌。激素的作用相对缓慢持久，而神经冲动作用快，持续时间短。

5. 消化系统（digestive system） 由消化、吸收食物的器官组成（图 1-2-14）。可以分为管性的胃肠道（gastrointestinal tract）及附属消化器官（accessory digestive organs），消化道包括口腔、咽、食管、胃、小肠和大肠。附属消化器官包括齿、舌、唾液腺、肝、胆、胰等。临床上常说的上消化道指食管和胃；下消化道指小肠和大肠。消化系统的功能主要是消化食物、吸收营养物质、排除食物残渣。

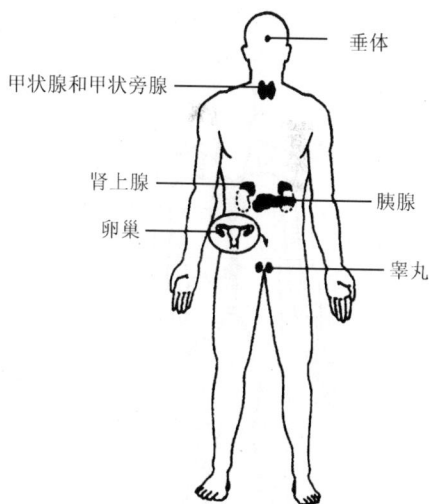

图 1-2-13 内分泌系统

6. 呼吸系统（respiratory system） 由与进出肺部血液的气体（O_2 和 CO_2）运送有关的器官组

成(图 1-2-15)。呼吸系统的主要通道包括鼻腔(nasal cavity)、咽(pharynx)、喉(larynx)、气管(trachea)和支气管(bronchi)。在肺(lung)内,支气管再分支最终形成肺泡(pulmonary alveoli)。其功能是执行气体交换,给血液提供 O_2 并排出 CO_2,帮助调节酸碱平衡,并具有内分泌功能。

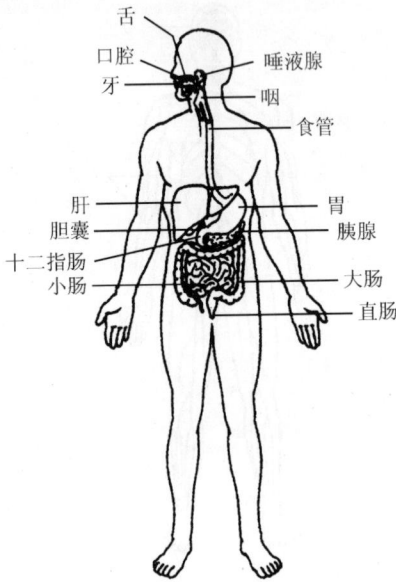

图 1-2-14　消化系统

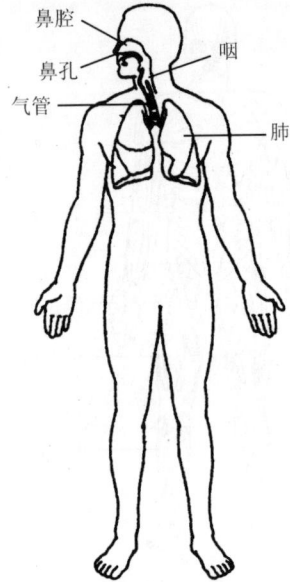

图 1-2-15　呼吸系统

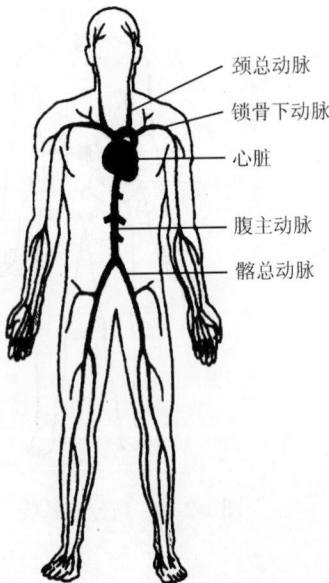

图 1-2-16　循环系统

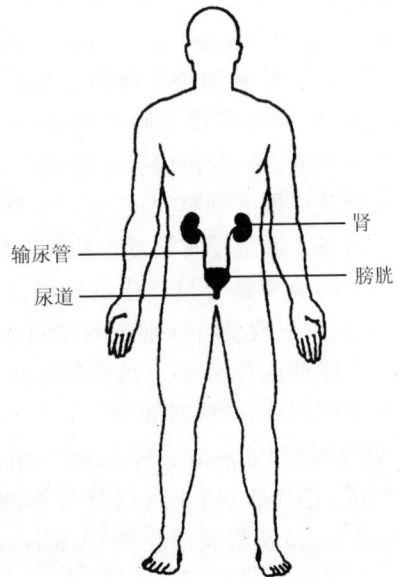

图 1-2-17　泌尿系统

7. 循环系统(circulatory system)　由心脏和运送血液或血液成分的血管组成(图 1-2-16),包括**心血管系统**(cardiavascular system)和**淋巴系统**(lymphatic system)。前者由心脏(heart)、动脉(artery)、毛细血管(capillary)、静脉(vein)组成;后者淋巴组织(lymph tissue)由淋巴管(lymphatic vessel)和淋巴器官(lymph organs)组成;其功能是输送血液在体内循环流动,运送呼吸的气体、营养物质、废物和激素;帮助调节体温和酸碱平衡。

8. 泌尿系统(urinary system)　其组成包括肾脏(kidney)、输尿管(ureter)、膀胱(urinary bladder)及尿道(urethra)四部分(图1-2-17)。泌尿系统的功能是从血液中排出机体内溶于水的代谢产物如尿素、尿酸等;调节化学成分、容积和血液的电解质平衡;帮助保持人体的酸碱平衡。

9. 男性和女性生殖系统(male and female reproductive system)　由产生、储存并运送生殖细胞(配子,即精子或卵子)的人体器官组成(图1-2-18)。主要执行生殖繁衍后代和产生激素的功能。

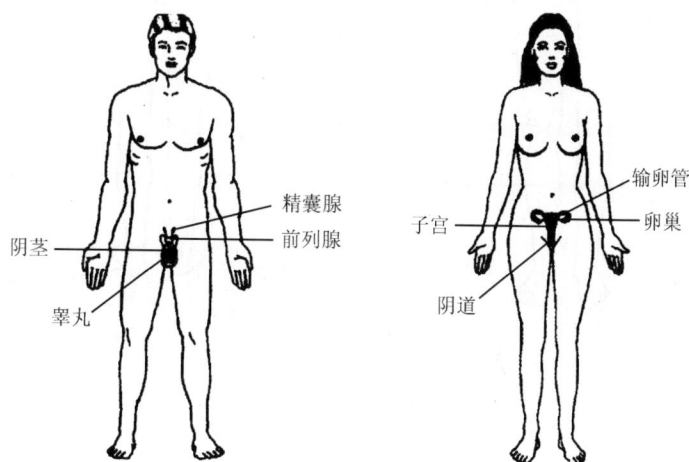

图1-2-18　男性和女性生殖系统

除生殖系统外,构成人体系统的所有器官均在胚胎发育的6周内形成(从第三周开始至第八周结束)。生命器官和系统不仅在这个时期形成,而且许多已开始发挥功能。例如在受精后25天,心脏通过循环系统泵血。生殖系统的器官在受精后10~12周形成,但直到青春期12或13岁才成熟并发挥功能。

四、人体的局部

人体由上述系统有机结合构成一个统一的整体。

从外形上,人体可分成10个局部:**头部**(包括颅、面部)、**颈部**(包括颈、项)、**背部**、**胸部**、**腹部**、**盆会阴部**(后四部合称为**躯干部**)和**左、右上肢**与**左、右下肢**,每个局部又可分成若干小的部分(图1-2-19)。

头与躯干的基本结构大致相同,均由皮肤、浅筋膜、深筋膜、肌和骨骼等共同构成腔或管,容纳并保护中枢神经、感觉器官和内脏器官等。

四肢是以骨骼为支架,肌肉跨越关节附于骨骼,深筋膜包盖着肌肉,浅筋膜位于皮下。

全身各局部、器官均有血管和神经分布。

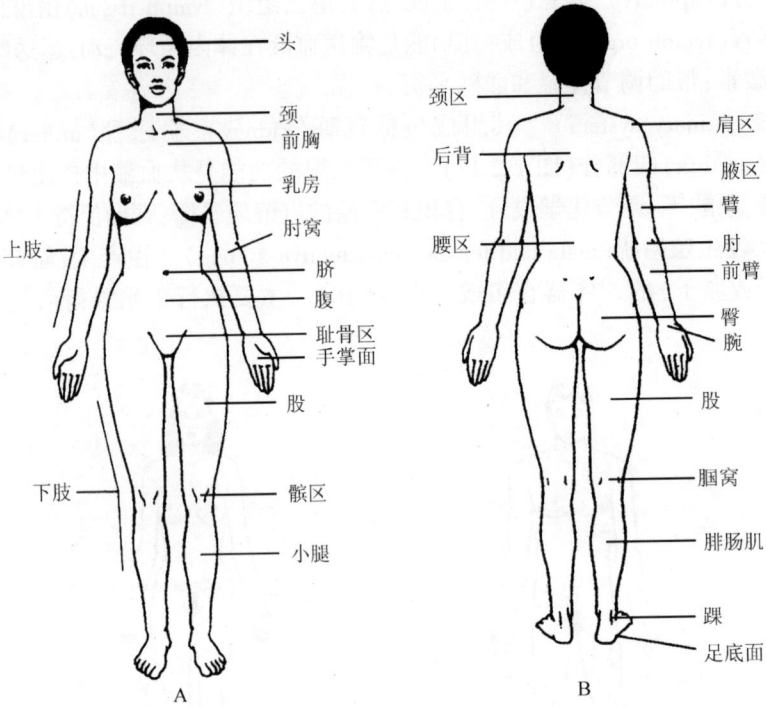

图 1-2-19　主要人体局部
A. 前面观；B. 后面观

（陈季强）

第二篇 细胞的基本结构与功能

细胞(cell)是人体形态结构、生理功能和生长发育的基本单位。细胞也是生命进化过程中的产物。它的发生经历了漫长的岁月。先是从无机物演变出有生命的蛋白质，进而逐渐变成细胞。细胞经过了原核细胞、真核细胞等单细胞阶段，又经过漫长的进化过程才演变成多细胞生物，并逐渐由低级向高级发展，在动物界最终出现人类。

人类对细胞的认识始于1665年，英国人Hook用显微镜对软木塞薄片的观察，首次描述了由细胞壁分隔成的小室，并命名为Cell。实际上，当时Hook所观察到的细胞只是死亡的植物细胞。至1674年，荷兰生物学家Leeuwenhoek用放大倍数较高的显微镜发现了动物精子、肌细胞、神经细胞等，才算真正观察到生活状态的细胞。此后，随着科学技术的不断发展，研究工具的不断完善，至20世纪50年代，高分辨力的电子显微镜的应用，使人们对细胞的认识不断深化；近代对细胞的形态结构、生命活动的调控等的研究，已上升到分子水平，对医学科学乃至整个生命科学研究的发展起到了极大的推动作用。

第一章 细胞的基本结构

第一节 细胞的分子基础

活细胞中所有的生命物质总称为原生质(protoplasm)，它可分无机化合物和有机化合物两部分。无机化合物包括水、无机盐等，有机化合物包括蛋白质、核酸、脂类、糖类等。蛋白质和核酸由于其相对分子质量巨大、结构复杂，决定着生物体重要的生命活动，因而称为生物大分子，其他物质则称为生物小分子。

一、细胞中的生物小分子

（一）水

水是细胞中含量最多的成分，也是细胞进行生命活动的重要基本成分，在细胞内作为溶剂，溶解细胞内所有水溶性成分。细胞所有的生命活动均需在水这个介质中进行。在不同的细胞中水的含量不等，平均约占细胞重量的70%。细胞中的水可有游离水和结合水两种存在形式，其中结合水常以氢键与蛋白质结合，构成细胞的结构成分。体内各种细胞水的含量保持相对恒定，过多或过少均可导致细胞的异常乃至死亡。

（二）无机盐

无机盐参与构成细胞的重要成分,也是维持细胞生存环境中的重要物质。除了与一些有机物质结合构成一些重要化合物外,大部分无机盐多以离子状态存在,其中含量较多的阳离子有 Na^+、K^+、Ca^{2+}、Fe^{3+}、Mg^{2+} 等,阴离子主要有 Cl^-、SO_4^{2-}、PO_4^{3-}、HCO_3^- 等。它们对维持细胞内、外的 pH 值和渗透压及保持生活物质的胶体状态等,均起着重要作用,同时也是细胞完成某些功能活动的必需物质,如一些酶的激活、肌肉收缩和神经冲动的传导等,都是在无机离子参与下进行的。

（三）糖类

糖类又称碳水化合物(carbohydrate),是机体细胞主要活动能源之一,含有碳、氢、氧三种元素。细胞中的糖类分子有单糖、双糖、低聚糖和多糖。

单糖中的葡萄糖含 6 个碳原子,分子式为 $C_6H_{12}O_6$,是细胞的能源物质。1 摩尔葡萄糖分解成 CO_2 和 H_2O 时,能产生 2872.1/kJ(686 大卡)的能量。单糖中的戊糖(5 碳糖)包括核糖和脱氧核糖,是组成遗传物质 DNA 和 RNA 的主要成分。

双糖中两个糖单位由糖苷键连接而成。常见的双糖有蔗糖、麦芽糖和乳糖。双糖不能直接被人体利用,必须被水解成单糖后才能利用。双糖主要存在于植物细胞中,人乳汁中含有乳糖。

低聚糖一般是由 3~15 个单糖聚合而成的分支或不分支的链状结构。常与其他物质结合成复合物,例如与蛋白质结合成糖蛋白,与脂类结合成糖脂,分布于细胞表面形成细胞衣。与细胞的识别、代谢的调节、免疫等功能相关。

动物细胞内的多糖常为糖原。它是由 5 000 个左右的单糖分子聚合而成,主要存在于肝细胞和肌细胞中,分别称为肝糖原和肌糖原,作为储存的能源物质。此外,常见的多糖还有纤维素、黏多糖(糖胺多糖)等。

（四）脂类

脂类也是细胞重要的组成成分,可分为单纯脂类和复合脂类。单纯脂类主要是脂肪,即三酰甘油,大多存在于脂肪细胞中作为能源物质。复合脂类主要是磷脂、类固醇和糖脂。磷脂和糖脂是构成生物膜的主要成分。类固醇分为胆质酸和胆固醇等,其中胆固醇是人体内固醇类激素的合成原料,同时也是生物膜的结构成分。

二、细胞中的生物大分子

（一）蛋白质

蛋白质(protein)是组成细胞的最主要成分,约占细胞干重的 50%,广泛分布于细胞的各个部分。其中一类蛋白质称为酶(enzyme),是生物催化剂,细胞和机体所有的代谢活动均在酶的催化下进行。可以说,细胞的一切功能活动都是在蛋白质的参与下完成的,因此,蛋白质是细胞结构和功能的基础。

蛋白质是由氨基酸构成的。若干氨基酸结合形成多肽链,经卷曲、折叠,形成各种空间构型不同的巨大分子。可分为仅有氨基酸组成的单纯蛋白(如清蛋白、组蛋白等)和与其他成分组合而成的结合蛋白(如糖蛋白、脂蛋白和核蛋白等)。

(二)核酸

核酸(nucleic acid)是细胞中最重要的化学成分之一,它作为遗传物质与细胞及机体的生长、发育、繁殖、遗传、变异有直接的关系。

核酸是由许多核苷酸聚合而成的大分子物质,核苷酸是由磷酸、戊糖和含氮碱基三种小分子物质构成的。戊糖包括核糖和脱氧核糖。含氮碱有腺嘌呤(A)、鸟嘌呤(G)、胞嘧啶(C)、胸腺嘧啶(T)和尿嘧啶(U)五种。细胞中的核酸主要有两大类,即核糖核酸(ribonucleic acid, RNA)和脱氧核糖核酸(deoxyribonucleic acid, DNA)。两类核酸在组成、功能和在细胞中的分布不相同(表2-1-1),DNA分子的双螺旋结构见图2-1-1。

表 2-1-1　DNA 和 RNA 的区别

类别	核苷酸组成	核苷酸种类	结构	存在部位	功能
RNA	磷酸	腺嘌呤核苷酸	单	主要存在于细	与遗传信息的表
	核糖	鸟嘌呤核苷酸	链	胞质中	达有关
	碱基(A、G、C、U)	胞嘧啶核苷酸			
		尿嘧啶核苷酸			
DNA	磷酸	腺嘌呤脱氧核苷酸	双	主要存在于细胞核	遗传信息的载体
	脱氧核糖	鸟嘌呤脱氧核苷酸	螺	中	
	碱基(A、G、C、T)	胞嘧啶脱氧核苷酸	旋		
		胸腺嘧啶脱氧核苷酸	链		

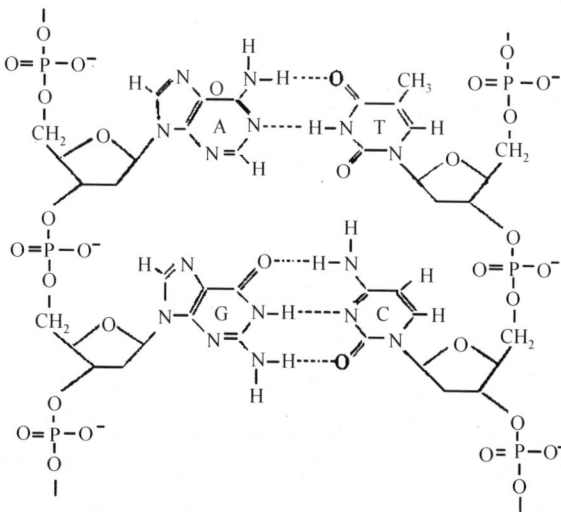

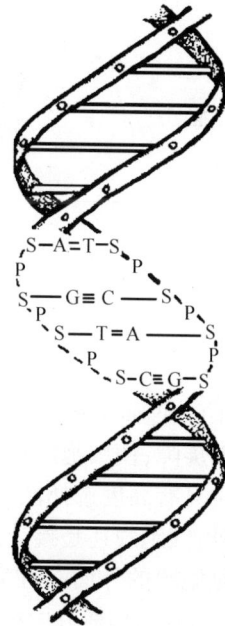

图 2-1-1　DNA 双链的碱基互补示意图和 DNA 分子双螺旋结构模型

第二节　细胞的形态和基本结构

　　人体的细胞一般都很小,需经显微镜放大才能看到。光镜下常用的细胞长度单位为微米(micrometer, μm),即 10^{-6} m;电镜下为纳米(nanometer, nm),即 10^{-9} m。各种细胞大小、形态均不相同,然而,无不与其功能相适应。如流动血液中的血细胞均为较小的球形;能舒缩的肌细胞为长梭形或长圆柱形;接受刺激并传导冲动的神经细胞均有长的突起,脊髓前角运动神经细胞直径为 100μm,其最长的突起可达 1m 左右(图 2-1-2)。

　　细胞的形态虽各不相同,但其在结构上都是由细胞膜、细胞质和细胞核三部分构成(图 2-1-3)。

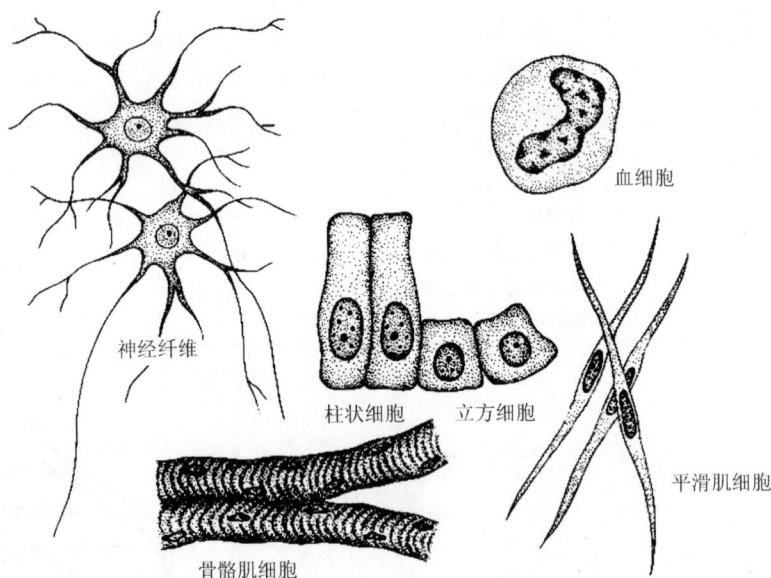

血细胞

神经纤维

柱状细胞　　立方细胞

平滑肌细胞

骨骼肌细胞

图 2-1-2　人体细胞的几种形态

一、细　胞　膜

　　细胞膜(cell membrane)又称质膜(plasma membrane),是包围在细胞质外面的一层生物膜。它是细胞的屏障,使细胞内物质与外界环境分隔开来,保持细胞内相对稳定的内环境。同时,细胞膜是一种具有高度选择性的半透膜,担负着细胞内外的物质运输和维持细胞内外不同的离子浓度。此外,细胞膜还是接受外界信号的传感器,使细胞对外环境的变化做出适当的反应。

　　动物细胞膜的外面存在着一层厚约 200 nm 的绒毛状糖萼(glycocalyx),称为细胞衣(cell coat),它是细胞结构成分中糖蛋白和糖脂的糖链向外伸展而成的。细胞膜内侧是一层胞质的溶胶层。细胞衣、细胞膜和膜下的溶胶层三者构成细胞表面(cell surface),这是一个多功能的复合结构体系,是细胞与细胞、细胞与外环境相互作用并产生各种复杂功能的部位(图 2-1-4)。

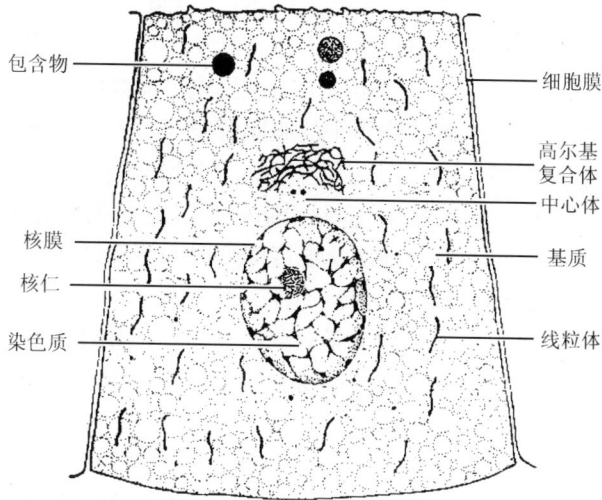

图 2-1-3　细胞模式图

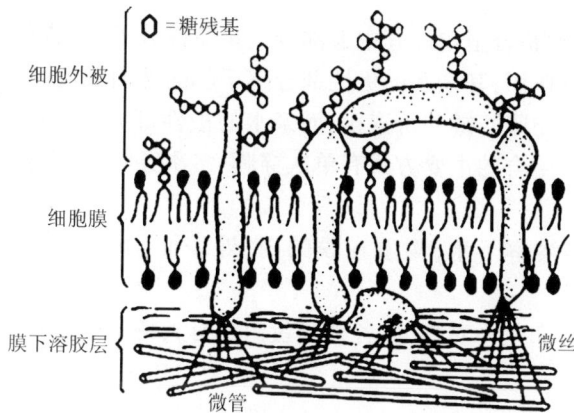

图 2-1-4　细胞表面结构模式图

（一）细胞膜的化学成分

组成细胞膜的化学成分主要有脂类、蛋白质和糖类,分别称为膜脂、膜蛋白和膜糖类。在不同类型的细胞膜中,这三类物质的构成比例存在着差异。

1. 膜脂　主要包括磷脂和胆固醇,此外还有糖脂。膜脂中以磷脂酰胆碱(卵磷脂)的含量最高。膜脂都是兼性分子(双亲媒性分子),其分子结构中含有亲水和疏水两部分。以磷脂酰胆碱分子立体模型为例,其头部为亲水部分,尾部疏水部分由两条平行的脂肪酸链构成。因此,在水溶液中会自动形成亲水头部朝向膜两面,疏水尾端朝向膜中央的双层分子结构。电镜下观察到单位膜的内、外两个致密层,即为膜脂分子的亲水部分排列而成(图 2-1-4)。在单位膜中,膜脂分子具有以下两个特性:

(1) 流动性:实验证明膜脂分子在膜中能进行侧向移动、两层间翻转、旋转和弯曲等多种形

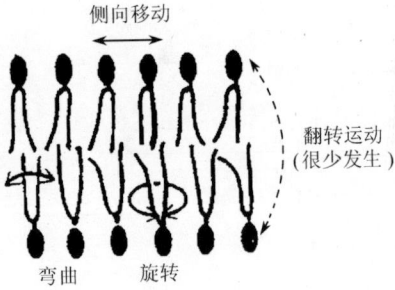

图 2-1-5 膜脂的几种运动方式

式的运动(图 2-1-5)。膜脂分子的适当流动性对生物膜的功能至关重要。当其流动性低于一定阈值时,许多跨膜运输和膜上的酶活动均会停止。而膜脂流动性过高时,膜将发生溶解。膜脂中的胆固醇分子,由于其分子结构的特殊性,对膜的流动性发生微妙的双相影响,一方面能阻止磷脂烃链尾部的集聚,抑制膜脂由于温度变化引起由液态到晶态的相变,有效地防止温度降低时膜流动性的突然降低;另一方面又使脂双层的流动性不至太大。

(2) 不对称性:膜脂双层结构的不对称性主要体现在膜的两个单层所含磷脂种类的差别较大和糖脂全部分布在非胞质层中,其糖基都位于质膜的外侧或腔面。

2. 膜蛋白 约占细胞总蛋白量的 25%。膜的各种功能主要由膜蛋白完成。其中有些是运输蛋白,能转运特殊的分子和离子出入细胞;有些是酶,能催化各部分的代谢反应;有些是连接蛋白,能把细胞骨架与相邻细胞或细胞外基质连接起来;还有些是受体蛋白,能接收和转导细胞外的化学信号等。这些种类繁多的膜蛋白,根据其与膜脂的关系可分为膜内在蛋白和膜周边蛋白二大类。

(1) 膜内在蛋白:也称整合蛋白。其中大部分也是兼性分子,其疏水部分插入细胞膜内直接与脂双层的疏水区域相互作用,其亲水的极性部分露于膜的外面或内面,称为镶嵌蛋白。有的疏水部分跨越脂双层疏水区与脂肪链共价连接,而亲水的极性部分位于膜的内、外两侧,称为跨膜蛋白。膜内在蛋白与脂类结合的主要方式有单次穿膜、多次穿膜、非穿越性共价键和肽链与磷脂酰肌醇结合 4 种。

(2) 周边蛋白:大多溶解于水,附着在膜的内、外表面,非共价地结合于镶嵌蛋白上(图 2-1-6)。

膜蛋白在脂双层中分布是不对称的,各种膜蛋白都有其特定的位置,并且许多膜蛋白能在脂膜中做侧向运动。

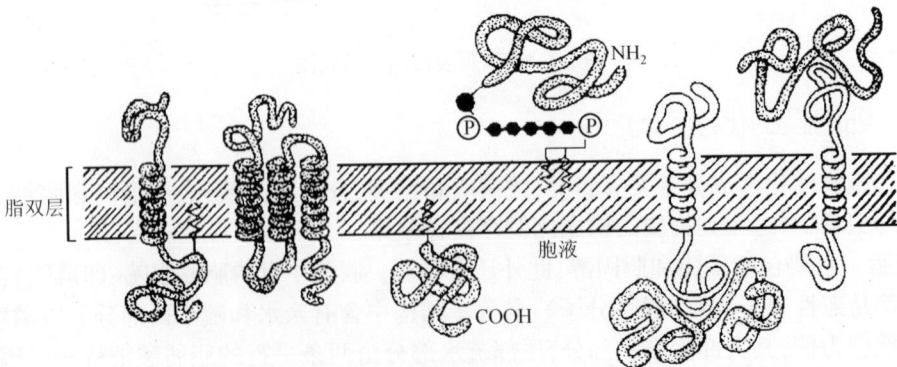

图 2-1-6 膜蛋白与脂双层结合的几种形式

3. 膜糖类　细胞膜中糖类约占膜脂总重量 2%~5%。但糖类并不单独存在,而是以与膜蛋白和膜脂结合成糖蛋白、糖脂的形式存在。其糖基都暴露于细胞膜的外表面或细胞内膜系统的腔面。膜糖类是由各种己糖通过糖苷键聚合而成,为一般不超过 10 个糖基的分支或不分支的低聚糖或寡糖,主要有半乳糖、甘露糖、岩藻糖、葡萄糖、半乳糖胺、葡萄糖胺和唾液酸等。这些糖大部分结合在膜脂上。一个膜蛋白分子可结合许多低聚糖分子,而一个膜脂分子只可结合一个糖基或低聚糖的侧链。

由于各种糖基的结合方式、排列顺序和分枝连接的样式千变万化,使糖链极具多样性,这是细胞相互识别的分子基础。唾液酸带有负电荷,是形成细胞表面净负电荷的主要因素。糖链中的各种亲水基团吸引水分子和阳离子,使细胞外维持一定的 pH 值,形成稳定的微环境。因而膜糖类在细胞的识别、粘着和迁移过程中起重要作用。

(二) 细胞膜中的分子结构模型

电子显微镜下,细胞膜呈两暗夹一明的三层式结构,厚约 7~10μm,这样三层结构的膜不仅普遍存在于各种细胞的表面,而且细胞内的膜管系统一般也由类似三层结构的膜构成,因此常称为单位膜(unit membrane)。

关于细胞膜的分子结构,目前较公认的是液态镶嵌模型(fluid mosaic model)。这个学说把生物膜看成是嵌有球形蛋白质的脂类二维排列的液态体。双层的膜脂构成膜的主体,它既有固体分子排列的有序性,又有液态的流动性,呈液晶态。膜中球形嵌入蛋白分子以各种形式与膜脂双分子结合,并可横向移动。其中每个类脂分子的亲水端都朝向细胞膜的内、外表面,疏水端都朝向膜中央部。蛋白质分子不同程度嵌入类脂分子之间称嵌入蛋白,另一部分蛋白质附在类脂分子的表面称表在蛋白。暴露于细胞外表面的蛋白质和部分膜脂分子可与多糖分子结合成糖蛋白和糖脂,它们的糖链均伸向膜的外侧,有些细胞表面的糖链密集,称细胞衣(图 2-1-7)。

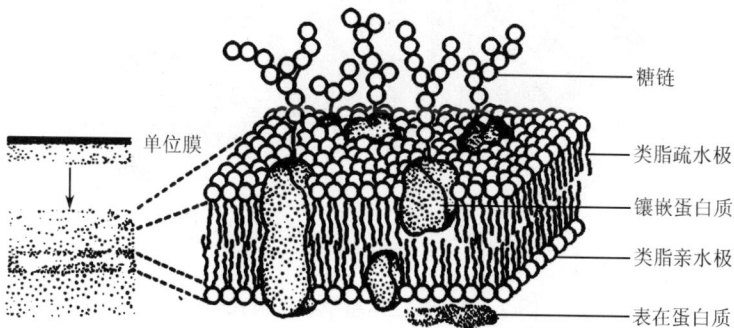

图 2-1-7　细胞膜分子结构模式图

二、细　胞　质

细胞质(cytoplasm)是细胞膜与细胞核之间的部分。生活状态中为透明的胶状物,包括基质、细胞器和包含物。

（一）基质

基质（matrix）是指细胞质中的液态部分，也是胞质的基本成分，由蛋白质、糖、无机盐、水和一些吸收入胞的物质等组成。基质内含有肌动蛋白（actin）和微管蛋白（tubulin），它们与胞质的溶胶⇔凝胶的可逆性变化有一定的关系。

（二）细胞器

细胞器（cell organelles）分布于胞质中，具有一定的形态结构，在细胞的生理活动中起重要作用，包括线粒体、核蛋白体、内质网、高尔基复合体、溶酶体、微体、微丝、中间纤维、微管和中心体等。

1. 线粒体（mitochondrion）　除成熟的红细胞外，所有细胞均含有线粒体。它是细胞内物质氧化磷酸化、产生能量的重要结构。光镜下呈颗粒状或小杆状，一般长约 $1.5 \sim 3.0\mu m$，直径 $0.5 \sim 1.0\mu m$。电镜下为大小不等的圆形或圆柱形的小体（图 2-1-8）。表面有单位膜包裹，外膜平整，内膜向内部折叠，形成许多呈板状或管状的小嵴，称线粒体嵴。嵴的排列方向可与线粒体的长轴垂直，亦可由周边伸向中央。嵴的数目多少不定，一般说，氧化代谢功能强的细胞（如心肌等），其线粒体嵴密集。内膜和嵴的基质面上有许多带柄的颗粒称为基粒，是含 ATP 酶的多组分复合体，是氧化磷酸化的关键结构，也是线粒体中的能量转换单位。嵴与嵴之间为嵴间腔，充满了线粒体的基质，其中含有丰富的酶，包括有催化三羧酸循环、脂肪氧化、氨基酸分解和蛋白质合成的众多相关酶等。基质中可见到直径为 $32 \sim 50$ nm 的球形基质颗粒，颗粒内含 Ca^{2+}、Mg^{2+}、Zn^{2+} 等离子。

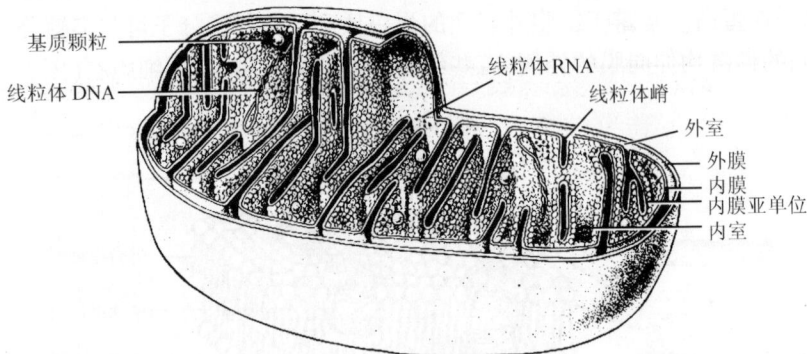

图 2-1-8　线粒体超微结构模式图

线粒体内含有的多种酶参与细胞内的物质氧化，并将氧化所产生的能量形成高能磷酸化合物三磷腺苷（ATP）储存起来，当 ATP 分解成 ADP 时释出能量，供细胞活动需要。因而，线粒体是细胞的"供能站"。

2. 核糖体（ribosome）　是细胞内蛋白质合成的场所，为直径 $15 \sim 25$nm 的致密颗粒。其化学成分为核糖核酸和蛋白质，由大、小两个亚基组成，大、小亚基之间有明显的间隙（图 2-1-9）。在蛋白质合成时，mRNA 分子从此间穿过，可将多个核糖体串联起来形成多聚核糖体。每个核糖体就像一个合成蛋白质的装配车间。

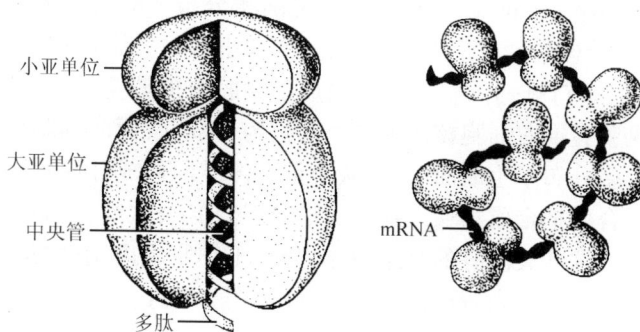

图 2-1-9 核糖体超微结构模式图

3. 内质网(endoplasmic reticulum) 是分布在胞质中的膜管状结构。它由相互通连的扁平囊泡构成,根据其表面有无核糖体的附着,可分为粗面和滑面两种。

(1)粗面内质网(rough endoplasmic reticulum,RER):由扁平囊泡和附在其表面的核糖体构成,常在核周呈层板状或同心圆状排列(图 2-1-10)。粗面内质网参与蛋白质的合成和运输,因此,在合成外泌性蛋白质功能旺盛的细胞中,如浆细胞、胰腺细胞等,粗面内质网较丰富。

(2)滑面内质网(smooth endoplasmic reticnlum):是一种分支管状或囊泡状的膜结构(图 2-1-10),膜的胞质面没有核糖体附着。一般细胞中滑面内质网较少,而在肝细胞、分泌类固醇激素的细胞、汗腺细胞、小肠上皮细胞、胃腺壁细胞和肌细胞中,滑面内质网较丰富。滑面内质网的功能较复杂,不同细胞中的滑面内质网,因其所含酶的种类不同,其功能也不同。即使在同一个细胞中,不同区域的滑面内质网也可有不同的功能。滑面内质网的功能大致有:①起着细胞内物质运输的管道作用。②合成固醇类激素,如肾上腺皮质细胞。③参与脂类代谢,如小肠上皮和肝细胞。④参与糖代谢,如肝细胞。⑤储存、释放 Ca^{2+},如肌细胞。⑥参与生化转化和解毒,如肝细胞。⑦参与盐酸的合成,如胃腺壁细胞。

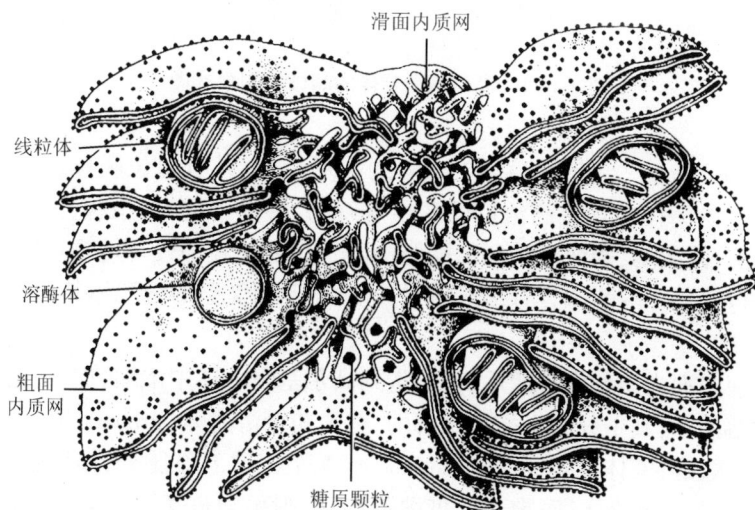

图 2-1-10 内质网超微结构模式图

4. 高尔基复合体（Golgi complex） 在光镜下呈网状分布于核周。主要参与细胞的分泌活动。在电镜下，高尔基复合体包括有扁平囊泡群、大泡和小泡三个部分组成。作为主体的扁平囊泡由 3~10 层互相通连且平行排列的扁平膜囊组成。囊腔中央较宽，边缘较窄，排列成弓形、半球形或球形。切面上见膜囊堆向细胞核凸出的一面称为生成面，面向细胞外方的凹入面为成熟面，小泡又称运输小泡，多分布于生成面，一般认为是由内质网形成并脱落下来的内含合成物的小泡。它与扁平囊泡融合后把合成物输入扁平囊泡，经过加工、浓缩，由扁平囊泡周围的膨大部在成熟面脱落形成大泡。这些大泡有的是溶酶体，分布于细胞质内；有的是分泌颗粒，逐渐移向细胞表面，而后与细胞膜融合，将内容以胞吐形式排出（图 2-1-11、图 2-1-12）。

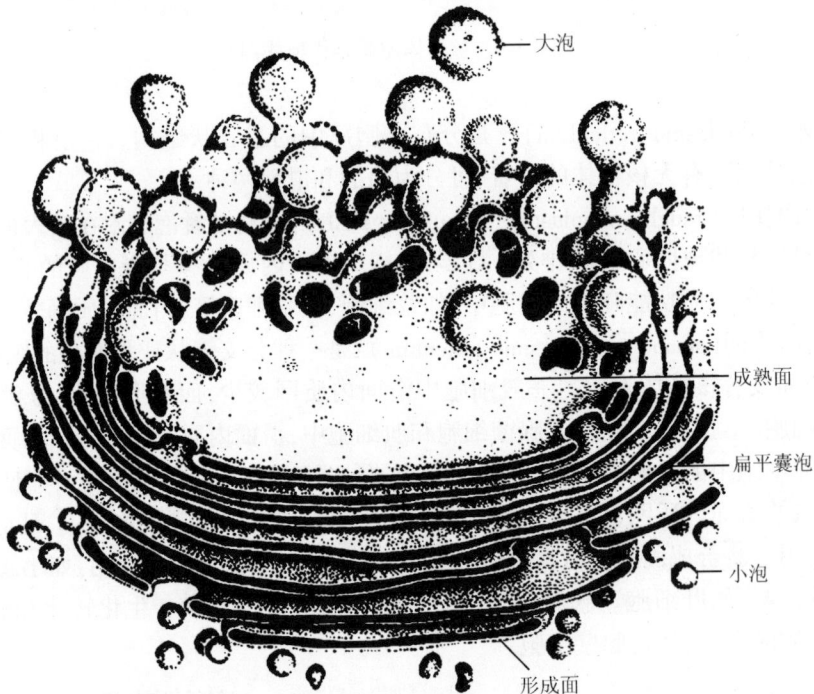

图 2-1-11 高尔基复合体的超微结构模式图

5. 溶酶体（lysosome） 为直径 $0.2~0.8\mu m$ 的圆形小体，外有单位膜包裹，其中充满着电子密度较高的物质。溶酶体内含有高浓度的酸性水解酶，种类可达 60 余种，主要有蛋白酶、核酸酶、糖苷酸酶、脂酶、磷酸酶、磷酸脂酶和硫酸脂酶等。这些酶在酸性环境中（最适 pH 值为 5）能对相应的底物进行消化。溶酶体具有多形性和异质性，不同类型的溶酶体其大小、形态和所含的酶都有区别。

溶酶体的酶在粗面内质网中合成后，被输送到高尔基复合体中浓缩、加工、包装，最终形成溶酶体。刚形成的溶酶体，其中只含有酸性水解酶，称为初级溶酶体（primary lysosome）。当其与底物融合物后，即称次级溶酶体（secondary lysosome）。底物若来自细胞外，如细胞、病毒、衰老的细胞、组织等，称为异噬性溶酶体；底物若来自细胞本身，则称为自噬性溶酶体。在异噬性溶酶体中，若底物为吞噬体（固态），又称为吞噬性溶酶体；若底物为多个吞饮小泡（液态），则称为多泡

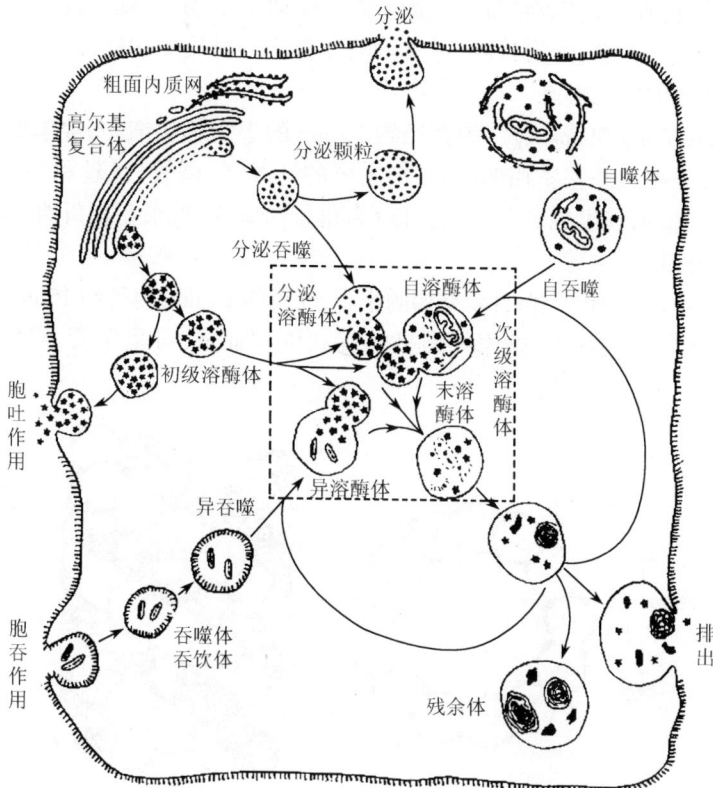

图 2-1-12　细胞分泌、吞噬过程模式图

体。溶酶体进行消化过程中形成的小分子物质,可通过溶酶体的膜或膜载体蛋白的转运,重新释入胞质中被利用。消化不了的残渣累积在溶酶体中形成残余小体(residual body),可通过胞吐作用排出,或长期残留在细胞内。根据残余物的不同,可形成脂褐素、含铁小体和髓样结构等。

溶酶体是细胞内的"消化器",起消化和营养作用。无论外源性物质和内源性物质,均可被分解成小分子以供细胞利用,后者更是细胞结构更新的一种手段。此外,溶酶体膜破裂引起细胞的自溶和溶酶体酶的外释引起组织的溶解,在胚胎发育和组织更新中起重要作用。特殊的溶酶体——精子的顶体,有序地释放多种水解酶,是受精中不可缺少的步骤。此外,溶酶体还参与机体的防御和免疫功能、激素的合成和分泌的过程等。

6. 微体(microbody)　又称过氧化物酶体(peroxisome),为圆形或卵圆形膜包的小囊泡,比溶酶体稍大,直径为 0.2~1.7μm。囊内为电子密度较高的微细颗粒。微体内含有过氧化酶和过氧化氢酶,具有解毒功能。其中的过氧化酶能利用分子氧,在氧化反应中去除特异底物(R)上的 H 原子,生成过氧化氢(H_2O_2),然后,过氧化氢酶又利用 H_2O_2 氧化其他各种底物(R'),把过氧化氢还原成水。

$$RH_2 + O_2 \rightarrow R + H_2O_2$$
$$H_2O_2 + R'H_2 \rightarrow R + H_2O$$

7. 微丝(microfilament)　为直径 5~7 nm 长短不定的细丝,由肌动蛋白(actin)组成,广泛分布于各种细胞内。除在肌细胞形成细肌丝,非肌细胞的某些特殊部位,如吸收细胞微绒毛的轴心等处是一种稳定的结构外,大多数情况下,微丝是一种动态结构,可随细胞功能状态变化而聚、散。微丝与细胞的运动、吞噬、分泌、神经递质等活性物质的释放等功能密切相关,同时微丝还参与形成细胞骨架,维持细胞的形态。

8. 中间丝(intemediate filament) 为直径约 10 nm 的中空管状细丝,常单根或成束地分布于细胞质中,外与胞膜及细胞外基质相连,内与细胞核的纤维层、微管、微丝和其他细胞器相连,成为细胞骨架的主体。根据其组成成分不同,可分为角蛋白纤维、波形蛋白纤维、结蛋白纤维、神经原纤维和神经胶质纤维。

9. 微管(microtubule) 为中空圆柱状结构的小管,外径约 25 nm,内径约 15 nm,长度从数微米到几厘米不等。微管蛋白组成的 13 条原纤维呈螺旋状围列而成,可呈单管、双联管和三联管(图2-1-13)。

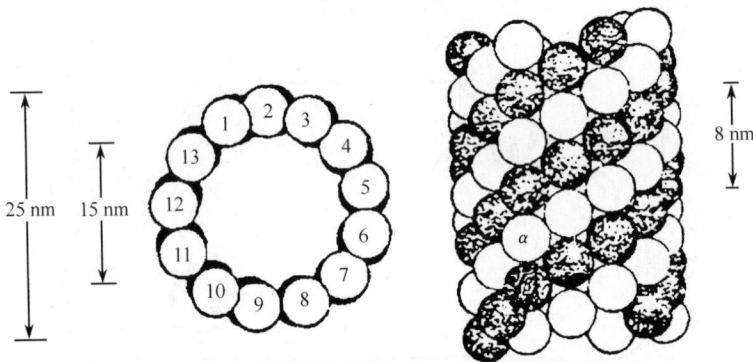

图 2-1-13　微管结构模式图

微管常散在分布于胞质中。有时可见微管壁上沿纵向的一定间距伸出臂状突起,与相邻微管呈桥状连接,并可延伸到相邻的质膜(如核膜、内质网膜、胞膜和与之靠近的小泡质膜等)。除了在纤毛和鞭毛中的微管为稳定的结构外,其余各处的微管也是一种能随细胞功能变化而聚、散的动态结构。细胞中的微管组织中心是形成微管的地方,包括间期细胞的中心体、分裂期细胞的中心体和染色体的动粒和纤毛、鞭毛的基体。

10. 中心体(centrosome) 包括中心粒和中心球。电镜下的中心粒是一对互相垂直的圆筒状小体,直径 0.16~0.26 μm,长度变动于 0.16~5.6 μm 之间。每个中心粒由 27 个微管组成9 组三联管,呈 30°倾斜排列而成,形似风车(图2-1-14)。在一对中心粒周围是一团电子密度高的中心粒周围物质(pericentriolar material, PCM),即中心球,是细胞内微管组织中心,能将微管蛋白组装成微管。中心体能复制,参与细胞分裂活动。当细胞进入分裂期,已复制的中心体彼此分开,并借助纺锤丝与染色体相连,使染色体随中心体向细胞两极移动。中心体能产生纤毛及鞭毛,参与细胞的运动。

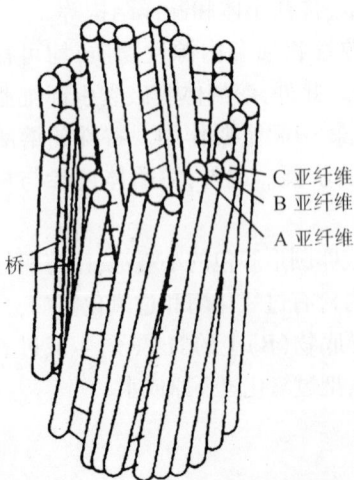

C 亚纤维
B 亚纤维
A 亚纤维

桥

图 2-1-14　中心体和中心粒的结构模式图

（三）包含物

包含物（inclusion）为细胞内储存物和代谢产物，如脂滴、糖原和色素等。包含物的数量随细胞的生理状态不同而变化，如进食后肝细胞的糖原增多，饥饿时则减少。

三、细 胞 核

除成熟的红细胞外，人体内所有细胞都有细胞核（nucleus）。细胞核的形态常与细胞的形态相关。细胞呈圆形、卵圆形、多边形或立方形，其胞核常为圆形；细胞为柱状，其胞核常为椭圆形；细胞为梭形，其胞核常呈杆状。少数细胞的胞核呈不规则形，如粒细胞的核常分 2~5 叶。多数细胞只有一个胞核，有些细胞可有双核，如心肌、部分肝细胞等。大多数细胞其胞核与胞质比例较恒定。胞核约为胞质的 1/3~1/4，一般幼稚的细胞核较大，衰老的细胞核较小。

细胞核是由核被膜、核基质、核仁和染色质组成。

（一）核被膜

光镜下可见核的表面有明显的界膜，即核被膜（nuclear envelope）。电镜下观察证明核膜为特殊的生物膜，包括内、外两层厚约 6~8 nm 的单位膜和两者之间的核周间隙。核膜上分布着许多由内外两层核膜融合形成的核孔（nuclear pore），它是细胞核与细胞质间物质交换的一个通道。

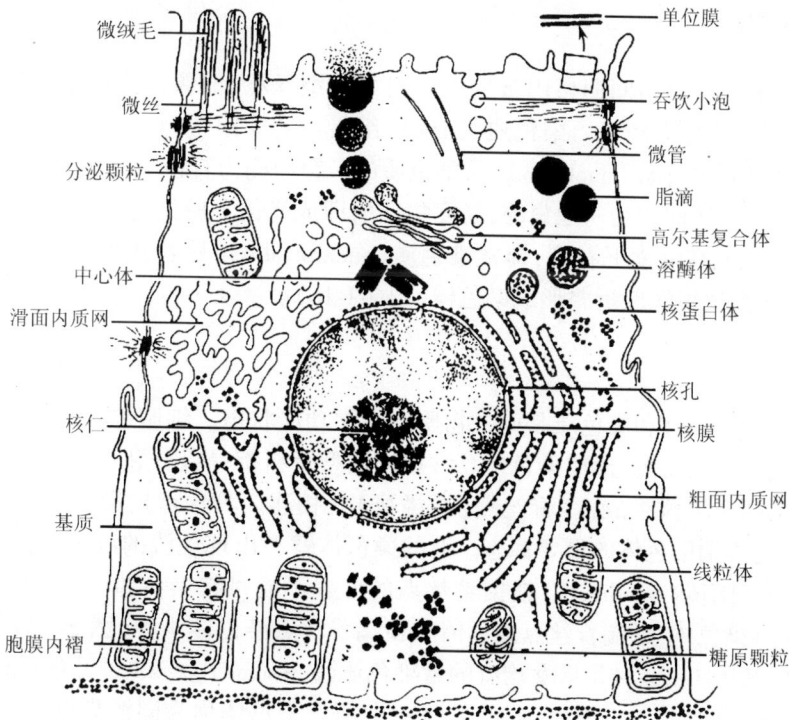

图 2-1-15　细胞超微结构模式图

外核膜上的胞质面附有大量核糖体,与粗面内质网的结构极为相似,在某些部位还可见外核膜与粗面内质网相续。因此,可以认为外核膜是内质网的特化区域,核被膜是细胞膜系统的一个部分。内核膜的内面紧贴着一层网格状的纤维层称为核纤层(nuclear lamina, fibrous lamina)。核周间隙一般宽约 20~40 nm,其中含有一些纤维状或晶体状的沉淀物、脂滴、各种电子密度的物质和酶等。核周间隙与内质网腔通连,是细胞核与细胞质交流的重要通道(图 2-1-15)。

(二) 核基质

核基质(nuclear matrix)的传统概念是指细胞核内除染色质和核仁以外的无定形液态部分。近年来采用新方法处理游离的细胞核,发现其中存在着蛋白质纤维的网架结构体系,并与核纤层共同构筑成核骨架,使细胞核维持一定的形状,同时为细胞核内的化学反应提供了空间支架。

(三) 核仁

核仁(nucleolus)呈球形,多为 1~2 个,也有 3~5 个,个别细胞无核仁。核仁的位置不定,数量及大小常依细胞的类型和功能状态而改变,一般是蛋白质合成快、生长旺盛的细胞核仁较大或多,如神经细胞、原血细胞和胰腺分泌细胞等;蛋白质合成不活跃的细胞核仁小而少甚至不见,如精子细胞、G_0 期淋巴细胞和肌细胞等。细胞分裂前期核仁消失,末期又重新出现。核仁的组成成分是 11% 的 RNA 和 80% 的蛋白质及少量的 DNA。电镜下,核仁由颗粒和纤维两部分组成,外无被膜。核仁是形成核糖体的部位,核蛋白体形成后通过核孔进入细胞质。

(四) 染色质

染色质(chromatin)是指间期核内被碱性染料染成细丝状、细颗粒状和小块状的深色物质,散布在核内,核膜下常分布较多。染色质由 DNA、组蛋白和非组蛋白组成。其基本结构单位为DNA 和组蛋白组成的核小体(nucleosome),染色质的一级结构为直径 10 nm 的核小体链,其再以螺旋和折叠的方式有序而非均一地集缩,高度集缩的即成光镜下所见的异染色质(heterochromatin),低度集缩的只能在电镜下看到,即常染色质(euchromatin),后者转录功能相对活跃。当细胞分裂时,染色质高度地螺旋折叠形成染色体(图 2-1-16)。

(五) 染色体

染色体(chromosome)和染色质是同一物质的不同功能状态。细胞进入分裂期时,每条染色丝均高度螺旋化,变粗、变短,形成染色体。常规的核型分析都是以分裂中期的染色体为准。此时的染色体均由两条单体组成,在着丝点(原缢痕)处相连。着丝点把染色单体分为长臂和短臂,两臂的长度是鉴别染色体的重要标志。有的染色体臂上出现色浅的绞窄部,称次缢痕;有的染色体短臂上连有随体(satellite)。根据着丝点的位置不同可将染色体分成:中央着丝点染色体、亚中央着丝点染色体、近端着丝点染色体和顶端着丝点染色体 4 种(图 2-1-17)。人有 46 条(23 对)染色体,其中 1~22 对是男女均有的常染色体(autosome),第 23 对男女不同,称性染色体(sex chromosome),男性为 XY,女性为 XX。每对中两条染色体称为同源染色体,其上有等位基因。按染色体的大小及着丝点的位置,可将 23 对染色体分成 A、B、C、D、E、F、G 七组(图 2-1-18)。

−2 nm

−30 nm

30 nm 纤维

核基质
或核膜
片段

小染色
粒带

带间

小染色
粒带

大染色粒带

0.7~1.2μm

0.2~0.5μm

带间

染色粒
簇集成
为 G 带

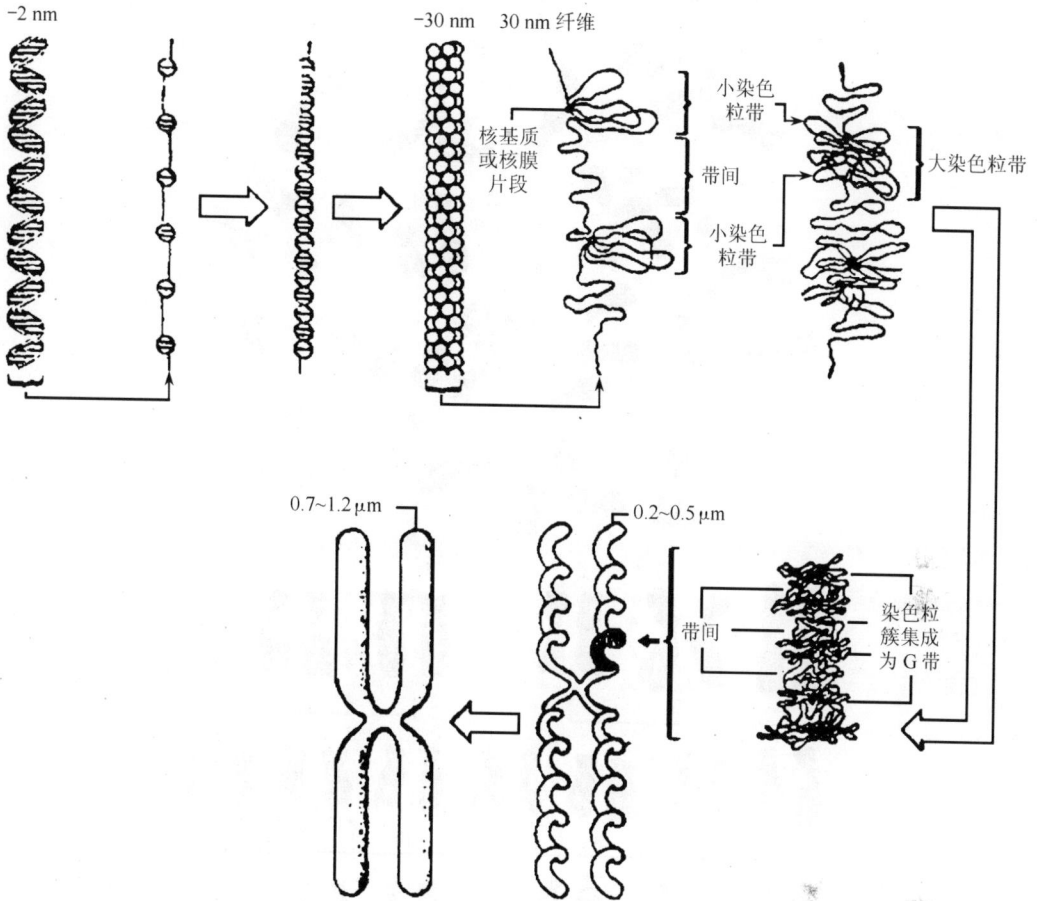

图 2-1-16　染色质纤维螺旋折叠形成染色体示意图

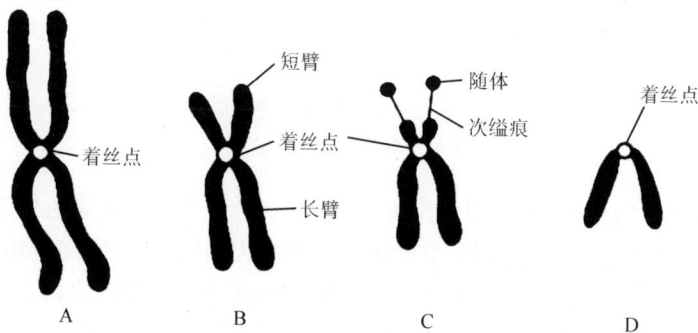

短臂

着丝点

着丝点

长臂

随体

次缢痕

着丝点

着丝点

A

B

C

D

图 2-1-17　染色体类型模式图

A. 中央着丝点染色体；B. 亚中央着丝点染色体；C. 近端着丝点染色体；

D. 远端着丝点染色体

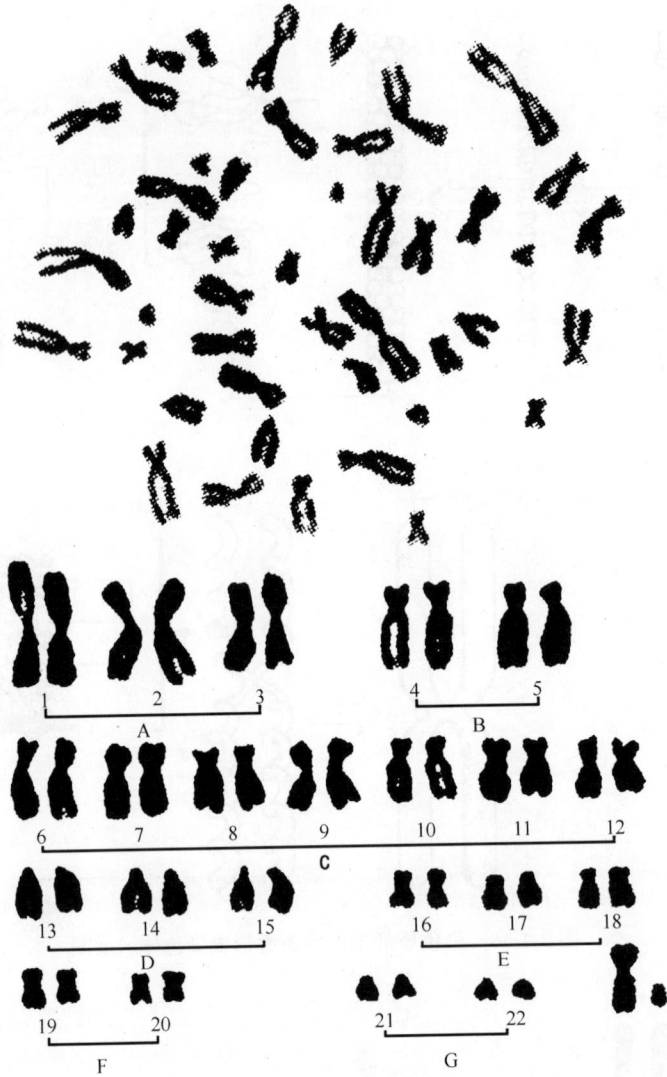

图 2-1-18　正常男性染色体及组型

最后一对为性染色体 XY

　　染色体是遗传物质的载体,其功能单位为基因(gene),每个基因在染色体上都有其固定的位置,称为基因位点。据估计人类基因组(单倍体的全部基因)内的蛋白质编码的结构基因为 3 万左右个。每个基因是一个 DNA 片段,其携带的遗传信息决定一个遗传性状。一对同源染色体一条来自父方,一条来自母方,其形状相同,他们在相同位置上所拥有决定一遗传性状的基因称为等位基因。

第三节　细胞分裂

　　细胞分裂(cell division)是细胞的增殖方式,并以此繁衍后代。

　　一个细胞分裂后形成两个子细胞。细胞的分裂是一个连续变化过程,先是细胞核分裂,继而出现细胞质分裂。细胞分裂有有丝分裂(mitosis)、无丝分裂(amitosis)和成熟分裂。无丝分裂又称直接分裂,在人体只偶见于肝细胞、肾小管上皮细胞和肾上腺皮质细胞有不完全的无丝分裂,即细胞核拉长一分为二,但胞质不分裂,从而形成双核细胞。而成熟分裂是只发生在生殖细胞的分裂,又称减数分裂,将在胚胎学和生殖系统讲述,本章仅介绍有丝分裂。

　　有丝分裂是最普通的细胞分裂方式。在早期的研究中,光镜下观察到细胞分裂过程中出现细丝,因而称为有丝分裂。细胞一分为二的过程是连续的,为描述方便,传统地把整个分裂过程人为地分为前期、中期、后期和末期。

　　1. 前期(prophase)　　细胞从 G_2 期进入前期时细胞骨架微管解聚、细胞变圆,胞质内形成微管蛋白库。细胞核内的染色质逐渐浓缩形成可分辨的细长条形染色体,每条染色体由两条姊妹染色单体以着丝点相连形成。此时 rRNA 不再形成,核仁解聚消失,核内骨架的非组蛋白部分参与染色体形成,核被膜消失。间期复制的两个中心体开始分离向细胞两极移动,并向周围发出辐射状细丝构成星体,两星体的细丝相连形成纺锤体。这些细丝均为成束排列的微管组成。

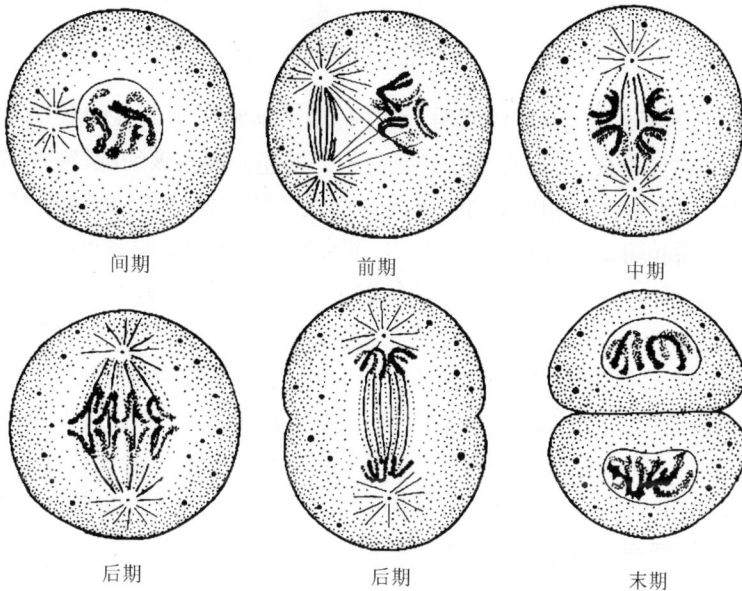

图 2-1-19　细胞有丝分裂模式图

　　2. 中期(metaphase)　　染色体更致密而明显,都集中排列在赤道平面上,形成赤道板,从两极向中间看,染色体主要排列在赤道平面的周边部,呈花环状,从侧面看为"一"字形。两个中心体已分别移到细胞的两极,纺锤体更明显,纺锤丝与每条染色体的着丝点相连。

　　3. 后期(anaphase)　　染色体在着丝点处已完全分离,各自成为染色单体,两组染色单体受纺锤丝的牵引,逐渐向细胞两极移动,分到两极的染色单体与原来的染色体数目相等。与此同时,赤道部的细胞质缩窄拉长呈哑铃形。

　　4. 末期(telophase)　　染色体已到达两极,再度解螺旋成为染色质丝。核膜和核仁重新出现,形成新的细胞核。细胞缩窄处继续变细,最后分开,形成两个子细胞(图 2-1-19)。

第四节 细 胞 周 期

细胞周期(cell cycle)又称细胞生活周期或细胞增殖周期(cell generation cycle),是指细胞从前一次分裂结束到下一次分裂结束为止所经历的整个过程。

细胞增殖周期一般可分两个阶段,间期(interphase)和分裂期(mitotic phase,M)。间期又根据细胞中 DNA 合成的情况,分为 DNA 合成前期(first gap,G_1)、DNA 合成期(synthesis phase,S)和 DNA 合成后期(second gap,G_2)。分裂期又分为前期、中期、后期、末期。间期是周期中细胞生长、新陈代谢与物质合成最活跃的时期,主要表现在 DNA 合成,含量倍增,以及 RNA 和蛋白质的持续合成。通过间期的物质合成,细胞体积增长一倍。分裂期主要是通过细胞分裂的调控机制,准确均等地将间期合成的遗传物质 DNA 和胞质成分分配到两个子细胞中去,以维持生物遗传的稳定性。

一、G_1 期

G_1 期是指细胞分裂结束到 DNA 合成期开始前,是子细胞生长发育的时期。G_1 期主要进行 RNA 及蛋白质的大量持续合成。趋向分化的细胞在 G_1 期还合成与该细胞特殊形态及功能相关的蛋白质。对于增殖型的细胞,G_1 期则为细胞进入 S 期做各种准备,例如 DNA 合成诱导物、DNA 复制所需的各种前体物质和酶等。目前一般认为 G_1 期存在着细胞增殖限制点(restriction point,R)。

根据是否通过 G_1 期的限止点,可将 G_1 期细胞分成三种类型。①不再增殖细胞:又称不育细胞或终末分化细胞。该类细胞自分裂后,停止在 G_1 期,不再增殖,进入分化阶段,形成执行特定功能的细胞,如红细胞、心肌细胞、神经细胞等。②继续增殖细胞:细胞不断进入周期分裂增殖。这类细胞一般分化程度较低,如骨髓造血干细胞、皮肤表皮基底层细胞、小肠腺细胞和精原细胞等。③暂不增殖细胞:这类细胞已经分化,但长期停留在 G_1 期,处于静止状态,因而又称 G_0 期细胞(图 2-1-20)。G_0 期细胞代谢水平低,保持增殖能力,在一定条件下可重新进入细胞周期分裂增殖。如肝、肾的实质细胞及淋巴细胞、成纤维细胞等。

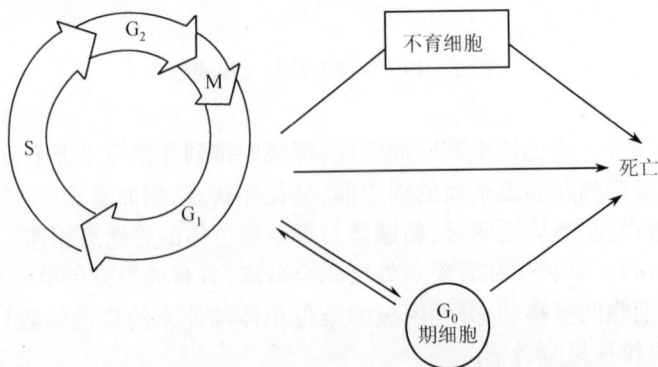

图 2-1-20 G_1 期细胞演化示意图

二、S 期

S 期是 DNA 合成期,细胞中的 DNA 经过复制,含量加倍。同时,S 期还转录 RNA,合成 S 期需要的蛋白质、酶。其中组蛋白的合成是与 DNA 复制同时进行,互为条件,互相依赖。组蛋白在胞质合成后,经核孔转移至核内,与 DNA 共同组成染色质。S 期结束时,DNA 含量由 2N 增至 4N。S 期持续时间比较恒定。

三、G_2 期

G_2 期是 DNA 合成后期,其主要特征有:①合成细胞有丝分裂有关的蛋白质,如有丝分裂促进因子、微管蛋白等。②染色体开始螺旋化,产生凝集和浓缩。另外,一些使核膜解体的可溶因子也出现在 G_2 期的晚期。G_2 期结束后 M 期开始,细胞随即开始分裂。

（王金茂）

第二章　细胞的基本功能

细胞是组成人体和其他生物体的基本结构和功能单位。体内所有的生理功能和生化反应都是在细胞及其产物的物质基础上进行的。可以认为,离开了对细胞及构成细胞的各种细胞器的分子组成和功能的认识,要阐明物种进化、生物遗传、个体的新陈代谢和各种生命活动等生物学现象,要阐明整个人体和各系统、器官的功能活动的机制,将是不可能的。因此,要了解整个人体和各系统、器官生命活动的基本原理,首先学习细胞的基本功能是很有必要的。

第一节　细胞膜的物质转运功能

细胞膜又称质膜(plasma membrane),是细胞和环境之间的屏障,可使细胞内容物和细胞外界环境分隔开,使细胞能独立存在于环境之中。细胞可通过细胞膜从外界环境中获得氧气和营养物质,排出细胞的代谢产物,以进行物质交换,从而使细胞内各种物质和离子成分维持相对恒定。因此,细胞膜必然是一个具有特殊结构和功能的半透膜,它允许某些物质或离子有选择地通过。膜除了有物质转运功能外,还有跨膜信息传递和能量转换功能,这些功能的机制是由膜的分子组成和结构决定的。膜成分中的脂质分子层主要起了屏障作用,而膜中的特殊蛋白质则与物质、能量和信息的跨膜转运和转换有关。

根据液态镶嵌模型学说,细胞膜主要由液态双分子层的脂质构成,因此,理论上只有脂溶性物质才能自由通过细胞膜。但事实上细胞在新陈代谢过程中,不断有各种各样的物质(其中多数为水溶性)进出细胞,说明细胞膜具有复杂的物质转运功能。目前的研究资料表明,这些物质中除极少数能够直接通过脂质双分子层进出细胞外,大多数物质进出细胞都与膜上特定的蛋白质有关。至于一些大分子或团块物质进出细胞,则需要通过膜的变形、断裂和再融合等更为复杂的生物学形式才能进行。

常见的细胞膜物质转运形式有单纯扩散、易化扩散、主动转运、出胞和入胞。

一、单　纯　扩　散

溶液中溶质或溶剂分子由高浓度区向低浓度区的净移动称**扩散**(diffusion)。物质分子移动量的大小,可用扩散通量(flux)来表示。扩散通量是指某种物质每秒钟通过每平方米面积的摩尔(或毫摩尔)数,一般情况下,它与该溶质浓度差或浓度梯度(指单位距离上的浓度差)成正比,如果是含有多种溶质的混合溶液,那么,每一种物质的扩散方向和扩散通量只取决于这种物质自身的浓度差,而与其他物质的浓度和扩散量无关。在电解质溶液中,离子的移动不仅决定于该离子的浓度差,还决定于离子所受的电场力(电位差)。物质的扩散通量不仅决定于膜两侧的浓度梯度,还决定于膜对物质通过的难易程度,即膜对这一物质的**通透性**(permeability)。在生物体系中,脂溶性物质顺浓度差的跨细胞膜的转运(由膜的高浓度区一侧向膜的低浓度区一侧的净移动)称**单纯扩散**(simple diffusion)。"单纯"一词的含义在于说明这是一种单纯的物理过程,以区别于体内其他复杂的物质转运机制。由于膜基架是由脂质双分子层组成,故只有脂溶性强的物质才能靠单纯扩散形式通过细胞膜。然而,体内依靠单纯扩散方式通过细胞膜的物质较少,比较肯定的有 O_2、CO_2 和 NO 等脂溶性气体分子,可以靠其膜内外的浓度差(分压差)迅速通过脂质双分子层。其他大多数物质通过细胞膜均需依靠膜上某种蛋白质的帮助。

二、易 化 扩 散

在体内一些不溶于脂质或难溶于脂质的物质,如葡萄糖、氨基酸和各种离子等,本身很难通过细胞膜,但在细胞膜上一些特殊蛋白质的帮助下,能由细胞膜的高浓度一侧向低浓度一侧转运,这种转运形式称**易化扩散**(facilitated diffusion)。其扩散通量的大小也与被转运物质的浓度差和细胞膜对该物质的通透性有关;在电解质溶液中还取决于被转运的带电荷物质所受的电场力的大小,物质的净移动取决于这种物质自身的电位差与浓度差的代数和(电-化学梯度)。与易化扩散有关的不少转运蛋白质已经提纯,但关于其转运机制尚不清楚,目前普遍被接受的是以载体(carrier)为中介的易化扩散和以通道(channel)为中介的易化扩散两种类型。

(一) 以载体为中介的易化扩散

细胞膜上有许多专一的载体蛋白。每一种载体一般只能和一种物质结合,从而帮助它们进出细胞膜。载体与酶不同,它不起催化作用,在转运过程中并不改变被转运物质的状态,而载体本身的状态或构型却发生变化。载体转运的物质主要是一些小分子有机物,如葡萄糖和氨基酸等。以载体为中介的易化扩散有以下一些特点:

1. 结构特异性 膜的各种载体蛋白质与它所转运的物质之间有着高度的结构特异性,即每一种载体蛋白质只能转运具有某种特定结构的物质。在相同的浓度梯度下,右旋葡萄糖的跨膜转运量比左旋葡萄糖大得多。

2. 饱和现象 即膜一侧物质浓度增加超过某一限度时,转运量就不再增加,这是由于膜表面与某一转运物质有关的载体蛋白质有一定数目或每一载体上能与该物质结合的位点有一定数目,这就使对该物质转运能力有一最大极限,超过了这个极限,再增加转运物质的浓度,并不能使转运量增加。

3. 竞争性抑制 如果某一载体对 A 和 B 两种结构类似的物质都有转运能力,那么在环境中加入 B 物质将会减弱它对 A 物质的转运,这是因为有一定数量的结合位点竞争性地被 B 所占据的结果。

(二) 以通道为中介的易化扩散

这种形式的转运是通过膜上特殊的通道蛋白质(简称通道)进行的,转运的物质主要是一些离子,如 K^+、Na^+、Ca^{2+} 等正离子以及某些负离子。通道蛋白质也有特异性,通常一种通道只允许一种离子通过,因而有钾通道、钠通道和钙通道等之分。通道蛋白质转运离子的机制,可能是由于细胞膜上的特殊蛋白质分子构成了具有高度选择性的亲水孔道,容许适当大小和带有适当电

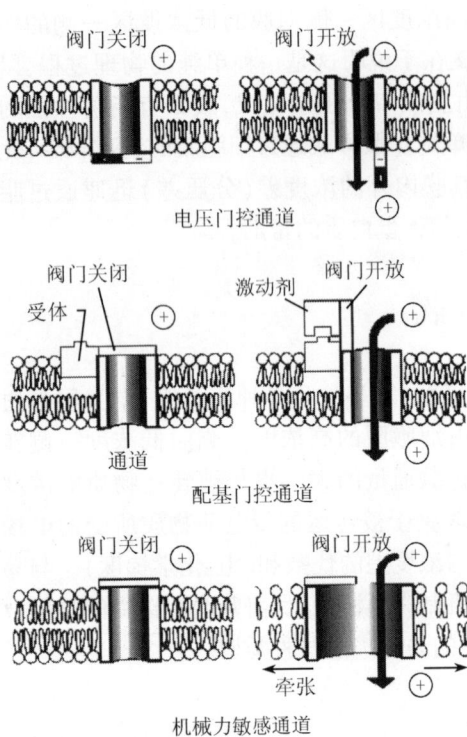

图 2-2-1　电压门控通道、配基门控通道和机械力敏感通道开放和关闭的示意图

荷的离子通过。细胞膜对某种离子通透性的大小,取决于开放的通道数目的多少,开放通道数目愈多,通透性愈大。一般离子通道大部分时间是关闭的,在一定条件下开放的几率大大增加。这种通道的开放或关闭现象称为阀门(gate)控制或门控,蛋白质分子构型改变是门控的物质基础。另外,有部分离子通道是持续开放的,并无阀门控制,称为非门控通道。传统上,根据引起通道开放条件的不同,门控通道大致可分为三类,即电压门控通道(voltage-gated channel)、配基门控通道(ligand-gated channel)和机械力敏感通道(mechanosensitive channel)(图 2-2-1)。电压门控通道对膜电位变化敏感,通道的开放或关闭决定于通道蛋白质所在膜两侧的电位差;配基门控通道的开闭决定于膜两侧是否存在特定的化学配基;机械力敏感通道是当细胞受各种机械力刺激时开启的通道。

通道蛋白质对被转运物质有特异性,但不如载体蛋白质那样严格。通道蛋白质功能状态的改变常常是突然的,当膜两侧的电位差由于某种原因变化到某一临界值时或当膜表面受到某种化学信号作用时或膜受到牵张时,通道蛋白质分子的构型突然改变(阀门打开),在其分子中出现适合该离子通过的水相孔道,允许某一种或几种离子由膜的一侧转运到另一侧。通道的开放是有条件的、短暂的。通道的开放造成了带电离子的跨膜移动,这固然是一种物质转运形式,但从生理意义上看,载体和通道活动的功能意义不尽相同。当通道的开放引起带电的离子跨膜移动时,移动本身形成跨膜电流(即离子电流);而移位的带电离子会造成膜两侧电位差即跨膜电位,而跨膜电位的改变以及进入膜内的离子(特别是 Ca^{2+})将会引起该通道所在细胞一系列的功能改变。

离子通道可被某种毒物或药物选择性地阻断,这些物质被称为通道阻断剂,如河豚毒(tetrodotoxin)可阻断钠通道,四乙胺(tetraethylammonium)可阻断钾通道等。

在单纯扩散和易化扩散中,物质的分子或离子都是顺着浓度差或电位差移动的。这些物质移动时,所消耗的能量均来自浓度差和电位差本身所包含的势能,无需消耗细胞代谢产生的能量,因此,单纯扩散和易化扩散都属于**被动转运**(passive transport)。

三、主 动 转 运

主动转运(active transport)是指细胞通过本身的某种耗能过程,在细胞膜上一些蛋白质的协助下,将某些物质分子或离子经细胞膜逆浓度梯度或电位梯度转运的过程。按照热力学定律,溶液中的分子由低浓度区域向高浓度区域移动,必须由外部供给能量。在膜的主动转运中,这种能量只能由膜或膜所属的细胞来供给,这就是主动的含义。细胞膜通过被称为"泵"的膜蛋白质的协助,物质逆浓度梯度或电位梯度转运,细胞需消耗能量。主动转运按其利用能量形式的不同,又可分**原发性主动转运**(primary active transport)(由 ATP 直接供能)和**继发性主动转运**(secondary active transport)(由 ATP 间接供能)。

(一)原发性主动转运

原发性主动转运的能量直接来自 ATP 的分解,其中以 Na^+、K^+ 的转运最重要,研究也最充分。早已知道细胞膜内外各种离子的浓度差别很大,以神经细胞和肌细胞为例,正常时 K^+ 浓度在膜内比膜外高 30 倍,而 Na^+ 浓度膜内比膜外低 12 倍。这种细胞膜内外 Na^+、K^+ 离子的不均匀分布是依靠细胞膜中的钠-钾泵(sodium-potassium pump)的活动来保持的(图 2-2-2)。钠-钾泵简称钠泵,又称为 Na^+-K^+ 依赖式 ATP 酶(Na^+-K^+ dependent ATPase),它是一种糖蛋白,其相对分子质量约为 25 万,钠泵蛋白质已用近代分子生物学方法克隆出来,它们是由 α 和 β 亚单位组成的二聚体蛋白质,肽链多次穿越脂质双分子层,是一种整合蛋白质。α 亚单位有转运 Na^+、K^+ 和促使 ATP 分解的功能,β 亚单位作用还不很清楚。钠泵蛋白质的启动和活动强度与膜内出现较多的 Na^+ 和膜外出现较多的 K^+ 有关,它的活性可因细胞膜内 Na^+ 的增加或细胞外 K^+ 的增加而激活,也可因膜内缺 Na^+ 或膜外缺 K^+ 而减弱。钠泵活动时,它泵出 Na^+ 和泵入 K^+ 这两个过程是同时进行或耦联在一起的。根据对红细胞等的研究发现,在一般生理情况下,钠泵每分解一个 ATP 分子可泵出 3 个 Na^+,同时泵入 2 个 K^+。故可以认为,在这种情况下钠泵是一种生电性泵(electrogenic pump),即它对 Na^+、K^+ 的主动转运可使细胞内正离子减少。但这种化学定比关系并不是一成不变的,在不同的生理病理情况下是可变的。

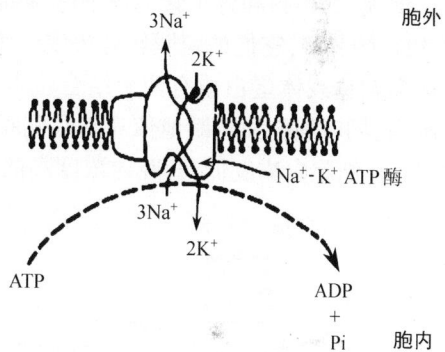

图 2-2-2　Na^+-K^+ 泵作用机制模式图

钠泵广泛存在于身体各种细胞的细胞膜上。据估计,在机体的新陈代谢中利用能源物质所释放的能量,约 20%～30% 用于钠泵的运转。

钠泵活动具有重要的生理意义:①由钠泵形成的细胞内高 K^+,是许多代谢反应进行的必需条件。②维持细胞正常的渗透压与形态。在细胞内具有不能通过细胞膜的带负电荷的大分子物质,因而经常存在着细胞外小分子物质(主要是 Na^+)向胞内渗漏,Na^+ 进入就有可能把水带入细胞,使细胞有发生肿胀解体的倾向。由于细胞膜存在着 Na^+-K^+ 泵,后者分解 ATP 提供能量,不断驱出 Na^+,结果使细胞内的钾浓度较高和钠浓度较低。细胞膜内外一定的 Na^+ 浓度差是保持细胞的渗透压稳定和正常形态的主要因素。③形成和保持细胞内外 Na^+、K^+ 不均匀分布及建立一种势能储备。膜上的离子通道一旦开放,Na^+、K^+ 便可迅速地进行跨膜扩散,这是神经和肌肉组织具有兴奋性的基础;另外,建立的 Na^+ 浓度势能储备是一些营养物质(如葡萄糖、氨基酸)跨小肠和肾小管上皮细胞等继发性主动转运的能量来源。

原发性主动转运是人体最重要的物质转运形式,除上述的钠泵外,目前了解较多的还有钙泵(或称 Ca^{2+}-Mg^{2+} 依赖式 ATP 酶)、H^+ 泵(质子泵)和碘泵等。这些泵蛋白都以直接分解 ATP 为能源,对有关离子进行转运。钙泵分布在各种肌细胞、骨细胞及红细胞等膜结构上。钙泵的作用是主动转运 Ca^{2+},且只有 Ca^{2+} 和 Mg^{2+} 存在时,才能维持其活性。肌细胞的肌质网钙泵活动时,水解一个 ATP 分子可将细胞质中两个 Ca^{2+} 转运进入肌质网内,使胞质中 Ca^{2+} 浓度下降,而诱发肌肉的舒张。质子泵是一种推动质子(H^+)跨膜运动的酶蛋白,存在于细胞膜、线粒体膜和囊泡状细胞器的包膜中。这些质子泵的主要化学成分和功能是极为相似的,是一种能水解 ATP 产生能量、推动质子逆浓度梯度转运的酶。目前对细胞膜(胃壁细胞膜)和线粒体膜两种质子泵的研究较多。胃壁细胞膜上的质子泵,目前所知是一种 K^+-H^+ 交换的 ATP 酶,能水解 ATP 释放能量,使 H^+ 逆着浓度梯度由膜内向膜外转运,同时将 K^+ 由膜外向膜内转运,呈电中性的跨膜离子交换转运,使壁细胞分泌盐酸。线粒体膜的质子泵,既能促进 ATP 分解,又能促进 ATP 的合成,与代谢能转化为 ATP 的高能磷酸键有关。此外,在甲状腺细胞膜上有碘泵存在,与甲状腺的聚碘作用有关。

(二)继发性主动转运

据观察,小肠和肾小管上皮细胞等处葡萄糖和氨基酸转运过程的耗能,并不直接伴随供能物质 ATP 的分解,它们的跨膜转运决定于细胞外 Na^+、K^+ 的存在。现认为,上皮管腔侧细胞膜上的转运葡萄糖载体蛋白质有两个结合位点,分别与葡萄糖和 Na^+ 结合,因此,转运时两者一起进入细胞内,同时细胞又不断地依靠基底侧膜上的钠泵分解 ATP 提供能量,将 Na^+ 由细胞内泵出而形成 Na^+ 在细胞内浓度低、管腔内浓度高的势能储备,势能储备又被用来驱动葡萄糖逆浓度梯度进入细胞。这里葡萄糖所以能够主动转运,所得能量并不直接来自 ATP 的分解,而是来自细胞内外 Na^+ 的势能差,但造成势能差的钠泵活动是需要分解 ATP 的,因此,葡萄糖的主动转运所需的能量还是间接来自 ATP,为此人们把这种不直接利用分解 ATP 释放的能量,而利用膜内外势能差进行的主动转运称继发性主动转运。因这种继发性主动转运葡萄糖的方向与提供势能差物质 Na^+ 的转运方向相同,故又将这种继发性主动转运称为**同向转运**(co-transport)。相反,在几乎所有细胞的细胞膜上的 Na^+-Ca^{2+} 交换,因继发性主动转运 Ca^{2+} 的方向与提供势能差物质 Na^+ 的转运方向相反,故将这种继发性主动转运称为**逆向转运**(counter-transport)(图 2-2-3)。

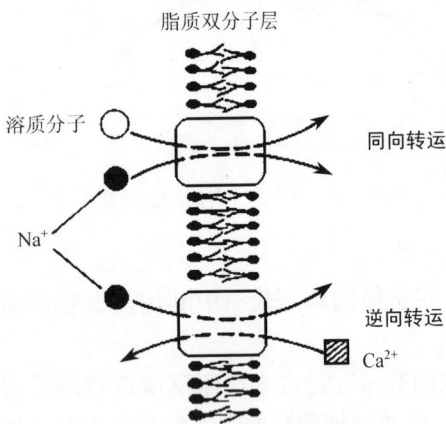

图 2-2-3 继发性主动转运示意图

（图中标注：脂质双分子层、溶质分子、Na^+、同向转运、逆向转运、Ca^{2+}）

四、入胞和出胞

大分子物质或物质团块不能通过上述的细胞膜蛋白质(载体、离子泵等)进行转运,而是由细胞膜本身的运动来进行细胞内外的物质交换。根据被转运物质进出细胞的方向不同,可分为**入胞**(endocytosis)和**出胞**(exocytosis)两种过程。

（一）入胞

入胞是指细胞外某些物质团块(如蛋白质、脂肪颗粒、侵入体内的细菌或异物等)进入细胞的过程。如果进入的是固体物质,此过程称为吞噬(phagocytosis);如为液体,则称为吞饮(pinocytosis)。入胞过程首先是物质被细胞膜所识别,接着与这些物质相接触的部分膜发生内陷,并逐渐将其包绕,然后细胞膜发生融合,于是这些物质和包绕它的那部分膜进入胞质内,形成一个吞噬泡,最后这些吞噬泡与溶酶体融合,其内容被溶酶体内所含的各种酶消化。

近年来发现,细胞对吞噬物和吞饮物的辨认,与细胞表面所存在的特殊受体有关。许多物质的入胞,首先要和膜上的相应受体结合,结合后的受体通过横向移动可向膜的一些被称为覆衣凹陷(coated pits)的特殊部位集中。在一个凹陷处,一旦集中了一种受体结合物,其他的结合物则不能再进入,然后该处的膜向胞内进一步凹入并形成吞噬泡。附着在吞噬泡的外侧、一同进入胞质的原细胞膜上的蛋白性结构,则可能仍返回细胞膜再形成新的覆衣凹陷。失去膜蛋白结构的吞噬泡,进而与胞质中称为胞内体(endosome)的膜性结构相融合。此胞内体的特点是内部具有较低的 pH 环境,有助于受体同与它结合的物质分离;以后的过程是这些物质(如进入细胞的低密度脂蛋白颗粒和铁离子等)再被转运到能利用它们的细胞器,而保留在胞内体膜上的受体则与一部分膜结构形成较小的循环小泡,移回到细胞膜并与之融合,再成为细胞膜的组成部分,使受体和膜结构可以重复使用(图 2-2-4)。

以上这一系列过程被称为**受体介导式入胞**(receptor-mediated endocytosis)。目前认为这是一种最重要的入胞形式。通过这种方式入胞的物质已不下 50 余种,包括血浆低密度脂蛋白颗粒、运铁蛋白、胰岛素等多肽类激素、抗体、某些细菌毒素和一些病毒等。

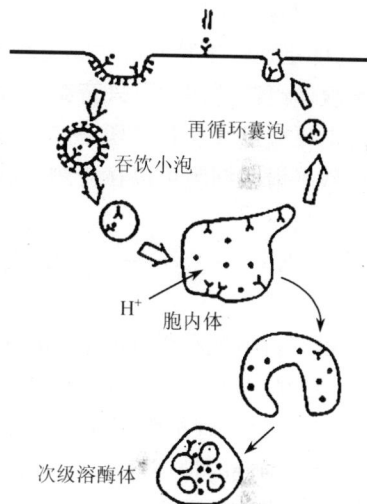

图 2-2-4　受体介导式入胞过程示意图

（二）出胞

出胞是指一些大分子物质或固态、液态的物质团块由细胞排出的过程,主要见于腺细胞中分泌物的排出以及神经细胞中神经递质的释放。细胞的各种分泌物大都在内质网合成,在由内质网到高尔基复合体的输送过程中被一层膜性结构包被形成分泌小泡(vesicle),储存在细胞内。当细胞受到膜外某些特殊的化学信号或膜两侧电位改变的刺激时,小泡逐渐向细胞膜移动,小泡膜和细胞膜接触,相互融合,并在融合处出现裂口,将小泡内容物一次全部排空,泡膜就成为细胞膜的组成成分。

入胞和出胞过程均要消耗能量,主要来自细胞内线粒体氧化过程中形成的 ATP。

如上所述,一般大分子物质或物质团块依靠细胞膜的运动通过入胞或出胞作用进出细胞膜;小分子物质或离子通过主动或被动转运进出细胞。物质逆电位梯度和(或)逆化学梯度的主动转运需"泵"蛋白质参与,细胞消耗能量。被动转运顺电位梯度和(或)顺化学梯度转运,转运消耗的能量来自浓度差和电位差所含的势能。被动转运又分单纯扩散和易化扩散：细胞膜对脂溶性物质通透性大，脂溶性物质以单纯扩散转运；易化扩散转运不溶于脂质（水溶性）的物质，需细胞膜上的"载体"和"通道"蛋白中介来提高膜对此类物质的通透性。

第二节　细胞的生物电现象及其原理

当环境发生变化时，生物体内的代谢及其外表活动将发生相应的改变，这种改变称为生物机体的**反应**（response）。能引起生物机体发生反应的各种环境变化，统称为**刺激**（stimulus）。一切具有生命活动的细胞、组织或机体对刺激都具有发生反应的能力或特性，称为**兴奋性**（excitability）。一切活组织的细胞，不论在安静状态还是在活动过程中均表现有电的变化，这种电变化是伴随着细胞生命活动出现的，所以称为生物电（bioelectricity）。如神经、肌肉和腺体等组织受刺激后，能迅速产生特殊的生物电现象（如动作电位）及其他反应。在传统的生理学中，将神经、肌肉和腺体组织通称为**可兴奋组织**（excitable tissue），而且将这些可兴奋组织接受刺激后所产生的生物电反应过程及其表现，称之为**兴奋**（excitation）。但是，应当指出，经典概念的可兴奋组织中，有少数平滑肌细胞可以在受刺激后不产生生物电改变而出现收缩。

一、细胞生物电现象的观察和记录

可兴奋组织在受到有效刺激后，一般先是产生某种特殊的生物电反应（动作电位），随后出现肌肉的收缩和腺体分泌等外部表现。动作电位是大多数可兴奋细胞受刺激而兴奋时共有的特征表现，又是这些细胞实现其功能的前提或触发因素。神经纤维上的动作电位称为神经冲动。由于运动神经的神经冲动诱发肌肉的兴奋和收缩表现最为灵敏，因此常利用神经或肌肉标本进行生物电现象的研究。

观察和记录组织或细胞的生物电活动的实验方法大体有两种，即细胞外记录和细胞内记录。

（一）细胞外记录

早在示波器问世之前，人们就曾应用灵敏电位计简单测定出神经干的生物电变化。阴极射线示波器和放大器的出现，则能更准确并定量地观察和记录微弱及变化迅速的生物电现象。图2-2-5 示由细胞外记录的神经干受刺激前后的电变化过程。把与电位计或示波器相连的两个测量电极和神经干的两点相接触。在神经未受刺激时，电位计的指针固定在零位不动，说明安静的神经干表面没有电位差存在。如在神经干的左端给予一次有效刺激后，电位计指针出现方向相反的两次摆动，在示波器上则记录下一个双向的电位波动（图2-2-5A）。这说明，刺激使神经干产生一个由左至右传播的负电位。当负电位位于测量电极 a 下方的神经段时，a 点电位较 b 点为低，两电极间出现电位差而引起电位计指针向一侧摆动；负电位区继续右移，当同时位于 a、b 两电极下神经段（图2-2-5A）或 a、b 两电极距离足够大而位于 a、b 两电极之间的神经段（图2-2-5B）时，a、b 两电极间的电位差相等，则电位计指针回到零；当负电位区右移至 b 电极下方神经段时，两电极间又出现电位差（b 点较 a 点为低），引起指针向方向相反的另一侧摆动。如把上述电位变化显示在示波器上，则得到一双相曲线（图2-2-5A、B 上方），称为双相动作电位（biphasic action potential）。如果在实验中，预先用药物（如普鲁卡因）在 a、b 两点之间阻断神经干，使神经干受刺激后产生的电变化不能传到 b 点，则 b 点电位始终不变，只能引起电位计指针做一次摆动，由示波器描出的曲线称单相动作电位（monophasic action potential），见图 2-2-5C。

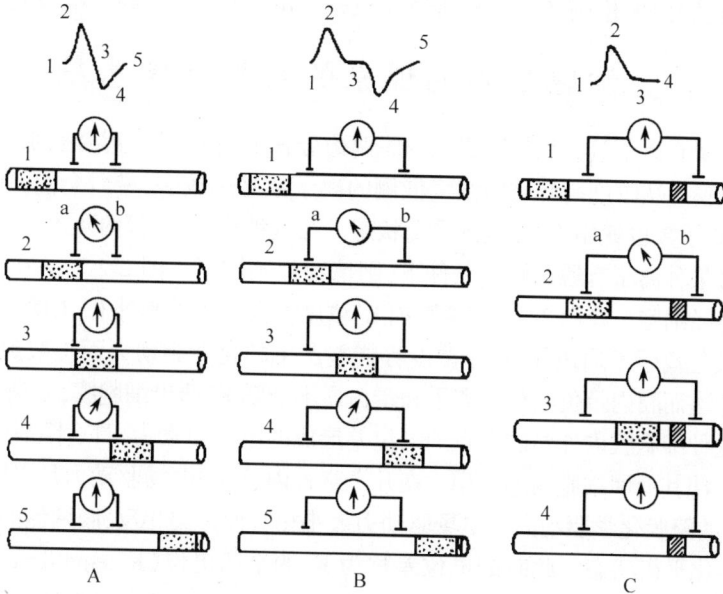

图 2-2-5　神经纤维的细胞外动作电位记录

图上方的曲线为示波器记录曲线。其中的数字表示当神经冲动出现于下方各图解过程中的不同部位时，记录电极所测得的瞬时电位。该图解中的阴影区表示神经冲动所在位置，斜线区表示药物阻断区域。电流的方向由电流计中指针的位置表示

（二）细胞内记录

用以上所述的细胞外记录方法记录得到的生物电活动，实际上是许多在结构和功能上相互独立的神经纤维电变化的复合。目前，这种方法已常用于一些在体器官或组织的无创伤性检查中（如心电、脑电、胃电、视网膜电图等以及神经纤维传导速度的测定）。但是，生物电现象是以细胞为单位产生的。只有对单一神经或肌肉细胞进行生物电的记录和测量，才能对其数值和产生机制做直接和深入的分析。由于高等哺乳动物的细胞一般较为细小，常常应用细胞内微电极方法记录，即用细玻璃管制成的内充导电液体（如 KCl）的微型测量电极（尖端直径 ≤ 1μm）或用尖端裸露的微型金属电极，插入细胞内以测定该细胞在不同功能状态时膜内电位与膜外参考电极之间的电位差（图 2-2-6）。

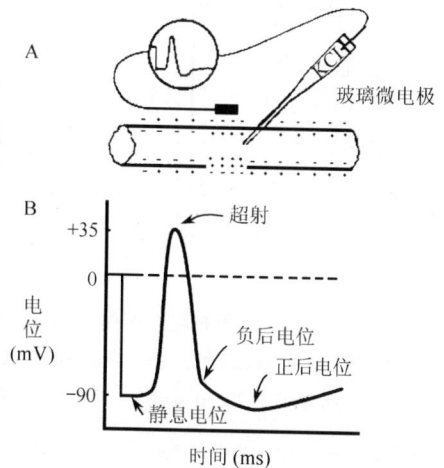

图 2-2-6　用细胞内微电极技术（A）测定单一神经纤维的跨膜电位（B）模式图

当微电极位于细胞外时,其与位于细胞膜外的参考电极之间不存在电位差,示波器上显示一条水平的基线。当微电极穿破细胞膜插入细胞内时,示波器上出现一个突然的负电位跃变,这表明安静细胞膜内外两侧存在着电位差,膜内电位相对比膜外参考电位为负,故呈负电位。当细胞受到一次有效刺激,膜内电位则经历一次短暂而急剧的电位变化(即动作电位),见图2-2-6。

二、细胞生物电现象的物理化学基础

如果在一层对所有离子具有相等通透性的膜两边分置不同浓度的盐溶液,那么盐溶液中的正、负离子都会透过此膜。从浓度高侧透向浓度低侧的离子数必然较多,最后会使膜两边的离子浓度相等,两边往返的离子数也就相等,即达到平衡状态。在这种情况下,膜的两边不会存在电位差。

如果在膜只对某种离子有通透性的条件下,则情况就不同了。图2-2-7表示在没有K^+、Na^+主动转运情况下的神经细胞。在图2-2-7A,细胞内K^+浓度大大高于细胞外K^+浓度。假设细胞膜只对K^+有通透性而对其他离子不通透,K^+由于浓度势能差产生的化学驱动力而扩散到膜外,同时K^+也携带正电荷到膜外。而膜内带负电荷的离子和蛋白质不能随K^+透出细胞膜,于是K^+外移使膜内变负而膜外变正。这种细胞膜内外两侧存在的电位差形成的电场驱动力,具有阻碍带正电荷的K^+继续透出细胞膜和迫使其返回细胞内的作用。在几个毫秒内,这种电场驱动力足以阻止K^+向膜外的净扩散。此时,K^+的跨膜化学驱动力和电场驱动力大小相等而方向相反,膜两侧的电位差稳定于某一数值,即处于电-化平衡状态。此时的电位差称为K^+的平衡电位(K^+ equilibrium potential,E_K),在哺乳动物神经纤维约-88 mV(细胞内负)。假如细胞外Na^+浓度高于细胞内Na^+浓度,而膜只对Na^+通透而对其他离子不通透,那么膜外Na^+扩散进入细胞内,产生膜外变负而膜内变正。同时,在数毫秒内,这一电位差形成的电场驱动力就足以阻止Na^+因浓度势能差而引起的进一步扩散。Na^+处于电-化平衡状态时的膜两侧的电位差称为Na^+的平衡电位(E_{Na})(图2-2-7B)。在哺乳动物神经纤维,该E_{Na}约为$+68$ mV(细胞内正)。

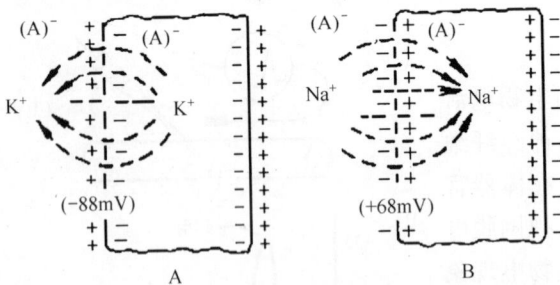

图2-2-7 不同状态下神经细胞模型的K^+、Na^+平衡电位

A. 膜只对K^+有通透性;$(A)^-$:带负电荷的离子或蛋白质;
B. 膜只对Na^+有通透性。其余见正文说明

由上可知,在一定条件下,可选择性通过细胞膜的离子,其跨膜浓度差可导致膜电位的产生。下面是两个根据膜两侧离子浓度计算平衡电位的公式。

(一)Nernst公式

因离子浓度差引起的平衡电位可用物理化学上的Nernst公式计算。即任何单价离子的平衡电位大小取决于膜两侧该离子浓度的比值,比值越大,从高浓度侧向低浓度侧扩散的趋势越大,平衡电位越大,但前提是膜只对该离子通透。

在正常人体温度37℃条件下,某种单价离子的平衡电位(E):

$$E = 61 \cdot \log(\frac{C_o}{C_i})(mV) \tag{1}$$

式(1)中 C_o/C_i 表示某种离子膜外/膜内的浓度比。设定细胞膜外电位为零,计算得到的平衡电位是细胞膜内电位。例如,$K_o^+/K_i^+ = 1:10$,则 E_K 为膜内–61 mV。单价阴离子的 E 应该与计算所得的极性相反,如 Cl^- 顺浓度梯度内流,将使膜两边的电位成为外正内负。

$$Cl_o^-/Cl_i^- = 30:1, 则 E_{Cl} 为 -90 \ mV$$

(二) Goldman-Hodgkin-Katz 公式

假如细胞膜对几种不同离子具有通透性,则其总平衡电位取决于以下 3 个因素:①每种离子的荷电极性(+或–);②膜对每种离子的通透性(P);③每种离子在膜内(i)、外(o)两侧的浓度。当细胞膜对 Na^+、K^+、Cl^- 具有一定的通透性,膜两侧的总平衡电位可根据 Goldman-Hodgkin-Katz 公式(或称 Goldman 公式)算出:

$$E = 61 \cdot \log\left(\frac{Na_o^+ P_{Na^+} + K_o^+ P_{K^+} + Cl_i^- P_{Cl^-}}{Na_i^+ P_{Na^+} + K_i^+ P_{K^+} + Cl_o^- P_{Cl^-}}\right)(mV) \tag{2}$$

这一方程与 Nernst 公式(1)比较可以看出,它是 Nernst 公式的扩展。如果膜仅对 K^+ 有通透性而对 Na^+ 和 Cl^- 均无通透性时,P_{Na^+} 和 P_{Cl^-} 均为 0,此时式(2)等于式(1)。所得平衡电位实际上就是 E_K;如膜仅对 Na^+ 有较大通透性而对 K^+ 和 Cl^- 均不通透,则 P_{K^+} 和 P_{Cl^-} 为 0,此时所得的 E 则等于 E_{Na}。

三、细胞的生物电活动及其产生机制

如本章第一节所述,细胞膜上存在着各种离子通道。细胞生物电活动的产生主要是与离子通道在不同条件下的状态密切相关的。

(一) 细胞生物电活动的离子通道基础

离子通道(ion channel)属于膜蛋白质部分,存在于膜的脂质双分子层中,贯穿整个膜层。通道具有水性小孔,其中还存在选择性滤器(selective filter)以选择可以通过的离子,即选择性通透,如 Na^+ 通道、K^+ 通道、Ca^{2+} 通道等。大多数通道受阀门的控制,决定通道的开放和关闭。阀门是通道蛋白质的组成部分,可受跨膜电位差或化学信号的影响而产生定向移位,使通道开放或关闭。某种离子的通道开放,允许该离子顺浓度梯度或电场梯度从膜的一侧向另一侧扩散,也即细胞膜对该离子的通透性增大或膜电导增大(电导为电阻的倒数)。

根据通道阀门的活动,离子通道可有下列状态,即静息(resting)、激活(activation)、失活(inactivation)和恢复(recovery,或复活 reactivation)。离子通道的状态取决于跨膜电位差的数值、化学信号和时间过程。通道激活是指通道的开放,允许某种离子选择性通透;失活是指通道关闭,不允许离子通过,并且在此阶段不能再开放;通道的恢复或复活则是指通道处于关闭状态,但受到适当刺激可以再开放。

(二) 静息电位

静息电位(resting potential)是指细胞未受刺激时存在于细胞膜内外两侧的电位差。测量方法见图 2-2-6。当微电极插入细胞膜内,在示波器荧光屏上显示一个电位差,膜内较膜外为负,在哺乳动物神经和肌肉细胞为-70~-90 mV。由于这个电位差存在于细胞膜两侧,故称跨膜静息电位(transmembrane resting potential),简称静息电位或静息膜电位。只要细胞未受到刺激,静息电位一般总是稳定在某一水平,这种膜内外两侧电位维持内负外正的稳定状态,称为**极化**(polarization)。如果在静息电位基础上膜内负电位减小(绝对值减小)(如由-70→-50 mV),甚至由负转正(如由-70→+30 mV),统称为**去极化**或**除极化**(depolarization);相反,如果膜内负电位增大(绝对值增大)(如由-70→-90 mV),则称为**超极化**(hyperpolarization)。如果先发生去极化,然后膜电位向正常安静时膜内所处的负值恢复,则称为**复极化**(repolarization)。

静息电位是一切活细胞所共有的生物电现象,但各种细胞静息电位的大小并不一致。例如,枪乌贼巨轴突的静息电位为-50~-70 mV,腺细胞为-40~-70 mV,人红细胞约为-10 mV等。

1. 不同组织细胞内外液中各主要离子的浓度、平衡电位和静息电位 见表 2-2-1。根据细胞内液和细胞外液中各种主要离子的浓度,应用 Nernst 公式,即可计算出每种离子的平衡电位,但前提是细胞膜只对该种离子通透而对其他离子不通透。根据细胞膜对各种主要离子的不同通透情况,应用 Goldman-Hodgkin-Katz 公式,可计算出总平衡电位。如以 K^+ 的通透性作为1,则哺乳动物轴突膜对 Na^+、Cl^- 的通透性分别约为 0.01 和 2,枪乌贼大轴突膜对 Na^+、Cl^- 的通透性分别约为 0.04 与 0.45,则其总平衡电位分别为-87 mV 和-51 mV,接近静息电位。

2. 静息电位的形成机制 一般认为,细胞静息电位的形成主要与以下三个方面的机制有关。

(1) K^+ 平衡电位(E_K):如表 2-2-1 所示,除人红细胞外,在可兴奋细胞实际测得的静息电位数值与根据细胞内外 K^+ 浓度按 Nernst 公式计算出的 E_K 理论值较为接近。人工改变细胞外液 K^+ 的浓度,可使静息电位发生相应改变,其改变值与用 Nernst 公式计算出的值基本一致。说明细胞静息电位基本上相当于 K^+ 的平衡电位。也就是说,安静情况下,细胞内高 K^+ 和细胞外低 K^+ 以及细胞膜主要对 K^+ 具有通透性,是大多数细胞产生和维持静息电位的主要原因。

静息细胞膜对 K^+ 具有通透性的结构基础是细胞膜上存在着一种 K^+-Na^+ 渗漏通道(K^+-Na^+ leak channel)。一般说来,K^+、Na^+ 均可通过此通道,但其对 K^+ 的通透性比对 Na^+ 大 100 倍左右。

如表 2-2-1 所示,实际测得的静息电位数值一般都比根据膜内外的 K^+ 浓度用 Nernst 公式计算出来的 E_K 理论值偏低。这是由于安静细胞膜除了对 K^+ 有通透性外,对 Na^+ 也有一定的通透性;另外,还与 Na^+-K^+ 泵的参与有关。

表 2-2-1 不同组织的细胞内外液中各主要离子的浓度、平衡电位和静息电位

细胞来源	离子	细胞内液(mmol/L)	细胞外液(mmol/L)	平衡电位*(mV)	静息电位(mV)
枪乌贼神经轴突	Na^+	78.0	462.0	+45	
	K^+	396.0	22.0	-73	-65
	Cl^-	104.0	586.0	-44	
蛙缝匠肌	Na^+	13.0	108.0	+53	
	K^+	138.0	2.5	-101	-90
	Cl^-	2.0	76.5	-92	
人红细胞	Na^+	19.0	155.0	+56	
	K^+	136.0	5.0	-88	-10
	Cl^-	78.0	112.0	-10	

续表

细胞来源	离子	细胞内液（mmol/L）	细胞外液（mmol/L）	平衡电位＊（mV）	静息电位（mV）
哺乳动物神经轴突	Na^+	10.0	130.0	+68	
	K^+	140.0	5.0	−88	−85
	Cl^-	4.0	120.0	−90	
哺乳动物骨骼肌	Na^+	12.0	145.0	+66	
	K^+	155.0	4.0	−97	−90
	Cl^-	3.8	120.0	−91	

注：＊：恒温动物以室温37℃计算，变温动物以室温18℃计算。

（2）Na^+的扩散：在安静细胞，由于K^+-Na^+渗漏通道的存在，细胞膜对Na^+也具有一定的通透性，细胞外Na^+顺电-化梯度扩散入细胞。但由于膜对Na^+的通透性远较K^+小，使静息电位稍小于由单独K^+外移造成的K^+平衡电位数值。

（3）Na^+-K^+泵：一般来说，所有机体细胞膜上存在着Na^+-K^+泵，这是一种生电性泵，即把细胞内的3个Na^+泵到细胞外，同时把细胞外的2个K^+泵入细胞内，膜内净缺一个正电荷。这也是形成静息电位的原因之一。

此外，安静时膜对Cl^-也有一定的通透性，但通常由K^+外移所形成的静息电位差不多正好抵消膜外高浓度Cl^-的内移趋势，故一般不出现Cl^-的跨膜净移动。

（三）动作电位

动作电位（action potential）是指各种可兴奋细胞受到有效刺激时，在细胞膜两侧所产生的快速、可逆、并有扩布性的电位变化。如图2-2-6所示，当安静细胞受到一次有效刺激时，静息电位的负值迅速减少并上升到正电位，然后又回降到静息时的电位。这种电位变化可沿着细胞膜向周围迅速扩布，使整个细胞膜都经历一次同样的变化。

1. 动作电位的几个阶段 动作电位是一个连续的膜电位变化过程。以神经纤维为例，其动作电位大致可分为以下三个阶段。

（1）静息相：即指动作电位发生前的膜电位静息阶段。此时的跨膜电位差为静息电位数值，约−70～−90 mV。

（2）去极相：当神经纤维受到一次短促的有效刺激时，膜内原来存在的负电位迅速消失，并进而变成正电位，即膜内电位在极短暂时间内可由静息时的−70～−90 mV上升到+20～+40 mV水平，由原来的内负外正变为内正外负（称为反极化）；此时，电位去极化的幅度约为90～130 mV，构成动作电位的上升支，亦称去极相。其中，超过零电位至去极相顶端的电位数值约为20～40 mV（图2-2-6中为35 mV），称之为超射（overshoot）值。值得指出的是，许多中枢神经元和细神经纤维以及其他一些可兴奋细胞，在产生去极化时并不一定有超射。

（3）复极相：由刺激引起的这种膜内外电位的倒转（倒极化）是暂时的，很快就出现膜内电位的下降并向静息水平恢复，这构成了动作电位曲线的下降支，亦称复极相。在动作电位的复极相中，膜电位的下降往往不是立即下降到静息电位水平。有些可兴奋细胞的复极化曲线后段突然明显减慢，这部分电位称为负后电位（negative afterpotential）或去极化后电位（depolarizing afterpotentia1);随后出现缓慢而持续时间较长的超极化电位,称为正后电位(positive afterpotentia1)或超极化后电位(hyperpolarizing afterpotential)(图 2-2-6)。负后电位和正后电位这两个术语是沿用以前的命名,因为在过去进行细胞外记录动作电位时的正负极性与现在细胞内记录时的极性相反。

动作电位去极相和复极相的初期,电位变化迅速,电位曲线形如尖锋,故称锋电位(spike potential)。锋电位存在的时间极短,约 0.3~0.5ms,而后电位历时较长,可达数十毫秒。因此,动作电位的全过程包括锋电位和后电位两部分,而锋电位是动作电位的主要部分,所以锋电位也就成为动作电位的同义语。

在不同的可兴奋细胞,动作电位虽然在基本特点上类似,但变化幅度和持续时间可以各有不同。如神经和骨骼肌细胞动作电位的主要部分的时间仅有 1 ms 左右,而心肌细胞可达数百毫秒。

2. 动作电位的形成机制 Hodgkin 和 Huxley 在枪乌贼巨大神经轴突上研究了神经膜在去极化时的离子电流,证实了动作电位是由于膜对 Na^+、K^+ 通透性的变化所形成的。

当神经纤维受刺激时,引起细胞膜去极化,膜电位降低到一定程度(约 $-50 \sim -70$ mV),引起电压门控 Na^+ 通道(voltage-gated sodium channel)蛋白质分子构型发生改变,激活门打开,Na^+ 通道开放(激活)(图 2-2-8A),细胞膜对 Na^+ 的通透性增大,Na^+ 顺电-化梯度内流。随着 Na^+ 的内流,膜进一步去极化,而去极化增大本身又促进更多的 Na^+ 通道开放,膜对 Na^+ 通透性进一步增加。如此反复促进 Na^+ 内流,称为 Na^+ 内流的再生性循环(regenerative cycle)。这种正反馈作用使膜以极大的速率自动地去极化,造成了锋电位陡峭的上升支(去极相),直至 Na^+ 内流造成的膜内正电位上升到接近 Na^+ 平衡电位水平。

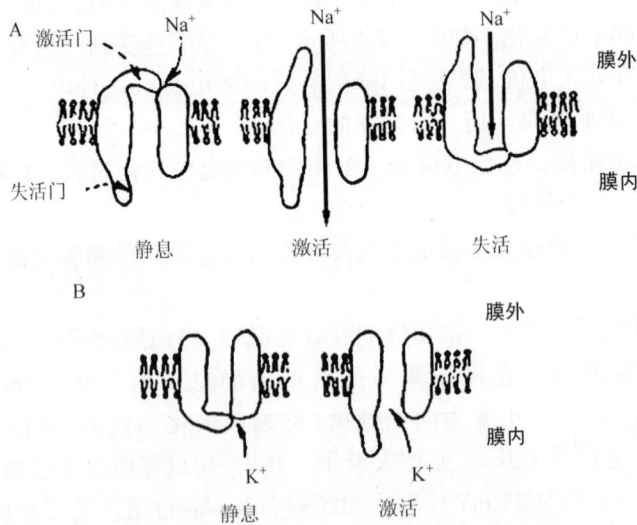

图 2-2-8 细胞膜上的 Na^+ 通道(A)和 K^+ 通道(B)活动状态模式图

细胞膜在去极相中,由于 Na^+ 通道开放其对 Na^+ 的通透性可增加 500~5 000 倍。但 Na^+ 通道开放的时间很短(仅万分之几秒),随后 Na^+ 通道失活门关闭而处于失活状态(图 2-2-8A),膜对

Na⁺的通透性迅速下降。这时,膜上的电压门控 K⁺ 通道已经开放(激活)(图 2-2-8B),膜对 K⁺ 的通透性增大,膜内 K⁺ 顺着浓度梯度和(或)电场梯度向膜外扩散,使膜内电位由正值向负值转变,直至达到原来静息时接近 K⁺ 平衡电位水平,形成锋电位的下降相。此时,Na⁺ 通道的失活状态解除(复活),K⁺ 的通透性也逐渐恢复到安静时水平,使细胞膜能接受新的刺激。由此可见,锋电位的上升相是膜对 Na⁺ 通透性迅速增大造成 Na⁺ 内流的结果;而下降相则是膜对 Na⁺ 的通透性减小,Na⁺ 内流减少,以及对 K⁺ 的通透性增大造成 K⁺ 外流所致。

某些细胞的锋电位发生以后,膜内电位产生微小而缓慢波动的后电位的原因,一般认为是在复极时迅速外流的 K⁺ 蓄积在膜外侧附近,暂时阻碍了 K⁺ 外流而导致负后电位的产生;而正后电位的形成主要是由于 K⁺ 通道仍然处于一定的开放状态(持续数毫秒),使较多的 K⁺ 扩散到膜外,引起膜内正离子的"额外"缺失而表现出超极化。另外,由于细胞内 Na⁺ 和细胞外 K⁺ 浓度的调控,Na⁺-K⁺ 泵活动加强引起膜的轻微超极化也可能是形成正后电位的机制之一。

在动作电位过程中,Na⁺ 的跨膜内流和 K⁺ 的跨膜外流的动力来自于浓度梯度和(或)电场梯度提供的势能,不需要所在细胞提供代谢能。而在一次动作电位结束后,虽然膜电位已恢复到静息电位水平,但 Na⁺、K⁺ 的跨膜浓度差有微小的改变。神经纤维每兴奋一次,进入细胞内的 Na⁺ 量可使膜内的 Na⁺ 浓度增大约八万分之一,复极时扩散至膜外的 K⁺ 量也大致相当。正常细胞在经历多次动作电位后仍具有足够的 Na⁺、K⁺ 跨膜势能储备,用于静息电位的维持和动作电位的产生。已经进入细胞内的 Na⁺ 能移回到膜外,而已经外流的 K⁺ 也可返回膜内,这是由于这两种离子通过 Na⁺-K⁺ 泵作用逆浓度梯度进行跨膜运动所致,这种离子的主动转运必须由细胞提供能量。

(四)离子通道的研究方法简介

1. 电压箝(voltage clamp)技术 电压箝技术(又称电压固定技术)是通过插入细胞内的一根微电极向细胞内补充电流,补充的电流量正好等于跨膜流出的反向离子流,这样即使膜通透性发生改变时,也能控制膜电位数值不变,经过离子通道的离子流与经微电极施加的电流方向相反,数量相等。因此,可以定量测定细胞产生动作电位时的离子电流。Hodgkin 和 Huxley 在枪乌贼巨大神经轴突中应用电压箝技术进行了一系列实验,并获得 1963 年诺贝尔生理学或医学奖。图 2-2-9A 示电压箝实验装置。

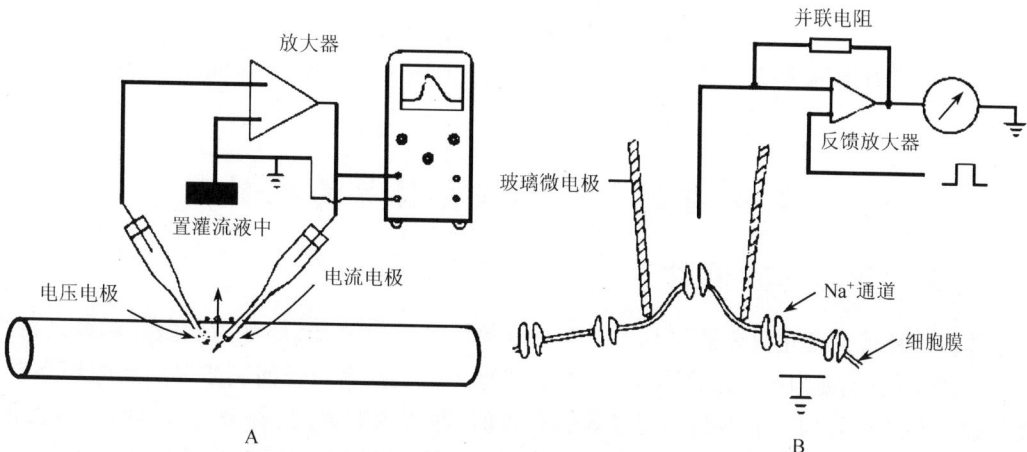

图 2-2-9　电压箝实验(A)和膜片箝实验(B)工作原理示意图

2. 膜片箝(patch clamp)**技术** 电压箝技术是控制跨膜电位以研究离子通道的理想技术,但它并不能测定单一通道电流。20世纪70年代以来,由 Neher 和 Sakmann 首创的膜片箝技术(又称小片膜箝制术)得到了发展和完善。其基本原理是将加热抛光的微玻管电极与只含有1~3个离子通道、面积为几个平方微米(μm^2)的细胞膜通过负压吸引封接起来,由于电极尖端与细胞膜的高阻抗封接,在其尖端下的那片细胞膜与膜的其他部分从电学上隔离。因此,此片膜内通道开放所产生的电流流进玻管,用一极敏感的电流监视器(膜片箝放大器)测量此电流强度,就代表单一离子通道电流。Neher 和 Sakmann 因此而获得1991年诺贝尔生理学或医学奖。图2-2-9B 示膜片箝实验工作原理。

膜片箝实验结果证明,膜上电压依从性离子通道有两种状态,即开放和关闭。因此,某一部分膜在不同情况下表现的不同通透性,是由这部分膜中处于开放状态的离子通道的数目决定的。电压门控 Na^+ 通道的膜片箝实验记录见图2-2-10。

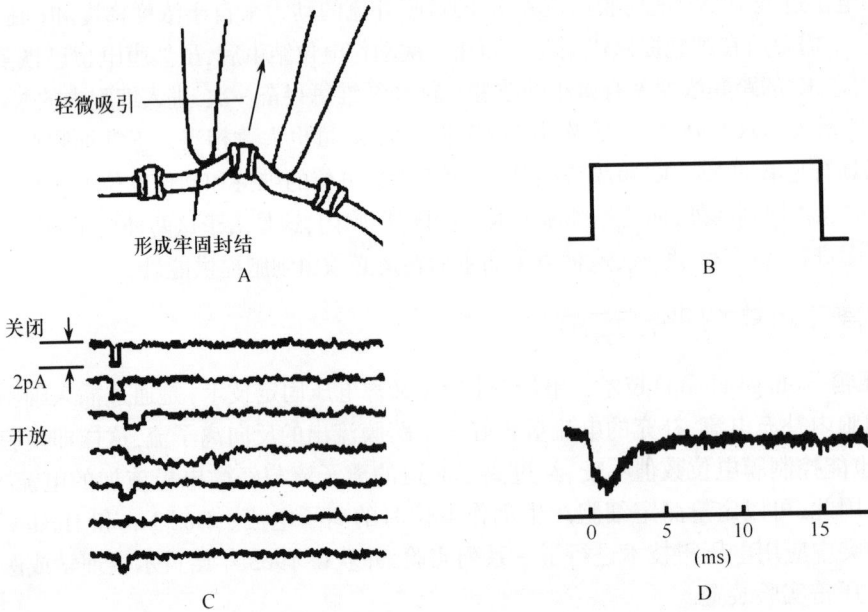

图 2-2-10 电压门控 Na^+ 通道的膜片箝实验

A. 封接;B. 从维持电压改变到某一试验电压的刺激波形;C. 不同水平的试验电压下同一 Na^+ 通道的通道电流;D. 平均电流

四、兴奋的引起和兴奋传导的机制

(一)刺激引起兴奋的条件

机体内外环境的变化只要能引起组织或细胞的活动发生改变,都称为刺激。对可兴奋组织而言,只有刺激引起细胞产生动作电位,才能说细胞产生了兴奋。任何刺激要引起组织兴奋(即有效刺激),必须在下列三个方面达到最低的有效值,即刺激的强度、刺激的持续时间以及强度-时间变化率。在保持强度-时间变化率恒定的条件下,引起组织兴奋所需的最小刺激强度与最小刺激持续时间的关系呈反变关系。即在一定范围内,刺激较强时,其持续时间较短;当刺激较弱时,则需要较长的持续时间才能引起组织兴奋。这两者的关系如在坐标图上描出,则可得到一条类似双曲线的曲线,称为**强度-时间曲线**(strength-duration curve)(图 2-2-11)。这条曲线与正双曲线的不同点在于,前者与两条坐标轴不是渐近线,而是在接近某点时即变得与坐标轴平行。上面所说的反变关系只存在于这两点之间的范围内。曲线右侧点 R 表明,当刺激强度低于这一点所表示的强度时,无论刺激时间怎样延长,也不能引起组织兴奋,这一刺激强度称为**基强度**(rheobase);曲线左侧点 T 表示当刺激持续时间短于这一点所表示的时间时,即使大大增加刺激强度,也同样不能引起组织兴奋。临床上所应用的超短波电热疗法,尽管刺激的强度(电压)很大,但由于刺激频率很高,刺激持续时间很短,并不引起肌肉的兴奋和收缩,只能引起组织中分子的振荡而产生热效应。

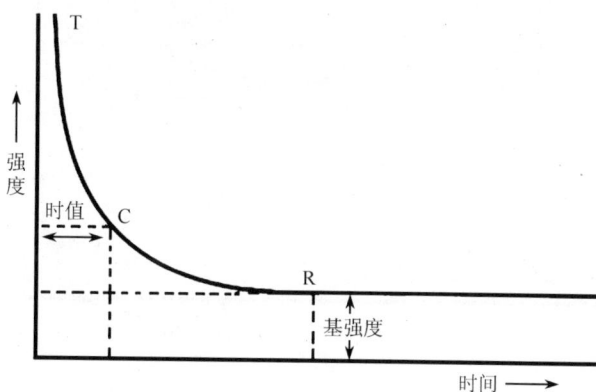

图 2-2-11 可兴奋组织的强度-时间曲线(说明见正文)

图 2-2-11 上所示的**时值**(chronaxie)是指在保持强度-时间变化率不变的条件下,两倍基强度的刺激引起组织兴奋的最短的刺激持续时间。时值和基强度可作为衡量组织兴奋性高低的指标。

在电生理实验中,人们常采用电刺激作为人工刺激。电刺激中最常使用的是矩形波脉冲,其上升和下降速度(强度-时间变化率)极大而且固定,其振幅(刺激强度)和波宽(刺激持续时间)均可任意调节,且在一般刺激强度下,既能引起组织兴奋,又不致造成组织的过度损伤,故矩形波是一种理想的电刺激。当固定波宽不变时,刚能引起组织兴奋的最小刺激强度称为**阈强度**(threshold intensity)或阈值(threshold),这种刺激称为**阈刺激**。低于或高于阈强度的刺激分别称为阈下刺激或阈上刺激。阈值的大小也反映组织兴奋性的高低。

(二)外向电流和电紧张电位

在医学与神经科学的研究中,膜电位往往受细胞外电流作用的影响而发生变化。当两个与直流电源相连的电极与神经相接触时,电流可以从正极通过膜外的溶液流到负极;另一方面,电流也可以从正极处流入膜内,在膜内通过胞质流向负极处,再从膜内流出膜外而到达负极。这与在金属导体上的情况不同。这些穿过膜的电流,不仅在电极下的膜上流动,而且还会扩散到电极附近的一定区域。在电极下的一点电流密度最大,离电极越远,电流密度越小。如图 2-2-12 所示,在正极处存在着内向电流(inward current),在负极处则存在着外向电流(outward current)。电流穿过膜的流动就会伴随着膜电位的变化,内向电流在具有电阻和电容性质的细胞膜上造成的电压降与膜原有的极化状态(内负外正)是一致的,结果使膜电位发生超极化;外向电流则使膜两侧产生内正外负的电压降,与原有膜电位方向相反,膜去极化。用微电极技术进行研究,也可得到同样的结果。

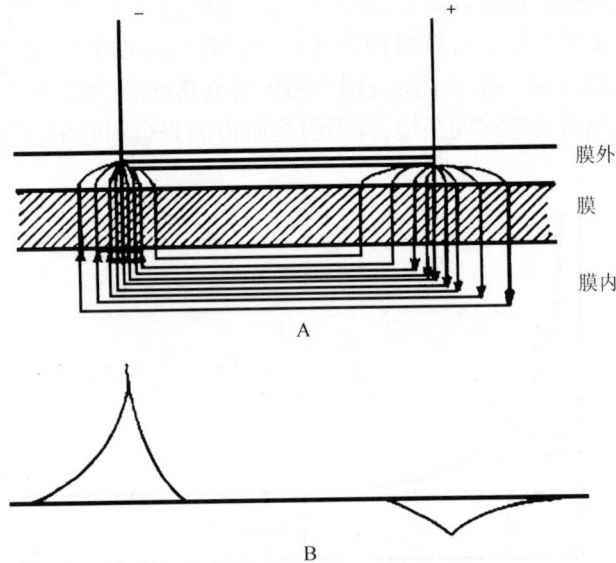

图 2-2-12　膜外电流引起的电紧张电位
A.电流的流动方向;B.相邻部位的膜电位变化(向上为去极化,向下为超极化)

　　由于外加电流的作用,引起细胞膜电位发生变化,这种电位变化称为电紧张电位(electrotonic potential)。该电位可以是超极化电位,也可以是去极化电位,取决于外加电流的极性。必须指出,电紧张电位只是指在外加电流较小(阈下刺激)而不足以引起细胞产生动作电位时的膜的被动反应,也就是说,它的强度还不足以改变膜对离子的通透性,外加电流对细胞膜只是起着膜电容放电的作用。电紧张电位只局限于刺激局部,随刺激强度的增大而增大,并按一般的电学规律向周围扩布,呈指数衰减(即扩布距离按算术级数增加时,电位幅度以几何级数减小)。由于电紧张电位的幅度小,因此其扩布距离是十分有限的。这种扩布方式称为电紧张性扩布(electrotonic propagation)。

(三) 局部反应

　　如上所述,电流作用于可兴奋细胞,将引起膜电位的变化(电紧张电位);电流越强,膜电位变化亦越大;负极处与正极处分别发生大小相等而方向相反的变化。但这种镜影式的变化,只在刺激电流较弱的情况下才产生。当外加电流强度接近于阈强度时,则在负极处发生的膜电位变化(去极化)比在正极处发生的变化(超极化)大(图 2-2-13)。这表明,除外加电流造成的电紧张电位外,膜自身也发生了轻微的去极化反应(少量 Na^+ 通道开放而导致少量 Na^+ 内流)。因此,我们把阈下外向电流刺激时产生的电紧张电位和由少量 Na^+ 通道开放产生的特殊电变化叠加在一起的去极化电位称为**局部反应**（local response）或局部电位（local potential）或局部兴奋（local excitation）。局部反应是可兴奋细胞的主动反应。局部反应有以下特点：

1. 等级性和衰减性　局部反应的去极化幅度随着阈下刺激强度的大小而增减，呈等级性。局部反应局限于刺激部位，不能传导。随着扩布距离的增加，这种去极化电位迅速衰减和消失。

2. 总和　先后多个或细胞膜相邻多处的阈下刺激所引起的局部反应可以叠加总和，分别称为时间总和（temporal summation）和空间总和（spatial summation）。当局部反应大到一定程度时，可以引起动作电位。

（四）阈电位和兴奋的引起

刺激为何必须达到阈强度才能引起可兴奋细胞兴奋即产生动作电位呢？这是由于位于细胞膜上的 Na^+ 通道属于电压门控通道，这种通道只有当静息电位减小到某一临界数值时才能突

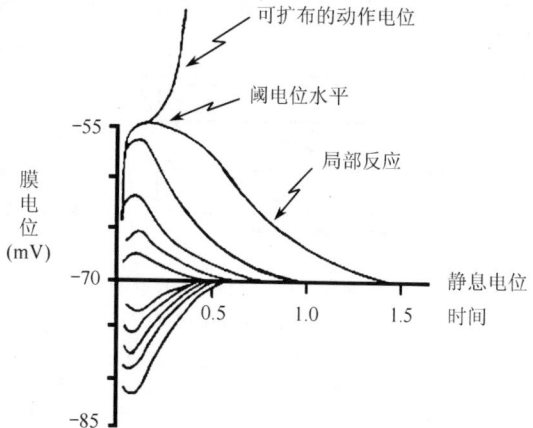

图 2-2-13　电紧张电位、局部反应与动作电位的关系（说明见正文）

然大量开放，进而引起动作电位。这个能够导致膜对 Na^+ 通透性突然增大的临界膜电位数值，称为**阈电位**（threshold potential）。一般可兴奋细胞的阈电位，大约比静息电位的绝对值小 $10 \sim 20$ mV，神经和骨骼肌的阈电位一般为 $-50 \sim -70$ mV。

引起细胞兴奋或产生动作电位的关键在于能否使静息电位减小到阈电位水平，而与导致这种膜电位减小的手段或刺激方式无关。阈电位对动作电位只起一种触发作用，膜电位一旦达到阈电位水平，此时的去极化就不再依赖于刺激强度，膜电位变化成为一种"自动"过程，直至动作电位结束。

引起局部反应的阈下刺激与触发动作电位产生的阈刺激和阈上刺激，其作用都是激活 Na^+ 通道，并无质的区别。但前者引起的 Na^+ 通道开放数目有限，只引起膜较小的去极化，这种去极化很快由于 Na^+ 通道的失活和 K^+ 的外流而被抵消或消退。如果局部电位由于总和而达到阈电位水平，则 Na^+ 通道的开放和 Na^+ 的内流不能被 K^+ 外流所抵消，Na^+ 内流产生再生性循环，结果引起细胞产生以动作电位为标志的兴奋。可见，阈电位是在一部分膜上能使 Na^+ 通道开放的数目足以引起 Na^+ 内流的再生性循环出现的膜去极化的膜电位临界水平。

（五）兴奋在同一细胞上的传导机制

所谓兴奋的传导，实质上就是动作电位的扩布。当细胞膜某处受到刺激产生动作电位后，动作电位可以迅速沿细胞膜向周围扩布，使整个细胞膜都发生一次动作电位。动作电位在同一细胞上的传布过程称为**传导**（conduction）。

动作电位的传导实际上是细胞膜依次连续产生动作电位的过程。当一条无髓神经纤维的一

端受到有效刺激而产生动作电位时,该处的膜两侧出现了电位的暂时倒转,即兴奋部位膜为外负内正,而邻近未兴奋膜仍处于外正内负的极化状态。由于膜两侧的细胞外液和细胞内液都是导电的,于是在神经纤维的兴奋段与未兴奋段之间出现了电位差而导致电荷的移动,这称为局部电流(local current)。由于局部电流的作用,使邻近未兴奋膜去极化而达到阈电位,该处的 Na^+ 通道大量开放,膜对 Na^+ 的通透性增加而产生动作电位。可见,局部电流就相当于外加刺激电流,导致未兴奋膜电位水平上移达阈电位,也即由膜的已兴奋部位通过局部电流"刺激"了邻近的未兴奋膜,使之产生动作电位,这样的过程在膜表面连续进行下去,就表现为兴奋在整个细胞的传导(图 2-2-14)。由于动作电位产生期间电位变化幅度和速率相当大,且细胞内、外液均具良好的导电性能,因此在单一细胞上,局部电流的强度超过了引起邻近膜兴奋所需阈强度数倍以上,因而动作电位的传导过程是"安全可靠"的。

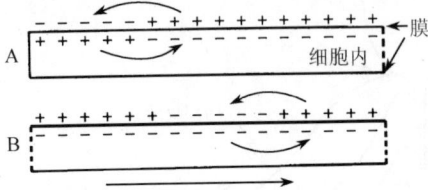

图 2-2-14　无髓神经纤维兴奋传导示意图
膜内外的箭头表示局部电流的流动方向。
A.神经一端产生兴奋;B.兴奋传导。下方的
直箭头表示传导方向

上述以局部电流为基础的无髓神经纤维上的兴奋传导机制,也基本适用于其他可兴奋细胞(如骨骼肌细胞等)。但在有髓鞘神经纤维,情况有所不同。由于髓鞘具有电绝缘性,兴奋的传导只能在相邻的两个郎飞结之间形成局部电流,而呈跳跃式传导。因此,传导速度比在无髓神经纤维上快得多。

从局部电流的形成原理可以看出,如果在神经纤维的中段给予一个刺激并产生动作电位,那么在兴奋部位与其两侧的未兴奋膜之间均可形成局部电流,动作电位可同时向神经纤维的两端传导(即双向传导)。在整体,运动神经的兴奋从中枢发出,感觉神经的兴奋由感受器传入中枢,动作电位仅表现为单向传导。但在有分支的感觉神经,也可以表现为双向传导。

可兴奋细胞的动作电位及其传导过程表现出"全或无"的方式。动作电位的"全或无"现象(all or none phenomenon)具有两个方面的含义:① 在单一可兴奋细胞,阈下刺激不引起动作电位,而动作电位一旦产生则其幅度即达最大值,不因刺激强度的再增加而改变。换言之,阈刺激和阈上刺激引起同一细胞的动作电位幅度相等。②动作电位在同一细胞上传导时,不因传导距离的增加而有所衰减,即不衰减传导。上述特性是膜本身的生物物理性质和跨膜离子分布所决定的。

五、兴奋性及其影响因素

(一) 兴奋性的定义及其评定指标

1. 兴奋性的定义　在生理科学发展过程的早期,兴奋性的概念是指活组织或细胞对外界刺激发生反应的能力或特性。如肌细胞受刺激表现为收缩反应,腺细胞受到刺激引起分泌活动,神经纤维受到电刺激产生神经冲动等。实际上,几乎所有的活组织或细胞都具有某种程度的对外界刺激发生反应的能力,只是反应的灵敏程度和表现方式有所不同。

可兴奋细胞兴奋时,虽然有不同的外部表现,但它们都有一个共同的特征,即受刺激后先产生动作电位,以此为触发因素,再使细胞表现其他功能。因此,兴奋性可看做是细胞受到刺激后产生动作电位的能力;兴奋可看做是动作电位及其产生过程。这两个概念显然只适用于可兴奋细胞。

2. 评定兴奋性的指标　强度-时间曲线无疑可以全面地反映组织的兴奋性。但是,其测定过程较复杂、费时,特别是当兴奋性发生迅速改变时进行测定是相当困难的。因此,通常选择曲线上的一点作为衡量兴奋性的指标。

(1)阈强度:测定阈强度的方法是,固定一个适中的刺激持续时间和强度-时间变化率。由低到高逐渐增加刺激强度,测得刚能引起兴奋的最低强度。阈强度愈低,表明组织的兴奋性愈高,即兴奋性∝1/阈强度。

(2)时值:测定方法是先用持续时间较长的刺激测得基强度,然后以两倍基强度的刺激,观察电刺激需要作用多久才能引起组织兴奋。这个刚能引起组织兴奋的最短时间即为时值。时值小表示兴奋性高,时值大则表示兴奋性低。

(二)影响兴奋性的因素

兴奋是可兴奋细胞在刺激作用下,细胞膜部分去极化达到阈电位而激活离子通道,然后由离子活动所产生的全面去极化(扩布性兴奋)。兴奋性的高低常常以产生部分去极化达到阈电位所需阈刺激的大小为指标。

1. 静息电位水平　静息电位绝对值增大,则其与阈电位之间的距离增大,引起兴奋所需的阈刺激增大,兴奋性降低。反之,静息电位绝对值减小,则其与阈电位之间的距离缩小,引起兴奋所需的阈刺激减小,兴奋性增高。

2. 阈电位水平　阈电位上移(负值减小),则其与静息电位之间的距离增大,引起兴奋所需的阈刺激增大,兴奋性降低。反之,阈电位下移(负值增大),则其与静息电位之间的距离减小,兴奋性增高。

3. 通道的性状　如前所述,由于通道阀门的活动,离子通道具有不同的状态。以神经纤维的 Na^+ 通道为例,当其处于失活状态时,通道关闭且不能被再激活,此时细胞的兴奋性下降至零。只有当 Na^+ 通道处于静息状态或激活后恢复到静息状态时,细胞才具有正常的兴奋性。

(三)细胞在兴奋及其恢复过程中的兴奋性变化

可兴奋细胞在接受一次有效刺激出现兴奋的过程中以及随后的一段时间内,其兴奋性将发生一系列有规律的变化,然后才恢复正常。细胞的这一特性说明,在接受连续刺激时,有可能前一刺激引起了细胞对随后刺激反应能力的改变,这对于细胞发挥正常功能有重要意义。

如果用阈强度作为衡量兴奋性的指标,测定可兴奋细胞(以神经细胞为例)在受到一次刺激而发生兴奋时和兴奋后的兴奋性改变,一般可依次分为几个时期。

1. 绝对不应期　神经细胞在接受一次阈刺激或阈上刺激后产生动作电位的很短时间内,任何强大的刺激都不能使其再次兴奋,这一段时间称为绝对不应期(absolute refractory period),表明其兴奋性降低到零。产生绝对不应期的原因是此时神经细胞膜上的 Na^+ 通道处于失活状态而不能再开放。

2. 相对不应期　绝对不应期后的一段时间内,大于阈强度的刺激才能引起细胞产生动作电位,这一时期称为相对不应期(relative refractory period),表明细胞的兴奋性低于正常。此期内, Na^+ 通道已开始逐渐复活,但处于静息状态的 Na^+ 通道数目及其开放能力尚未恢复到正常水平,故需要阈上刺激才能引起再次兴奋。

3. 超常期 在相对不应期之后的一段时间内,小于阈强度的刺激(阈下刺激)就可引起细胞兴奋,这一时期称为超常期(supranormal period),表明细胞的兴奋性比正常高。超常期内,膜电位复极接近静息电位水平,Na^+通道也基本恢复到可被激活的静息状态。由于此时膜电位绝对值小于正常静息电位水平,与阈电位的差距小,故兴奋性高于正常。

4. 低常期 在超常期之后的较长时期内,需用大于阈强度的刺激才能引起细胞产生动作电位,这一时期称低常期(subnormal period),表明兴奋性低于正常。此时,尽管 Na^+ 通道已完全恢复至正常状态,由于膜电位大于静息电位绝对值(超极化),与阈电位之间的距离大,兴奋性低于正常。

如图 2-2-15 所示,把神经纤维动作电位全过程中兴奋性的变化与膜电位变化相比较可见,绝对不应期大致相当于锋电位持续时间,相对不应期大致相当于负后电位早期,超常期相当于负后电位后期,低常期相当于正后电位的持续时间。

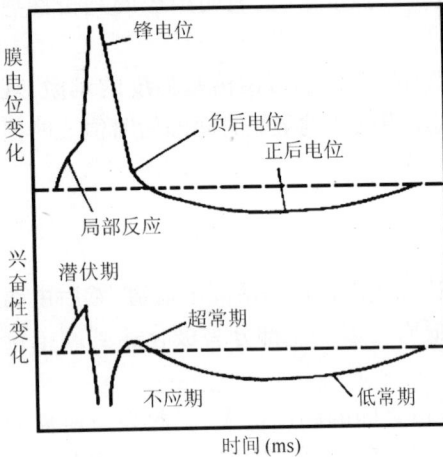

图 2-2-15　神经纤维动作电位及其兴奋性
变化过程示意图

可兴奋细胞受到有效刺激后出现兴奋性的周期性改变,这一现象说明当组织兴奋后,其兴奋性只有经过上述几个时期的一系列变化才能恢复到原来的状态。

值得指出的是,在不同细胞上述各期的持续时间可有很大的差异,某些细胞可能缺少某一期的兴奋性改变。

绝对不应期的存在,意味着组织不论受到频率多高的刺激,它在单位时间内能够产生动作电位的次数是有限的,次数的多少取决于它在兴奋时绝对不应期的长短,即其在单位时间内可能发生的最高兴奋次数要少于绝对不应期的倒数。例如,哺乳动物神经纤维的绝对不应期约为0.5ms,所以在理论上它每秒最多只能产生或传导 2 000 次神经冲动。实际上,在体内神经纤维产生和传导的冲动频率远远低于这一理论值。

第三节　细胞的信号传递与转导功能

一、细胞间的信号传递

人体是由各种细胞、组织和器官组成。但大多数细胞是生活在直接浸浴它们的细胞外液中,不与外界直接接触,细胞之间必然需要有效的信息联络,对细胞功能进行调控,从而彼此协调,相互配合,适应各种生命活动和生长、繁殖的需求。细胞间信息的传递有神经和体液两条途径。然而,不论神经调节还是体液调节,都涉及信息在细胞间的传递(transmission)问题。

信息在细胞间的传递大体可分为两大类:一种是化学传递,另一种是电传递。所谓化学传递是指神经元末梢释放化学递质、内分泌细胞分泌激素或机体细胞分泌细胞因子等化学信息物质作用于靶细胞,调节其生理活动的过程;所谓电传递是指细胞的兴奋不经过化学物质传递,而直接通过缝隙连接的特殊结构,以局部电流传递的方式直接诱发相邻细胞活动的过程。

(一)化学传递

1. 化学信号 在细胞间的信息化学传递中,主要的化学信号包括神经递质、激素和细胞因子等。

(1)神经递质(neurotransmitter):在神经元之间或神经元与效应器细胞之间,必须由神经递质来传递信息。神经递质主要在神经元中合成并储存在突触前囊泡中,神经兴奋时释放入突触间隙,作用于突触后膜或效应器膜受体,引起生理效应,完成信息的跨细胞传递过程。已发现的神经递质超过 30 种,以脑中最多,如乙酰胆碱、氨基酸类(如甘氨酸、γ-氨基丁酸、谷氨酸等)、胺类(如肾上腺素、去甲肾上腺素、多巴胺等)、肽类(如脑啡肽、阿片肽、生长抑素等)。

(2)激素(hormone):激素是指由内分泌细胞分泌的具有高度生物活性的化学物质,经由体液途径运送至特定的靶细胞,发挥特定的生理作用。按激素的化学结构可分为含氮类激素和类固醇激素两大类。

(3)细胞因子(cytokine):细胞因子是由细胞分泌的一类信息物质,作用于特定的靶细胞,调节其生理功能。与激素相比,分泌细胞因子的细胞大多是机体的一般细胞,而不是分化的内分泌细胞。平滑肌细胞、心肌细胞、血小板、巨噬细胞、淋巴细胞等都能分泌细胞因子,如白细胞介素、生长因子等。

除以上三类化学信号外,在机体内还存在着一些气体性信使分子如一氧化氮和一氧化碳等,可作为化学信号在细胞间传递信息。如一氧化氮(nitric oxide, NO)是广泛存在于神经系统和外周组织中,与多种机体功能的调节有关。它不具有一般神经递质或激素的特点,它一般是在受到某些化学或物理因素的作用时激活了一种细胞内广泛存在的 NO 合酶(nitric oxide synthase, NOS),后者再作用于精氨酸而生成 NO。这种小分子物质可自由扩散出细胞膜并进入邻近的细胞中。NO 作用的靶分子通常是鸟苷酸环化酶,再生成 cGMP(环磷酸鸟苷),后者参与多种细胞内功能的调节。

2. 受体 细胞中能识别化学信号(包括神经递质、激素、细胞因子等)并与其特异结合,引起各种生物效应的分子,均称为受体(receptor)。受体的化学本质是蛋白质。按其分布的部位,可分为细胞膜受体和细胞内受体。

神经递质、激素和细胞因子等化学物质将信息从某一种细胞带到一些特定细胞并与细胞膜上的受体结合,称为第一信使。第一信使与受体结合是信息传递至细胞的第一步,随后由受体构象的变化引起一系列信息转导过程。

(二)缝隙连接处的电传递

高等动物细胞之间信息的传递,除化学传递外,还存在着以局部电流直接进行传递的电传递形式。电传递广泛存在于心肌、内脏平滑肌(如肠和子宫的平滑肌)和神经细胞间。形态学和生理学实践都证明,细胞之间的缝隙连接(gap junction)处构成了细胞间低电阻通道。它可能是细胞间的直接电传递及胞质间物质交换的结构基础。在缝隙连接处,相邻的两细胞膜仅隔开 2nm,而且每一侧膜上都整齐地排列着多个由 6 个蛋白质亚单位组成的颗粒,颗粒的中心是一个亲水性孔道,颗粒所包含的蛋白质和孔道都贯穿膜的脂质双分子层,在膜的外侧面同相邻细胞的相似结构相对接,使两个细胞的胞质可以通过其中的孔道相交通(图 2-2-16),这些通道是亲水性的,可允许相对分子质量低于 1 000 或直径小于 1nm 的物质分子,包括电解质离子、氨基酸、环核苷酸(如 cAMP)和实验中常用作标志物的荧光色素等通过。缝隙连接处的离子通透性好,电阻低,一侧膜的去极化可通过局部电流使另一侧膜也去极化,而呈双向性传递。此种传递的潜伏期短,在时间上,几乎不存在延搁。细胞间电传递的意义是使一些功能相似的细胞能进行同步活动。

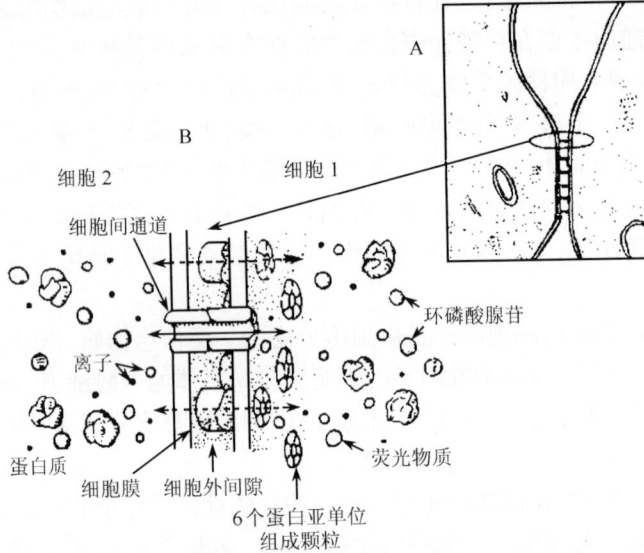

图 2-2-16　缝隙连接处细胞间通道的模式图

A.缝隙连接处的横切面图;B.为 A 图的放大模式图。显示两个细胞外侧膜上细胞间通道的 6 个蛋白亚单位组成颗粒,颗粒的中心是亲水性孔道,与相邻细胞的相似结构相接。图中尚表示各种能够通过孔道的物质

二、细胞的跨膜信号转导

　　细胞外液中的各种化学信息物质,大部分并不需要其自身进入它们的靶细胞后才起作用,它们常常是选择性地同靶细胞膜上特异性的受体相结合,再通过跨膜信号转导(transmembrane signal transduction)过程,最后才间接地引起靶细胞膜的电变化或其他细胞内功能的改变。脂溶性的类固醇激素、甲状腺素等可穿过细胞膜进入细胞内,与胞内受体结合,不需膜受体的转导。

　　跨膜信号转导途径从膜受体与化学信息物质结合开始,多数途径通过 G 蛋白、催化生成第二信使(second messenger)的酶、第二信使、蛋白激酶,最终引起功能蛋白质或调节蛋白质的磷酸化。这些蛋白质被磷酸化后活性出现改变(激活或失活),从而引起较快速的生物效应或迟发而持久的基因表达。跨膜信号转导经膜通道跨膜信号传递途径和酶耦联受体途径中不需 G 蛋白参与。

　　真核细胞内主要的跨膜信息转导途径大致可归纳为膜通道跨膜信号传递途径、G 蛋白耦联受体跨膜信号传递途径和酶耦联受体跨膜信号传递途径。

（一）膜通道介导的跨膜信号转导途径

目前认为，体内至少存在三种类型的膜通道样结构，使不同细胞对外界相应的刺激起反应，完成跨膜信号转导，即配基门控通道或化学门控通道、电压门控通道、机械力敏感（门控）通道。后两种通道属于细胞对物理信号的接受和转导，有别于化学信息的跨膜信号转导途径。

1. 配基门控通道介导的跨膜信号转导途径　在突触传递和神经末梢与效应器细胞的化学传递中，神经末梢所释放的递质与位于突触后膜或效应器细胞膜上某种离子通道上的特异受体相结合，引起分子变构及离子通道开放，出现某种离子的跨膜流动，进而导致通道所在细胞膜电位改变，完成信号的跨膜传递过程（化学信号通过跨膜传递后转变为电信号）。

运动神经纤维末梢引起它所支配的骨骼肌细胞兴奋的信息传递系统，是目前研究得比较清楚的，也是最早开始研究的。早已知道，乙酰胆碱分子与 N 型受体相结合，引起终板膜产生电变化。目前已将这种可与乙酰胆碱结合的蛋白质提纯，并基本搞清了它的分子结构及其在膜中的存在形式。这是一种分子质量约为 290 kD 蛋白质，为一五聚体（图 2-2-17），由 α、β、γ 和 δ 四种亚单位按 $\alpha_2\beta\gamma\delta$ 比例构成。每个亚单位都有 4 个跨过膜疏水区的 α 螺旋，分别称为 M_1、M_2、M_3 和 M_4，5 个亚单位中的 M_2 共同构成通道的内壁。2 个 α 亚单位上存在着乙酰胆碱的结合位点，以前称为乙酰胆碱受体。实际上，这种蛋白质本身是一种离子通道，其 α 单位具有与乙酰胆碱分子特异结合的能力，应称为 N 型乙酰胆碱门控通道。但为了说明化学门控通道也具有受体功能，也可称它们为通道型受体。当 2 个分子乙酰胆碱与 2 个 α 亚单位上的乙酰胆碱结合位点结合时，导致蛋白质分子变构，离子通道开放，Na^+ 内流而 K^+ 外流，引起终板膜上的去极化，即终板电位，完成信号的跨膜转导。

目前认为，以这种膜通道跨膜信号传递方式的化学物质除乙酰胆碱外，还有谷氨酸、门冬氨酸、γ-氨基丁酸和甘氨酸等。

2. 电压门控通道介导的跨膜信号转导途径　电压门控通道具有同化学门控通道类似的分子结构，但控制这类通道开放与关闭的因素，是这些通道所在膜两侧的跨膜电位的改变。当细胞外电变化信息到达时，可引起所在细胞的跨膜电位变化，在细胞膜上这类通道的分子结构中，存在一些对跨膜电位的改变敏感的结构域或亚单位，由后者诱发整个通道分子功能状态的改变，进而改变相应离子的易化扩散，引起膜自身出现动作电位，完成信号的跨膜转导。如 Na^+、K^+ 和 Ca^{2+} 等电压门控通道。

3. 机械力敏感（门控）通道介导的跨膜信号转导途径　许多细胞的表面膜存在能感受机械性刺激并引起细胞功能改变的通道样结构。例如，内耳毛细胞顶部的听毛在受到切向力的作用产生弯曲时，毛细胞会出现短暂的感受器

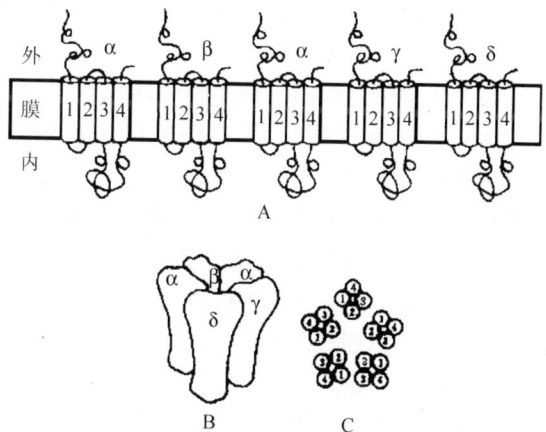

图 2-2-17　N 型乙酰胆碱门控通道的分子结构示意图
A.5 个亚单位在细胞膜中的存在形式；B.5 个亚单位聚合成一个通道分子，构成一个水性通道；C.各个亚单位所包含的 4 个 α 螺旋各有其特定的位置

电位,这也是一个跨膜信号转导,即外来机械性信号通过膜结构内的某种过程,引起细胞出现电变化。据仔细观察,从听毛受力而致听毛根部所在膜的变形,到该处膜出现跨膜离子移动,其间只有极短的潜伏期,因而推测可能是膜的局部变形或牵引直接激活了附近膜中的机械门控通道。除毛细胞外,心室肌细胞、血管平滑肌以及某些神经胶质细胞等处的细胞膜中,也有特殊机械门控通道蛋白质的存在,使这些细胞对机械刺激发生反应。

(二) G 蛋白耦联受体介导的跨膜信号转导途径

对这种类型的跨膜信号传递的研究,首先是从对激素的作用机制探讨开始的。20 世纪 60 年代在研究肾上腺素引起肝细胞中糖原分解为葡萄糖的作用原理时,发现如果使肾上腺素单独同分离出的肝细胞膜碎片相互作用,可以生成一种相对分子质量小、能耐热的物质,当把这种物质同肝细胞的胞质单独作用时,也能引起胞质糖原的分解,同肾上腺素作用于完整的肝细胞时有类似的效应。这个颇具说服力的实验提示,在肾上腺素正常起作用时,它只是作用于肝细胞的膜表面,通过某种发生在膜结构中的过程,先在膜内侧胞质中生成上述小分子物质,后者再实现肾上腺素分解糖原的作用。这种小分子物质后来被证明是一种环核苷酸,称为环磷酸腺苷(cyclic AMP, cAMP)。以后又陆续发现,很多其他激素类物质作用于相应的靶细胞时,都是先同膜表面的特异性受体相结合,再引起膜内侧胞质中 cAMP 含量的改变,实现激素对细胞内功能的调节。这样,就把 cAMP 称作第二信使(second messenger),这是相对于把激素分子这类外来化学信号看作第一信使而言的。

导致 cAMP 产生的膜结构内部的过程颇为复杂,它至少与膜中三类特殊的蛋白质有关。第一类是能与到达膜表面的外来化学信号做特异性结合的受体蛋白质,其位于膜内的 C-末端和 3 个连接跨膜螺旋段的肽链,则与激活膜内侧另一种蛋白质即 G 蛋白有关。第二类即 G 蛋白,是鸟苷酸结合蛋白(guanine nucleotide-binding protein)的简称,可对膜结构中(位置靠近膜的内侧面)的第三类称为膜的效应器酶的蛋白质起作用,后者的激活(或被抑制)可以引致胞质中第二信使物质的生成增加(或减少)。

许多化学信息物质与细胞膜受体结合后,有着类似的过程,即受体变构,激活 G 蛋白,后者再激活 G 蛋白效应器酶,第二信使的生成量改变,进而使蛋白激酶活性改变,调节细胞内的反应。

在这一跨膜信号转导系统中,作为信息传递者的化学物质,除大部分是激素分子外,神经递质类物质和一些细胞因子也可以引起细胞产生第二信使。这一系统中的受体属于同一蛋白质家族,都由约 300~400 个氨基酸残基组成,N 端在膜外,C 端在膜内,之间有 7 个跨过膜疏水区的 α 螺旋。受体蛋白质与膜上的 G 蛋白有功能耦联关系,因而这类受体称为 G 蛋白耦联受体(G-protein-coupled receptor)。

G 蛋白是存在于细胞膜上的一类蛋白质家族。不同的受体可激活不同的 G 蛋白,不同的 G 蛋白激活的效应器酶不同,引起的生理学效应也不同。G 蛋白是由 α、β、γ 三种亚单位构成的不均一三聚体。α 亚单位上的鸟苷酸结合位点可结合 GDP 或 GTP,其具有 GTP 酶活性,可将 GTP 水解成 GDP 及 Pi。β、γ 亚单位结合紧密,起着调节 α 亚单位的作用。在 G 蛋白未被激活时,α 亚单位结合 GDP,并与 β、γ 亚单位构成无活性的三聚体。当受体与激素等第一信使结合后,激活的受体可与 G 蛋白相互作用,α 亚单位释出 GDP 并立即结合 GTP,此时 α 亚单位与 β、γ 亚单位解离。游离的 α 亚单位对效应器酶蛋白有调节作用,引起第二信使生成的量改变(图 2-2-18)。值得指出的是,被某种受体激活了的 G 蛋白,可不通过第二信使而直接作用于细胞膜上的离子通道,使其对某种离子的通透性发生改变。

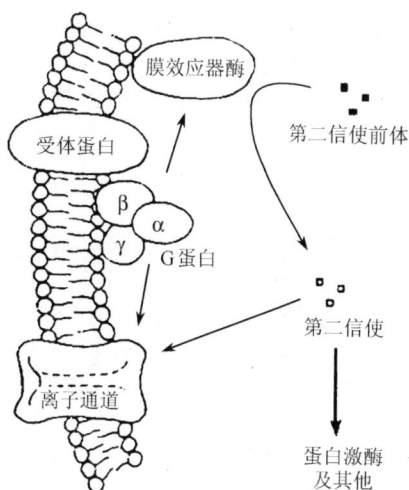

图 2-2-18　G 蛋白介导的跨膜信号转导途径模式图

大量的细胞外信号分子是通过 G 蛋白耦联受体把信号转导至细胞内,并引发生物效应。它们大致可归纳为以下几条途径。

1. cAMP-PKA 途径　激素等与细胞膜上的特异受体结合后,通过一种兴奋性 G 蛋白(stimulatory G protein,Gs)激活腺苷酸环化酶,使胞质中的第二信使 cAMP 生成量增加。cAMP 可激活依赖 cAMP 的蛋白激酶 A(protein kinase A,PKA),引起多种细胞内蛋白质的磷酸化,进而完成激素对细胞功能的调节。对一些关键酶的共价磷酸化是调节代谢途径的快速方式;蛋白激酶 A 可磷酸化钙通道,引起大量 Ca^{2+} 内流;磷酸化微管蛋白,改变其构象,引发细胞的分泌功能。进入核内的 PKA 可磷酸化转录因子相关蛋白,调节基因转录。抑制性 G 蛋白(inhibitory G protein, Gi)可抑制腺苷酸环化酶,使胞质中的 cAMP 量减少。

2. IP_3-Ca^{2+} 途径　当激素、神经递质等与相应受体结合后,可通过 G 蛋白介导激活一种位于细胞膜上的磷脂酶 C(phospholipase C,PLC),后者可将磷脂酰肌醇二磷酸(phosphatidyl inositol-4, 5-biphosphate,PIP_2)水解成三磷酸肌醇(1, 4, 5-inositol triphosphate,IP_3)及二酰甘油(diacyl-glycerin,DG),这两者都是第二信使。在内质网(或肌质网)膜表面有 IP_3 受体,其亚单位的羧基端部分构成钙通道。当 IP_3 与 IP_3 受体结合后,受体变构,钙通道开放,储存于内质网的 Ca^{2+} 释入胞质内,使胞质内 Ca^{2+} 浓度升高。胞液 Ca^{2+} 浓度升高,可以激活 Ca^{2+}/钙调蛋白依赖性蛋白激酶,在体内发挥生理性调节作用。如钙调蛋白激酶磷酸化平滑肌的肌球蛋白轻链后,可引起平滑肌收缩或张力增加。

3. DG-PKC 途径　如前述,当激素等与受体结合,通过 G 蛋白激活 PLC 后,可将 PIP_2 水解成 IP_3 及 DG。近年来发现,DG 还可来自磷脂酰胆碱(卵磷脂)。激素经受体、G 蛋白介导,还可激活磷脂酶 D,在 Ca^{2+} 存在下,可将磷脂酰胆碱水解为磷脂酸,后者再被磷脂酸磷酸水解酶水解成 DG。这两种来源的 DG 都能活化蛋白激酶 C(protein kinase C, PKC),激活的 PKC 可促进细胞膜 Na^+/H^+ 交换蛋白磷酸化,增加 H^+ 外流;PKC 激活也可通过磷酸化转录因子,调节基因转录过程。

4. G 蛋白-离子通道途径　G 蛋白通过两种机制调节离子通道。①直接机制:少数 G 蛋白可以直接调节离子通道的活动,不需第二信使的参与。直接受 G 蛋白调节的离子通道主要有 Ca^{2+}、K^+ 通道。②间接机制:G 蛋白间接调节离子通道的方式,是通过第二信使和(或)第二信使下游的蛋白激酶调节离子通道的活动,实现信号转导(图 2-2-18)。

（三）酶耦联受体介导的跨膜信号转导途径

1. 酪氨酸激酶 酪氨酸激酶耦联的受体可分为两类：一类受体分子具有酶的活性，即受体与酶是同一蛋白分子，称为具有酪氨酸激酶的受体（tyrosine kinase receptor）或受体酪氨酸激酶（receptor tyrosine kinase，RTK）；另一类受体本身没有酶的活性，但当它被配体激活时，立即与酪氨酸激酶结合并使之激活，称为结合酪氨酸激酶的受体（receptor-associated tyrosine kinase）。酪氨酸激酶是一类能催化蛋白质酪氨酸残基磷酸化的蛋白激酶，该酶可催化自身或底物的酪氨酸残基磷酸化。

（1）具有酪氨酸激酶的受体：该类受体都是贯穿脂质双层的膜蛋白，一般只有一个跨膜 α 螺旋，它在膜外侧有与配体结合的受体位点，而它伸入胞质的一端具有酪氨酸激酶的结构域。当膜外的信号分子（如生长因子等）与它的受体位点结合时，就引起胞质侧的酪氨酸激酶结构域的激活，导致受体自身和（或）细胞内靶蛋白的磷酸化，激活细胞内信号转导通路（图 2-2-19）。

（2）结合酪氨酸激酶的受体：此类受体的分子结构中没有蛋白激酶的结构域，但是一旦与细胞外的配体结合而被激活，就可和细胞内的酪氨酸激酶形成复合物，并通过对自身和底物蛋白的磷酸化作用把信号转入细胞内。

这类受体包括生长素、白细胞介素、干扰素等受体。这些受体一旦与配体结合便可进一步结合并激活细胞内的酪氨酸激酶（如 JAK），与受体结合的酪氨酸激酶就会使不同的靶蛋白磷酸化，导致细胞内效应（图 2-2-20）。

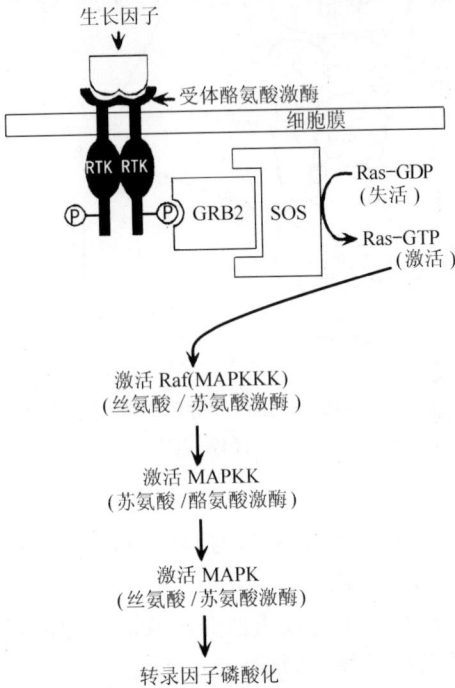

图 2-2-19 受体酪氨酸激酶介导的信号转导
生长因子与受体酪氨酸激酶（RTK）相结合，首先导致相邻受体二聚化和受体胞质侧分子自身磷酸化，生长因子受体结合蛋白 2（growth-factor receptor binding protein 2，GRB2）与二聚化受体结合并激活一个鸟苷酸释放因子 SOS，SOS 的激活使单体 G 蛋白 Ras 活化，活化的 Ras 蛋白结合并激活蛋白激酶 Raf（MAPKKK），后者又依次激活 MAPKK 和 MAPK，由此激活细胞内信号转导通路

2. 鸟苷酸环化酶 生物组织中存在着膜结合型与可溶性鸟苷酸环化酶。尿钠肽等可与膜结合型鸟苷酸环化酶专一性受体功能域结合，可使环化酶活化。可溶性鸟苷酸环化酶可被气体性信使 NO 和 CO 激活。环化酶的活化可催化 GTP 转变为 cGMP，促使细胞内 cGMP 水平升高。cGMP 可以调节 cGMP 门控通道、磷酸二酯酶和 cGMP 依赖性蛋白激酶的活性，引发生理效应。

三、细胞的信号转导异常

细胞信号转导的异常是指由于信号转导蛋白量或结构的改变，导致信号转导的过强或过弱，并由此引起细胞增殖、分化、凋亡或功能代谢的改变。具体地说：①信号转导通路中某一成分的减少、缺失或结构异常,使与这种信号转导相关的细胞代谢和功能障碍,导致特定信号(配体)的抵抗征。迄今报道较多的是激素抵抗征,如胰岛素抵抗性糖尿病、雄激素抵抗征、TXA$_2$抵抗征等。②疾病状态下某些信号转导蛋白的过度表达,或基因突变使某一信号蛋白的固有活性限制解除,成为异常的不受控制的激活状态;或者激活的癌基因产物、自身抗体作为信号蛋白的类似物,能模拟某种信号转导蛋白的作用,从而参与了细胞内的信号转导过程,也使细胞内的信号转导失控。这将造成信号积累,导致细胞增殖、分化、凋亡或功能代谢异常。

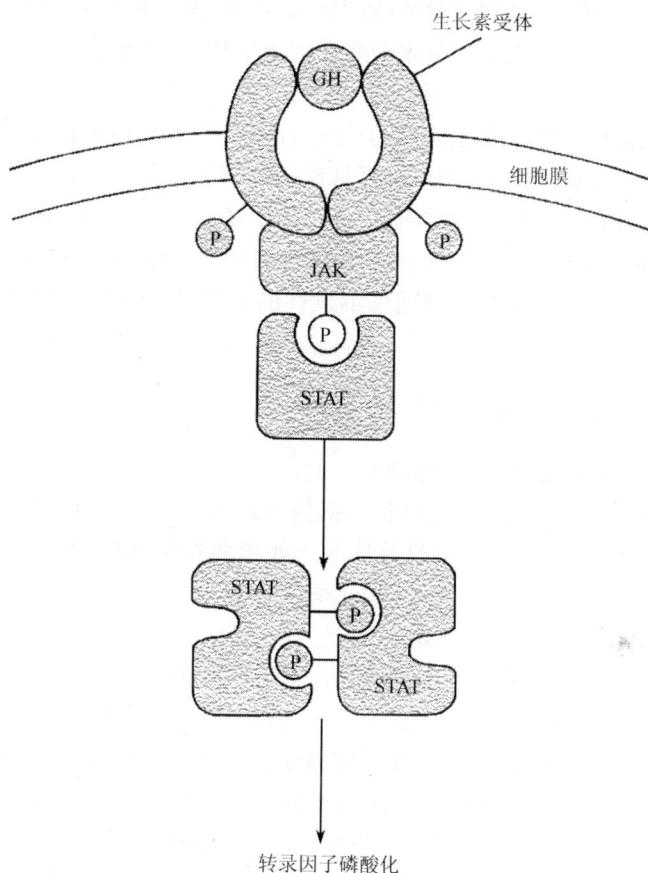

图 2-2-20　经生长素受体的信号转导

生长素(growth hormone, GH)与其受体结合首先诱导受体分子二聚化,二聚化的受体与酪氨酸激酶 JAK(酪氨酸激酶 Janus 家族的一个成员)结合并使之激活,引起受体和 JAK 自身的磷酸化,磷酸化的 JAK 与胞质内另一种酪氨酸激酶 STAT(转录信号转导与激活蛋白)结合并使之磷酸化,磷酸化的 STAT 与 JAK 分离并以二聚体的形式进入胞核,激活基因转录

(一) 信号转导异常的原因

导致信号转导异常的原因为:

1. 基因突变　可以是生殖细胞的突变如某些遗传性疾病或体细胞的突变,如肿瘤。基因突变分为:①失活性突变,导致信号转导蛋白功能减弱或丧失。某些失活型突变体除本身无功能

外,还能通过竞争性抑制的方式阻断野生型信号转导蛋白的作用,从而阻断该信号转导通路,这种突变体被称为显性失活型突变体(dominant negative mutant)。②激活性突变,生成组成型激活突变体(constitutively activate mutant),这种突变的信号转导蛋白呈不受调节的持续性激活状态。

2. 自身免疫反应 多数信号分子或受体为蛋白质,在一定内外因素作用下,可作为抗原,使机体产生相应的自身抗体。自身抗体可使信号分子或受体失活,从而阻断特定的信号转导通路,也可模拟信号分子的作用,激活特定的信号转导通路,最终导致特定的自身免疫性疾病。

3. 继发性异常 信号分子(配体)量的持续性变化(增多或减少),如体内某种激素长时间的分泌过多或减少,或长时期使用某种激素的激动剂或拮抗剂,使细胞特定受体的量或亲和力改变,其中受体数量的增加或减少分别称为上调(up regulation)或下调(down regulation),或使受体后信号转导过程改变,造成细胞对特定信号的反应性减弱或增强,前者称为脱敏,后者称为高敏。例如,当各种原因引起心功能不全时,交感神经活动的代偿性加强,血浆去甲肾上腺素浓度增高,可使心肌细胞上的 β_1 受体减少以及受体与 G 蛋白解耦联,使细胞内 cAMP 生成减少,导致去甲肾上腺素的正性肌力作用减弱,从而可加快心力衰竭的发展。此外,严重感染时,可导致细胞对胰岛素的抵抗,这也属于受体和信号转导通路继发性的异常,因为随着感染被控制,这种抵抗的情况可被纠正。

(二) 信号转导异常的发病机制

信号转导的有关异常可发生在多个层次:

1. 信号本身的异常 信号的异常是指信号的发放过多或过少,体内某种信号的拮抗因素过多或产生了抗某种蛋白多肽类信号的自身抗体等。如胰岛素生成减少、体内产生抗胰岛素抗体以及应激反应时体内产生的大量应激激素,如儿茶酚胺、胰高血糖素、糖皮质激素、生长激素等能拮抗胰岛素的作用,这些均可导致血糖增高。

2. 受体异常 受体异常也称为受体病,包括:①受体基因突变使受体数量改变或结构异常所造成的遗传性受体病;②抗受体自身抗体生成导致自身免疫性受体病。抗受体抗体有两类:阻断型和刺激型。前者与受体结合后,可干扰受体与配体的结合,从而阻断受体的效应,导致靶细胞功能低下。如体内的抗 N 型乙酰胆碱受体(nAChR)的抗体通过阻断运动终板上的 nAChR 与乙酰胆碱的结合,导致重症肌无力。刺激型抗受体抗体与受体结合后,可模拟配体的作用,使靶细胞功能亢进,其典型的例子是促甲状腺激素受体的抗体,该抗体可促使甲状腺合成和分泌过多的甲状腺素从而引起甲状腺功能亢进。③受体调节性的改变。受体受自身配体的向上和向下调节就是受体调节性改变的典型例子。受体数量和亲和力还受其他多种因素的影响,如在炎症时,血液中的内毒素、炎症介质或细胞因子可以上调白细胞和内皮细胞表面的某些黏附分子,导致两种细胞的黏附增强,利于白细胞穿过内皮细胞向炎症部位游走。

3. 受体后信号转导通路异常 已报道受体后信号转导通路异常包括 G 蛋白 α 亚基(G_α)的异常、某些酪氨酸蛋白激酶如 JAK3 的异常以及细胞内离子信使 Ca^{2+} 或气体信使 NO 等量的异常。如甲状旁腺素的作用是通过其受体—G 蛋白(Gs)—腺苷酸环化酶—cAMP 信号通路介导的,Gas 量的减少和或突变使 cAMP 生成减少,使靶细胞对甲状旁腺激素不敏感,结果导致 Ia 型假性甲状旁腺功能减退症。钙离子是细胞内重要的信使分子,细胞内[Ca^{2+}]的过度增高,可导致细胞的损伤和死亡。

从理论上说,受体后信号通路的任何环节都可能发生异常,但这些异常并非一定都和功能异常及疾病相关。因为细胞的信号系统是一个网络,某种信号蛋白的功能丧失后,如它的作用能由别的相关信号蛋白来取代,或者功能相近的信号转导途径间发生了功能上的互补,则不会影响细胞的功能代谢。已证明有些信号转导蛋白的基因剔除(gene knockout)并不引起小鼠表型的改变。基因剔除实验有助于确定某个信号转导蛋白对特定信号通路和生理功能是否是必需的和特异的以及体内有无替代成分。

(三)细胞信号转导异常的结果

根据信号转导系统控制细胞的功能,细胞信号转导异常可导致以下结果:

1. 控制细胞代谢的信号通路异常 如胰岛素的信号转导通路异常可致糖尿病,甲状腺激素的信号转导过程异常与甲状腺功能亢进的发生有关。

2. 与细胞功能有关的信号转导异常 如神经细胞释放的神经递质通过细胞的信号转导系统使肌肉收缩或舒张,重症肌无力是体内出现了抗乙酰胆碱受体的抗体,干扰了乙酰胆碱的信号转导所致。

3. 细胞增殖信号转导异常 生长因子、细胞因子以及多种激素能通过它们的受体激活酪氨酸蛋白激酶,通过蛋白质的磷酸化反应,启动 Ras-Raf-MAPK 通路、JAK-STATs 通路、PLC-PKC 通路等导致细胞的增殖。细胞增殖信号的产生和转导具有严格的时相型,已知物理、化学、炎症和损伤等多种刺激可使细胞释放上述促增殖的信号,启动细胞内的信号通路,导致细胞增殖,产生组织肥厚,如高血压性心肌肥厚,甚至出现良性肿瘤。如果促增殖信号不在适当的时间和部位增强,且其发生和转导不受控制,如由于基因突变,使编码生长因子或细胞因子、受体以及受体后的信号转导通路的成分组成型激活,可产生肿瘤。

4. 细胞凋亡异常 细胞死亡一般分为坏死和程序性死亡两类。近年来的研究证明,在多种病理生理过程中,如缺血及炎症反应时不仅有细胞的坏死,也有细胞的凋亡。细胞凋亡在诸如肿瘤的发生、细胞的损伤反应、神经细胞的退行性改变以及自身免疫性疾病等的发病中具有重要作用。

(夏 强 郭 峻)

第三篇　基本组织与人体胚胎的早期发生

第一章　概　　述

组织(tissue)是由细胞和细胞间质组成的群体结构,是构筑机体的基本成分。法文"tissu"的原意是"编织物",最早由法国学者 Bichat(1771~1802)提出,他根据肉眼解剖人的尸体所见,认为人体是由二十多种质地各异的编织物构成。Mayer(1918)将组织归纳成四类,即上皮组织、结缔组织、肌肉组织和神经组织,称之为基本组织(fundamental tissue)。这种分类方法一直被沿用至今。组织的分类原则曾以为是:一种组织是由起源相同、结构类似、共同行使功能的细胞组成。然而,现代组织学的发展愈来愈多地发现一种组织的细胞来源并不都相同,其结构与功能差异甚大,甚至迥然不同。如表皮除了以外胚层来源的上皮细胞构成主体外,还有中胚层起源的具有免疫功能的朗格汉斯细胞;睾丸精曲精管上皮中的生精细胞来自胚外内胚层,支持细胞且起源于中胚层;心房肌纤维具有分泌心房钠尿肽的功能,分布于血管壁的平滑肌则具有产生纤维和基质的功能;结缔组织中细胞种类及其结构和功能的差异也十分明显等等。因此,四大基本组织的分类也仅是一种相对概括的含义。

人体的细胞种类繁多,细胞间质(intercellular substance)是细胞的产物,包括纤维、基质和体液等。各种组织和器官的功能和结构的差异,主要取决于其组成的细胞不同,同时也与其细胞间质的含量、分布和类型的不同有关。细胞间质不仅有营养、连接和支持细胞的作用,近年来的研究还证明,细胞间质中的大分子物质如胶原蛋白和糖蛋白等,对细胞的黏着、分化、运动和代谢等功能起着十分重要的作用。细胞间质参与构成细胞生存的微环境,间质成分的改变和病理变化,往往对细胞产生重要影响。某些病理过程如纤维化、胶原病、老年病及肿瘤转移等,均与细胞间质的病变直接相关。

胚胎早期的发生又称胚胎学总论,是指从两性生殖细胞精子和卵子结合成受精卵开始,至胚胎第八周末这段时间里,胚胎的分化、演变、发育的过程和规律,以及胚胎与母体和环境的关系。

在这短短的 8 周中,胚胎从一个受精卵发育至初具人形的胎儿,其变化之大,几乎将从单细胞到人类近十亿年的进化过程浓缩重演。通过学习,不仅使我们获得了胚胎早期发生的知识,同时也对生物进化过程在细胞、胚层、组织、器官水平做一回顾,并为进一步推究胚胎干细胞的分化、组织和器官的培养和优生学等的研究打下基础。

(王金茂)

第二章 上皮组织

上皮组织(epithelial tissue)是由紧密而规则排列的上皮细胞及其间极少量的细胞间质共同组成。根据上皮组织的结构与功能不同,一般可分为被覆上皮和腺上皮两大类。被覆于人体表面或衬贴在体内一切有腔器官的腔面者称被覆上皮,另一些以分泌功能为主的称腺上皮。实际上,两类上皮不能截然分开,如被覆于胃腔表面的上皮兼有分泌黏液的作用;被覆于大肠、小肠、呼吸道等处的上皮中则存在分散的腺上皮细胞。上皮组织一般位于边界上,故细胞呈明显的极性:即一面朝向身体表面、有腔器官或体腔的腔面,该面称游离面;另一面则向着深部的结缔组织,称基底面,此处细胞借一薄层基膜与结缔组织相连。上皮组织内无血管及淋巴管分布,细胞所需的营养由其深部结缔组织中的血管渗出,透过基膜来供给。上皮组织内常有丰富的神经末梢分布。

总的来说,上皮组织有保护、分泌、吸收及排泄等功能,但因所在部位不同,功能上也各有差异,如位于体表的上皮主要有保护功能;胃肠道腔面的上皮除有保护功能外,还有吸收和分泌等功能;腺上皮的功能以分泌为主。

第一节 被覆上皮

被覆上皮主要依据上皮细胞的层数和细胞的形状来分类,见表3-2-1。

表3-2-1 被覆上皮的分类、主要分布及功能简表

细胞层次	上皮分类	分布(举例)	功能
单层	扁平上皮	内皮:心、血管和淋巴管的腔面	薄,游离面光滑,有利于血液和淋巴液的流动和物质交换
		间皮:胸膜、腹膜和心包膜等表面	
		其他:肺泡和肾小囊壁层等	游离面湿润光滑,便于内脏器官运动、气体交换和保护等
	立方上皮	肾小管和小叶间胆管等	被覆、吸收与分泌
	柱状上皮	胃、肠、子宫等	保护、吸收、分泌、润滑
	假复层纤毛柱状上皮	呼吸道	保护,将尘粒排出呼吸道,分泌
复层	扁平(未角化)上皮	口腔、食管、阴道等	保护,分泌,防止水分丢失
	扁平(角化)上皮	皮肤的表皮	保护,防止水分丢失
	立方上皮	汗腺导管等	保护、分泌
	变移上皮	肾盂、肾盏、输尿管、膀胱	保护,有利于器官的胀缩
	柱状上皮	睑结膜、男性尿道	保护

一、单层上皮

单层上皮(simple epithelium)由一层细胞组成,细胞的基底面均附着于基膜,游离面多伸达

上皮表面。根据细胞形态可分为以下4种类型。

1. 单层扁平上皮（simple squamous epithelium） 由一层很薄的扁平细胞构成（图 3-2-1）。从表面看,细胞呈多边形,边缘大多呈锯齿状,与相邻细胞互相嵌合。细胞核呈扁圆形,位于细胞中央,细胞之间有少量的细胞间质。从上皮的垂直切面看,中央有核处较厚,其余部分胞质很薄,有利于物质的透过。

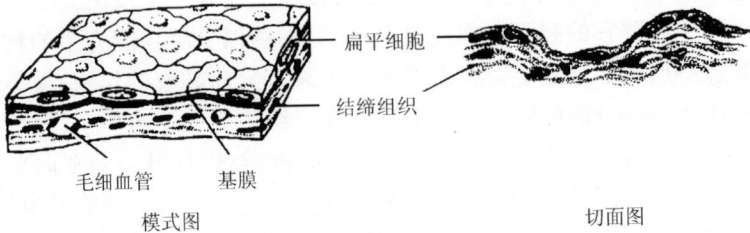

图 3-2-1 单层扁平上皮

衬于心、血管和淋巴管腔面的单层扁平上皮称内皮（endothelium）,分布在胸膜、腹膜、心包膜内表面的单层扁平上皮称间皮（mesothelium）。

2. 单层立方上皮（simple cuboidal epithelium） 从表面观察呈六角形,从垂直切面看为立方形,核圆,居细胞中央（图 3-2-2）。

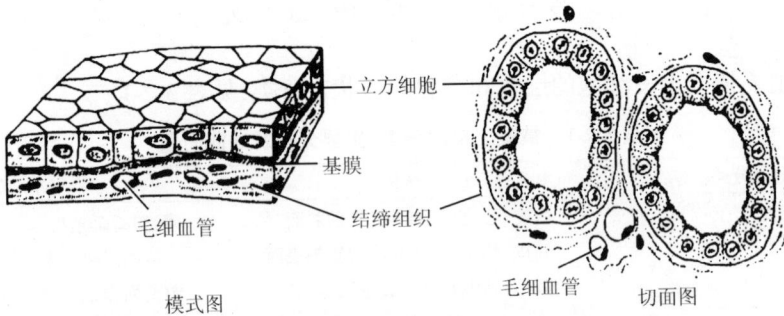

图 3-2-2 单层立方上皮

3. 单层柱状上皮（simple columnar epithelium） 从表面观察与单层立方上皮相似,呈六角形;而从垂直切面看,细胞呈柱状,核长圆形,位于近基底部（图 3-2-3）。

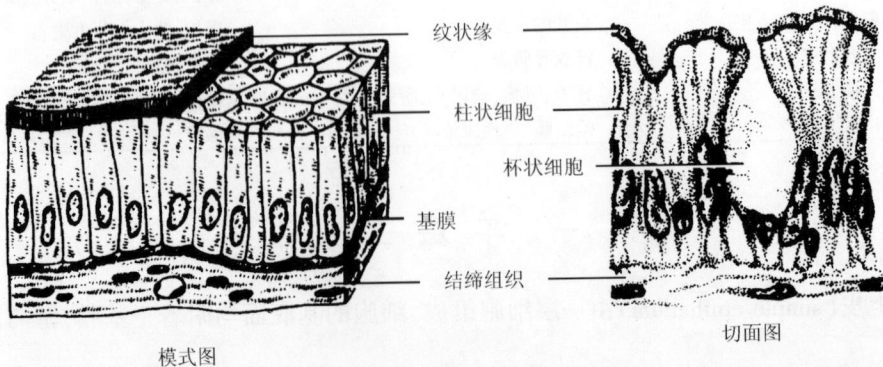

图 3-2-3 单层柱状上皮

4. 假复层纤毛柱状上皮(pseudostratified ciliated columnar epithelium)　是由柱状、梭形和锥体形三种形状不同、高度不等的细胞结合而成,以致这些核的排列也高低不一,形似复层。但三种细胞的基底面均附着于基膜,故此种上皮仍属单层上皮范畴,锥体形细胞又称基细胞(图 3-2-4)。在柱状细胞的游离面常见有纤毛。

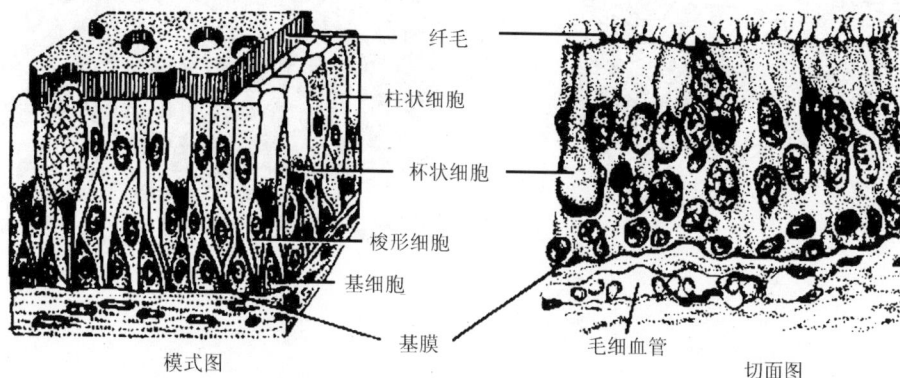

图 3-2-4　假复层纤毛柱状上皮

单层柱状上皮和假复层纤毛柱状上皮中常夹有杯状细胞(goblet cell)(图 3-2-3、图 3-2-4),由于它形如高脚酒杯而得名。杯状细胞上部膨大,胞质内充满黏原颗粒,HE 染色着色浅,呈嗜碱性。核位于下端的细窄部,着色较深,常呈较小的三角形或半月形。杯状细胞属于腺细胞,能分泌黏液,有润滑和保护上皮的作用。

二、复　层　上　皮

复层上皮(stratified epithelium)由多层细胞组成,其中只有最深层的细胞附着于基膜。根据表层细胞的形态可将此类上皮分为 4 型(表 3-2-1),常见的有复层扁平上皮和变移上皮。

1. 复层扁平上皮(stratified squamous epithelium)　又称复层鳞状上皮,是最厚的一种上皮。从垂直于基膜的切面观察,紧靠基底部的一层细胞较小,常为低柱状,其核呈椭圆形,细胞较为幼稚,具有分裂增殖的能力。新生的细胞向表层方向推移,并不断变大,成为数层多边形的细胞,随着接近表层,细胞逐渐变扁呈鳞片状(图 3-2-5),最表层的细胞已衰老退化,但能耐受摩擦,它们将不断地脱落,而基底部细胞则不断补充,如此构成一动态变化的过程。位于皮肤表皮的复层扁平上皮为角化型上皮,其表层由角化的扁平细胞组成。

复层扁平上皮与深部结缔组织的连接面凹凸不平,扩大了两者的连接面。在突向上皮基底部的结缔组织内,含丰富的毛细血管,有利于上皮细胞的营养和代谢。

2. 变移上皮(transitional epithelium)　其层次和细胞形态可随所在器官的收缩或舒张而改变(图 3-2-6)。其基层细胞为低柱状或立方形;中间的数层细胞大多呈倒梨形,表面一层细胞体积最大,呈立方形,有的可含两个核,一个细胞常可盖住下层数个细胞,故有盖细胞之称。其近游离面的胞质较为浓密,着色较深,有防止尿液侵蚀的作用。电镜下证实是由表面细胞膜向胞质内形成许多内褶所致。当器官舒张时,上皮细胞层次减少,盖细胞变扁,表面细胞膜内褶现象减少

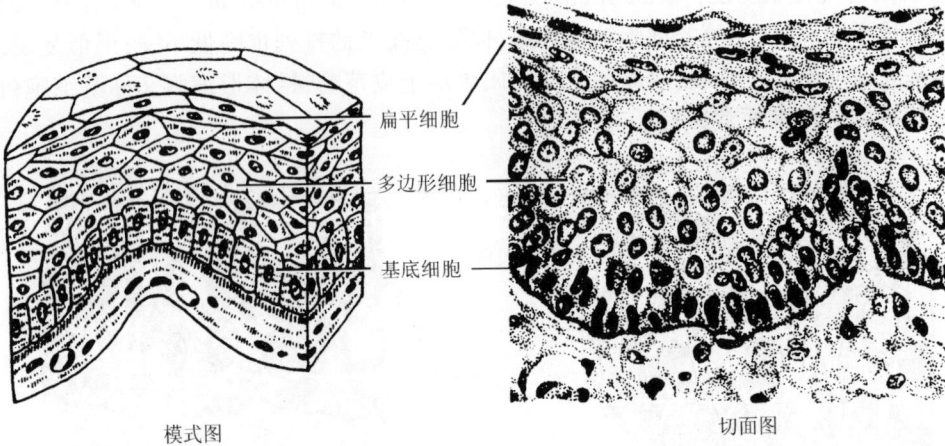

扁平细胞

多边形细胞

基底细胞

模式图   切面图

图 3-2-5　复层扁平上皮

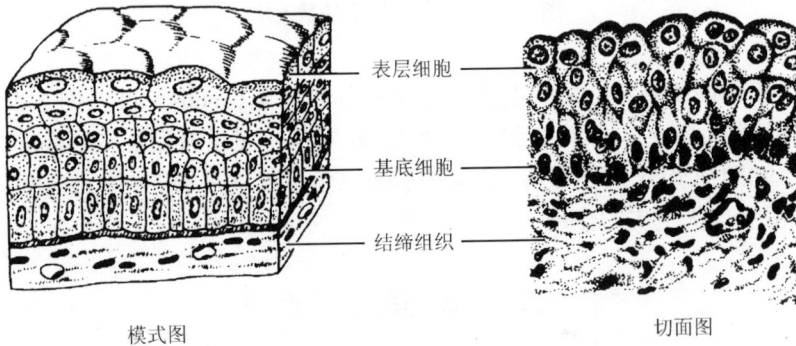

表层细胞

基底细胞

结缔组织

模式图   切面图

图 3-2-6　变移上皮

或消失。

第二节　腺上皮和腺

　　具有活跃分泌功能的细胞称腺细胞,主要行使分泌功能的上皮称腺上皮,以腺上皮为主要成分组成的器官称腺(体)(gland)。

一、外分泌腺和内分泌腺

　　人体内的腺可分为两大类,即外分泌腺(exocrine gland)和内分泌腺(endocrine gland)。由腺体(如汗腺、胃腺等)排出的分泌物借导管输送到体表或体内器官的管腔中称外分泌腺。由腺体(如甲状腺、肾上腺等)产生的分泌物经血液或淋巴液输送至靶器官和靶细胞的称为内分泌腺,其分泌物即为激素。

二、腺 的 发 生

外分泌腺的发生是由胚胎时期原始上皮组织增生陷入结缔组织内形成上皮细胞索,尔后,该索的末端发育为分泌部(secretory portion),又称腺泡(aeinus),其余部分发育为导管(duct)。内分泌腺的最初发生过程与上述相似,不同的是细胞索不形成导管,且与上皮组织隔离(图3-2-7)。

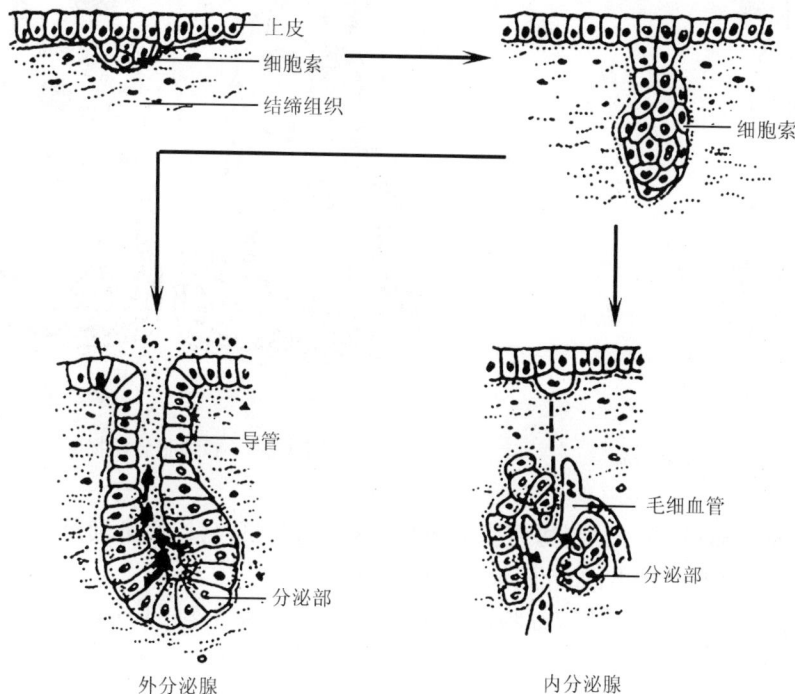

图 3-2-7　腺的发生

三、外分泌腺的一般结构及分泌方式

按组成腺的细胞数量多少,外分泌腺可分为单细胞腺和多细胞腺。前述的杯状细胞就是单细胞腺,但人体中大多数腺为多细胞腺。多细胞腺大小不等,一般都由分泌部和导管两部分组成。根据分泌部形状的不同,外分泌腺可分为管状腺、泡状腺和管泡状腺。另外,根据导管的分支与否,分为单腺和复腺(图3-2-8)。通常是把分泌部的形状和导管是否分支两个因素结合起来,将腺进行分类。部分外分泌腺如分布于消化道和呼吸道管壁内的,其分泌部按分泌物的性质可分为浆液性腺泡、黏液性腺泡和混合性腺泡3种。

外分泌腺细胞分泌物的排出方式可分为3种:

1. 局浆分泌(merocrine)　腺细胞的分泌物由粗面内质网和高尔基复合体形成,呈颗粒状,外有包膜,颗粒逐渐移向细胞的游离面,其包膜与细胞膜融合,以胞吐方式排出分泌物,其成分主要为蛋白质,如唾液腺、胰腺等(图3-2-9)。

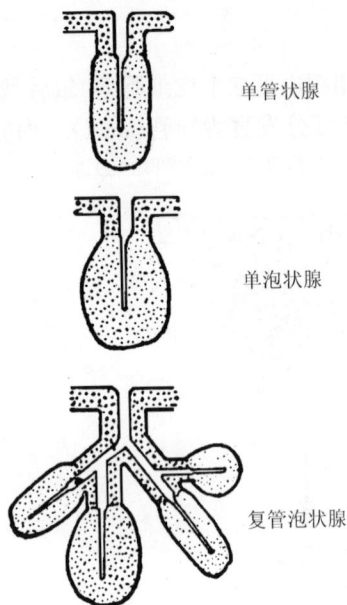

图 3-2-8　外分泌腺的形态

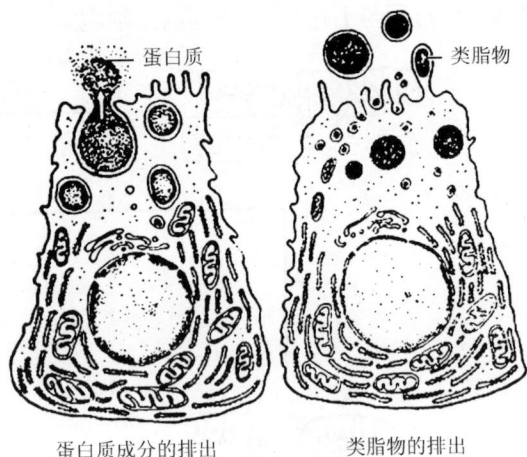

图 3-2-9　腺细胞分泌物的释放

2. 顶浆分泌(apocrine)　分泌物为脂类成分,本身无包膜,它们逐渐向细胞游离面突出,以后包着细胞膜脱离细胞而排出,如乳腺细胞(图3-2-9)。

3. 全浆分泌(holocrine)　当腺细胞发育成熟后,整个细胞质连同其分泌物一起解体而排出,如皮脂腺。

第三节　上皮组织的特殊结构

上皮组织为了与其功能相适应,上皮细胞的游离面、侧面和基底面均分化形成一些特殊的结构。

一、上皮细胞的游离面

1. 细胞衣(cell coat)　又称糖衣,是指构成细胞膜的糖蛋白和糖脂外伸的糖链部分,以及一些吸附于膜表面的蛋白多糖,所以,细胞衣是细胞膜的一部分。上皮细胞与其他细胞一样,也具有细胞衣,并且在游离面显著。

小肠上皮经常与食物颗粒、消化酶、胃酸及细菌等接触,此处的细胞衣就起着保护的作用,并且也和细胞内、外环境的物质交换有关。细胞衣与人类的精子和卵子的互相识别、结合的整个过程也有关。所以,细胞衣具有黏着、支持、保护、物质交换及识别等功能。

2. 微绒毛(microvilli)　是指在电镜下上皮细胞游离面的细胞膜和细胞质伸出的细小指状突起(图3-2-10)。有些上皮细胞的微绒毛较少,长短不等,排列也不整齐。小肠上皮具有吸收功能,其微绒毛多而长,且排列整齐,构成光镜下的纹状缘。该微绒毛长约 $1.4\mu m$,宽约 $0.1\mu m$,胞质内含许多纵行微丝。微丝自微绒毛的尖端下行,与终末网的细丝相连。终末网为细胞顶部胞质中的细丝交织成的密网。微丝由收缩蛋白(肌动蛋白)构成,它的收缩可使细胞顶部向腔面凸出,表面的微绒毛散开。微绒毛的功能是扩大细胞的表面积,有利于细胞的吸收。

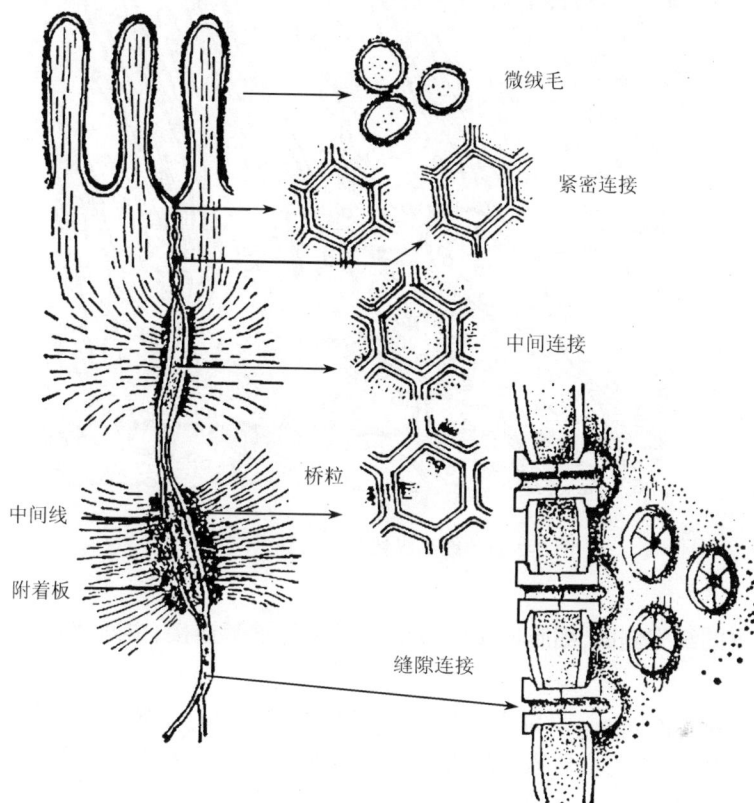

图 3-2-10 上皮组织的特殊结构

3. 纤毛(cilia) 是指有些上皮细胞游离面的细胞膜和细胞质伸出能摆动的细长突起(图 3-2-11)。纤毛比微绒毛粗而长,结构也较复杂,长 $5\sim10\mu m$,宽约 $0.2\mu m$。电镜下可见每根纤毛的细胞质中在周围有 9 组纵行排列的二联微管,中央有两条单独的微管。二联微管与位于细胞顶部胞质中的基体相连。基体的结构与中心粒基本相同(由三联微管组成),有产生纤毛的功能。

纤毛能快速而有节律地向一个方向有力地摆动,如气管上皮可以排除分泌物和附着于上皮表面的尘粒、细菌等。

纤毛摆动的机制一般认为与二联微管的两条微管之间的滑动有关。有人从纤毛二联微管中分离出一种具有 ATP 酶活性的蛋白质,即动力蛋白(dynein)。纤毛的运动可能与该蛋白质分解 ATP 产生构型的变化有关。

二、上皮细胞的侧面

在上皮细胞的侧面分化出一些特殊的结构,即细胞连接,以加强上皮细胞间的相互结合。在

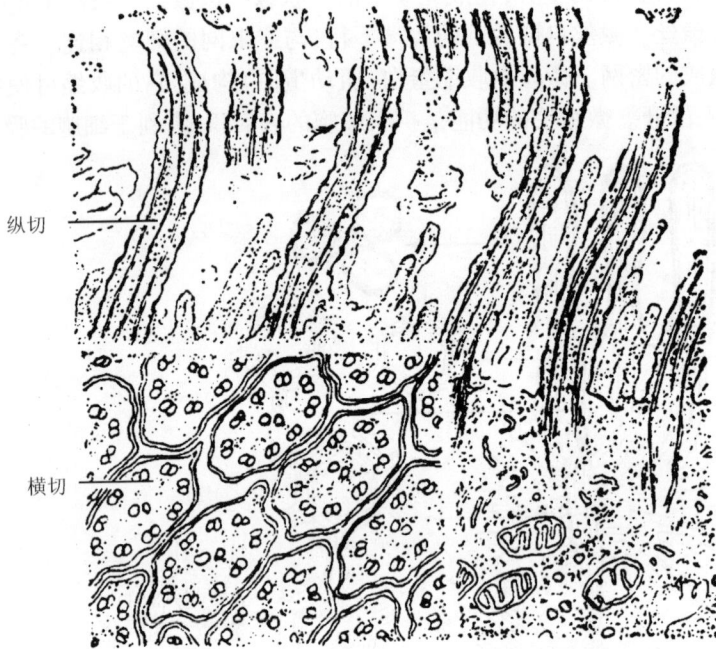

纵切

横切

图 3-2-11　纤毛纵切与横切超微结构

小肠单层柱状上皮的细胞侧面,细胞连接由浅至深依次为紧密连接、中间连接、桥粒和缝隙连接(图 3-2-10)。

1. 紧密连接(tight junction)　位于两相邻细胞间隙的顶部。电镜观察表明,在两相邻细胞的胞膜外层,颗粒状的嵌入蛋白质紧密地排列成行构成网状的嵴,相对两细胞膜上的嵴与嵴彼此紧贴,将上皮细胞之间的间隙在近顶端处封闭,故紧密连接可阻止大分子物质由外部进入细胞间隙。此外,尚有一定机械性的连接作用。无嵴部分,则两相邻细胞间尚有 10~15nm 的间隙存在。

2. 中间连接(intermediate junction)　位于紧密连接下方,呈连续带状,环绕柱状上皮顶端。此处相邻细胞之间有 15~20nm 的间隙,间隙中有丝状物质连接着两侧的细胞膜。在胞膜的胞质面,附有薄层致密物质和细丝,该细丝参与构成终末网。中间连接较牢固,具有加强细胞间连接和保持细胞形状的作用。

3. 桥粒(desmosome)　与上述两种连接不同,是一种斑状的连接,位于中间连接的深部。此外,两相邻细胞间有 20~30nm 的间隙,内含有丝状物质。间隙中央有一条与细胞膜相平行的致密中间线,它由丝状物质交织而成。细胞膜的胞质面有致密物质组成较厚的椭圆形附着板。胞质中有许多直径为 10nm 的细丝(张力丝)伸入到附着板内,并又折回到胞质中,起固定和支持的作用。桥粒是一种最牢固的细胞连接,多见于易受机械刺激或摩擦较多的部位,如皮肤的表皮。

4. 缝隙连接(gap junction)　呈斑状,位于柱状上皮侧面深部。可见两相邻细胞的胞膜做间断的融合。未融合处,细胞间隙仅 2nm 宽,融合处,两细胞的胞膜上均有许多分布规律的柱形小管,每个小管直径 7~9nm,由 6 个亚单位围成。相邻两胞膜中的小管彼此连接,互相通连,有利于细胞之间某些小分子物质和离子的交换,以协调各细胞的功能。同时,小管处的电阻很低,有利于细胞之间传递电冲动,故此种连接分布甚广。

以上几种细胞连接,不仅分布于上皮组织,也存在于肌组织、神经组织及结缔组织。4 种连接中,只要有两种同时靠近存在,就可称为连接复合体(junctional complex)。

三、上皮细胞的基底面

1. 基膜(basement membrane) 位于上皮细胞的基底面,其化学成分为糖蛋白、糖胺多糖和蛋白质,故 PAS 反应阳性。电镜下基膜可分为基板(basal lamina)和网板(reticular lamina)两层。基板由上皮细胞形成,厚 50~80nm,呈均质状,其内含有Ⅳ型胶原蛋白和糖蛋白,存在于所有上皮组织的基底面,光镜下难以分辨。网板较厚,位于基板深面,是由结缔组织中成纤维细胞产生的网状纤维和基质所组成(图 3-2-12)。基膜厚薄不一,薄者仅由基板组成。基膜除有支持和连接作用外,还是一种半透膜,有利于上皮与深部结缔组织中的组织液进行物质交换。

2. 质膜内褶(plasma membrane infolding) 是上皮细胞基底面的细胞膜折入胞质所形成的许多内褶(图 3-2-12),多分布于肾脏近端小管和远端小管管壁细胞、唾液腺分泌管细胞的基底面。质膜内褶的主要作用是扩大细胞基底部的表面积,有利于水和电解质的转运。由于转运过程中需要消耗能量,故在质膜内褶附近的胞质内,含有许多纵行排列的线粒体。

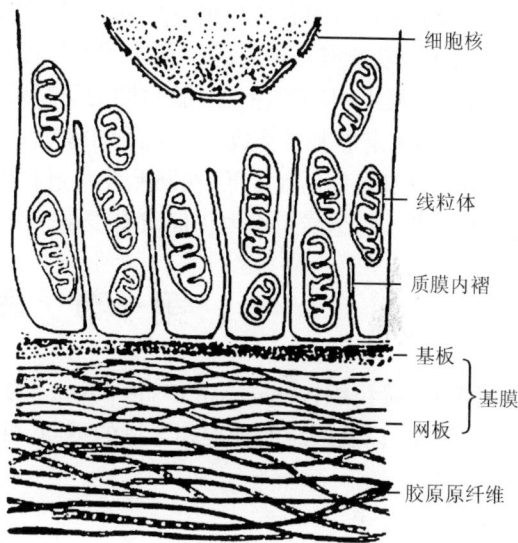

图 3-2-12 基膜和质膜内褶的超微结构

3. 半桥粒(hemidesmosome) 其结构为桥粒的一半,位于上皮细胞的基底面一侧,其作用为加强上皮细胞与基膜的连接。

第四节 上皮组织的再生

上皮组织的再生能力很强,可分为生理性再生和病理性再生两大类。前者如皮肤的复层扁平上皮和胃肠道的单层柱状上皮,它们不断地衰老、死亡、脱落,又不断地由具有分裂能力的幼稚细胞增生补充。由于炎症、创伤等病理因素所致的上皮组织损伤,则由周围未损伤的上皮细胞分裂分化,予以补充,这些属病理性再生。此外,已分化成熟的组织,由于适应生活环境的改变或理化刺激,在形态和功能上发生了变异,通常称为化生。如气管炎患者的气管假复层纤毛柱状上皮往往可以变成复层扁平上皮,甚至出现角化,上皮失去纤毛,其清除防卫的作用减弱,以致容易感染。

(王金茂)

第三章 结缔组织

结缔组织(connective tissue)由细胞和大量的细胞间质构成。细胞间质包括细丝状的纤维和无定形的基质。细胞散居于细胞间质内,无极性。在不同的结缔组织中,基质可呈液态、胶态或固态。液态的血液、胶态的固有结缔组织及固态的骨和软骨组织等均属结缔组织范畴。一般所说的结缔组织仅指固有结缔组织而言。结缔组织是基本组织中分布最广、结构和功能最多样的组织,其主要功能有连接、支持、营养、保护、防御和修复等。

各类结缔组织均起源于胚胎时期的间充质(mesenchyme)。间充质由间充质细胞(mesenchymal cell)和无定形基质构成。间充质细胞呈星形,核较大,核仁明显,胞质嗜碱性,细胞借突起互连成网。该细胞分化程度低,在胚胎发育过程中能分化成各种结缔组织细胞、内皮细胞和平滑肌细胞等。机体的结缔组织内仍保留有少量未分化的间充质细胞。

第一节 固有结缔组织

固有结缔组织(connective tissue proper)的基质呈胶状,细胞和纤维散布其中。根据细胞的类型和数量,以及纤维的种类和含量的不同,可分为疏松结缔组织、致密结缔组织、脂肪组织和网状组织等。

一、疏松结缔组织

疏松结缔组织(loose connective tissue)因其细胞和基质较多,纤维细而少,呈松网状的结构特点,故又名蜂窝组织(areolar tissue)。疏松结缔组织在体内广泛分布于器官之间和器官内的各种组织之间以及细胞之间,其中富含血管,具有支持、连接、营养、防御、保护和修复等多种功能。

(一)纤维

疏松结缔组织中的纤维有胶原纤维、弹性纤维和网状纤维三种(图 3-3-1)。

1. 胶原纤维(collagenous fiber) 又称白纤维,新鲜时呈亮白色,在 HE 染色的切片中呈浅红色。纤维直径 1~12μm,粗细不等,呈波纹状弯曲,常相互交织成网。胶原纤维由更细(直径20~200nm)的胶原原纤维黏合而成。电镜下胶原原纤维上见有周期为 64~70nm、明暗相间的横纹(图 3-3-2)。胶原纤维韧性大,抗拉力强。胶原纤维的化学成分是胶原蛋白(collagen)。分布于不同部位的胶原纤维,其胶原蛋白的类型不同,其主要类型及分布见表 3-3-1。

2. 弹性纤维(elastic fiber) 又名黄纤维,新鲜时呈黄色。在 HE 染色的标本中着浅亮红色,不易与胶原纤维区别,但折光性较强,可用雷琐辛品红等特殊染色清楚地显示。弹性纤维较细,直径为 0.2~1.0μm,常呈直线行走,有分支交织成网。电镜下弹性纤维的核心部分为均质状的弹性蛋白(elastin),其外周覆盖着许多细小的微原纤维(microfibril)。弹性纤维富有弹性,容易被拉长及复原。

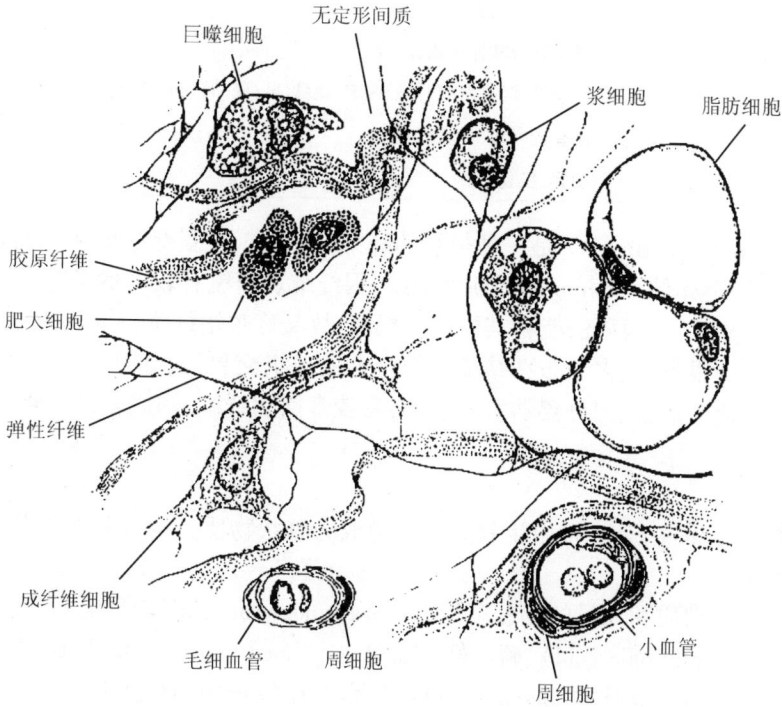

图 3-3-1　疏松结缔组织铺片

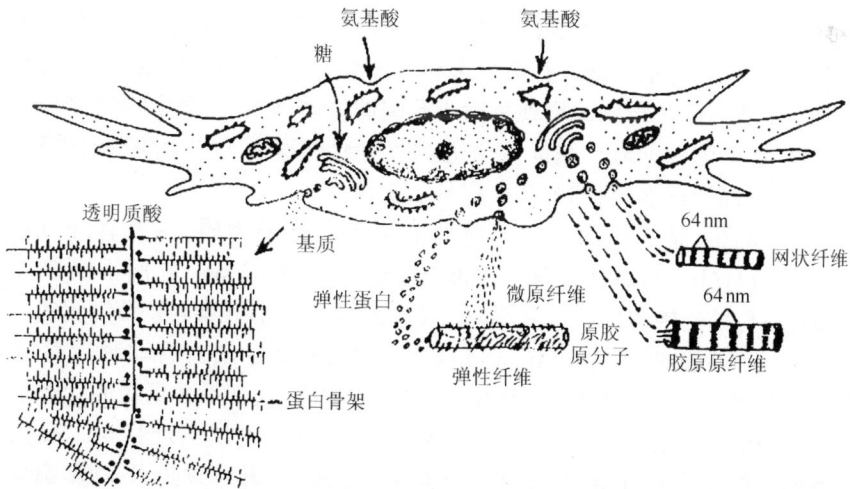

图 3-3-2　成纤维细胞形成纤维和基质的过程

表 3-3-1 胶原蛋白的类型和分布

类 型	分 布
I	真皮、筋膜、巩膜、被膜、腱、纤维软骨、骨、牙本质
II	透明软骨和弹性软骨
III	网状纤维、平滑肌、神经内膜、动脉、肝、脾、肾、肺、子宫
IV	基膜的基板、晶状体囊
V	胎膜、肌、腱鞘

3. 网状纤维（reticular fiber） 是一种很细的纤维，多分支，相互交织成网。网状纤维由 III 型胶原蛋白构成，电镜下亦显示 64nm 的周期性横纹，因纤维表面覆有较多的多糖和糖蛋白，在 HE 染色的标本中不易显示，而银染法能将其染成棕黑色，故又称嗜银纤维（argyrophilic fiber）。疏松结缔组织中网状纤维很少，大多分布在结缔组织与上皮组织交界处，如基膜的网板、毛细血管和肾小管周围等。在造血器官、内分泌器官及肝内，有较多网状纤维，构成微细支架。

（二）基质

基质（groundsubstance）是一种由生物大分子构成的胶状物质。构成基质大分子的物质主要是蛋白多糖和糖蛋白。

蛋白多糖是由蛋白质和大量的糖胺多糖（glycosaminoglycans）相结合的大分子化合物。糖胺多糖包括透明质酸（hyaluronic acid）、硫酸软骨素 A、C（chondroitin sulfate A、C）以及硫酸角质素（keratan sulfate）和硫酸乙酰肝素（heparan sulfate）等，其中以透明质酸含量最多。透明质酸是一种曲折盘绕的大分子长链，由它构成蛋白多糖复合物的主干，其他糖胺多糖则以蛋白质为核心，构成蛋白多糖亚单位，并借助于连接蛋白，接合于透明质酸分子上，从而形成了带有许多微小孔隙、复杂的大分子立体结构，即分子筛（图 3-3-2）。多糖链上带有密集的阴离子，它们能和无机盐的阳离子和水分结合，并保持水作为溶剂的性质，在调节局部水盐代谢与运输的过程中，发挥离子交换剂的作用。可允许小于微小孔隙的水和溶于水的营养物质、代谢产物、激素和气体分子等通过，使血液与细胞之间进行物质交换。大于孔隙的物质，如致病微生物等，则不能通过，使之能成为限制细菌扩散的防御屏障。蛇毒、癌细胞和溶血性链球菌等产生的透明质酸酶，能分解透明质酸，破坏屏障，从而使毒素、癌细胞和炎症易于扩散。

糖蛋白（glycoprotein）是基质内另一类重要的生物大分子物质，主要有纤维粘连蛋白（fibronectin）、层粘连蛋白（laminin）和软骨粘连蛋白（chondronectin）等。它们不仅参与基质分子筛的构成，而且通过它们的连接和介导作用，影响细胞的附着、移动，并参与调节细胞的生长和分化。

此外，基质中还有少量的组织液（tissue fluid）。它们是从毛细血管动脉端渗出的一部分液体，然后经毛细血管静脉端或毛细淋巴管回流入血液或淋巴，处于不断更新的动态平衡之中。组织液将血液中的氧和营养物质带给各种组织细胞，同时将细胞的代谢产物与二氧化碳带走。在病理情况下，基质中的组织液可增加或减少，前者导致水肿，后者导致脱水，均影响细胞的正常生理活动。

（三）细胞

疏松结缔组织中细胞种类较多，包括成纤维细胞、巨噬细胞、浆细胞、肥大细胞、脂肪细胞和未分化的间充质细胞(图3-3-1)。细胞的数量和各种细胞的比例及分布,均可因疏松结缔组织的功能状态不同而变化。此外,血液中的粒细胞和淋巴细胞,在炎症和免疫反应时,也可游走到疏松结缔组织中。

1. 成纤维细胞(fibroblast) 是疏松结缔组织中主要细胞成分。细胞大而扁平多突,胞质弱嗜碱性,核较大,呈卵圆形,核仁明显。电镜下胞质内含有丰富的粗面内质网和游离核糖体,高尔基复合体发达,表明其有旺盛的合成和分泌蛋白质的功能。成纤维细胞能分泌胶原蛋白和弹性蛋白,形成胶原纤维、网状纤维和弹性纤维;分泌糖胺多糖和糖蛋白,形成基质。

处于静息状态的成纤维细胞,又称纤维细胞(fibrocyte)。其胞体较小,突起少,呈梭形,核较小而着色深,胞质弱嗜酸性。电镜下细胞器不发达。纤维细胞在创伤修复和结缔组织再生时又能转化为成纤维细胞。

放射自显影术研究证明了胶原纤维的合成过程:成纤维细胞摄取甘氨酸、脯氨酸和赖氨酸等,在粗面内质网中合成前胶原分子,此过程需要维生素 C、O_2、Fe^{2+} 等辅助因子的参加。然后被转移到高尔基复合体上加入糖基,并被分泌到细胞外,在肽内切酶的作用下,切去两端球状构形的肽链,成为原胶原分子。原胶原分子粗约 1.5nm,长约 300nm,有极性,排列成行,聚合成胶原原纤维。聚合时,同一排的分子首尾相对保持一定间距,相互平行的相邻分子,错开 1/4 分子长度排列,导致胶原原纤维上出现疏密相间的区域,从而形成了电镜下间隔为 64~70nm 的周期性横纹。最后,成束的胶原原纤维借助黏蛋白集合成胶原纤维(图3-3-2)。

2. 巨噬细胞(macrophage) 是体内吞噬能力最强的细胞。在疏松结缔组织中也称组织细胞(histocyte)。常沿纤维散在分布,在炎症或异物的刺激下,活化成游走的巨噬细胞。其胞体形态多样,常呈圆形、卵圆形或带有短突起伪足的不规则形,胞核较小,呈卵圆形或肾形,着色较深,胞质丰富,多呈嗜酸性,若将台盼蓝或墨汁注入动物体内,巨噬细胞即表现出活跃的吞噬功能,使胞质中出现许多染料颗粒(图3-3-1)。电镜下细胞表面见有许多微皱褶及突起,胞质内含有大量的初级溶酶体、次级溶酶体、吞噬体、吞饮小泡和残余体,细胞膜附近有较多的微丝、微管等(图3-3-3)。

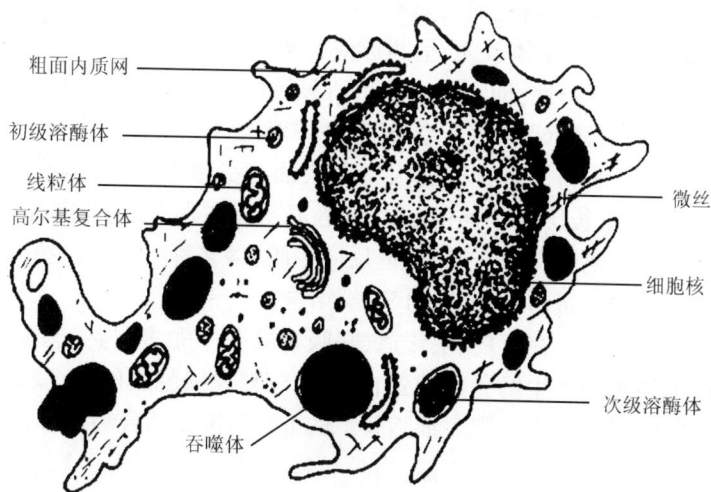

图 3-3-3 巨噬细胞超微结构模式图

巨噬细胞是由血液内的单核细胞穿越毛细血管或微静脉,进入结缔组织内分化而成。其主要功能有:①变形运动和趋化性。当巨噬细胞受到细菌代谢产物和炎症组织的变性产物等化学性趋化因子的吸引时,就能沿着这些化学物质的浓度梯度,定向进行活跃的变形运动,向着这些趋化因子存在的部位集结。②识别、黏附和吞噬功能。巨噬细胞能识别外来异物和体内衰老、变性的细胞等成分,将之黏附于细胞的表面,然后伸出伪足包围并吞噬入胞体内,成为吞噬体或吞饮小泡,并与初级溶酶体融合,形成次级溶酶体,进行细胞内消化,消化分解后的残留物质即为残余体。③分泌功能。巨噬细胞能合成分泌数十种生物活性物质,如干扰素,补体、白细胞介素-1、血管生成因子、造血细胞集落刺激因子等,参与机体防御,激活并调节相关细胞的功能;此外,还能释放溶菌酶和溶酶体中的水解酶,起杀菌和溶解衰老细胞和组织的作用。④参与免疫应答。巨噬细胞不仅能捕捉、加工,处理抗原,并将抗原递呈给淋巴细胞,启动淋巴细胞的免疫应答,而且其本身也是免疫活性细胞。活化的巨噬细胞能杀伤肿瘤细胞。此外,巨噬细胞分泌的干扰素和白细胞介素-1等,都能增强淋巴细胞的免疫活性。

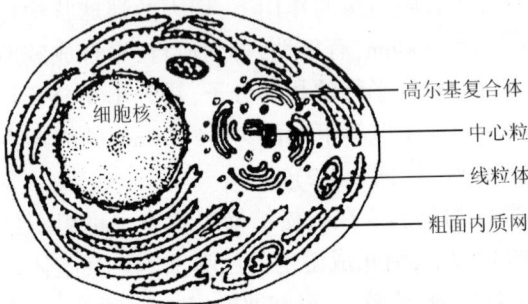

图 3-3-4 浆细胞超微结构模式图

3. 浆细胞(plasma cell) 呈圆形或卵圆形,核小而圆,常偏位,染色质粗大呈块状,常在核膜下排列成车轮状。胞质丰富呈嗜碱性,近核侧常有一浅染区(图 3-3-1)。电镜下胞质内可见大量平行排列的粗面内质网和发达的高尔基复合体,中心粒位于核旁浅染区(图 3-3-4)。浆细胞是由 B 淋巴细胞在抗原刺激下分化而成的,在一般的结缔组织中少见,但在易受抗原侵入的部位,如消化道和呼吸道黏膜的结缔组织中和慢性炎症灶中较多见。浆细胞能分泌免疫球蛋白(immunoglobulin,简称 Ig),即抗体(antibody),进行体液免疫,清除抗原。

抗体的分子结构呈"Y"形,上端(AB 端)为抗原结合端,有两个只能与相应抗原发生特异性结合的部位;下端为 Fc 端,无特异性,可与具有 Fc 受体的各种细胞结合,分别产生不同的效应。

4. 肥大细胞(mast cell) 胞体较大,呈圆形或卵圆形,核较小,胞质中充满粗大的嗜碱性颗粒,该颗粒有两个特性。①异染性:即颗粒染色后所显示的颜色,与所使用染料的颜色不同。例如,用甲苯胺蓝染色后,颗粒显示紫红色。②水溶性:在常规 HE 染色过程中,因颗粒被水溶解而不易与其他细胞区别(图 3-3-1)。电镜下肥大细胞表面有少量微绒毛,胞质内的颗粒均由单位膜包裹,电子密度较高,可呈板层状、网格状或细颗粒状等不同形态,颗粒内含有组胺、肝素、嗜酸粒细胞趋化因子等,胞质中还含有白三烯(即慢反应物质)等多种生物活性物质。细胞膜上有 Fc 受体,能与亲细胞性的免疫球蛋白 E(IgE)的 Fc 端结合。

肥大细胞广泛存在于体内,在真皮、消化道、呼吸道黏膜中尤多,与变态反应关系密切,当机体受致敏抗原刺激后,浆细胞产生的免疫球蛋白 E 即与肥大细胞膜的 Fc 受体结合,使之致敏,当该致敏抗原再次进入机体时,即与肥大细胞膜上的 IgE 的抗原结合端结合,使肥大细胞膜的组分发生构型变化,进而引起胞质内微丝收缩,将颗粒释放到胞外(图 3-3-5)。组胺和白三烯可使毛细血管和微静脉的通透性增高,引起大量液体成分从血管壁渗出,造成局部水肿。在皮肤表现为荨麻疹,在支气管和消化道黏膜则为水肿。此外,组胺还可使支气管和胃肠道的平滑肌持续痉挛,从而发生哮喘、腹痛、腹泻等相应症状。颗粒中的嗜酸粒细胞趋化因子能吸引血液中的嗜酸粒细胞向该处聚集。肝素有抗凝血作用。动物实验证明:肥大细胞释放的多种介质,还能促进成纤维细胞的增殖与纤维的合成,促进内皮细胞的增生和迁移。

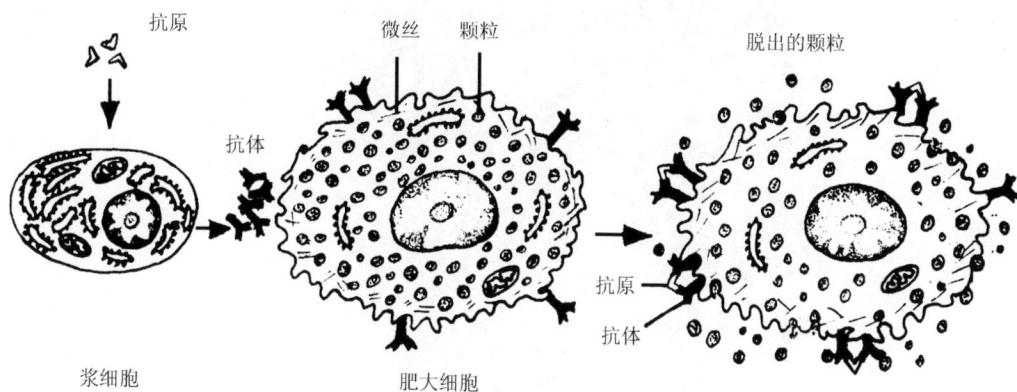

图 3-3-5　肥大细胞的脱颗粒过程

5. 脂肪细胞(fat cell)　胞体较大,呈圆球形或因相互挤压成多边形。成熟的脂肪细胞质内有一个很大的中性脂滴,胞质被其挤至细胞周边成为一薄层。胞核也被挤成扁圆形,连同核周部分胞质,呈新月形偏于细胞一侧。在 HE 切片中,因脂滴被溶解,故细胞呈空泡状(图 3-3-1)。脂肪细胞能合成和储存脂肪作为能源,并参与脂类代谢。

6. 未分化的间充质细胞(undifferentiated mesenchymal cell)　形态类似成纤维细胞,但胞体较小,常分布在小血管尤其是毛细血管周围。它保持着胚胎时期间充质细胞的分化潜能。在生理性再生和发生炎症与创伤时,能分化为成纤维细胞、脂肪细胞、内皮细胞和平滑肌细胞等。

二、致密结缔组织

致密结缔组织(dense connective tissue)的组成成分和疏松结缔组织相似,但以纤维成分为主,细胞的种类和数量均较少,且主要是成纤维细胞。致密结缔组织的纤维粗大,排列紧密,且与所承受的张力方向一致。纤维的种类和排列的密度,因其存在部位的功能差异而不同。如在真皮、硬脑膜、巩膜和一些器官的被膜,主要为多向密集交织的胶原纤维束(图 3-3-6);在肌腱为单向平行密集排列的胶原纤维束;在黄韧带和项韧带,则为单向平行密集排列的弹性纤维束。致密结缔组织的连接、支持和保护功能较强。

三、脂　肪　组　织

脂肪组织(adipose tissue)是以脂肪细胞为主要成分的结缔组织。群集的脂肪细胞被少量的疏松结缔组织分隔成许多脂肪小叶(图 3-3-7)。脂肪组织呈黄色或白色,主要分布于皮下、网膜及肾脂肪囊等处,约占体重的 10%,是体内最大的能源库,参与能量代谢,同时具有保温、填充和缓冲压力等作用。

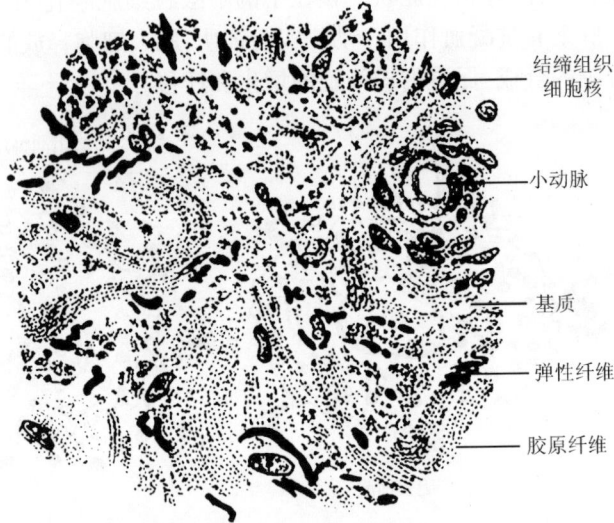

图 3-3-6　致密结缔组织(真皮)

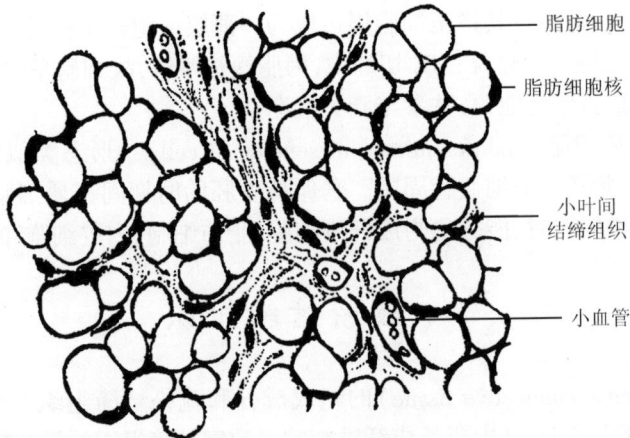

图 3-3-7　脂肪组织

四、网状组织

网状组织(reticular tissue)是由网状细胞、网状纤维和基质构成。网状细胞(reticular cell)为多突星形的细胞,核大,着色浅,核仁明显,胞质弱嗜碱性。相邻细胞的突起互连成网。网状纤维由网状细胞产生,分支交错且大多陷于网状细胞体和其突起中,成为网状细胞的支架(图 3-3-8)。网状组织多分布于造血器官和淋巴组织,构成血细胞或淋巴细胞发育的微环境。

第二节　软　骨　与　骨

软骨和骨是构成身体支架的器官,它们分别以软骨组织和骨组织为主要结构成分。这两种组织均属结缔组织。它们都含有较少量的细胞和大量固态的细胞间质。

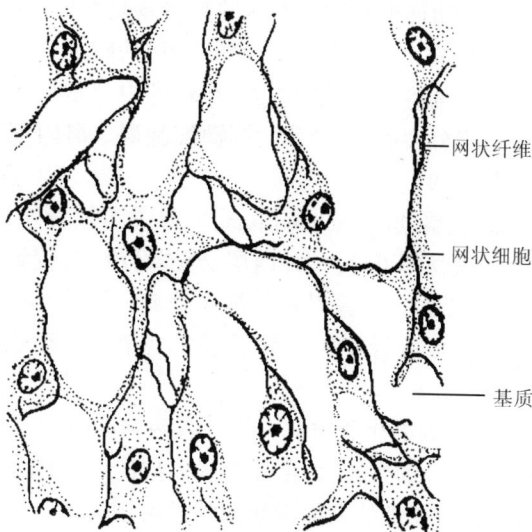

图 3-3-8　网状组织

一、软　骨

软骨(cartilage)由软骨组织和其周围的软骨膜组成。软骨组织的细胞间质由纤维和呈凝胶状固态的基质构成,使之坚韧而有弹性。软骨细胞被包埋于间质内。软骨组织中无血管,其营养仅靠软骨膜内的血管供应。根据间质内所含纤维的种类和数量的不同,可将软骨分为透明软骨、弹性软骨和纤维软骨三种。

(一)透明软骨

透明软骨(hyaline cartilage)新鲜时呈浅蓝色半透明状,分布甚广。在胚胎早期,它是胎儿主要的支持结构;在成人,构成鼻、喉、气管和支气管的支架。此外,关节软骨和肋软骨亦为透明软骨。

1. 透明软骨的组织结构

(1)间质:由胶原原纤维和基质组成。基质的化学成分主要为嗜碱性的软骨蛋白多糖。它以透明质酸为主干,并通过连接其上的许多蛋白质短链,与硫酸软骨素 A、C 和硫酸角质素等形成羽状大分子构成的分子筛,再结合大量(75%)的水形成固态结构。胶原原纤维相互交织埋于基质中,属于Ⅱ型胶原蛋白,由于纤维较细,折光率与基质一致,因而在 HE 标本中不易显示。

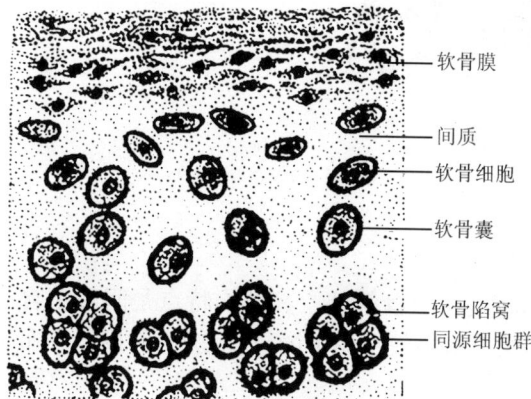

图 3-3-9　透明软骨

(2)软骨细胞(chondrocyte):位于软骨基质内的小腔——软骨陷窝(cartilage lacuna)之中。新鲜时,软骨细胞充满软骨陷窝,但在石蜡切片中因软骨细胞收缩成不规则形,致使细胞与软骨陷窝壁间出现空隙。陷窝周围的基质含硫酸软骨素较多,嗜碱性强,着色深,称为软骨囊(cartilage capsule)。软骨细胞的大小和形态不一,近软骨膜的边缘部位,细胞小,呈扁圆形,为较幼稚的软骨细胞。自边缘至中央,软骨细胞渐趋成熟,呈椭圆形或圆形,核圆,着色浅,核仁清楚,胞质嗜碱性(图 3-3-9)。电镜下胞质内见有较多的粗面内质网和发达的高尔基复合体,还有一些糖原和脂滴。软骨细胞主要依靠糖原酵解获取能量。它能合成、分泌纤维和基质。

软骨细胞具有分裂能力,在软骨中部常可见到由 2~8 个细胞组成的群落,它们是由同一个软骨细胞分裂而来,故称为同源细胞群。群内细胞常呈半圆形互相紧靠,细胞间常隔有薄层软骨囊(图 3-3-9)。

2. 软骨膜(perichondrium) 除关节软骨外,软骨周围均覆有一层由致密结缔组织形成的软骨膜。软骨膜可分内、外两层,外层纤维多,较致密;内层纤维少,细胞多,较疏松,并含有血管、神经(图 3-2-9)。其紧贴软骨组织处有一种较小的梭形细胞,称为骨原细胞(osteogenic cell),能分裂分化形成软骨细胞。软骨膜能保护、营养软骨组织,并在软骨的生长和修复中,起重要作用。

3. 软骨的生长方式 软骨有两种同时并存的生长方式:

(1) 外加生长:即由软骨膜内层的骨原细胞分裂分化成软骨细胞,并逐渐成熟,同时不断分泌间质,使软骨从表面不断向外扩展增大。

(2) 内积生长:即由软骨内部的软骨细胞分裂增生并分泌间质,使软骨从内部生长增大。

(二) 弹性软骨

弹性软骨(elastic cartilage)分布于耳郭、会厌等处。其结构与透明软骨相似,主要区别在于其间质中含有大量互相交织的弹性纤维(图 3-3-10)。

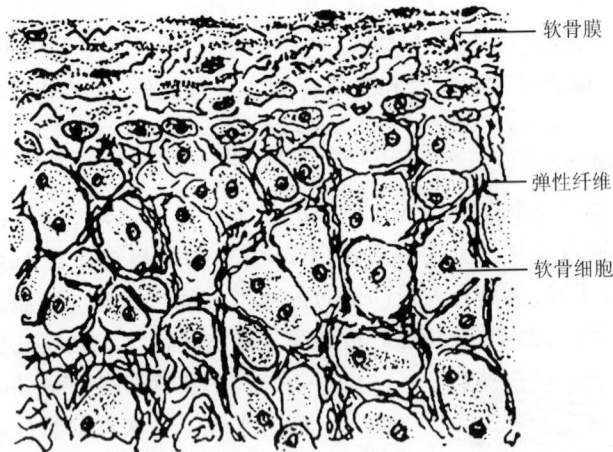

图 3-3-10 弹性软骨

(三) 纤维软骨

纤维软骨(fibrocartilage)分布于耻骨联合、椎间盘、关节盘等处。其结构特点是间质中含有大量平行或交错排列的胶原纤维束,在 HE 切片中明显可见较小而少的软骨细胞,常成行分布于纤维之间(图 3-3-11)。

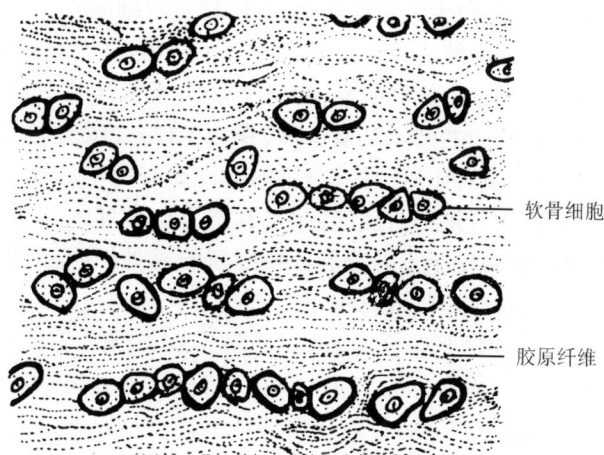

软骨细胞

胶原纤维

图 3-3-11　纤维软骨

二、骨

骨由骨组织(osseous tissue)、骨膜和骨髓等构成。骨组织的细胞间质中含有大量的钙盐,占体内总钙量的99%以上,故有钙库之称。骨组织是一种坚硬的结缔组织。在人的一生中,骨组织处于不断改建和更新之中,以适应人体的生长发育和机体对支持功能变化的需求。此外,骨组织又可通过其细胞的活动,动员钙、磷离子进入血液,或将血中的钙、磷沉积于骨,参与机体的钙磷代谢。

(一)骨组织的结构

骨组织由细胞和大量钙化的细胞间质构成。后者又称为骨基质(bone matrix)。细胞有骨原细胞、成骨细胞、骨细胞和破骨细胞。其中骨细胞数量最多,位于骨基质内,其余三种细胞均位于骨基质边缘。

1. 骨基质　由有机成分和无机成分构成:①有机成分约占骨干重的35%,包括大量的胶原纤维(占有机成分95%)和少量的基质。基质呈凝胶状,主要由中性或弱酸性糖胺多糖组成。②无机成分又称骨盐,占骨干重的65%,其化学成分为羟磷灰石$[Ca_{10}(PO_4)_6(OH)_2]$的结晶,属不溶性中性盐,电镜下呈细针状,有规律地沿胶原原纤维长轴排列并与之紧密结合。它是骨基质坚硬的成因。

骨基质中的胶原纤维平行排列成层,借助骨基质黏合并有钙盐沉积,形成薄板状结构,称为骨板(bone lamella)。层层叠合的骨板犹如多层木质胶合板。同一骨板内的胶原纤维互相平行,相邻骨板的胶原纤维则互相垂直,从而有效地增加了骨对压力的多向承受能力。

2. 细胞

(1) 骨原细胞:胞体小,呈梭形,胞核卵圆形,胞质少,呈弱嗜碱性,位于骨外膜内层、骨内膜及中央管的腔面。当骨组织生长或改建时,能分裂分化为成骨细胞。

（2）成骨细胞（osteoblast）：分布于骨组织表面，胞体较骨原细胞大，呈矮柱状或椭圆形，有细小突起。近骨表面的细胞突起常可伸入骨基质表层的骨小管内，并与该处的骨细胞突起发生连接。胞核圆形，多偏居细胞的游离端，核仁明显，胞质嗜碱性，含有丰富的碱性磷酸酶。电镜下胞质中见有丰富的粗面内质网和发达的高尔基复合体（图3-3-12）。成骨时，成骨细胞向骨质表面分泌胶原纤维和基质，形成类骨质。尔后，在其分泌的碱性磷酸酶等的作用下，沉着大量的羟磷灰石结晶成为骨质。成骨细胞在分泌类骨质的同时，其自身也被埋入其中成为骨细胞。当类骨质继续增长时，骨外膜内层的骨原细胞不断分裂分化成新的成骨细胞，贴附于骨质表面，继续形成新的骨质。降钙素能促进成骨细胞的成骨作用。

（3）骨细胞（osteocyte）：为扁圆形多突起的细胞（图3-3-12、图3-3-14），胞质弱嗜碱性，单个散居于骨板间或骨板内被称为骨陷窝（bone lacuna）的小腔中，其突起则被包藏于骨小管中。相邻骨细胞的突起以缝隙连接相接，相邻的骨陷窝亦借骨小管互相通连。骨陷窝和骨小管内含有组织液，通过组织液的循环，保证了骨细胞的营养供给和代谢产物的排出。

（4）破骨细胞（osteoclast）：是一种多核的大细胞，细胞直径可达100μm，有2~50个核，胞质嗜酸性。破骨细胞常位于骨质吸收部位的凹陷处。在贴近骨质的一侧可见皱褶缘（ruffled border）。电镜下见皱褶缘由许多长短不一、排列不齐的微绒毛组成。胞质中含有大量的线粒体和溶酶体。皱褶缘的周围有一环形亮区，亮区的胞质内细胞器很少，但有大量的微丝，该处细胞膜平整且紧贴于骨质表面，犹如一道围墙，形成一个封闭的酶解微环境。破骨细胞可向其中释放溶酶体酶和乳酸，使骨质溶解、吸收。甲状旁腺素可促进这种溶骨作用（图3-3-12）。

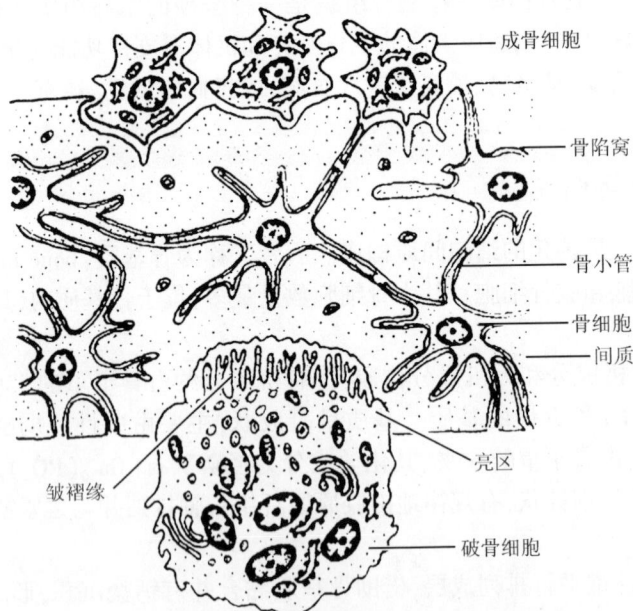

图3-3-12　成骨细胞、骨细胞、破骨细胞超微结构模式图

（二）长骨的结构

长骨由骨松质、骨密质、骨膜、关节软骨和骨髓等构成（图3-3-13）。

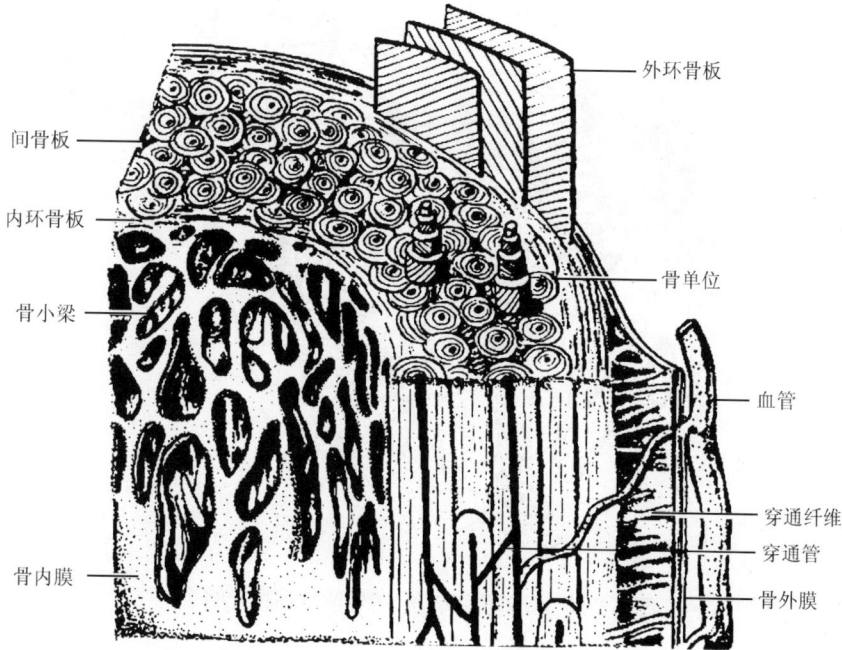

图 3-3-13　长骨骨干立体模式图

1. 骨松质（spongy bone）　分布于长骨的骨骺和骨干的内侧部分,是由大量针状或片状骨小梁搭建成的多孔隙网架结构,孔隙内充满了红骨髓。骨小梁由数层平行排列的骨板和骨细胞构成。

2. 骨密质（compact bone）　分布于长骨骨干和骨骺的外侧部分。长骨骨干的骨密质较厚,其骨板排列紧密有序,按其排列的形式不同,可分下列三种:

（1）环骨板:与骨干表面平行,层层环列,分布于长骨骨干的外侧面和近骨髓腔的内侧面,分别称为外环骨板和内环骨板。其中外环骨板较厚,有 10～40 层,其外方有骨外膜包裹;内环骨板较薄,仅有数层,其内面衬有薄层骨内膜。来自骨膜的血管、神经横穿环骨板,形成骨性管道,称为穿通管,又称福尔克曼管（Volkmann canal）。它与纵向排列的骨单位中央管通连。

（2）骨单位（osteon）:又称哈佛斯系统（Haversian system）,是长骨起支持作用的主要结构,位于内、外环骨板之间。骨单位是以中央管为轴心,由 10～20 层呈同心圆的骨板层层环绕而成的长筒状结构。中央管内含有毛细血管、神经和骨膜组织。骨单位内的骨小管相互通连,最内层的骨小管开口于中央管（图 3-3-14）。

（3）间骨板:是填充于骨单位之间和骨单位与环骨板之间的不规则骨板。它们是老一代骨单位被吸收后残剩下来的骨板,其中无血管。

在骨磨片中,上述三种骨板间均有一条明显的折光性较强的界线,称为黏合线,它由高度钙化的基质和少量纤维构成。

3. 骨膜　除关节面外,骨的内、外表面均覆有一层结缔组织的骨膜,分别称骨内膜和骨外膜。骨外膜（periosteum）较厚,分内、外两层。外层较厚而致密,胶原纤维粗大而密集。有些纤维

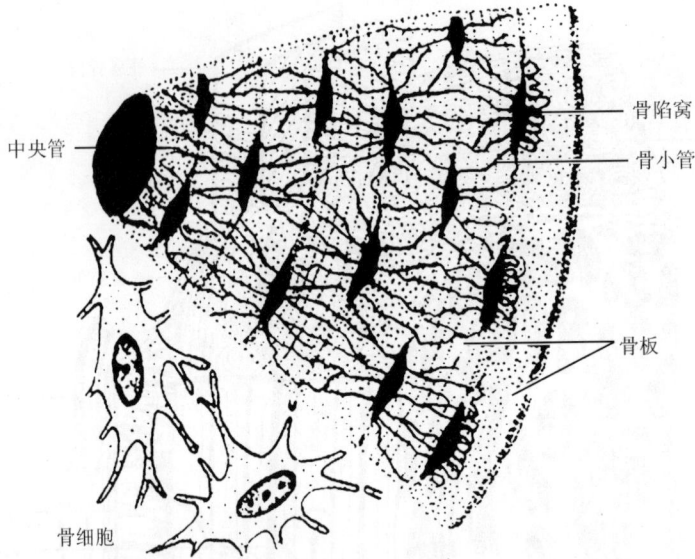

图 3-3-14　骨单位示骨板、骨细胞排列模式图

穿入外环骨板,称为穿通纤维,有固定骨膜和韧带的作用;内层较薄,结缔组织疏松,富含小血管和细胞(包括骨原细胞)。骨内膜(endosteum)是指衬于骨髓腔面、骨小梁表面、中央管和穿通管内面的薄层结缔组织。其中含有丰富的血管和神经。在贴近骨质面,骨原细胞常排列成一层,当成骨活跃时能分裂分化为成骨细胞,形成骨质。骨膜不仅能营养、保护骨组织,而且在骨的生长,改建、修复过程中起重要作用。

4. 骨髓　是一种柔软的组织,充填于骨髓腔中,可分红骨髓与黄骨髓两种。在胎儿和幼儿期均为红骨髓,具有造血功能,随着年龄的增长(5~7 岁),红骨髓逐渐被脂肪组织替代而成黄骨髓。一般的扁骨、不规则骨及长骨的骨骺端,终身保留红骨髓。

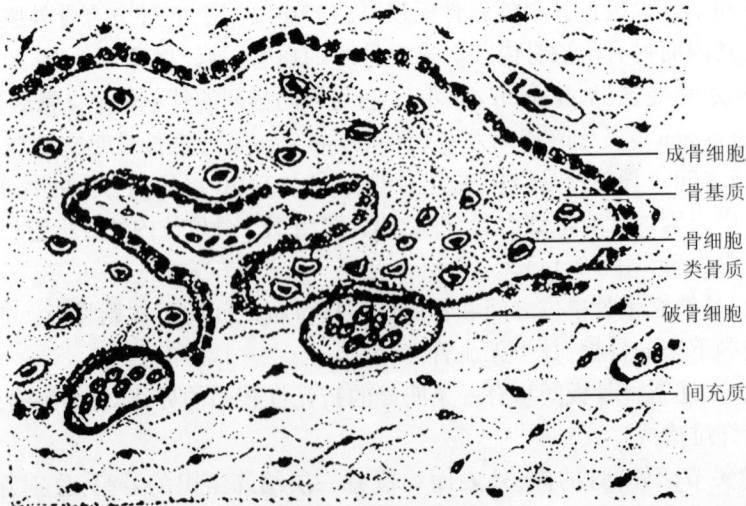

图 3-3-15　膜内成骨

（三）骨的发生

骨由胚胎时期的间充质分化而来,其发生的方式可分膜内成骨和软骨内成骨两种。

1. 膜内成骨(intramembranous ossification)　是先由间充质分化成一层富有血管的胚胎性结缔组织膜,然后在此膜内成骨。如颅骨等一些扁骨,即以此种方式发生。其发生过程如图3-3-15所示。

在将要形成骨质的部位,间充质细胞密集并分裂、分化成骨原细胞。其中部分骨原细胞进而分化为成骨细胞,并分泌类骨质,细胞本身亦渐被类骨质包埋,成为骨细胞,然后类骨质钙化形成骨质,该部位称为骨化中心。最初形成的骨质是由骨小梁构成的原始骨松质,其周围始终有骨原细胞不断分化为成骨细胞进行成骨,使骨组织不断向周边扩展,此时周边的间充质分化成骨膜。接着进入了生长和改建阶段。其外表面以成骨为主,内表面以破骨为主,使颅骨在扩展的同时,不断改变其曲度,以适应脑发育的需要。通过生长和内部改建,出现了由初级骨密质组成的内板和外板及其间由骨松质组成的板障。直至成年才发育完善。

2. 软骨内成骨(endochondral ossification)　先由间充质形成透明软骨雏形,而后软骨继续生长,并逐渐被骨组织所替代。人体的各种长骨和大部分的不规则骨都是以此种方式形成的。下面以长骨为例,说明软骨内成骨的过程(图3-3-16)。

（1）软骨周骨化:是指软骨雏形中段周围部的骨形成。该处的软骨膜以膜内成骨的方式,在软骨中部的表面形成一圈骨组织,称骨领。此时,骨领外周的软骨膜亦相应地成为骨膜。初形成的骨领薄而短,继而不断地增厚并向两端延伸。

（2）软骨内骨化:过程比较复杂,主要包括下列步骤:

1）软骨退化与初级骨化中心形成:在骨领形成的同时,被其包围的软骨细胞肥大并分泌碱性磷酸酶,使其周围的软骨基质迅速钙化。肥大的软骨细胞由于缺乏营养而退化死亡,出现大小不一的腔隙,从而诱导了骨外膜中的血管,连同其周围的破骨细胞和骨原细胞,穿越骨领进入该区。破骨细胞溶解钙化的软骨基质形成许多不规则的腔隙,称原始骨髓腔,此时骨原细胞分化为成骨细胞,并在残留的钙化软骨基质表面成骨。该区即为初级骨化中心。最初形成的骨松质由原始骨小梁搭建而成。

2）骨髓腔的形成与骨的增长:初级骨化中心的原始骨小梁不断被破骨细胞吸收,使之逐渐融合成一个大的骨髓腔,腔内含有血管和骨髓组织。由于初级骨化中心两端的软骨不断生长,紧邻骨髓腔的软骨不断退化,使初级骨化中心的成骨过程从骨干的中心持续向两端推进,同时亦使骨髓腔逐步向两端扩展。此时的长骨,从软骨两端至骨髓腔之间,可依次分出下列4个区(图3-3-17)。

软骨储备区:软骨细胞小而散在分布,基质呈弱嗜碱性,着色浅。

软骨增殖区:软骨细胞较大,通过分裂增生形成的同源细胞群,纵列成软骨细胞柱。

软骨钙化区:软骨细胞肥大,呈空泡状,核固缩,可见退化死亡的软骨细胞留下的大陷窝。基质内钙盐沉着,嗜碱性强,着色深。

成骨区:骨髓腔内的破骨细胞不断破坏钙化的软骨基质,形成纵行的隧道。成骨细胞在残剩的软骨基质表面形成许多原始骨小梁。小梁间的原始骨髓腔中有造血组织及血管,原始骨小梁表面有成骨细胞和破骨细胞附着。

软骨雏形　骨领　初级骨化中心　穿入的血管

关节软骨　次级骨化中心　骨松质

骨骺

骺板

骨干　骨髓腔　密质骨

骨骺　次级骨化中心

骺线

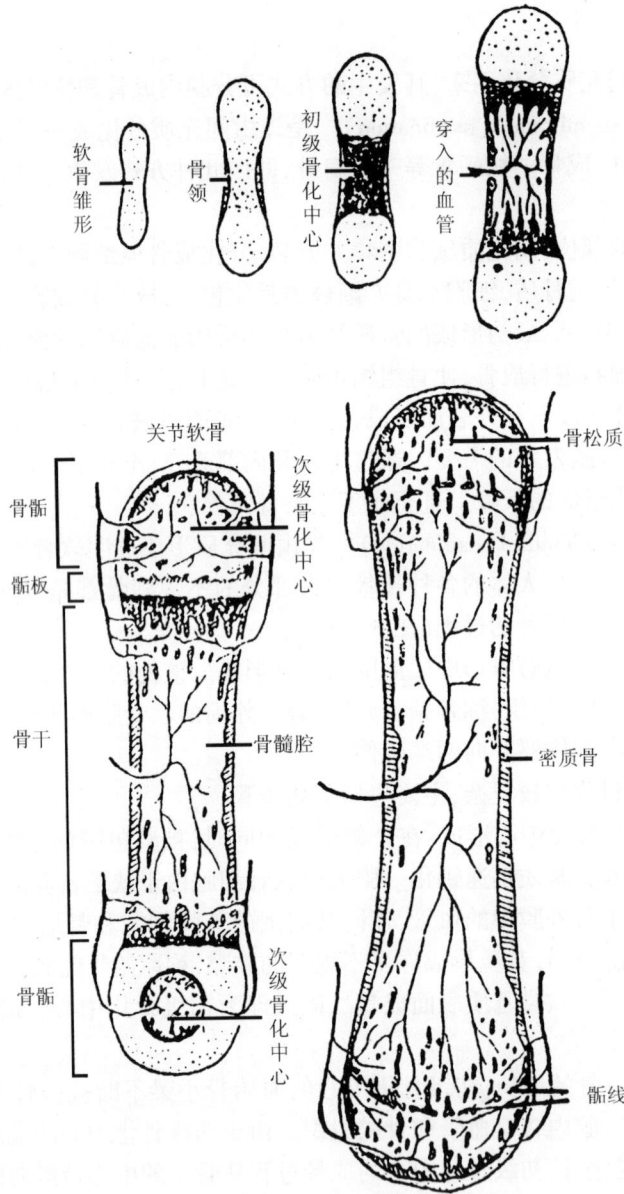

图 3-3-16　软骨内成骨

3) 次级骨化中心出现及骨骺的形成：在出生前后，骨干两端的软骨中央，以类似初级骨化中心的形式形成次级骨化中心，并自中央呈辐射状向四周成骨。最后以原始骨松质取代绝大部分软骨组织，使骨干两端变成骨骺。骺端表面始终保留薄层软骨，即关节软骨。在骨骺与骨干之间亦留有一层软骨，即骺板。在骨生长期中，骺板内的软骨细胞在生长激素和甲状腺素的作用下，向干端侧不断分裂增殖，依次成骨以增加骨的长度，它与初级骨化中心向两端推进成骨的速度保持平衡，故骺板的厚度相对恒定。约至 17～20 岁，随着发育成熟，性腺分泌的性激素增加，抑制了软骨细胞的增殖,骺板完全被骨组织替代,在长骨干、骺之间形成一条致密的线,即骺线。长骨即停止增长。

4)骨单位的形成:约在出生1年后开始形成骨单位。先由破骨细胞顺骨的长轴破坏原有的骨组织,形成一些纵行的沟或隧道。来自骨膜的血管及骨原细胞等随之进入其中,由骨原细胞分化为成骨细胞造骨,先将纵沟封闭成管,再贴于管壁表面,自外向内逐层形成同心圆排列的骨板,构成骨单位。在人的一生中为适应生长、运动和负重的需要,骨单位需不断进行改建,老一代的骨单位不断被新一代骨单位所替代,被破坏而残留的骨单位片段即为间骨板。

(王金茂)

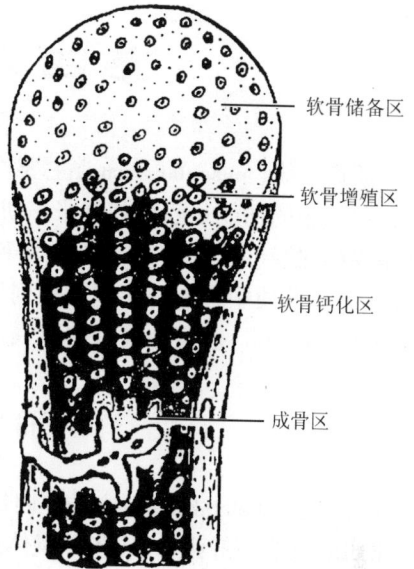

软骨储备区

软骨增殖区

软骨钙化区

成骨区

图 3-3-17 软骨替换为骨质的过程

第四章 肌肉组织

肌肉组织(muscular tissue)主要由肌细胞组成,肌细胞之间有少量结缔组织以及血管和神经。肌细胞的功能是收缩和舒张。肌细胞外形细长,所以又称肌纤维(muscle fiber)。肌细胞的细胞膜称肌膜(sarcolemma),细胞质称肌质(sarcoplasm),滑面内质网称肌质网(sarcoplasmic reticulum)。肌质中含有许多纵向排列的肌丝(myofilament),肌丝是肌纤维舒缩的物质基础。根据结构和功能特点,肌肉分为骨骼肌、心肌和平滑肌三类。

第一节 骨骼肌结构

骨骼肌(skeletal muscle)是体内最多的组织,约占体重的40%。在骨和关节的配合下,通过骨骼肌的收缩和舒张,完成各种躯体运动。骨骼肌由大量成束的肌纤维组成,每条肌纤维就是一个肌细胞。骨骼肌多附着于骨骼上,也可见于内脏器官如食管壁等。骨骼肌收缩有力,属随意肌。骨骼肌纤维有明显的横纹故又称横纹肌。在大多数肌肉中,肌束和肌纤维都呈平行排列,它们两端都和由结缔组织构成的腱相融合,后者附着在骨上。通常四肢的骨骼肌在附着点之间至少要跨过一个关节,通过肌肉的收缩和舒张,就可能引起肢体的屈曲和伸直。各种躯体活动和身体姿势的保持等,都是许多骨骼肌相互配合活动的结果。每根骨骼肌纤维都是一个独立的结构和功能单位,它们至少接受一个运动神经末梢的支配,机体的骨骼肌纤维只有在支配它们的神经纤维有神经冲动传来时,才能进行收缩。因此,人体所有的骨骼肌活动,都是在中枢神经系统的控制下完成的。

每块骨骼肌周围包裹着结缔组织被膜称为肌外膜(epimysium)。肌肉内部被结缔组织分隔成许多肌束,包绕肌束的结缔组织称肌束膜(perimysium)。肌束内有许多平行排列的肌纤维,位于肌纤维之间的少量结缔组织称为肌内膜(endomysium)。

一、骨骼肌纤维的光镜结构

骨骼肌纤维呈长圆柱形,直径10~100μm,长数毫米乃至数十毫米。骨骼肌纤维是多核细胞,一条肌纤维含有几十到几百个细胞核,核呈卵圆形,位于肌膜下,染色较浅,肌质内含有大量与细胞长轴平行排列的肌原纤维(myofibril)。每条肌原纤维上都有明暗相间的带,由于各条肌原纤维的明带和暗带都整齐地排列在同一平面上,因此使肌

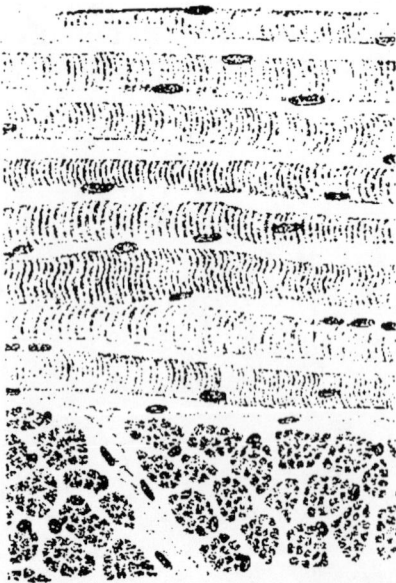

图 3-4-1 骨骼肌

纤维呈现明暗相间的横纹(图3-4-1)。明带又称 I 带(I band),暗带又称 A 带(A band)。I 带约
0.8μm 宽,A 带约 1.5μm 宽。明带中央有一条 Z 线(图3-4-2、图3-4-3),暗带中部色浅,称为 H
带,H 带中部有一条深色的 M 线。相邻两条 Z 线之间的肌原纤维称为肌小节(sarcomere)。故一
个肌小节包括:1/2 I 带 + A 带 + 1/2 I 带,肌小节是骨骼肌纤维收缩和舒张的基本功能单位。

二、骨骼肌纤维的超微结构

1. 肌膜   骨骼肌纤维的细胞膜即为肌膜,其表面覆盖有基膜。肌膜与运动神经纤维的终末
形成运动终板,它是神经纤维将神经冲动传给肌纤维的结构。肌膜在肌纤维横断面的同一水平
上从多个点由表面向肌质内凹陷形成横小管(transverse tubule)(图3-4-2)。

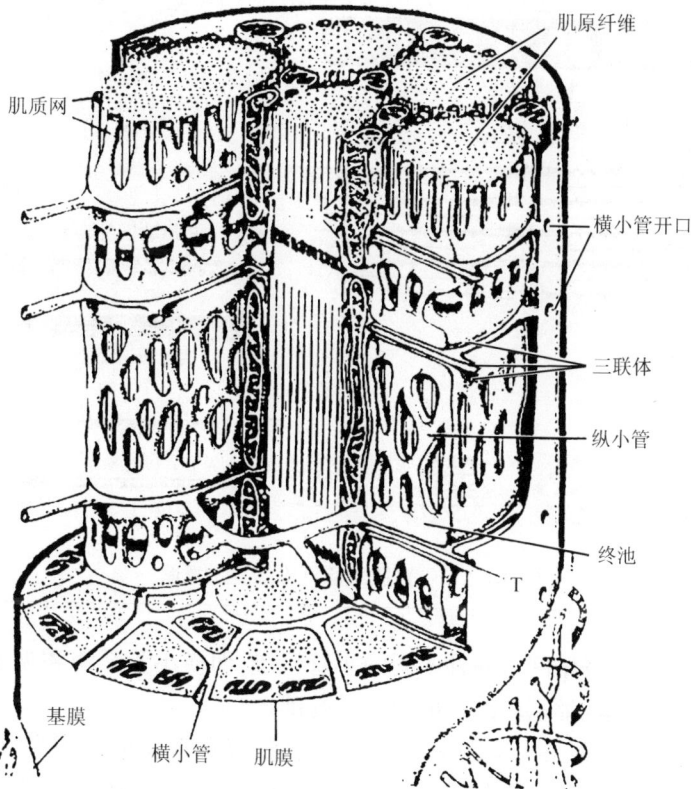

图3-4-2 骨骼肌超微结构模式图

2. 肌原纤维   是由上千条粗、细肌丝有规律地排列而成。粗肌丝(thick myofilament)长约
1.5μm,位于肌节的暗带,中间固定于 M 线上,两端游离。细肌丝(thin myofilament)长约1μm,一
端固定于 Z 线上,另一端游离,插入到粗肌丝之间,可伸达 H 带外缘。因此,I 带仅由细肌丝构
成,H 带仅有粗肌丝,A 带的其余部分既有粗肌丝又有细肌丝。在横切面,每根粗肌丝周围排列
着 6 根细肌丝,每根细肌丝周围有 3 根粗肌丝(图3-4-3)。
3. 肌质网和肌管系统   肌质网是肌纤维内高度发达的滑面内质网。结构上,肌质网呈相互

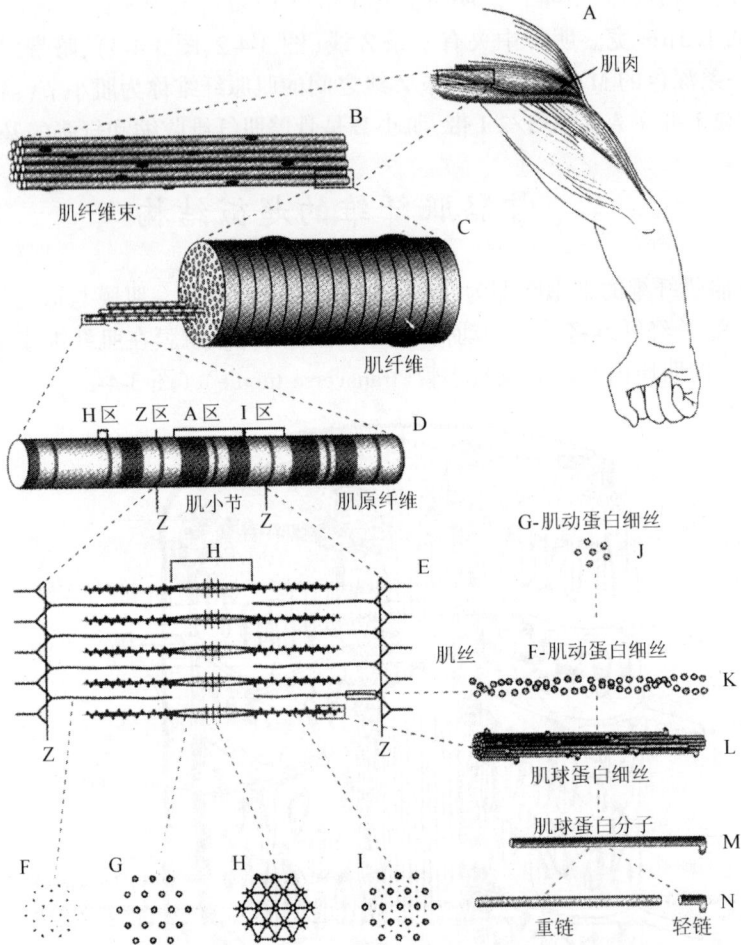

图 3-4-3 骨骼肌肌原纤维结构示意图

吻合的小管和小囊。肌原纤维间有两种不同的小管系统,即横小管系统和纵小管系统。这些肌管系统是骨骼肌兴奋引起收缩耦联过程的形态学基础。

(1) 横小管系统(transverse tabular system,又称 T-系统):T-系统是肌细胞膜从表面横向伸入肌纤维内部的膜小管系统。T-系统在相当于 Z 线水平或明带和暗带交界面的位置由表面凹陷进入细胞内部,伸入到每一肌原纤维之间,反复分支,相互交通,呈盲管状,与细胞外液相通。肌膜的兴奋可通过横小管传到肌细胞内部。

(2) 纵小管系统(longitudinal tubular system):即肌质网(sarcoplasmic reticulum)系统。细胞内肌质网常围绕每条肌原纤维,形成花边样的网,其走行方向和肌细胞纵轴平行。肌质网紧靠横小管处形成特殊的膨大,称为终末池(terminal cistern),它使纵小管以较大的面积和横小管相接近。肌质网内含有浓度大大高于胞质的 Ca^{2+}。目前已经证明,在肌质网膜上存在着 Ca^{2+} 通道,当它开放时,肌质网内的 Ca^{2+} 顺浓度梯度流至胞质;另外,在肌质网膜上还存在着一种 Ca^{2+}-Mg^{2+} 依赖式 ATP 酶(钙泵),在 Ca^{2+} 和 Mg^{2+} 存在的情况下,分解 ATP 以获得能量,将 Ca^{2+} 从肌浆逆浓度差转运到肌质网内腔中。

（3）三联体（triad）：肌质网的终末池与横小管之间存在着特殊的空间关系。每一个横小管和来自两侧的终末池构成复合体，称三联体。横小管与纵小管的膜在三联体结构处并不接触，中间隔一约 12nm 的间隙，故这两种小管的内腔并不相通。

三、肌丝的分子结构

蛋白质占肌肉干重的 75%~80%，与收缩机制有关的蛋白质占肌肉蛋白质的 50%~60%。肌细胞收缩的物质基础是粗、细蛋白质肌丝。

1. 粗肌丝　主要由肌球蛋白（myosin，又称肌凝蛋白）组成。一条粗肌丝中约有 200 个肌球蛋白分子。每个肌球蛋白分子呈双头长杆状，由 6 个多肽链组成，包括 2 条重链（分子质量 200kDa/条）和 4 条轻链（分子质量 20kDa/条）。2 条重链形成双螺旋，在一端折叠成球状构成 2 个肌球蛋白头，其余部分称为肌球蛋白尾部。4 条轻链也参与组成头部，每侧 2 条轻链。肌球蛋白分子的尾部朝向 M 线集束，组成粗肌丝的主干，其头部向外突出；另外，分子的部分双螺旋延伸到粗肌丝主干外，形成与头部相连接的臂部。肌球蛋白分子的头部与臂部一起称为横桥（cross-bridge）。每个横桥具有两个易于弯曲的"关节点"，一个在臂部离开粗肌丝主干处，另一个位于头部与臂部连接处。这两个"关节点"可使头部具有一定的活动范围（图 3-4-4）。肌球蛋白头部具有 ATP 酶活性，可分解 ATP 而获得能量，用于横桥的运动；在一定条件下，头部可与细肌丝上的肌纤蛋白呈可逆性结合。

2. 细肌丝　主要由肌动蛋白（actin，又称肌纤蛋白）、原肌球蛋白（tropomyosin，又称原肌凝蛋白）和肌原蛋白（troponin，又称肌钙蛋白、原宁蛋白）组成（图 3-4-4）。

（1）肌动蛋白：肌动蛋白的单体呈球状（称 G-肌动蛋白），分子质量 42kDa，有极性，每个单体上均有与肌球蛋白结合的位点。许多单体连接成串，形成两股细长的螺旋链。许多 G-肌动蛋白单体以双螺旋聚合成纤维状肌动蛋白（F-肌动蛋白），构成细肌丝的主干。细肌丝上的每个 G-肌动蛋白分子上结合着一个分子的 ADP，一般认为，这些 ADP 分子的结合部位是肌动蛋白与粗肌丝上的横桥结合引起肌肉收缩的活性位点（active site）所在位置。

（2）原肌球蛋白：原肌球蛋白是由较短的双股螺旋多肽组成，分子质量 70kDa。它们端端相连形成长链，嵌于 F-肌动蛋白的两侧螺旋沟内，并与其松散结合。在安静状态下，原肌球蛋白分子位于肌动蛋白的活性位点之上，阻碍横桥与肌动蛋白结合。每个原肌球蛋白分子大约掩盖 7 个活性位点。

（3）肌原蛋白：肌原蛋白是含有 3 个亚单位组成的复合体。3 个亚单位分别简称 TnI、TnT 和 TnC，分别对肌动蛋白、原肌球蛋白和 Ca^{2+} 具有高亲和力。肌原蛋白的作用之一是把原肌球蛋白附着于肌动蛋白上。当细胞内 Ca^{2+} 浓度增高时，肌原蛋白 TnC 与 Ca^{2+} 结合，引起整个肌原蛋白分子构型改变，进而引起原肌球蛋白分子构变，暴露肌动蛋白分子上的活性位点，使肌动蛋白与横桥得以结合。肌原蛋白借 TnT 固定于原肌球蛋白分子上，TnI 是抑制肌动蛋白与肌球蛋白相互作用的亚单位，TnC 能与 Ca^{2+} 结合，结合后能使 TnI 移位。

上述的肌球蛋白和肌动蛋白与肌肉收缩过程直接相关，故合称为肌细胞的收缩蛋白质。原肌球蛋白和肌原蛋白不直接参与肌丝间的相互作用，只影响和控制收缩蛋白质之间的相互作用，

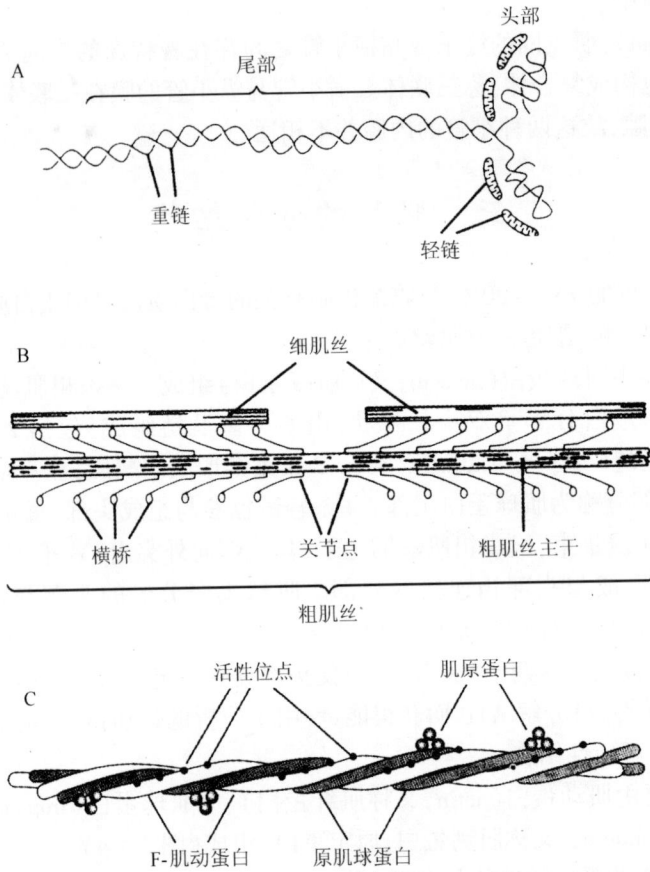

图 3-4-4　粗肌丝和细肌丝的组成

A. 肌球蛋白分子；B. 许多肌球蛋白分子组成粗肌丝；C. 细肌丝的组成成分

故合称为调节蛋白质。

第二节　心肌的结构

一、心肌纤维的光镜结构

心肌(cardiac muscle)分布于心脏和邻近大血管。其收缩呈节律性,属不随意肌。

心肌纤维呈分支短杆状,并相连成网,连接处染色较深称为闰盘(intercalated disk)。心肌也属横纹肌,但横纹不如骨骼肌明显。心肌纤维细胞内有核1~2个,长圆形,位于心肌纤维中央(图3-4-5)。心肌纤维的细胞质比较丰富,多聚在核的两端,内含丰富的线粒体、糖原及少量脂滴和脂褐素,后者为溶酶体的残余体,随年龄增长而增多。心肌肌原纤维不如骨骼肌发达,横断面上核周色浅,肌原纤维在外周部分较多,并呈放射状排列。

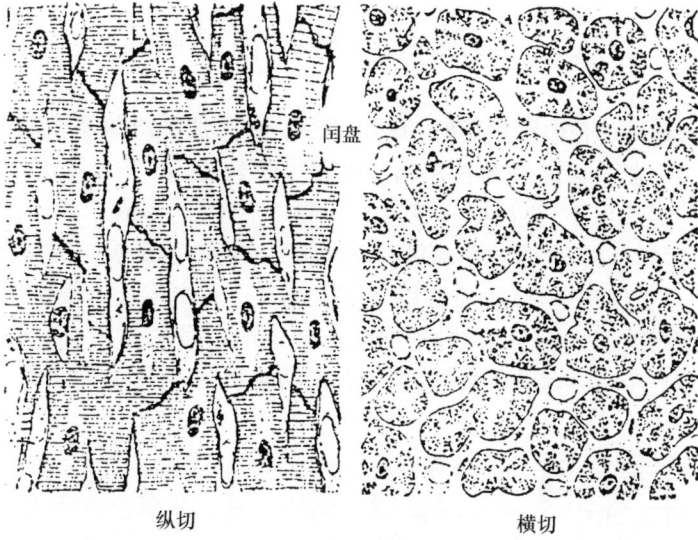

纵切　　　　　　　　　横切

图 3-4-5　心肌

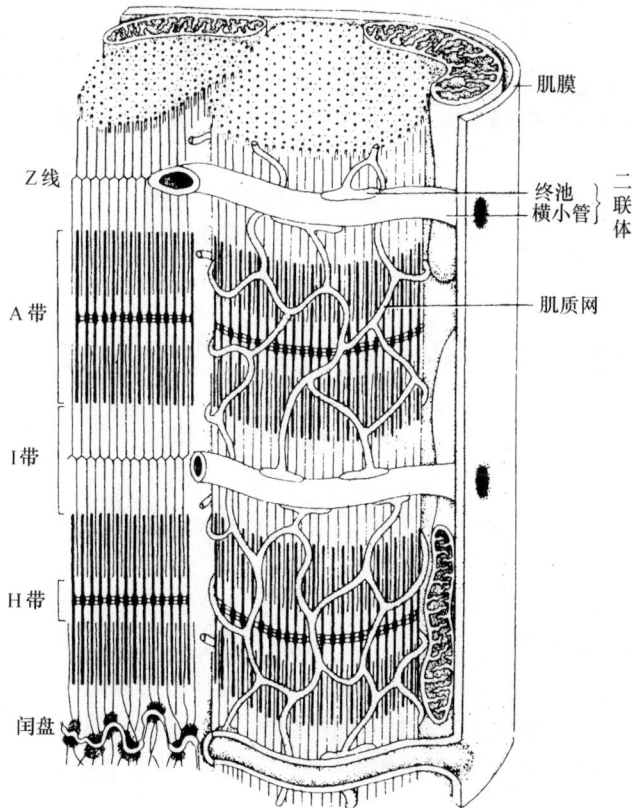

图 3-4-6　心肌纤维超微结构示意图

二、心肌纤维的超微结构

心肌纤维的超微结构与骨骼肌相近似,但有以下特点:①肌原纤维不仅较少且大小不规则,为粗细不等的肌丝束。肌丝束间线粒体丰富。②横小管较粗,位于 Z 线水平。③肌质网较稀疏,纵小管不甚发达,终池扁小,往往横小管只与一侧终池相贴,形成二联体(diad)(图 3-4-6)。因此,心肌纤维的 Ca^{2+} 储备较少,收缩活动更易受细胞外液钙浓度影响。④心肌细胞两端相互连接处形成闰盘,它位于 Z 线水平,呈阶梯状相嵌(图 3-4-7),其中连接的横向部分有中间连接和桥粒,有加固连接的作用;纵向部分有缝隙连接,起传递电信号的作用,以保证心肌同步收缩。⑤在心房肌纤维的胞质中有一些分泌颗粒,内含心房钠尿肽,具有排钠利尿等功能。

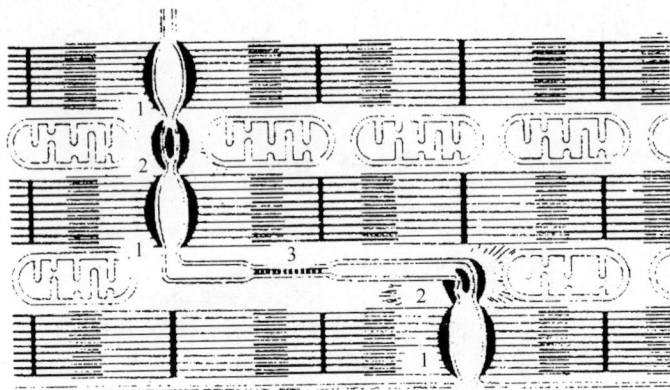

图 3-4-7　心肌闰盘超微结构示意图
1. 桥粒;2. 中间连接;3. 缝隙连接

第三节　平滑肌的结构和生理特性

一、平滑肌的结构

平滑肌(smooth muscle)广泛分布于人体的消化、呼吸、血管、泌尿和生殖等系统。收缩呈阵发性,缓慢而持久,属不随意肌。

与横纹肌不同,平滑肌是一组异质性结构,它们不论在形态学排列和生理学特性等方面,都表现出明显的不一致,如在胃肠道、血管、子宫、输精管等处,平滑肌排列成层,而在脾和某些腺体等处则以独立成分存在。有些器官(如胃肠道)的平滑肌具有自发产生兴奋的特性,而有些平滑肌则不产生自发兴奋。同一种体液因素对不同部位的平滑肌可能具有不同的作用。因此,很难对平滑肌的基本特性做出概括,但其在结构和生理特性方面具有某些基本的共同点。

(一) 平滑肌纤维的光镜结构

平滑肌纤维可单独、成束或成层分布,外形呈梭形,无横纹,有一个长椭圆形细胞核,位居中央,其长轴与细胞长轴一致,核两端的肌质较丰富(图 3-4-8),收缩时核呈螺旋形扭曲。不同器官的平滑肌纤维大小不一,直径约 2～5μm,长度 20～500μm,均远较骨骼肌细胞小。横切面上平滑肌纤维为大小不等的圆形断面,大者中央切到细胞核,小者无核。

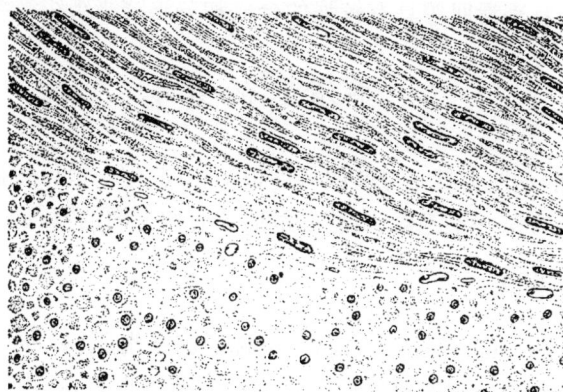

图 3-4-8　平滑肌纤维的光镜结构横式图

(二)平滑肌纤维的超微结构

平滑肌纤维的细胞膜向内凹陷只形成小凹(图 3-4-9),未形成横小管。肌质网不发达,只形成小管泡状结构,分布于肌膜下和小凹附近。细胞核的两端为肌质丰富区,其中含较多的细胞器和内含物,如线粒体、高尔基复合体、粗面内质网、游离核糖体、糖原及少量脂滴。平滑肌纤维也有粗细肌丝以及发达的细胞骨架。细胞骨架包括分布于肌膜内表面的密斑、分布于胞质中的密体和连接于两者间的中间丝,三者形成菱形网架结构。粗肌丝和细肌丝形成肌丝束。细肌丝一端固定于密体或密斑,另一端游离。粗肌丝均匀分布于细肌丝之间。若干粗肌丝和细肌丝聚集成一个肌丝单位。肌丝的分子组成与骨骼肌基本相似,粗细肌丝的滑行也是造成平滑肌收缩的机制。由于细胞骨架在细胞膜上的固着点呈规律性的螺旋状分布,当肌丝滑行时,骨架的收缩使平滑肌纤维呈螺旋形扭曲,扭曲使平滑肌纤维长轴缩短。

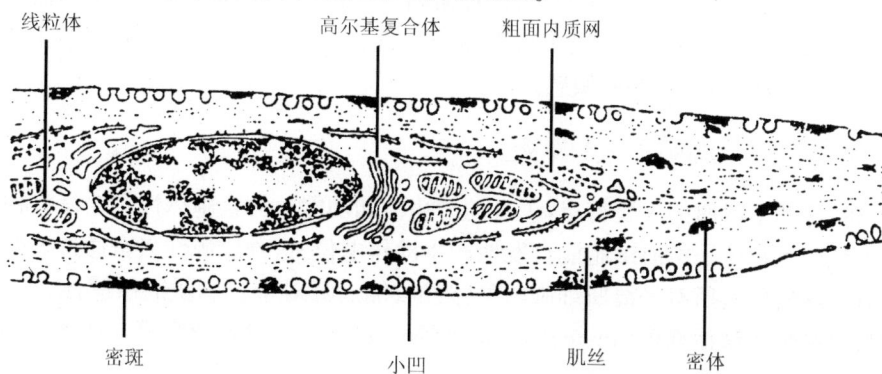

图 3-4-9　平滑肌超微结构模式图

平滑肌纤维之间可借助缝隙连接传递信息。肌膜外侧也有基膜,基膜中的网状纤维可将平滑肌纤维收缩时的张力传导至周围结缔组织和邻近平滑肌纤维。平滑肌接受自主神经支配,也可受激素、化学介质如去甲肾上腺素、前列腺素、5-羟色胺等的刺激以及机械刺激引发收缩。某些平滑肌如妊娠状态的子宫平滑肌等具有较强的合成和分泌结缔组织纤维和基质的功能。

二、平滑肌的分类

尽管各种器官、组织的不同类型平滑肌的特性很不相同,但一般可根据它们的形态与功能特性分为两类。但这种分类方法并不绝对,有些平滑肌兼有两方面的特点而难于归入某一类。

(一) 单个单位平滑肌

单个单位平滑肌(single-unit smooth muscle)也称内脏平滑肌(visceral smooth muscle),如胃肠道、子宫、输尿管等的平滑肌。这类平滑肌能自动产生节律性兴奋,由于细胞间存在着许多缝隙连接,兴奋可迅速传播到周围细胞,使许多平滑肌细胞像一个单元一样进行整体性收缩,功能上为一合体细胞。只有少量细胞受自主性神经支配,能对牵拉起反应而产生主动张力。

(二) 多单位平滑肌

多单位平滑肌(multi-unit smooth muscle)如竖毛肌、虹膜肌、睫状肌、大气管和大血管等的平滑肌。这类平滑肌常离散分布,一般细胞之间无直接联系,各细胞在活动时各自独立,并受自主性神经纤维末梢的支配或体液因素的影响。

三、平滑肌的生理特性

如前所述,平滑肌是一组形态和功能特性差异较大的异质性结构。但在生理特性上存在着一些共同点:①平滑肌收缩缓慢而持久。由于横桥头部的ATP酶活性低下,横桥与肌动蛋白结合、解离、再结合的循环速率大大低于骨骼肌(为骨骼肌的 1/10~1/300)。因此,仅需要 1/10~1/300 的能量即可维持与骨骼肌同样的张力,收缩和舒张过程大多进行缓慢(一般需 1~3 秒,变化范围 0.2~30 秒)。②它们的神经支配全部是自主性神经。③对各种体液因素(如激素、外来药物、酸碱度和渗透性等)较骨骼肌敏感。

(一) 单个单位平滑肌的生理特性

如前所述,这类平滑肌的主要特点:①自动节律性和功能上的合胞体性。在没有神经或激素作用下,大多数单个单位平滑肌细胞能自发地产生动作电位,这种肌源性兴奋通过缝隙连接在肌细胞之间迅速传播,引起所有平滑肌细胞的整体性收缩。②对牵拉刺激的敏感性。平滑肌细胞受到牵拉时,引起牵张激活通道(stretch-activated channel)开放,导致细胞膜去极化。如去极化达到阈电位,则也可使细胞产生动作电位并扩布,导致平滑肌收缩。以消化道平滑肌为代表,其一般生理特性和电生理特性详见消化和吸收章节。

（二）多单位平滑肌的生理特性

这类平滑肌通常没有或很少有自发活动,它们的活动常不是肌源性的,而是神经源性的,即由支配它们的自主性神经冲动所引起,且细胞与细胞之间基本上无缝隙连接。这些细胞一般无产生动作电位的能力,当神经递质或体液因素作用于平滑肌细胞时,通过相应的受体使肌膜 Na^+ 或 Ca^{2+} 通道开放,引起不同程度的去极化,即可产生不同程度的收缩;通过关闭 Na^+ 或 Ca^{2+} 通道,引起不同程度的超极化,则产生不同程度的抑制(或兴奋性降低)。在有些平滑肌中,激素或药物引起的收缩和舒张甚至不出现膜电位的改变,可能的机制是,当体液因子与膜上受体作用后,并不开放膜上的离子通道,而是引起肌纤维的内部变化,如促进肌质网中 Ca^{2+} 的释放,进而导致肌肉收缩;激活腺苷酸环化酶或鸟苷酸环化酶,导致 cAMP 或 cGMP 增加,再通过抑制使引起肌肉收缩酶的磷酸化程度改变(如肌质网上的钙泵激活),细胞内 Ca^{2+} 浓度降低,肌肉收缩抑制。

四、平滑肌的收缩机制

平滑肌细胞膜不内凹形成横小管,但可形成烧瓶状凹陷;且肌质网极不发达,其膜上钙泵的 ATP 酶活性低下,无三联体结构。平滑肌细胞内存在着粗、细肌丝,但排列不整齐,因此不表现显微镜下的横纹,也无肌小节结构。粗肌丝主要由肌球蛋白组成,粗细不均,横桥头部的 ATP 酶活性低。细肌丝含有肌动蛋白和原肌球蛋白,无肌原蛋白,但平滑肌细胞内存在着钙调蛋白(calmodulin),这是一种与肌原蛋白结构类似的钙结合蛋白,因此功能上也可能相仿。细胞内还存在着一种钙调蛋白结合蛋白(caldesmon),肌质低 Ca^{2+} 时,其对肌球蛋白 ATP 酶有抑制作用,可能参与调节平滑肌的收缩。平滑肌中细肌丝与粗肌丝之比(12~18：1)大大超过骨骼肌和心肌(2：1)。在平滑肌细胞内有许多致密体(dense body,也叫密体),为梭形结构,细肌丝排列成束插入致密体,位于两个相邻致密体之间的细肌丝中有粗肌丝重叠(图 3-4-10)。据认为,这种收缩单位类似于骨骼肌,致密体可能起着骨骼肌中 Z 线的作用。

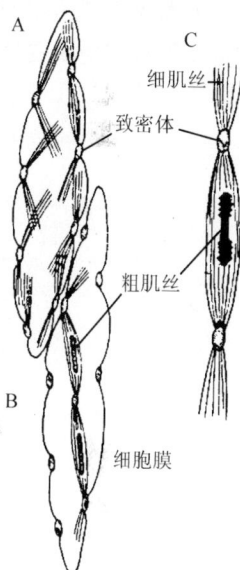

图 3-4-10　平滑肌细胞
结构示意图

A. 表示细肌丝从致密体发出;B 和 C. 表示粗、细肌丝
之间的关系

平滑肌细胞受刺激时,细胞外 Ca^{2+} 进入膜内,但细胞中靠近肌膜的肌质网也构成了细胞内 Ca^{2+} 储存库。一些兴奋性递质、激素或药物同肌膜受体结合时,可通过 G 蛋白在胞质中产生第二信使,引起 Ca^{2+} 库中的 Ca^{2+} 释出。但平滑肌的细肌丝中不存在肌原蛋白,因而 Ca^{2+} 引起平滑肌细胞中粗、细肌丝相互滑行的横桥循环与骨骼肌不同。目前认为,横桥的激活开始于它的磷酸化,而这又依赖一种称为肌凝蛋白激酶的活化,其过程是 Ca^{2+} 先结合于胞浆中的钙调蛋白,后者结合了 4 个 Ca^{2+} 之后才使肌球蛋白激酶活化,使 ATP 分解,由此产生的磷酸基结合于横桥并使横桥处于高自由能状态。比起骨骼肌来,平滑肌横桥激活的机制需要较长的时间,这可能与平滑肌收缩缓慢有关。

五、平滑肌活动的控制

与平滑肌本身的特性具有多样性一样，它们的活动所受的调控是多种多样的，不像骨骼肌那样单纯。大多数平滑肌接受来自自主神经系统的神经支配，其中除小动脉一般只接受交感系统一种外来神经支配外，其他器官的平滑肌通常接受交感和副交感两种神经支配。此外，平滑肌组织，特别是消化道平滑肌肌层中还有内在神经丛存在，后者可接受外来神经的影响；但神经丛中还发现有局部传入性神经元，提示经局部神经丛就可引起各种反射。支配平滑肌的外来神经纤维在进入靶组织时多次分支，分支上每隔一定距离出现一个膨大，呈念珠状，称为曲线体（varicosity），其中含有分泌囊胞，它们在神经冲动到达时释放其中递质或其他神经活性物质。每个曲线体和靶细胞的距离亦不固定，平均约为 80nm，这说明由神经末梢释放出来的递质分子要扩散较远距离才能到达靶细胞，而靶细胞和神经末梢之间的关系也不是固定的，凡是递质分子可以到达而又具有该递质受体的平滑肌细胞，都可接受外来神经的影响。

（王金茂 夏 强）

第五章　神经组织

神经组织(nerve tissue)由神经细胞(nerve cell)和神经胶质(neuroglia)构成。神经细胞是神经系统的结构和功能单位,又称神经元(neuron)。人体内含有100多亿个神经元,具有接受刺激和传导冲动的功能。有的神经元还具有内分泌功能,称为神经分泌神经元(neurosecretory neuron)。单个神经元不能独立发挥作用,必须由几个神经元甚至众多的神经元通过相互之间的接触点——突触(synapse)形成简单或复杂的反射弧,而产生各种神经冲动。神经胶质的数量比神经元更多,对神经元起支持、营养、绝缘和防御等作用,以保证神经元的功能。这两种细胞虽在形态上和功能上有所不同,但它们又是密切相关的统一体。

神经系统主要由神经组织构成,分为中枢神经系统(脑和脊髓)和周围神经系统(神经和神经节)。脑和脊髓包括两部分,脑的皮质(脊髓的灰质)主要由神经元的胞体及其突起和神经胶质组成,白质则主要由神经纤维和神经胶质组成(图3-5-1)。

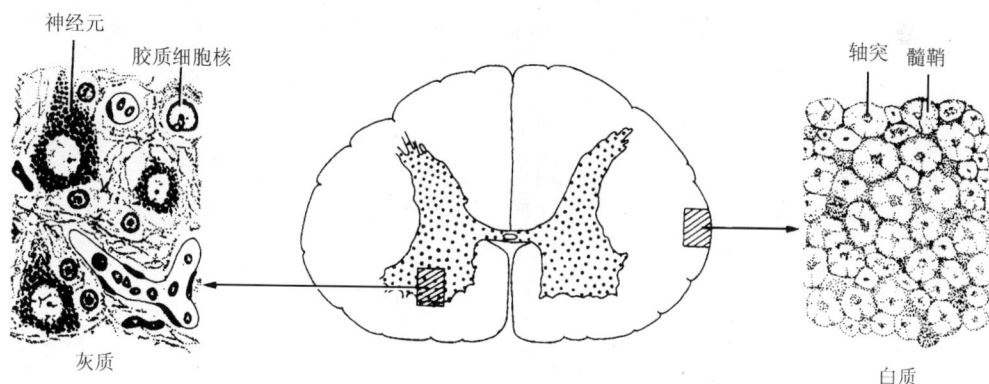

图 3-5-1　脊髓(横切)

第一节　神　经　元

神经元是神经组织的主要成分,是一种多突起的细胞,其大小不一,形态多样,可分为胞体(cell body)和突起两部分。突起又可分为树突(dendrite)和轴突(axon)两种。通常神经元由树突或胞体接受刺激,再由轴突将冲动传递给下一个神经元或效应器(图3-5-2)。

一、神经元的结构

1. 胞体　为细胞除突起以外的部分,位于中枢神经系统内脑皮质或脊髓灰质以及周围神经系统的神经节内。胞体大小不一,一般直径为 $4\sim120\mu m$,形态各异,可呈圆形、锥体形、梭形和星

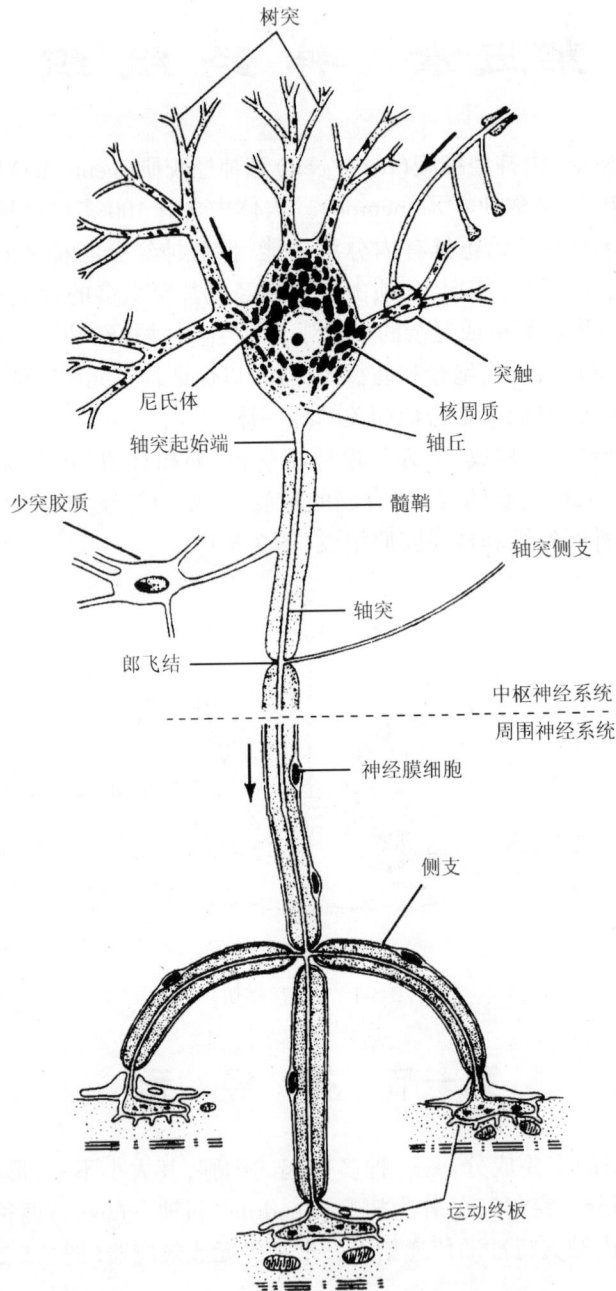

图 3-5-2 神经元结构模式图

形等。神经元的胞体是细胞的代谢和营养中心,同时也有接受刺激的作用。

（1）细胞膜:为单位膜。其膜蛋白在种类、数量、结构和功能上有所不同,有的膜蛋白是离子通道（ionic channel）,按所通过的离子分别称作钠通道、钾通道、钙通道等;还有的膜蛋白是受体（receptor）,可与相应的化学物质（神经递质）结合,使离子通道开放,膜的离子通透性及膜内外电位差发生改变,产生神经冲动。神经元的细胞膜是接受刺激、产生和传导冲动的场所。

（2）细胞核：神经元的细胞核大而圆,位于胞体的中央,染色质细小,以常染色质为主,故着色浅,核仁大而圆,核膜清楚。

（3）细胞质：又称核周质(perikaryon),为胞体内核周围的细胞质,除了含有一般的细胞器如线粒体、高尔基复合体等以外,尚有一些特殊的结构：

1）尼氏体(Nissl body)：光镜下为颗粒状或斑块状的嗜碱性物质,分布于核周细胞质及树突内,而轴突内缺如。电镜下可见尼氏体由许多规则的平行排列的粗面内质网和散在于其间的游离核糖体所组成。尼氏体的功能是合成结构蛋白和分泌蛋白,其形状、数量和分布随不同的神经元而异。代谢功能旺盛的神经元尼氏体特别丰富。大神经元尤其是运动神经元的尼氏体多而粗大,呈斑块状,犹如虎皮样花斑,故又称虎斑；小神经元的尼氏体小而少,呈颗粒状,散在分布。当神经元受到损伤或过度疲劳时,尼氏体可减少、解体甚至消失,使神经元中蛋白质耗竭。在损伤或疲劳恢复过程中,尼氏体又重新出现、增多,并可至正常水平。故尼氏体可作为神经元功能状态的标志。

2）神经原纤维(neurofibril)：在银染切片中,神经元胞体内有棕黑色交织成网的细丝,并向树突和轴突延伸。电镜下神经原纤维是由许多神经丝(neurofilament)和神经微管(neuro-tubule)组成。神经丝直径约10nm,为中间丝的一种,多聚集成束,并与神经微管交叉排列成网。神经原纤维作为神经元的细胞支架,以维持细胞的形态,同时还参与神经元内物质的运输(图3-5-3)。

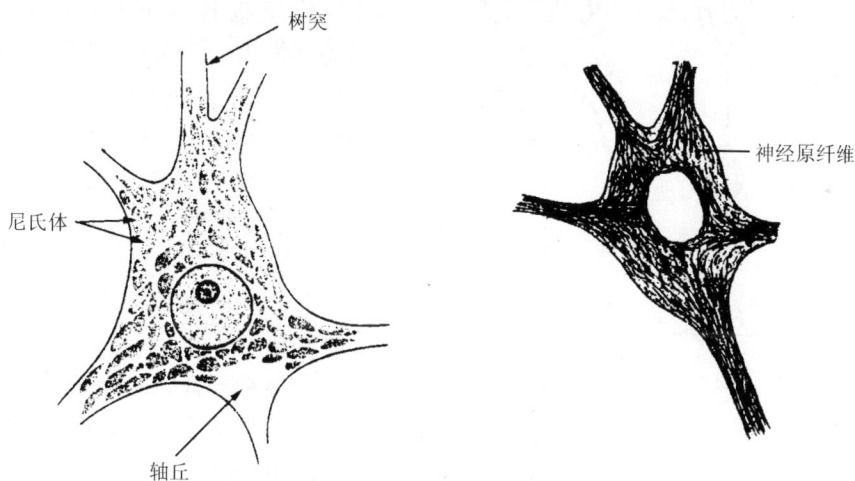

图 3-5-3　神经元胞体结构模式图

3）色素：最常见的是脂褐素,为棕黄色,随年龄的增长而增多。

2. 树突　每个神经元从胞体发出一至多个树突,其起始部分较粗,经反复分支逐渐变细,形如树枝状。树突内细胞质的结构与核周质相似。树突分支表面粗糙,常见许多棘状的小突起,称为树突棘(dendritic spine),它是神经元之间形成突触的主要部位。树突具有接受刺激和传导冲动的功能,树突的分支及树突棘则扩大了神经元接受刺激的表面积。

3. 轴突　每个神经元只有一个轴突,从胞体发出,起始部多呈圆锥形,称轴丘(axon hill-ock),此区与轴突内均无尼氏体,在光镜下染色淡。轴突一般比树突细,分支较少,可见侧支呈直角发出。轴突末端分支较多并膨大,形成轴突终末。轴突的长短不一,短的仅数微米,如某些中间神经元;长的可达1米以上,如脊髓前角的运动神经元。轴突表面的胞膜称轴膜(axolemma),其内的胞质称轴质(axoplasm)。轴质内有许多与轴突平行的神经微管、神经丝以及线粒体、滑面内质网、多泡体等。轴突具有传导神经冲动的功能,可将冲动传递给其他神经元或效应器。

轴突运输(axonal transport) 轴突内的物质是流动的,其内的物质运输称为轴突运输。神经元的胞体和轴突在结构和功能上是一个连续的整体,两者之间必须经常进行物质运输和交换。合成神经递质所需的酶、含有神经递质的小泡及其轴膜更新所需的蛋白质以较快的速度从胞体向轴突终末运输(100~400mm/d),称为快速顺向轴突运输;胞体内新合成的蛋白质结构如神经丝、神经微管等缓慢地移向轴突终末(0.1~0.4mm/d),称为慢速顺向轴突运输。反之,轴突终末内陈旧的细胞器、代谢产物、轴突终末摄取的物质或某些病毒等形成的小泡和多泡体逆行向胞体运输(100~300mm/d),称快速逆向轴突运输。

二、神经元的分类

神经元的分类方法很多,常以神经元的突起数目、轴突长度、胞体形态、功能及所释放的神经递质进行分类:

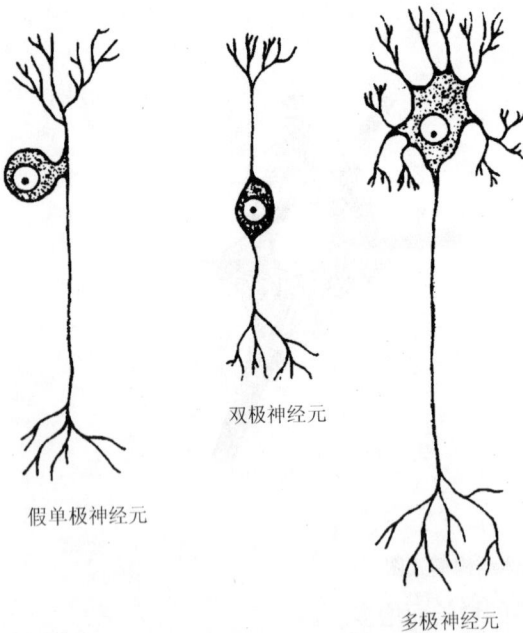

双极神经元

假单极神经元

多极神经元

图3-5-4 几种神经元的形态模式图

1. 根据神经元突起数目的分类

(1) 假单极神经元(pseudounipolar neuron):从胞体发出一个突起,至距胞体不远处呈"T"形分为两支,一支进入中枢神经系统,称中枢突(central process);另一支分布到外周的其他器官和组织,称周围突(peripheral process),如脊神经节内的感觉神经元。

(2) 双极神经元(bipolar neuron):从胞体两端分别发出一个树突和一个轴突,如视网膜内的双极神经元。

(3) 多极神经元(multipolar neuron):具有多个树突和一个轴突,是人体中最多的一种神经元,如脊髓前角的运动神经元(图3-5-4)。

2. 根据轴突长短的分类

(1) 高尔基Ⅰ型神经元(Golgi type Ⅰ neuron):为具有长轴突的大神经元,最长的轴突可达1m以上,如脊髓前角的运动神经元。

(2) 高尔基Ⅱ型神经元(Golgi type Ⅱ neuron):为轴突较短的小神经元,最短的轴突仅数微米,如某些中间神经元。

3. 根据神经元功能的分类

(1) 感觉神经元(sensory neuron):又称传入神经元,是接受刺激、将神经冲动传递给中枢的神经元。常为假单极神经元,其胞体在脑、脊神经节内,突起构成周围神经的传入神经,如脊神经节内的感觉神经元。

（2）运动神经元（motor neuron）：又称传出神经元，是将神经冲动传递给肌肉或腺体，产生效应的神经元，常为多极神经元。其胞体在脑的皮质、脊髓的灰质或自主神经节内，突起则参与中枢神经系统白质和周围神经的组成，如脊髓前角的运动神经元。

（3）中间神经元（interneuron）：介于前两种神经元之间，是在神经元之间起联络作用的神经元，常为多极神经元。其胞体位于脑的皮质、脊髓的灰质或自主神经节内，突起往往较短，主要终止在局部的灰质内与邻近神经元连接，如大脑皮质的小锥体细胞。动物种系进化程度越高，中间神经元数量越多。人类的神经系统中，中间神经元最多，达总数的 99% 左右，能完成极为复杂的联络功能，如进行思维等高级神经活动。

4. 根据神经元所释放神经递质的分类

（1）胆碱能神经元（cholinergic neuron）：该神经元的轴突终末能释放乙酰胆碱，如脊髓前角的运动神经元。

（2）胺能神经元（aminergic neuron）：能释放肾上腺素、去甲肾上腺素、多巴胺等物质，如交感神经节内的神经元。

（3）氨基酸能神经元：能释放谷氨酸、甘氨酸、γ-氨基丁酸等，如大脑皮质的中间神经元。

（4）肽能神经元（peptidergic neuron）：能释放脑啡肽、内啡肽、P 物质等肽类物质，如肌间神经丛的神经元。

另外，根据神经元胞体形态的不同，可分为锥体细胞、星形细胞及梭形细胞等。根据神经元引起其他神经元或效应器兴奋或抑制又可分为兴奋性神经元和抑制性神经元。所以，每个神经元可以从不同的角度来进行分类。

三、突　触

突触是神经元与神经元或与非神经细胞之间的特殊的连接结构，可以传递信息，进行细胞与细胞之间的联系。突触的形式多样，按照形成突触的部位而命名，最常见的是轴-树突触和轴-体突触，此外，还有轴-轴突触、树-树突触和体-树突触等。突触可分为两类：化学突触（chemical synapse）以化学物质（神经递质）作为传递信息的媒介，而电突触（electrical synapse）则以电流（电信号）作为通讯联络的方式。

1. 化学突触　大多数神经元之间的突触为化学突触。光镜下多见轴突终末呈球状、扣状或小结状膨大，附在另一个神经元的胞体或树突表面，称突触结（synaptic bouton），银染时为棕黑色的环扣状结构。电镜下包括突触前成分（presynaptic element）、突触间隙（synaptic space）和突触后成分（postsynaptic element）三部分。突触前、后成分彼此相对的胞膜分别称为突触前膜（presynaptic membrane）和突触后膜（postsynaptic membrane），两膜均略增厚，中间留有 15~30nm 的间隙，即突触间隙。突触前成分常为前一个神经元的轴突终末，其内靠近突触前膜的轴质内有许多含有神经递质的突触小泡（synaptic vesicle）、线粒体、滑面内质网、神经丝和神经微管等，突触后膜上有神经递质的受体和离子导体（图 3-5-5）。

突触小泡大小不一，直径 20~65nm，形态多样，内含各种神经递质。神经递质分为两大类：一类是肽类递质，又称神经肽；另一类是非肽类递质，如乙酰胆碱、单胺类（包括肾上腺素和去甲

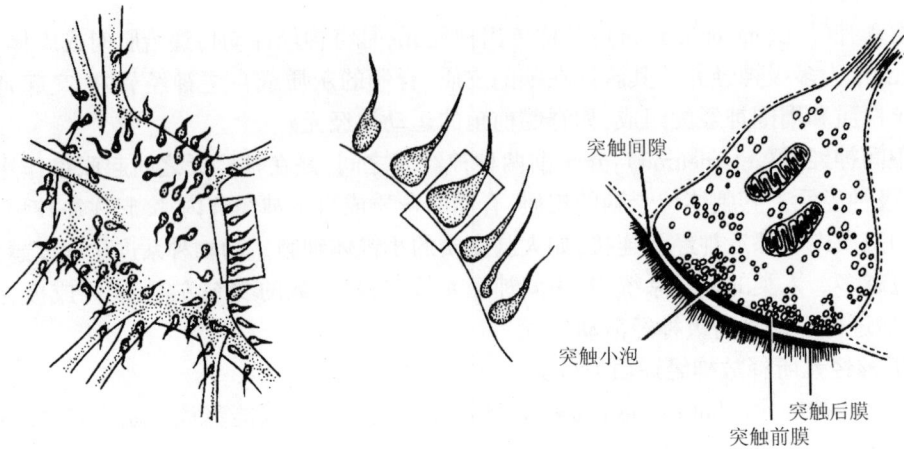

图 3-5-5　突触结构示意图

肾上腺素等)和某些氨基酸。含递质的突触小泡通过轴突的快速顺向运输到达轴突终末。

当神经冲动传至突触前膜时,突触小泡以胞吐方式将神经递质释放到突触间隙,作用于突触后膜上的特异性受体,两者结合从而改变了膜的离子通透性,引起突触后膜的兴奋性或抑制性变化,进而引起突触后成分乃至后一个神经元兴奋或抑制。引起突触后膜兴奋的突触称**兴奋性突触**(excitatory synapse);反之,引起突触后膜抑制的突触称为**抑制性突触**(inhibitory synapse)。神经递质在产生上述效应后,立即被相应的酶分解而失去活性,这样才能保证突触传递冲动的敏感性。因此,由神经递质所传递的冲动是单向性的。

2. 电突触　前、后两个神经元的细胞膜相接触处呈缝隙连接的结构,故能以电冲动的方式传递信息,不需要神经递质的参与,且冲动的传导是双向性的。

第二节　神经胶质

神经胶质又称神经胶质细胞(neuroglial cell),广泛分布于中枢和周围神经系统,数量远比神经元多,常位于血管、神经元的胞体和突起周围。在 HE 染色切片中只能显示神经胶质核,用镀银法可显示各种神经胶质的整体形态(图 3-5-6)。神经胶质是一类多突起的细胞,但其突起不分树突和轴突。其胞体较小,无尼氏体,保持分裂能力,对神经元起着支持、营养、保护、形成髓鞘、绝缘和修复等作用。

一、中枢神经系统的神经胶质细胞

1. 星形胶质细胞(astrocyte)　是神经胶质中体积最大、数量最多的一种细胞。胞体呈星形,核大,呈圆形或椭圆形,染色质细小分散,染色较浅,由胞体伸出许多突起,有些较粗的突起末端膨大形成脚板(end feet),贴附在毛细血管壁上。星形胶质可分为纤维性和原浆性两种:

(1) **纤维性星形胶质细胞**(fibrous astrocyte):多分布于脑和脊髓的白质内,夹在神经纤维之

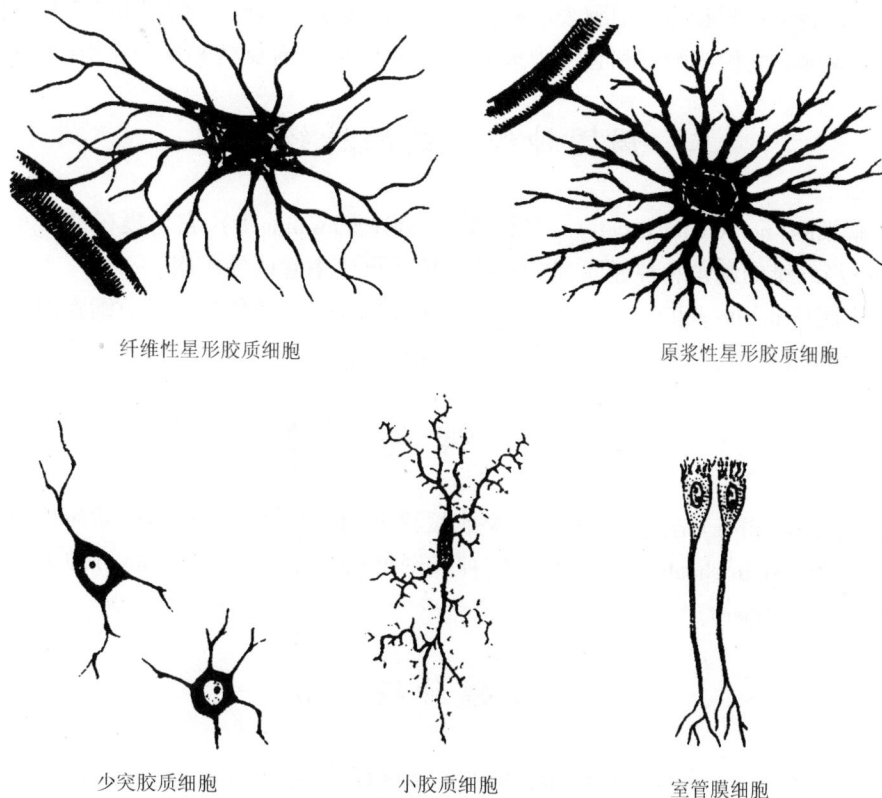

纤维性星形胶质细胞 原浆性星形胶质细胞

少突胶质细胞 小胶质细胞 室管膜细胞

图 3-5-6 中枢神经系统神经胶质模式图

间。从胞体发出的突起呈放射状,细而长,分支不多,表面光滑,胞质内有许多胶质丝(glial fila-ment)。

（2）原浆性星形胶质细胞(protoplasmic astrocyte)：多分布于中枢神经系统的灰质中。细胞的突起粗而短,表面不光滑,分支多,胞质内胶质丝较少。

星形胶质在中枢神经系统内起支持作用。其突起呈薄膜状,覆盖在神经元的胞体及突起周围构成胶质膜,可防止神经递质扩散,在传导过程中起绝缘作用。突起末端的脚板包围着毛细血管,能将血液中的营养物质转运给神经元,神经元的代谢产物亦经此结构转运入血液。中枢神经系统受损伤时,常由星形胶质增生修复。

2. 少突胶质细胞(oligodendrocyte)　分布于中枢灰质内的神经元胞体和白质内的有髓神经纤维周围。数量多,胞体较小,呈梨形或椭圆形,突起较少,细胞器较多。中枢神经系统有髓神经纤维的髓鞘由少突胶质形成。

3. 小胶质细胞(microglia)　分布于中枢的灰质和白质中。数量较少,胞体小,呈细长或椭圆形,核染色质致密,染色深,胞质少,从胞体发出两个或多个突起,细长而有分支,表面有许多小棘突。电镜下可见胞质内有较多溶酶体和吞饮小泡。小胶质由血液中的单核细胞衍变而来,可转变为巨噬细胞,有吞噬功能,属单核-吞噬细胞系统。

4. 室管膜细胞(ependymal cell)　是来源于胚胎期神经管内面的细胞,呈单层立方或柱状,排列于脑室和脊髓中央管腔面。细胞表面有微绒毛和纤毛突入管腔。细胞基部常有细长的突起伸入脑和脊髓深部。它构成脑室和脊髓中央管的内衬上皮,具有支持和保护作用(图 3-5-6)。

二、周围神经系统的神经胶质

1. 神经膜细胞(neurolemmal cell) 又称施万细胞(Schwanncell),它包裹在神经元突起的周围形成周围神经纤维的髓鞘和神经膜;此外,其在神经再生中起诱导作用。

2. 卫星细胞(satellite cell) 又称被囊细胞(capsular cell),是环绕神经节细胞胞体周围的扁平小细胞,核圆或椭圆形,染色较深。具有营养和保护功能。

第三节 神经纤维

神经纤维(nerve fiber)是由神经元的轴突或长树突和包在外面的神经胶质所构成。根据神经纤维有无髓鞘(myelin sheath),可分为有髓神经纤维(myelinated nerve fiber)和无髓神经纤维(unmyelinated nerve fiber)。

一、有髓神经纤维

脑神经和脊神经属于有髓神经纤维,由轴突、髓鞘和神经膜(neurilemma)构成(图 3-5-7)。髓鞘的主要成分是髓磷脂和蛋白质,新鲜时呈光亮的白色,常规染色标本,髓磷脂被溶解,未被溶

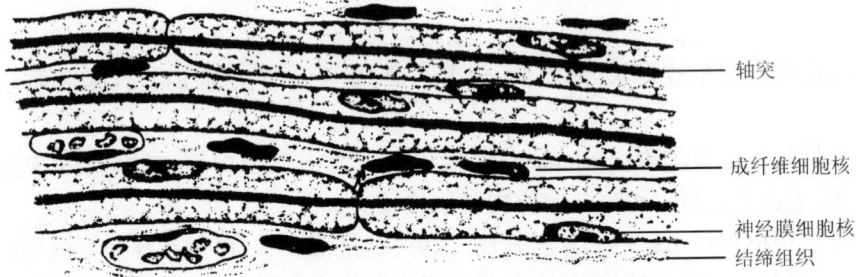

轴突

成纤维细胞核

神经膜细胞核
结缔组织

纵切面

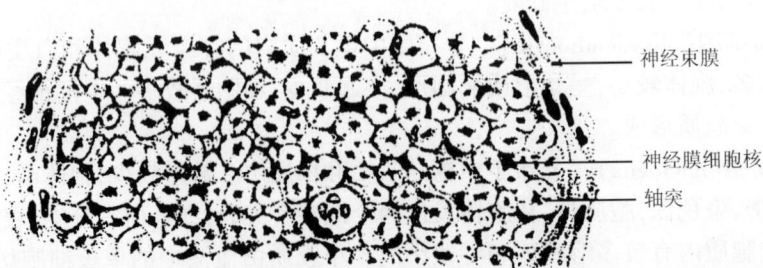

神经束膜

神经膜细胞核
轴突

横切面
图 3-5-7 有髓神经纤维

解的蛋白质呈网状结构。用锇酸处理标本,髓磷脂存留,髓鞘呈黑色。电镜下髓鞘呈明暗相间的同心圆板层样结构(图 3-5-8)。

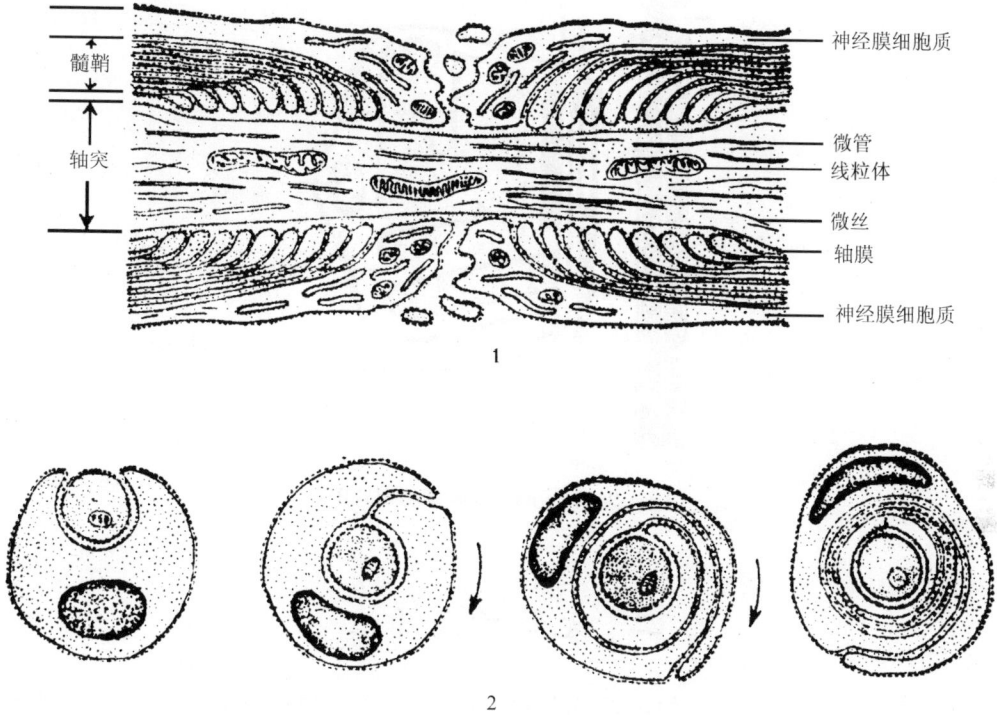

图 3-5-8　有髓神经纤维超微结构与髓鞘形成

　　髓鞘是由神经膜细胞的细胞膜反复包卷轴突并相互融合而形成。包卷时,神经膜细胞的胞质被挤至细胞的边缘,在相邻两个神经膜细胞的连接处由于未形成髓鞘,在切片中呈现出一缩窄部,称郎飞结(Ranvier node),相邻两个郎飞结之间的一段称结间体(internode)。轴突越粗,其髓鞘越厚,结间体也越长。每一结间体的髓鞘由一个神经膜细胞构成。光镜下髓鞘纵切面顺轴突方向可见漏斗形裂隙,称髓鞘切迹(incisure of myelin),又称施-兰切迹(Schmidt-Lantermann incisure),这是神经膜细胞包裹轴突形成髓鞘过程中留在髓磷脂层内的部分胞质。神经膜细胞的核呈长卵圆形,其长轴与轴突平行,核周有少量胞质。神经膜细胞最外面的一层胞膜与其外面的基膜一起被称为神经膜。若把缠绕在轴突上的神经膜细胞展平(图 3-5-9),神经膜细胞形似两层细胞膜紧贴的扁平囊,在囊的四周和中间存在着一些细胞质,髓鞘切迹就是横贯在神经膜细胞中的细胞质通路(图 3-5-8、图 3-5-9)。

　　中枢神经系统有髓神经纤维的髓鞘是由少突胶质细胞突起的细胞膜包卷轴突而形成。一个少突胶质细胞的多个突起可分别包卷多个轴突,髓鞘内无髓鞘切迹,中枢有髓神经纤维的外表面没有基膜。

　　有髓神经纤维的神经冲动传导为跳跃式传导。由于髓鞘的绝缘作用,神经冲动只发生在郎飞结处的轴膜。神经冲动的传导从一个郎飞结跳到下一个郎飞结,故而结间体越长,跳跃的距离越长,传导的速度也越快。

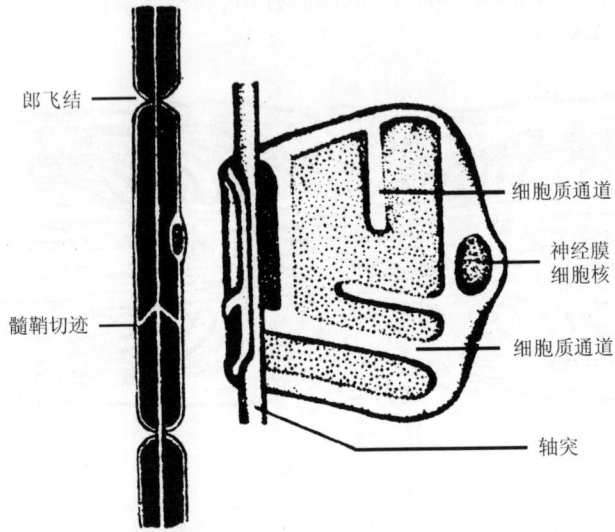

图 3-5-9 展平的神经膜细胞模式图

二、无髓神经纤维

周围神经系统的无髓神经纤维由较细的轴突和包在其外的神经膜细胞构成,轴突外无髓鞘(图 3-5-10),不形成郎飞结。电镜下可见一个神经膜细胞可包裹多条轴突(图 3-5-11)。

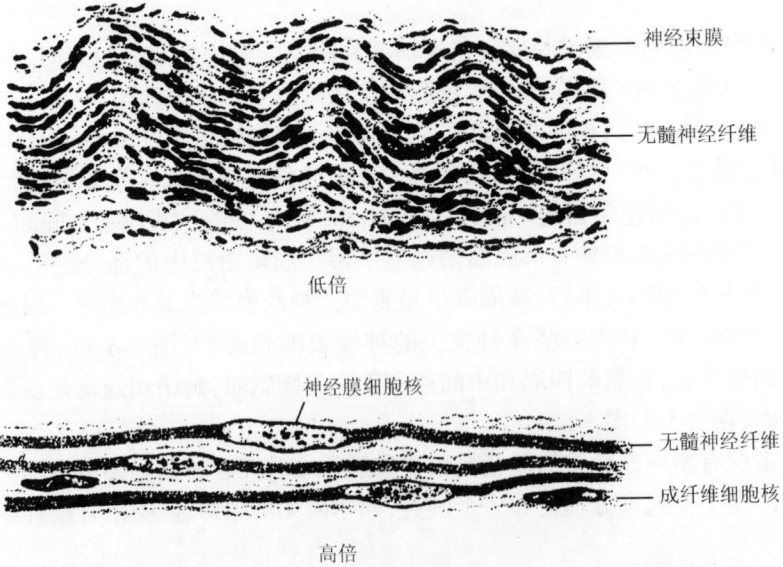

低倍

高倍

图 3-5-10 无髓神经纤维(纵切)

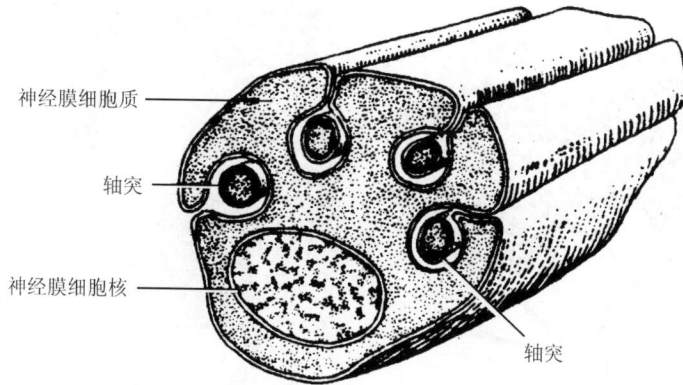

图 3-5-11 无髓神经纤维超微结构模式图

中枢神经系统的无髓神经纤维轴突外没有任何鞘膜,因此轴突是裸露的。它们与有髓神经纤维混杂在一起。

无髓神经纤维没有髓鞘和郎飞结,神经冲动沿着轴突做连续性传导,故其传导速度慢。

第四节 神 经 末 梢

周围神经纤维的终末部分终止于其他组织所形成的结构称为神经末梢(nerve ending),按其功能可分为感觉神经末梢和运动神经末梢两类。

一、感觉神经末梢

感觉神经末梢(sensory nerve ending)是感觉神经元周围突的终末部分(图 3-5-12),它与相应的结构共同组成感受器。感受器接受人体内、外的各种刺激,并将刺激转化为神经冲动,传至中枢,产生感觉。感觉神经末梢按其结构可分为游离神经末梢和有被囊神经末梢两类。

1. 游离神经末梢(free nerve ending) 由神经纤维的终末反复分支而成。在接近末梢处,髓鞘消失,其裸露的细支广泛分布于表皮、毛囊、角膜、黏膜上皮或骨膜、肌腱、韧带、筋膜和牙髓等处,感受冷、热、痛的刺激。

2. 有被囊的感觉神经末梢(encapsulated nerve ending) 外面包有结缔组织被囊,其种类多,形态结构不同,常见以下几种:

(1)触觉小体(tactile corpuscle):又称迈斯纳小体(Meissner's corpuscle),分布在皮肤真皮乳头内,以手指、足趾掌侧的皮肤居多。小体呈椭圆形,外包结缔组织被囊,内有许多横行排列的扁平细胞。有髓神经纤维进入被囊前失去髓鞘,其终末分成细支进入小体呈螺旋状盘绕于扁平细胞间,感受触觉。

(2)环层小体(lamellar corpuscle):又称帕奇尼小体(Pacinian corpuscle),广泛分布在皮下组织、腹膜、肠系膜、韧带和关节囊等处。呈圆形或椭圆形,大小不一。小体的中央有一条均质状的

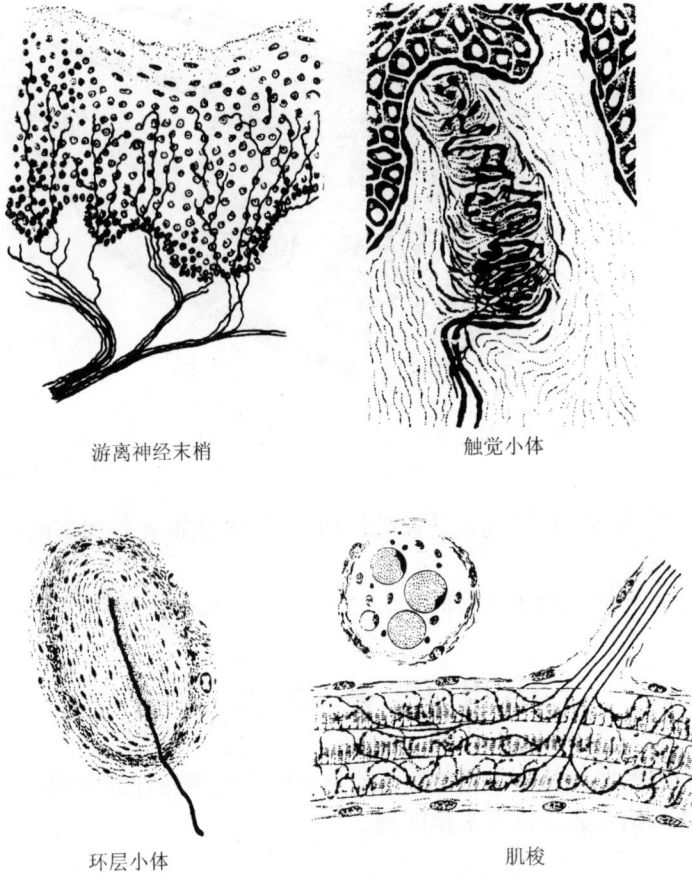

游离神经末梢

触觉小体

环层小体

肌梭

图 3-5-12　各种感觉神经末梢

圆柱体,被囊由数十层同心圆排列的扁平细胞构成。有髓神经纤维进入被囊前失去髓鞘,其终末穿行于小体中央的圆柱体内,感受压觉。

（3）肌梭（muscle spindle）:是分布在骨骼肌内的梭形小体,外包结缔组织被囊,内有数条细小的骨骼肌纤维,称梭内肌纤维（intrafusal muscle fiber）,有髓神经纤维终末细支进入被囊并缠绕于梭内肌纤维上。肌梭是一种本体感受器,感受骨骼肌的牵拉刺激,在调节骨骼肌的活动中起重要作用。

二、运动神经末梢

运动神经末梢（motor nerve ending）是运动神经元的传出纤维终末部分,它与邻近组织共同形成效应器,支配肌肉的收缩和腺体的分泌。运动神经末梢又分为躯体和内脏运动神经末梢两类。

1. 躯体运动神经末梢　为运动神经纤维轴突终末终止在骨骼肌纤维表面形成的椭圆形板状隆起,称运动终板（motor end plate）,又称神经-肌突触。一条有髓运动神经纤维可支配数条甚至上千条骨骼肌纤维,而一条骨骼肌纤维通常只有一个轴突终末支配。光镜下见轴突终末细支呈爪状,其末端膨大附着于肌膜上(图3-5-13)。电镜下可见运动终板处的肌膜凹陷成槽,称突触槽;轴突终末膨大成杵状,嵌入突触槽内,此处的轴膜为突触前膜;突触槽底部的肌膜即突触后膜,再向肌质内凹陷,形成许多皱褶,增加了突触后膜的表面积;突触前、后膜之间的间隙为突触间隙。轴突终末内有大量含乙酰胆碱的突触小泡和线粒体等。当神经冲动传至终末时,突触小泡与突触前膜相贴,释放乙酰胆碱到突触间隙,乙酰胆碱与突触后膜上的乙酰胆碱 N 型受体结合,使肌膜两侧离子分布发生变化而产生兴奋,从而引起肌肉收缩。

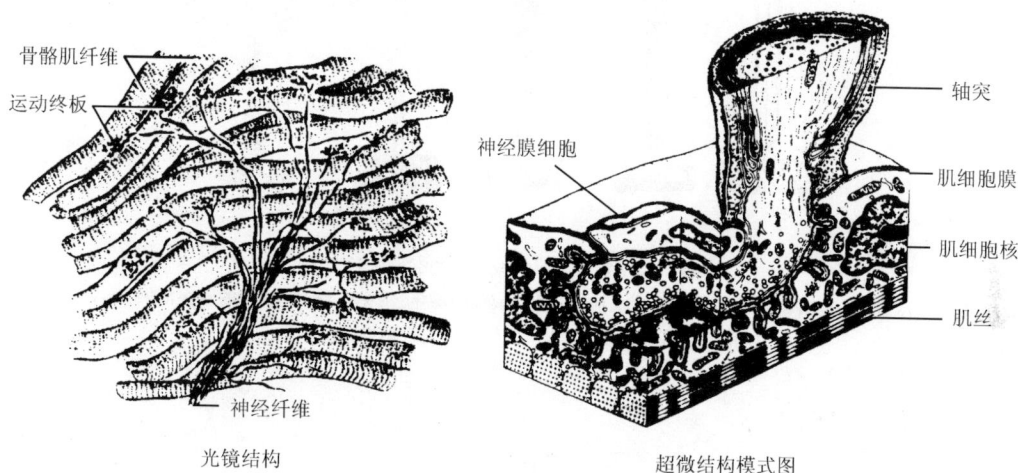

图 3-5-13　运动终板

2. 内脏运动神经末梢　分布于内脏及血管的平滑肌、心肌和腺体等处,是自主性神经节发出的无髓神经纤维终末形成的神经末梢。其纤维较细,无髓鞘,轴突终末分支常呈串珠样膨体,附着于肌纤维上或穿行于肌纤维间。膨体内有许多突触小泡,内含神经递质,当神经冲动传至末梢时,导致神经递质释放,引起肌肉收缩或腺体分泌。

第五节　神经组织对损伤的反应

成人体内的神经元是高度分化的细胞,已失去分裂增生的能力,其数量在胚胎发育期就已基本决定。当神经元受到损伤,其胞体和突起都发生溃变反应。当神经元胞体受到严重损伤时,可导致神经元死亡;近胞体处的突起受伤后,也常引起神经元死亡。若神经元的突起截断点距胞体较远,胞体可保持生活能力,并能恢复代谢活动,突起的断端可以逐步再生。

一、溃　变

外周神经纤维被切断后,胞体肿胀,核偏位,尼氏体碎裂溶解,胞质着色浅淡。与胞体相连的近端神经纤维在近断口处的髓鞘和轴突崩解破碎。远段神经纤维由于与胞体失去联系,因而迅速发生溃变,逐渐被巨噬细胞吞噬清除(图3-5-14)。

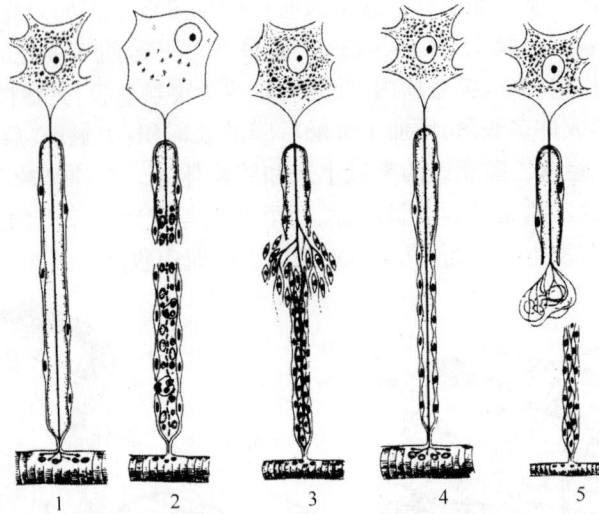

图 3-5-14　周围神经的溃变与再生

1. 正常；2. 神经纤维断后的溃变反应；3. 神经膜细胞增生，轴突生长；4. 多余的轴突消失，
神经纤维再生完成；5. 再生的轴突未长入神经膜细胞索

二、再　　生

1. 周围神经纤维的再生　断端远侧段的周围神经纤维的轴突和髓鞘发生溃变，而包裹神经纤维的基膜仍保留呈管状，此时神经膜细胞大量增生，在基膜管内排列成实心细胞索，并形成细胞桥将两断端连接起来，从近侧段神经纤维轴突末端长出的细支越过细胞桥进入基膜管内，其中一支沿着神经膜细胞索生长并到达原来神经纤维终末所在处，与相应的组织重建神经末梢，即可恢复神经元的功能。因此，神经膜细胞和基膜对周围神经纤维的再生起重要作用。若远近两段轴突相距较远，或者远段轴突完全消失或切断的神经未能互相对接，则会妨碍再生的轴突到达原来的部位，神经元就不能恢复原来的功能。如果再生的感觉神经纤维长入原属运动神经纤维的神经膜细胞索中，则原来的运动功能不能恢复(图 3-5-14)。

2. 中枢神经纤维的再生　当中枢神经纤维受损伤时，星形胶质增生肥大，在损伤区形成致密的胶质瘢痕，大多数再生轴突细支不能越过此胶质瘢痕；即使能越过，也没有如同周围神经纤维的基膜管和神经膜细胞索引导再生轴突到达原来的部位。所以，中枢神经纤维的再生比周围神经困难，中枢神经纤维损伤后，其功能不易恢复。

(王金茂)

第六章 人体胚胎早期发生

人体胚胎学是研究个体发生、发育及其变化规律的科学。受精是一个新个体产生的标志,以后要经历一系列的变化,直至分娩。以月经龄来算要持续 280 天,以受精龄来计算实际只需 266 天,在胚胎学中是以受精龄来计算的。个体发生的过程可分为三个阶段:①胚卵期,从受精到第一周末。在此阶段经历的变化有受精、卵裂、胚泡的形成及开始植入。②胚胎期,自第 2 周始至第 8 周末。主要变化为完成植入,胚层形成及分化,胎盘、胎膜形成,各个器官原基形成,初具人形。③胎儿期,自第 9 周至分娩,为各个器官进一步发育完善的阶段。另外,把第 28 周到出生后第 7 天称为围生期。由于此阶段在母体内所经历的一系列变化与从胎儿到新生儿是一个连续过程,因此,加强围生期的研究,对维护母子的健康均有重大的意义。

第一节 受 精

受精(fertilization)指精子和卵子自发融合成为受精卵的过程,受精卵又称合子(zygote)。受精一般发生在输卵管壶腹部。要完成这一过程必须具备一定的条件,其中任何一个条件出现问题均会导致受精的失败,引起不育或不孕症。

一、受精的准备

1. 成熟的精子和卵子 是完成受精的先决条件。睾丸内的精原细胞经过多次有丝分裂,部分细胞分化发育成为初级精母细胞,再经两次成熟分裂产生 4 个精子细胞,每个精子细胞染色体核型为单倍体(23,X 或 23,Y),精子细胞经过变态,最后形成蝌蚪状的精子。睾丸内产生的精子并不具备受精能力,必须在附睾内有关因子的作用下,才能完成其功能上的成熟。

青春期后,正常女子每个月有一个卵泡成熟。初级卵母细胞在排卵前完成第一次成熟分裂,产生一个次级卵母细胞和第一极体,接着进行第二次成熟分裂,并休止于中期。如排出的卵子受精,则完成第二次成熟分裂,产生一个成熟卵子(23,X)和第二极体(图 3-6-1)。

2. 精子获能及顶体反应 射出的精子在女性生殖道内获得受精能力的过程,称为获能(capacitation)。此过程主要是去除一些结合在精子上或存在精浆内的阻止精子受精的物质(去能因子)。当精子经过子宫及输卵管时,去能因子被女性生殖道分泌的酶所降解,从而获得受精能力。

人精子获能后即能发生顶体反应,即精子膜与顶体外膜发生间断融合,出现许多小孔,使顶体内的顶体酶系释放,为受精做准备。受精的时间在排卵后 24 小时内。

二、受精的过程

受精的过程包括精子与卵子识别和接触、精子穿越放射冠和透明带、次级卵母细胞完成第二

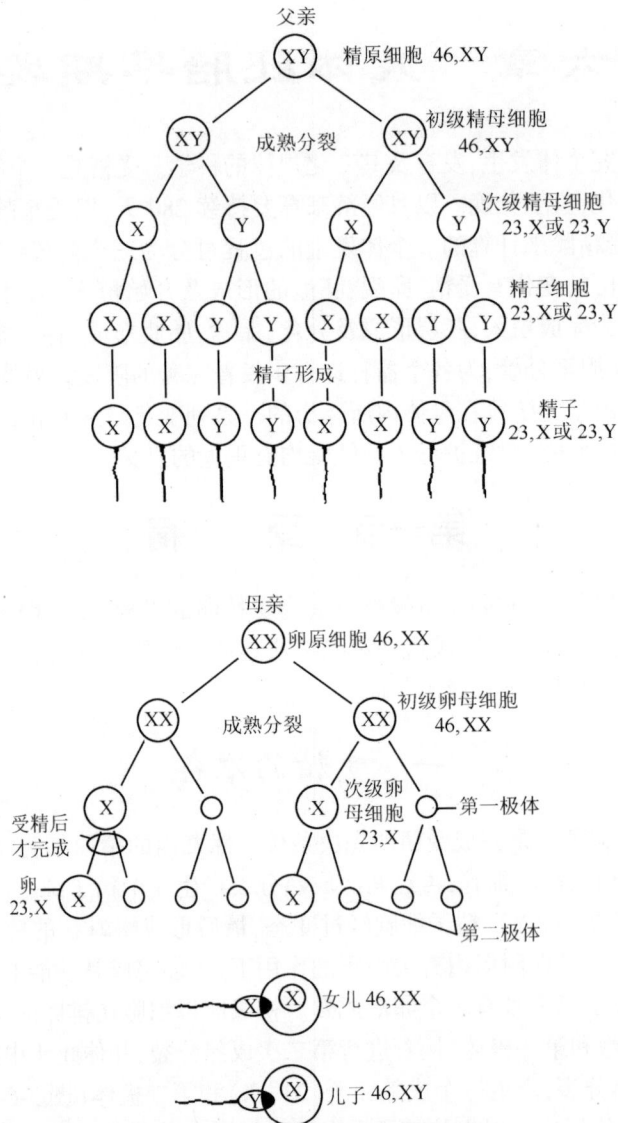

图 3-6-1 精子和卵子发生示意图

次成熟分裂及两性原核融合形成合子。精子和卵子相遇时，许多精子都释放顶体蛋白酶、透明质酸酶和放射冠穿透酶，它们能解离放射冠，使精子可穿过透明带到达卵膜间隙。精子头侧面的细胞膜与卵细胞膜融合，随即精子的细胞核和细胞质进入卵内。精子穿入后，卵细胞近表面胞质内的皮质颗粒立即释放，使透明带结构发生变化，即透明带反应，从而阻止其他精子穿越透明带，防止多精受精。精子进入卵细胞后，卵子迅速完成第二次成熟分裂，此时精子和卵子的细胞核分别称为雄原核(male pronucleus)和雌原核(female pronucleus)。两个原核逐渐在细胞中部靠拢，接着核膜消失，染色体相互混合，形成二倍体的合子(图 3-6-2、图 3-6-3)。

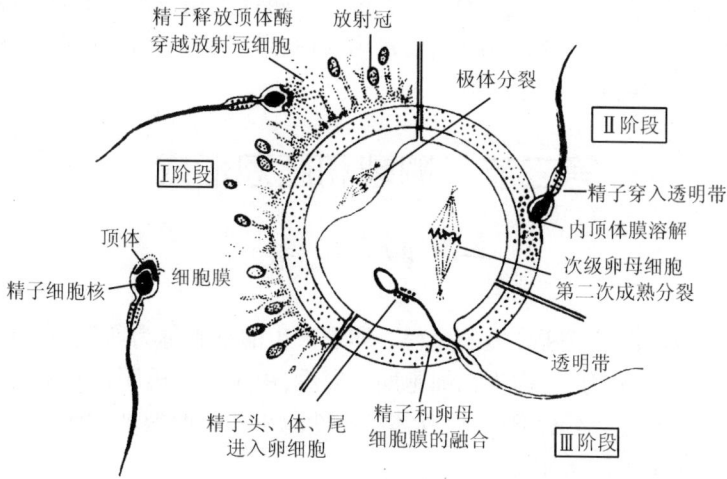

图 3-6-2 顶体反应及受精过程示意图

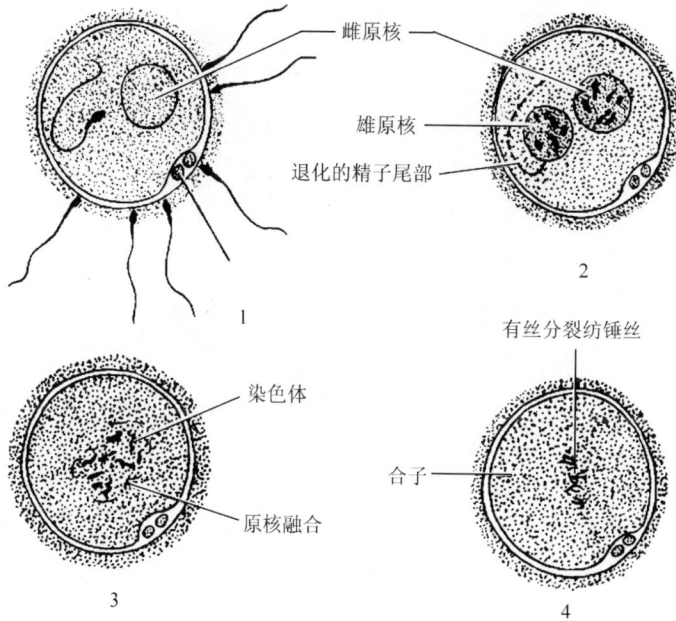

图 3-6-3 精卵融合过程

三、受精的意义

受精使单倍体的精子和卵子形成二倍体的合子,其中一半来自父亲,另一半来自母亲,形成新的染色体组合,保持了物种的延续性;同时合子更富有生命力,其中酶活性升高、代谢加强,启动细胞不断地分裂、分化,发育为新的个体;由于精子有两种类型,即带 X 染色体和带 Y 染色体的精子。若带 X 染色体的精子与卵子结合,发育为女性;带 Y 染色体的精子与卵子结合,则发育为男性。因此,受精时已决定了胎儿性别。

第二节 卵裂和胚泡形成

一、卵 裂

卵裂(cleavage)是指合子不断分裂的过程。卵裂产生的细胞称为卵裂球(blastomere)。大约在受精后 30 小时,合子一分为二,称为二细胞期。以后,由于此时透明带并未消失,因此,随着卵裂的不断进行,卵裂球数量呈不断增加,但其体积不断减小。当卵裂球达到 12～16 小时,形似桑椹,称为桑椹胚(morula)(图 3-6-4)。

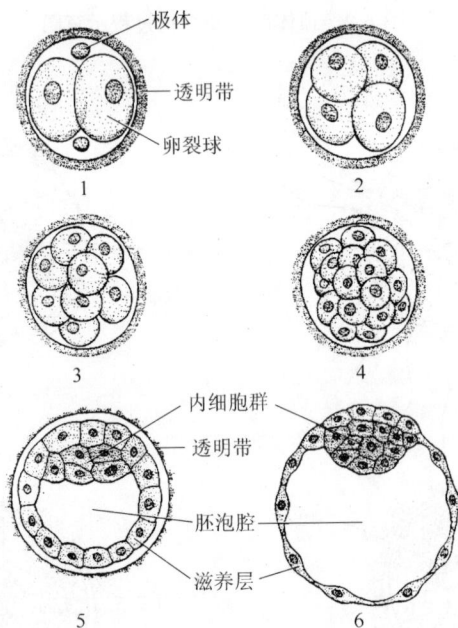

图 3-6-4　卵裂和胚泡形成

二、胚泡形成

随着卵裂球的增多,在桑椹胚细胞之间出现一些含液体的小腔隙,以后这些小的腔隙汇合成一个大腔,将桑椹胚的细胞推到周边,形成胚泡(blastocyst)。胚泡壁由一层扁平细胞构成,称滋养层(trophoblast),中央的腔称胚泡腔(blastocoele),位于胚泡腔一侧的一团细胞称内细胞群(inner cell mass)。在胚泡发育的同时,由于输卵管上皮的纤毛摆动及管壁平滑肌的蠕动,胚泡向子宫方向输送。随着胚泡的生长,透明带逐渐消失。胚泡与子宫内膜接触,开始植入(图 3-6-4)。

第三节　植　入

植入(implantation)是指胚泡埋入子宫内膜的过程。

一、植入的时间和地点

植入约在受精后 6~7 天开始,于 11~12 天完成。

胚泡植入的正常部位在子宫体或子宫底部,最常见于子宫后壁。如果植入在近宫颈处,在此处形成的胎盘,称前置胎盘(placenta previa),会阻塞产道;若胚泡植入在子宫以外的部位,称异位妊娠(宫外孕,ectopic pregnancy)。异位妊娠最多见于输卵管,也可发生在肠系膜、子宫阔韧带和卵巢等处(图 3-6-5)。异位妊娠的胚胎由于营养供应不足而易早期死亡,常引起植入部位的血管破裂,造成大出血。

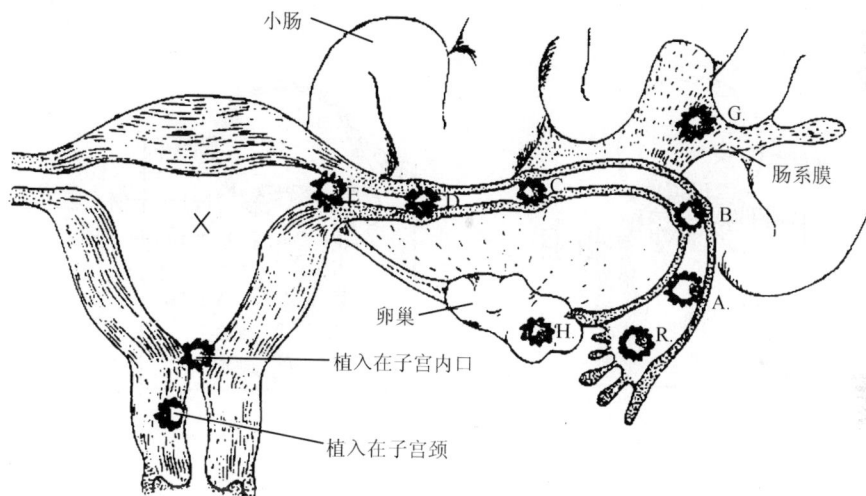

图 3-6-5　胚泡异常植入示意图

二、植入的过程

植入时,内细胞群顶端的滋养层与子宫内膜接触并分泌蛋白酶,分解子宫内膜上皮及结缔组织,形成一个缺口,胚泡则由此逐渐埋入子宫内膜。与子宫内膜接触的滋养层细胞迅速增生,滋养层外层的细胞之间界限消失,称合体滋养层(syncytiotrophoblast);内层细胞的细胞界限清楚,称细胞滋养层(cytotrophoblast)。细胞滋养层细胞通过分裂增生,不断产生新的细胞补充入合体滋养层。当胚泡完全进入子宫内膜后,内膜上皮细胞增生,修复缺口,植入即告完成。在植入同时及植入后,滋养层细胞迅速增生,使滋养层增厚,并形成许多不规则的突起,称绒毛。这时滋养层更名为绒毛膜,它从子宫内膜摄取营养,供胚胎的发育(图 3-6-6、图 3-6-7)。

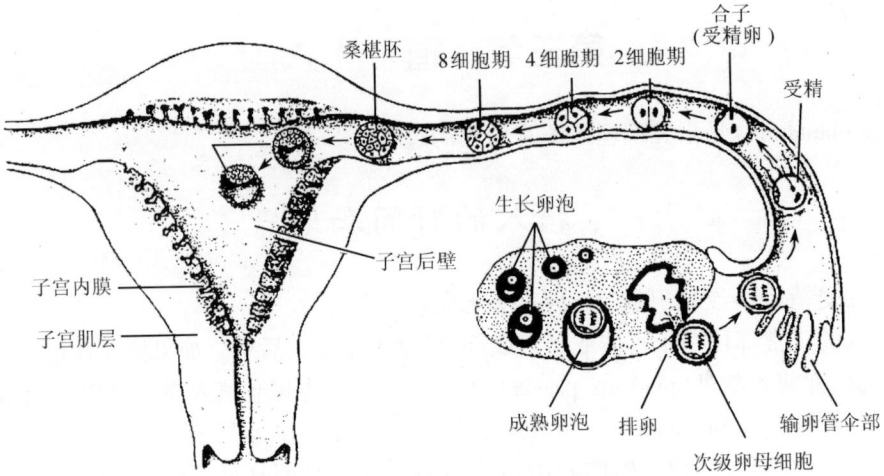

图 3-6-6 排卵、受精、卵裂与植入示意图

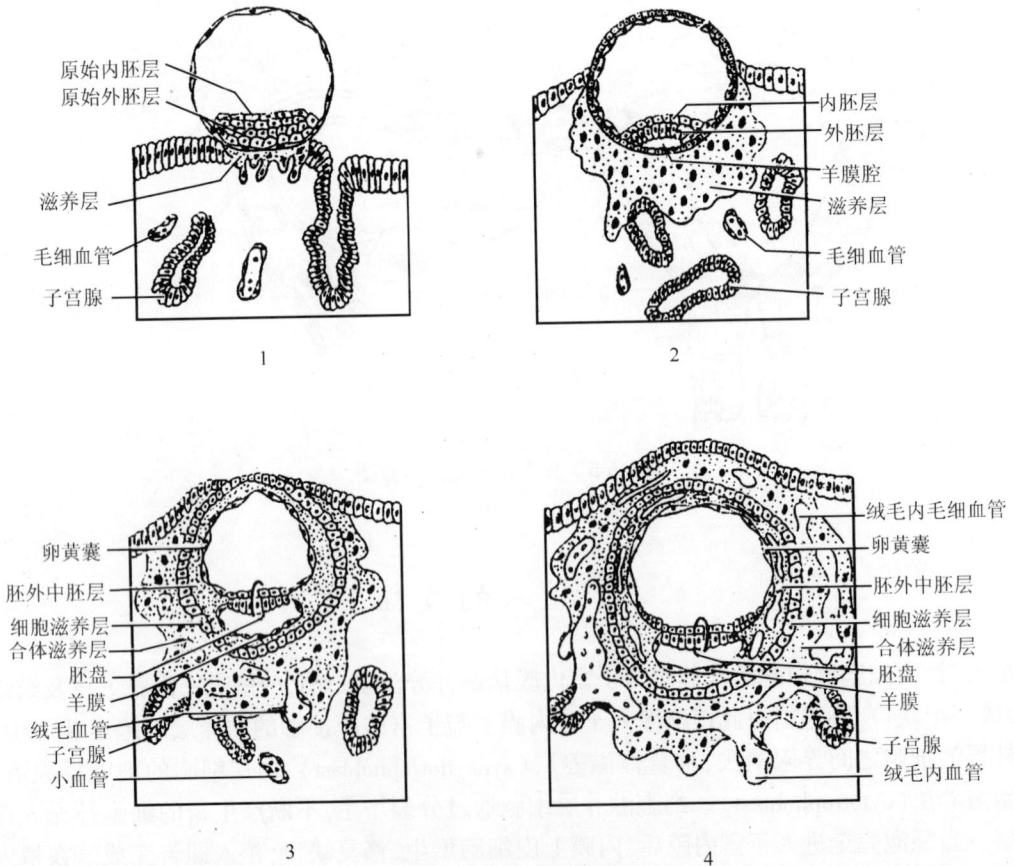

图 3-6-7 植入过程
1. 植入早期(第7天);2. 第8天;3. 植入后期(第9天);4. 植入完成(第12天)

三、蜕 膜 形 成

植入时的子宫内膜处于分泌期,植入后子宫内膜改称蜕膜(decidua)。蜕膜血液供应更为丰富,腺体分泌更加旺盛,厚度增加,结缔组织细胞肥大,富含糖原与脂滴,改称为蜕膜细胞。根据蜕膜与胚泡的位置关系,蜕膜分为三部分:①基蜕膜(deciduas basalis),是指胚泡植入深处的蜕膜;②包蜕膜(decidua capsularis),是指覆盖于胚泡近宫腔面的蜕膜;③壁蜕膜(decidua parietalis),是指子宫其余部分的蜕膜(图3-6-8)。

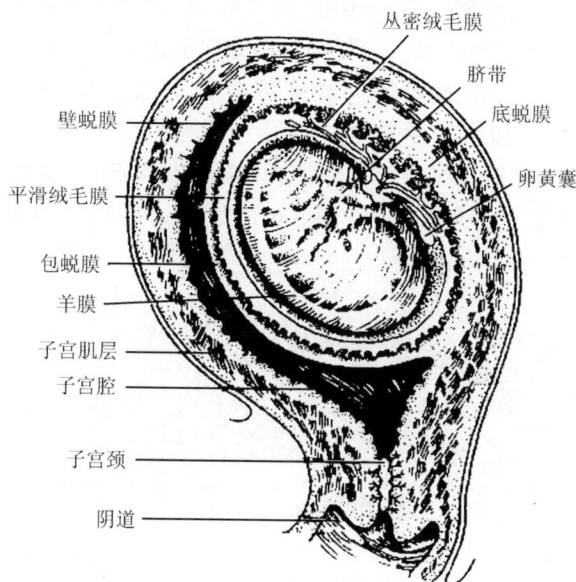

图 3-6-8　胎膜与子宫蜕膜的关系

四、完成植入的条件

胚泡植入的首要条件是母体性激素的正常分泌使子宫内膜处于分泌期,其次是透明带的消失和胚泡准时进入宫腔。更重要的是各种条件的同步化。如果透明带及时消失,胚泡也准时进入子宫腔,但此时子宫内膜若处于增生期,则仍不能完成植入。

五、人工授精和胚胎移植

人工授精是指不通过性交将精子置入女性阴道、子宫颈或子宫腔,以达到妊娠的目的。胚胎移植是指精子与卵子在体外受精、培养,再将合子或桑椹胚植入子宫内,以达妊娠的目的。它适用于输卵管不通的不育夫妇。在人工授精之前,对于那些精子活动力差、精液不液化、免疫不育患者的精子进行体外处理,再行人工授精,会使疗效提高。

第四节　胚层的形成和分化

一、二胚层胚盘的形成

胚泡植入后,内细胞群继续增生分化,逐渐形成一圆盘形的胚盘(embryonic disc),此时的胚盘由内、外两个胚层组成。外胚层(ectoderm)是邻近绒毛膜的一层柱状细胞,内胚层(endoderm)是位居外胚层下方的一层立方形细胞,两层细胞紧贴在一起(图3-6-6、图3-6-7、图3-6-9、图3-6-10)。继之,在外胚层的近绒毛膜侧出现一个腔,为羊膜腔,腔壁为羊膜。羊膜与外胚层的周缘相连续,故羊膜腔的底构成胚盘外胚层。内胚层的周缘向下延伸,围成另一个囊,即卵黄囊,故卵黄囊的顶构成胚盘的内胚层。羊膜腔借一些细胞附着于绒毛膜,这部分细胞称体蒂(body stalk)。羊膜腔的底(外胚层)和卵黄囊的顶(内胚层)紧密相贴所构成的胚盘是胚体发生的原基。绒毛膜、羊膜、卵黄囊和体蒂则是营养与保护胚体的附属结构。此时的胚泡腔内可见一些散在的来自细胞滋养层的细胞,为胚外中胚层(图3-6-7、图3-6-9、图3-6-10)。

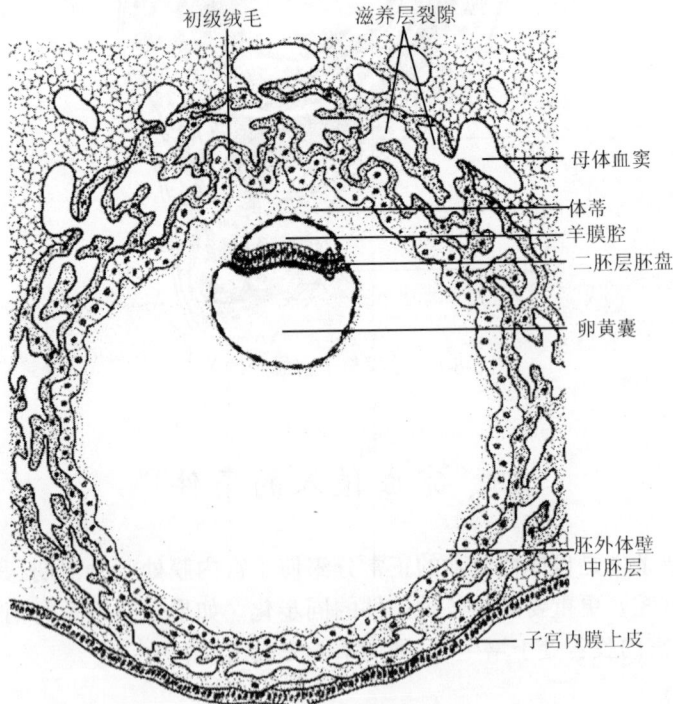

图 3-6-9　二胚层时期

二、三胚层胚盘的形成

胚胎发生的第3周,在胚盘的内外胚层之间又出现一层中胚层(胚内中胚层),而且各胚层

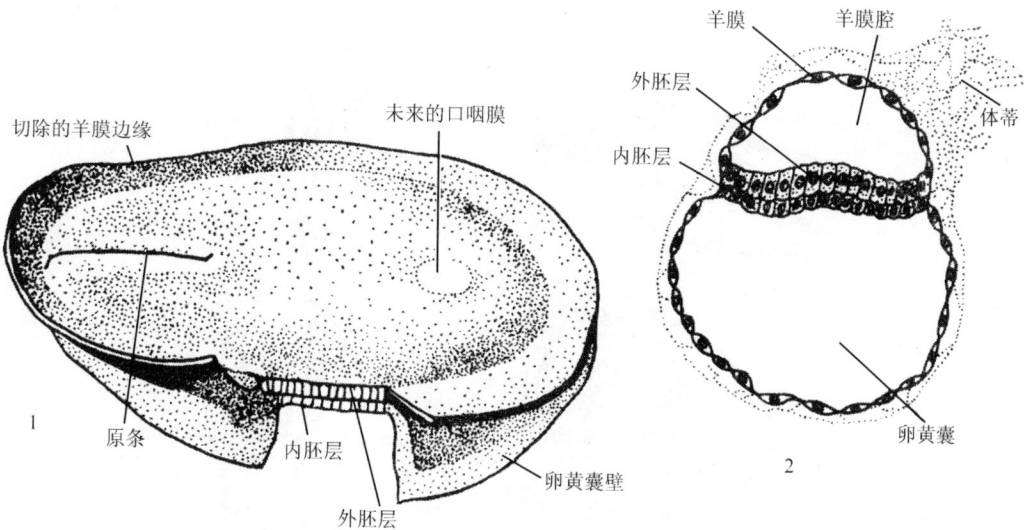

图 3-6-10　第二周末人胚盘
1. 胎盘正面观;2. 胎盘切面

开始分化,胚盘开始卷折,由扁盘状逐渐变为圆柱状的胚体。胚外中胚层细胞聚集并贴附在滋养层的内面和羊膜腔与卵黄囊的外面,胚泡腔改称为胚外体腔(图3-6-9)。

1. 原条的出现和中胚层形成　人胚第3周初,外胚层细胞迅速增生并不断地向胚盘尾侧中轴迁移内陷,在尾侧中轴线上形成一条增厚的细胞索,称原条(primitive streak)。原条出现以后,胚盘可区分出头尾两端与左右两侧。原条的细胞进而向深部移迁,在内外胚层之间向左右两侧及头侧增生扩展,遂于内外胚层之间形成另一层细胞,即中胚层(mesoderm)(图3-6-10)。与此同时,原条头端(原结)的细胞也陷向深面,并在内外胚层之间的中轴线上向头侧生长,形成一条脊索(notochord)。在原条和原结中央出现的沟和凹,分别称为原沟和原凹。随着胚盘的发育,脊索继续增长,而原条则相对缩短,最后消失,此时的三胚层胚盘增大呈梨形。在脊索的头侧和原条的尾侧各有一个没有中胚层的圆形区,这两处的内外胚层直接相贴呈薄膜状,分别为口咽膜和泄殖腔膜(图3-6-10)。

2. 胚层的初步分化　三层形成后即开始分化。如胚盘中轴的外胚层,在脊索的诱导下局部增厚形成神经板,是神经系统的原基;脊索两则的中胚层从内向外依次分为轴旁中胚层、间介中胚层和侧中胚层三个部分,它们是形成骨骼、肌肉、真皮、泌尿生殖系统等的原基;内胚层则随着胚盘的卷折而形成原始消化管,是消化和呼吸系统的原基。在胚层开始分化的同时,整个胚盘向羊膜腔内隆起,开始形成胚体(图3-6-11)。

三、胚体形成的三胚层分化

经第4~8周的发育过程,胚胎初具人形,而且形成主要器官系统的原基。此时期的胚胎发育对环境的影响十分敏感,在某些有害因素(如药物、病毒等)的作用下较易发生先天性畸形。

1. 胚体形成　扁盘形胚盘变为圆柱形胚体,是通过胚盘边缘向腹侧卷折形成头褶、尾褶与

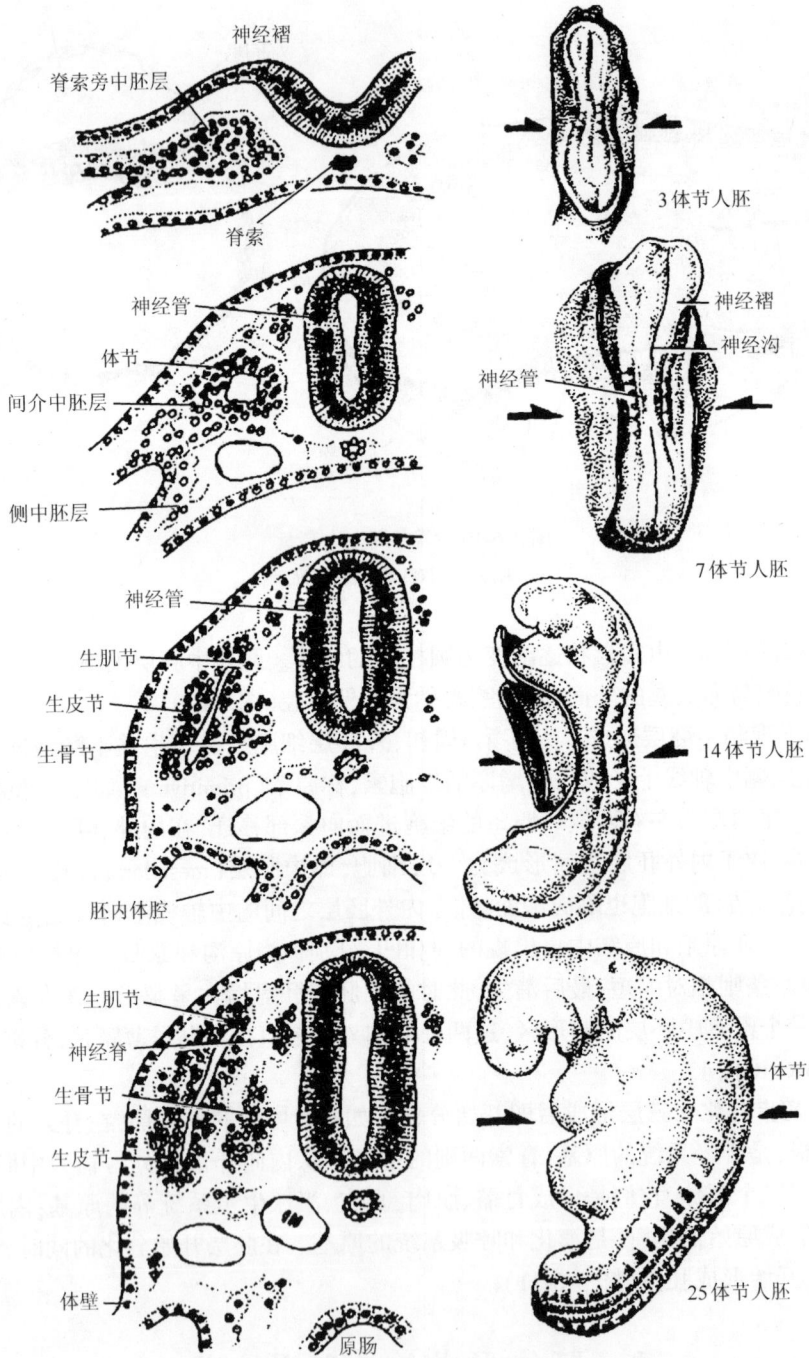

图 3-6-11　外胚层和中胚层的分化

左、右侧褶而逐渐完成的,同时也与羊膜腔和卵黄囊的演变有关。胚盘卷折主要是由于各部分生长速度不均衡而引起的,如胚盘中轴的生长速度快于其边缘部,外胚层的生长速度又快于内胚层,故外胚层包于胚体外表,并使胚体向羊膜腔内凸入,胚盘头尾方向的生长速度快于左右方向,头侧的生长速度又快于尾侧,因而胚盘卷折为头大尾细的圆柱体,胚盘两侧边缘则卷折到胚体腹侧。随着胚体的发育,胚体腹侧的卷折越来越靠近,最终在胚体腹侧形成一条圆索状的结构,即原始脐带(图3-6-12)。

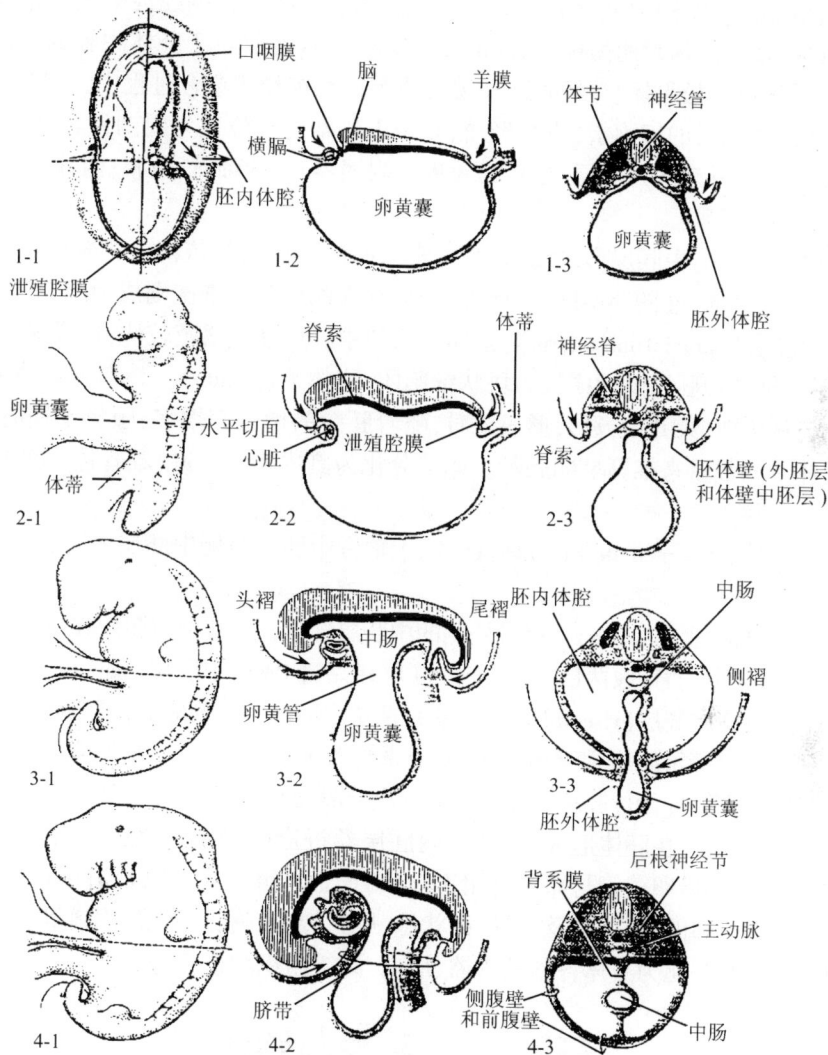

图3-6-12　胚体形成及胚层分化

圆柱形胚体形成的结果:①卵黄囊与体蒂连于胚的腹侧,外包羊膜,形成原始脐带;②胚体借脐带悬浮于羊膜腔的羊水内;③口咽膜和泄殖腔膜分别转到胚体头和尾的腹侧;④外胚层包于胚体的外表;⑤内胚层卷折到胚体内,形成头尾方向的原始消化管,管的腹侧借缩窄的卵黄管与卵黄囊连通,管的头端以口咽膜封闭,尾端以泄殖腔膜封闭。至第8周末,胚体外表已可见眼、耳、鼻和肢芽等结构,并初具人形。

2. 三胚层分化 三胚层形成后,随即开始分化形成各个器官的原基。

(1) 外胚层的分化:脊索出现后,诱导其背侧的外胚层增厚呈板状,称神经板(neural plate)。神经板随着脊索的生长而增长,且头侧宽于尾侧。继而神经板沿其长轴凹陷形成神经沟(neural groove),沟两侧的隆起边缘称神经褶(neural fold)。两侧神经褶在神经沟中段开始靠拢并愈合,并向头尾侧延伸,使神经沟封闭为神经管(neural tube)。神经管位于胚体中轴的外胚层下方,分化为中枢神经系统以及松果体、神经垂体和视网膜等。在神经褶愈合过程中,一些细胞在神经管的背外侧,形成两条纵行的细胞索,称神经嵴(neural crest),它分化为周围神经系统及肾上腺髓质等结构。位于胚体外表的外胚层,分化为表皮及附属器官、牙釉质、角膜、内耳膜迷路、腺垂体、口鼻腔和肛门的上皮等。

(2) 中胚层的分化:中胚层形成以后,在脊索的两侧由内向外依次分为轴旁中胚层、间介中胚层和侧中胚层三个部分(图 3-6-11)。此外,分散存在的中胚层细胞则成为间充质。

1) 轴旁中胚层(paraxial mesoderm):紧邻脊索的中胚层细胞增殖较快,形成纵列的细胞索即为轴旁中胚层。轴旁中胚层随即横裂为块状细胞团,称体节(somite)。体节左右成对,从颈部向尾侧依次形成,从第 20 天开始,每天形成 3 对,随着胚龄的增长而增多,至第 5 周时可达 42~44 对,故可根据体节的数量来推算早期胚龄。体节分化为真皮、大部分中轴骨骼(如脊柱、肋骨)及骨骼肌。

2) 间介中胚层(intermediate mesoderm):位于轴旁中胚层与侧中胚层之间,分化为泌尿和生殖系统的主要器官。

3) 侧中胚层(lateral mesoderm):是最外侧的中胚层部分,左、右侧中胚层在口咽膜的头侧汇合为生心区。侧中胚层分为背、腹两层,背侧与外胚层相贴,称体壁中胚层(parietal mesoderm);腹侧与内胚层相贴,称脏壁中胚层(visceral mesoderm),两层之间的腔称为原始体腔,体壁中胚层分化为体壁的骨骼、肌肉和结缔组织等,脏壁中胚层包于原始消化管的外面,分化为消化管与呼吸道管壁的肌组织和结缔组织等,原始体腔从头侧到尾侧依次分隔为心包腔、胸膜腔和腹膜腔。

(3) 内胚层的分化:在胚体形成的同时,内胚层卷折形成原始消化管(primitive gut)。此管头端起自口咽膜,中部借卵黄管与卵黄囊相连,尾端止于泄殖腔膜。原始消化管分化为消化管、消化腺和下呼吸道与肺的上皮,以及中耳、甲状腺、甲状旁腺、胸腺、膀胱、阴道等上皮组织。

分散的间充质则分化为身体各处的骨骼、肌肉、结缔组织和血管等。

第五节　胎膜与胎盘

从合子开始,细胞不断分裂与分化,一部分细胞发育成胎儿,另一部分细胞则发育成胎儿的附属结构即胎膜和胎盘,它们对胚胎起保护、营养以及与母体进行物质交换的作用,有的还有一定的内分泌功能。胎儿娩出后,胎膜、胎盘与子宫蜕膜一并排出,总称衣胞。

一、胎　　膜

胎膜(fetal membrane)包括绒毛膜、羊膜、卵黄囊、尿囊和脐带(图 3-6-13)。

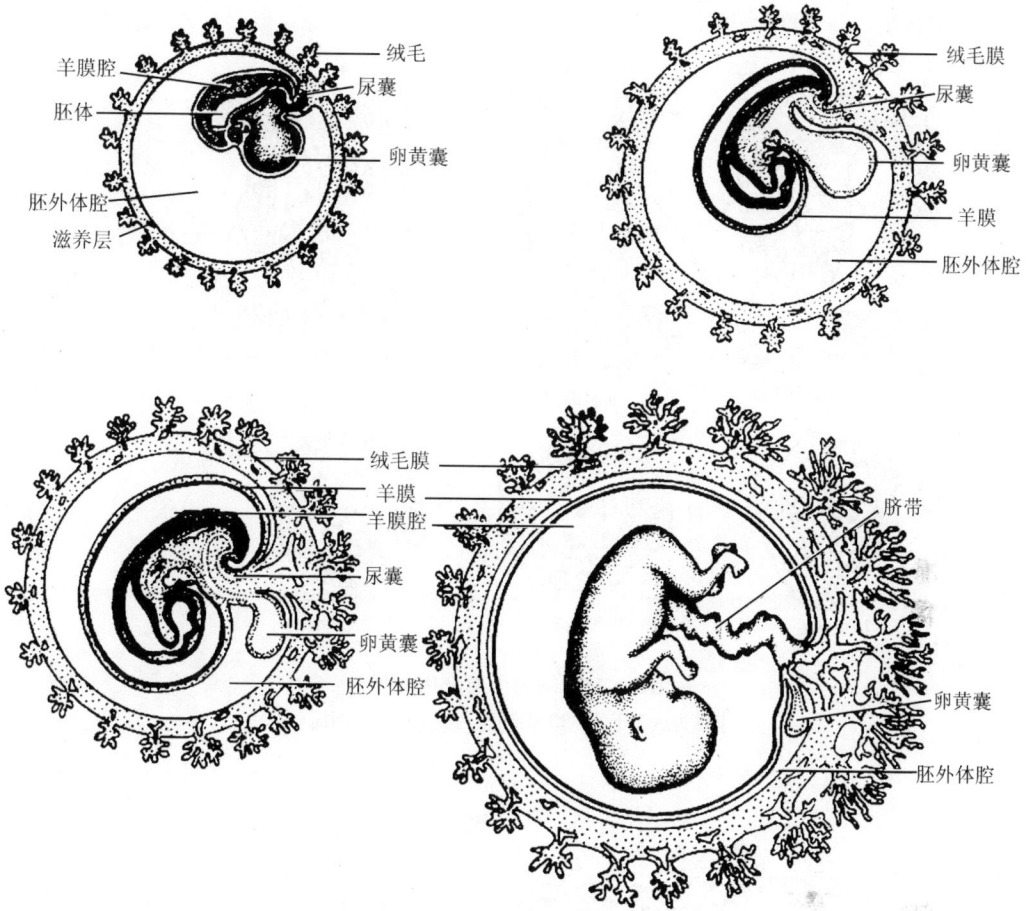

图 3-6-13　胎膜形成模式图

1. 绒毛膜(chorion)　由滋养层和衬于其内的胚外中胚层构成。胚胎发育第2周,细胞滋养层细胞局部增生,形成许多伸入合体滋养层内的隆起,称初级绒毛干。这些表面有许多突起的滋养层和其内面的胚外中胚层合称为绒毛膜,包在胚胎的最外面直接与子宫蜕膜接触。第3周,胚外中胚层细胞伸入初级绒毛干轴心,形成次级绒毛干。到第3周末,绒毛干中轴的胚外中胚层分化出结缔组织和血管,称三级绒毛干(图3-6-14)。接着绒毛干发出分支,形成许多细小的绒毛。绒毛干末端的细胞滋养层细胞增生,穿出外包的合体滋养层,直达底蜕膜,将绒毛固着于蜕膜上,相邻绒毛干细胞滋养层以同样方式伸展并相互连接形成一层细胞滋养层壳(图3-6-15),使绒毛膜与子宫蜕膜牢固连接。

胚胎早期,绒毛膜所有表面都长有绒毛,后来,与子宫包蜕膜相邻的一些绒毛因血供不充分而逐渐退化消失,形成表面无绒毛的平滑绒毛膜(smooth chorion);而与子宫底蜕膜相邻的那些绒毛,血供丰富,绒毛反复分支,生长茂密,称丛密绒毛膜(villous chorion)(图3-6-13),它与底蜕膜共同组成胎盘。丛密绒毛膜内的血管通过脐带与胚体内的血管通连(图3-6-15)。随着胚胎的生长发育以及羊膜腔的不断扩大,羊膜、平滑绒毛膜和包蜕膜进一步凸向子宫腔,最终与壁蜕膜融合。至此,胚外体腔与子宫腔均消失,子宫内仅留存一羊膜腔。

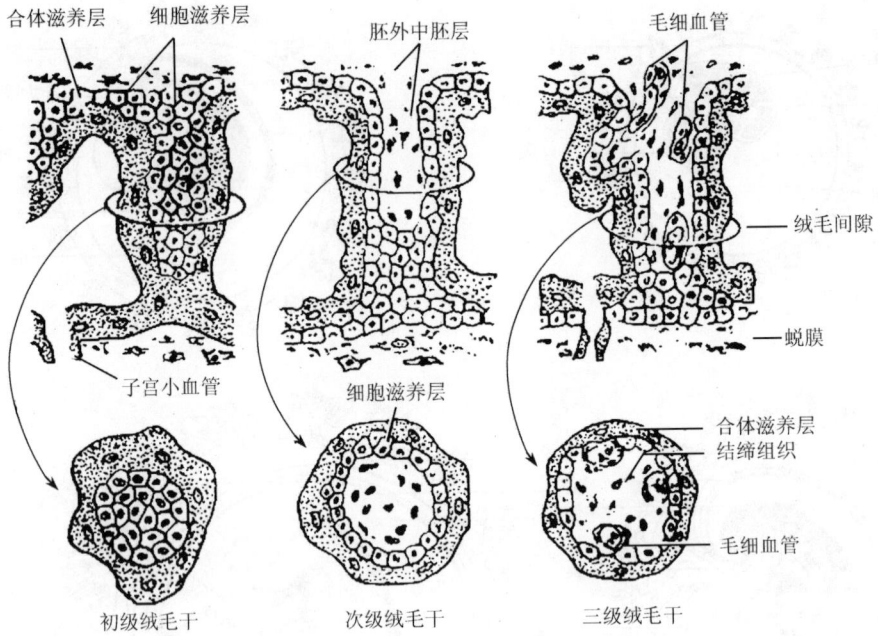

图 3-6-14　绒毛干的分化发育

上排为绒毛干的纵切面；下排为绒毛干的横切面

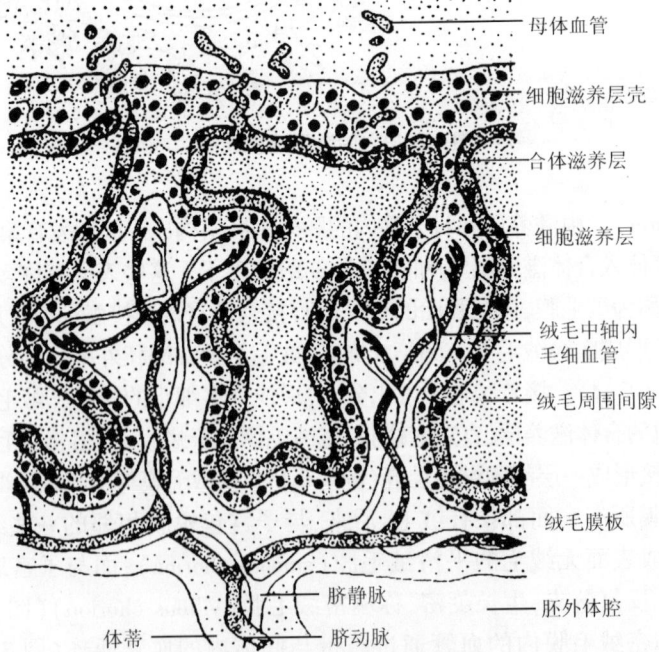

图 3-6-15　人胚第 3 周末绒毛

胚胎通过绒毛吸取母血中的营养物质并排出代谢产物。在绒毛膜发育过程中,若血管未接通,胚胎可因缺乏营养而发育迟缓或死亡。若绒毛膜上的绒毛变性水肿呈囊泡状,充满混浊液体,形成葡萄串,称水泡状胎块或葡萄胎。若滋养层细胞癌变,即为绒毛膜上皮癌。

2. 羊膜(amnion)　是透明无血管的薄膜,由单层立方上皮和胚外中胚层构成,最初附着于胚盘的边缘,以后随着胚盘的头褶、尾褶和侧褶而向腹面包卷,包在体蒂表面形成原始脐带(图3-6-13)。因羊膜腔的扩大使羊膜与绒毛膜相贴,胚外体腔消失。羊膜腔内充满羊水(amniotic fluid)。早期羊水主要由羊膜上皮细胞分泌,妊娠晚期胎儿尿液注入羊水。羊水产生后不断被羊膜吸收和被胎儿吞饮,所以是不断更新的。

羊水对胎儿有重要的保护作用,可使胎儿有一个适宜的发育环境,免受任何压迫,减轻震荡以及防止肢体粘连。分娩时羊水可扩张宫颈与冲洗产道,有助于胎儿娩出。随着胎儿的长大,羊水也相应增多,至分娩时有1 000~1 500ml。羊水含量不正常一方面可影响胎儿正常发育,另一方面还与某些先天性畸形有关,如胎儿肾脏发育不全或尿道闭锁,尿液不能排入羊膜腔可致羊水过少(500ml以下);无脑儿或食管闭锁,胎儿不能吞饮羊水,可造成羊水过多(2000ml以上)。

羊水呈弱碱性,内含少量蛋白质、多种酶、少量激素、无机盐、尿素、尿酸以及胎儿脱落的上皮细胞。近年来,通过穿刺采取羊水标本进行各种检查,以了解胎儿性别、胎儿成熟度或诊断某些先天性畸形和遗传性疾病。

3. 卵黄囊(yolk sac)　位于原始消化管腹侧,卵黄囊壁由内胚层和胚外中胚层构成(图3-6-13)。胚胎第3周,卵黄囊的胚外中胚层内发生血岛。血岛是造血干细胞的发生地点。原始生殖细胞在第3周来自卵黄囊壁的内胚层。鸟类胚胎的卵黄囊很发达,囊内储有大量卵黄,为胚胎发育提供营养。人胚胎的卵黄囊不发达,它的出现是种系发生和进化的反映。人胚胎卵黄囊被包入脐带后,与原始消化管相连的卵黄管于第6周闭锁,卵黄囊也逐渐退化(图3-6-13)。

4. 尿囊(allantois)　是卵黄囊后壁顶端向体蒂长出的一条盲管(图3-6-13),外包胚外中胚层,随着胚体的形成而开口于原始消化管尾段的腹侧,与后来的膀胱通连。在人类,尿囊为遗迹性器官,其壁上的胚外中胚层形成血管,当尿囊被卷入脐带后,尿囊血管变为脐血管。

5. 脐带(umbilical cord)　是连于胎儿脐部与胎盘间的索条状结构,由羊膜包绕体蒂、尿囊、卵黄管而成(图3-6-13),全长约55cm,粗1.5cm,内有两根脐动脉和一根脐静脉。脐血管的一端与胚胎血管相连,另一端与胎盘绒毛血管相连。脐带过短(20cm以下),分娩时会引起胎盘过早剥离,造成出血过多;脐带过长(120cm以上),易发生脐带绕颈或绕肢体,影响胎儿局部的发育,甚至窒息死亡。

二、胎　盘

1. 胎盘的构成　胎盘(placenta)是由胎儿的丛密绒毛膜和母体的底蜕膜共同组成,呈圆盘状结构。足月胎儿的胎盘重约500g,直径15~25cm,平均厚度约3cm。胎盘分胎儿面和母体面,胎儿面光滑覆有一层羊膜,近中央处有脐带附着,透过羊膜可见脐血管分支从脐带附着点向四周呈放射状行走;胎盘的母体面凹凸不平,可见15~20个由浅沟分隔的胎盘小叶(图3-6-16)。

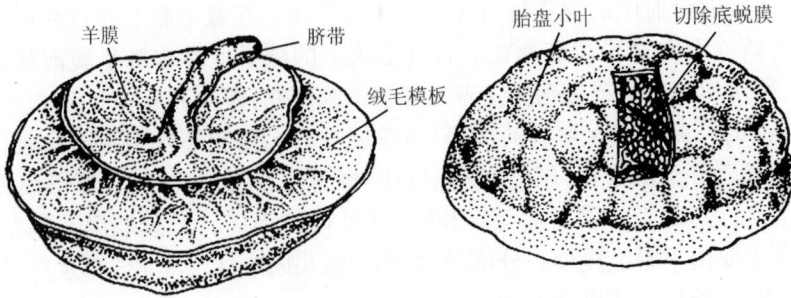

图 3-6-16　胎盘结构模式图(整体观)

在胎盘垂直切面上可见胎盘的丛密绒毛膜发出 60 个左右绒毛干,各自呈树枝状分支深入底蜕膜。绒毛干又发出许多细小绒毛,干的末端的细胞滋养层壳固着于底蜕膜上,称固定绒毛。绒毛干之间的间隙称绒毛间隙,由底蜕膜构成的小隔伸入绒毛间隙内,称胎盘隔(placental septum)。胎盘隔将绒毛干分隔到胎盘小叶内,每个小叶含 2~4 个绒毛主干及其所属分支。子宫螺旋动脉与子宫静脉开口于绒毛间隙,所以绒毛浸在母血中。绒毛内有丰富的毛细血管,它们与脐动、静脉相连(图 3-6-17)。

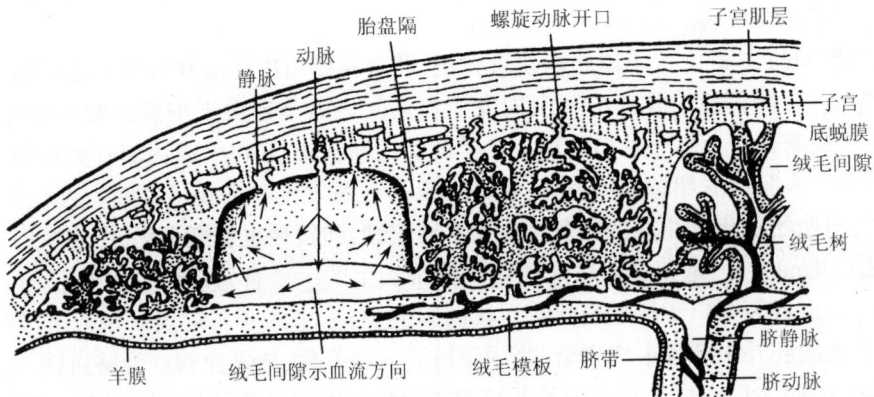

图 3-6-17　胎盘结构模式图(纵切)

2. 胎盘的血液循环与胎盘膜　胎盘内有母体和胎儿两套血循环。胎儿的静脉血经脐动脉及其分支流入绒毛毛细血管,与绒毛间隙内的母体血通过渗透进行物质交换后,成为含氧量高的血,再经脐静脉回流到胎儿。母体动脉血从子宫螺旋动脉流入绒毛间隙,与绒毛毛细血管内的胎儿血进行物质交换后,从子宫静脉回流入母体(图 3-6-17)。母体和胎儿的血液在各自的封闭管道内循环,互不相混,但可进行物质交换。

胎盘膜又称胎盘屏障,是胎儿血与母体血在胎盘内进行物质交换所通过的结构。早期胎盘膜包括下列结构:①合体滋养层;②细胞滋养层及其基膜;③薄层绒毛结缔组织;④绒毛毛细血管内皮基膜及内皮细胞。发育后期,细胞滋养层逐渐消失,合体滋养层的有些部位变为一薄层胞质,致使胎盘膜变薄。许多绒毛毛细血管内皮细胞与合体滋养层贴近,更有利于胎血与母血间的物质交换。

3. 胎盘的功能

（1）物质交换：胎儿通过胎盘从母血中获得 O_2、葡萄糖、维生素、电解质、抗体等，排出 CO_2、尿素、肌酐、肌酸等代谢产物。进行物质交换是胎盘的主要功能。

（2）屏障作用：正常情况下胎盘有阻挡细菌或病毒进入胎儿的作用。某些细胞、病毒偶尔可以在胎盘形成病灶，破坏绒毛，进入胎体感染胎儿；有些药物也可通过胎盘，所以孕妇用药要慎重，并注意防止细菌、病毒感染。

（3）内分泌功能：胎盘合体滋养层可以分泌下列数种激素：①蛋白类激素，如绒毛膜促性腺激素，在妊娠第 2 周开始分泌，至第 8 周达高峰，以后逐渐下降，它能促进母体黄体的生长发育以维持妊娠；绒毛膜促乳腺生长激素，于妊娠第 2 月开始分泌，第 8 月达高峰直至分娩，能促使母体乳腺生长发育。②类固醇激素，包括孕激素和雌激素，妊娠第 4 个月开始分泌，这类激素起维持妊娠的作用。

第六节　双胎、多胎和联胎

一、双　　胎

双胎又称孪生（twin），可分为双卵孪生和单卵孪生，双胎的发生率约 1%。

1. 双卵孪生（dizygotic twins）　一次排出两个卵细胞分别受精后发育成两个胎儿，每个胚胎有各自的胎盘、胎膜，其遗传性状、性别与普通兄弟姐妹之间的关系相同，仅是同龄而已。

2. 单卵孪生（monozygotic twins）　由一个卵细胞受精后发育成两个胎儿，这种双胎遗传基因完全相同、性别一致、相貌生理特征极相似、血型和组织相容性抗原也相同，组织器官可互相移植而不被排斥。单卵孪生形成的原因有（图 3-6-18）：①卵裂球分离为两团，形成两个胚泡，发育为两个胚胎，它们有各自的羊膜和绒毛膜；②一个胚泡内出现两个内细胞群，发育为两个胚胎，它们有各自的羊膜，但共有一个绒毛膜与胎盘；③胚盘上出现两个原条，发育为两个胚胎，这类孪生儿位于同一个羊膜腔，共有一个绒毛膜与胎盘。

二、多　　胎

一次娩出两个以上胎儿称多胎（multiple birth）。多胎的原因可能是单卵性、多卵性或混合性。多胎的发生率约万分之一，三胎以上的多胎更为罕见。

三、联　　胎

联胎又称联体双胎（图 3-6-19）。在单卵孪生中，一个胚盘出现两个原条发育为两个胚胎时，若某一部分联在一起没有完全分离，称联胎（conjoined twins），有头联胎、胸联胎、臀联胎等。有时联胎一大一小，小者发育不全，则形成寄生胎或胎中胎。

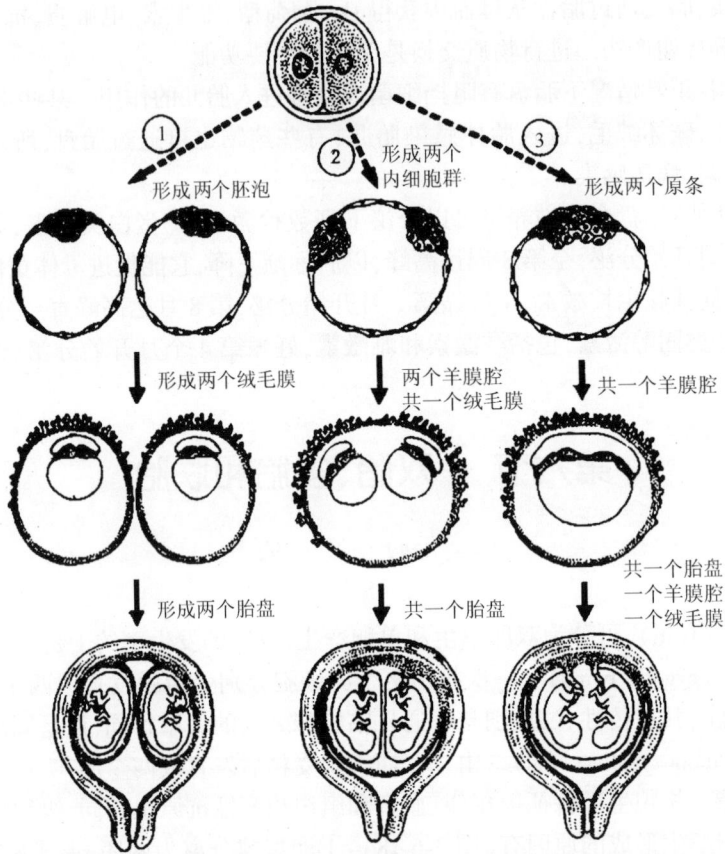

图 3-6-18 单卵双胎形成类型示意图

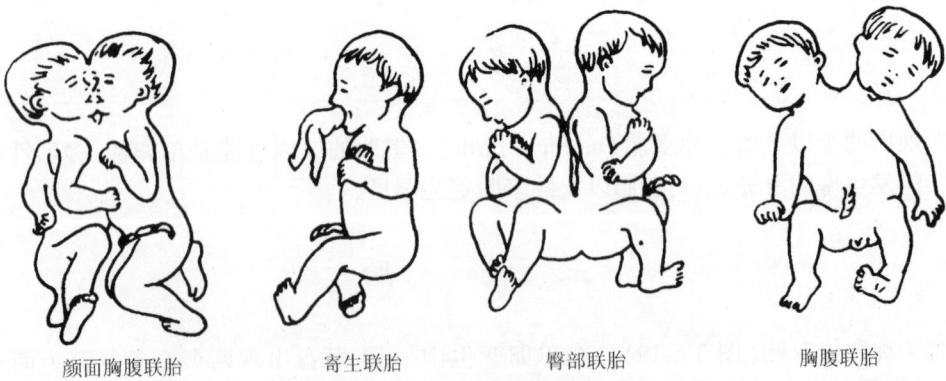

颜面胸腹联胎   寄生联胎   臀部联胎   胸腹联胎

图 3-6-19 联体双胎模式图

第七节　胚胎各期外形演变和胚胎龄的推算

一、胚胎外形的演变

人胚从合子发育到成熟胎儿,从内部各器官的发生到外形改变都经过复杂的变化。现将胚胎外形在不同时期的主要变化列为表3-6-1,供参考。

表3-6-1　人胚外形的主要变化与长度

胚龄期(周)	外形特征	坐高(mm)
1	受精、卵裂、胚泡形成,开始植入	
2	植入完成,二胚层胚盘形成,绒毛膜形成	
3	三胚层胚盘形成,脊索、神经管形成,体节开始出现	
4	胚体逐渐形成,脑泡形成,腮弓出现,心管和原始消化管形成,胚体血循环初步建立,肝脏发生,外生殖器发生,脐带与胎盘形成,眼、鼻、耳原基出现	4~8
5	胚体弯向腹侧,鳃弓5对,体节30~40对,肢节出现,手板明显	7~12
6	肢节分为两节,足板明显,耳郭突出现,视网膜出现色素	10~21
7	手、足板开始出现指、趾,颜面形成,乳腺嵴出现	19~35
8	指、趾明显,眼睑开裂,尿生殖膜和肛膜破裂,外阴可见,性别不辨	

二、胚胎龄的测定方法

临床上常以孕妇最末一次月经第1天起算至胎儿娩出共280天(40周)左右,但实际上受精一般发生在末次月经第一天之后的2周左右,故实际胚胎发育时间是265天(38周)左右。

胚胎学者根据大量胚胎标本的观察标准,归纳总结出各期胚胎的外形特征和长度,作为推算胚胎龄的依据(表3-6-2)。

表3-6-2　胎儿外形的主要特征、长度与体重

胎龄(周)	外形特征	坐高(mm)	体重(g)
9	眼睑闭合,外阴性别不可分	50	8
10	指甲发生,肠袢退回腹腔	61	14
12	性别可辨别,胎头特大,颈明显	87	45
14	头竖直,下肢发育好,趾甲发生	120	110
16	耳竖起,皮肤很薄,肌肉发育	140	200
18	胎脂出现	160	320
20	头和体部有胎毛	190	460
22	皮肤红而皱	210	630
24	眉毛和睫毛生长,胎体瘦,无皮下脂肪,指甲全出现	230	820

续表

胎龄(周)	外形特征	坐高(mm)	体重(g)
26	眼睑部分打开,皮下脂肪少	250	1000
28	眼睑重新打开,头发出现,皮肤略皱	270	1300
30	睾丸下降入阴囊,趾甲全出现	280	1700
32	皮下脂肪渐增,皮肤浅红、光滑	300	2100
36	胎体丰满,肢体弯曲,指(趾)甲越过指(趾)尖	340	2900
38	胎毛开始脱落,四肢变圆,头发长	360	3400

1. 人胚第1~3周胚龄测定　主要是根据胚的发育状况和胚盘的结构。

2. 人胚第20~30天的胚龄测定　主要依据体节数来测定(表3-6-3)。

表3-6-3　体节数目与胚龄关系

近似胚龄(d)	20	21	22	23	24	25	26	27	28	29	30
体节数目	1~4	4~7	7~10	10~13	13~17	17~20	20~23	23~26	26~29	29~34	34~35

3. 第2月后的胎龄测定　主要测定胚胎的坐高和立高,并结合外形特征来测定胎龄。

(1)坐高:又称顶臀长,从头顶量至臀部,用于测量第4周以后的胚胎。

(2)立高:又称顶跟长,从头顶量至坐骨结节,再从坐骨结节量至膝盖,再从膝盖量至脚跟,三者之和为立高,常用于测量8周以后的胎儿。

(王金茂)

第七章 颜面、腭和颈的发生

人胚第 3 周末,扁平的胚盘已向腹侧褶卷,形成圆筒形的胚胎。至第 4 周,胚胎头和尾弯向腹侧,此时胚胎头部发育比例大,与腹侧心膨大相贴近,颈部不明显。

第一节 鳃器官的发生

鳃器官包括鳃弓、鳃沟、咽囊和鳃膜。在人胚第 4 周,胚体头颈部原始咽两侧,出现背腹行走的 6 对柱状弓形隆起,称鳃弓(branchial arch)。它们是由局部间充质增厚而成。相邻两鳃弓之间的外胚层内陷成沟,称鳃沟(branchial groove),共 5 对。咽外侧壁的内胚层向外膨出,形成 5 对咽囊(pharyngeal pouch),其位置恰与鳃沟相对(图 3-7-1)。鳃沟底的外胚层和咽囊顶的内胚层相贴,合称鳃膜(branchial membrane)。前 4 对鳃弓明显,第 5 对鳃弓很早消失,第 6 对鳃弓发育不全。人类鳃器官并不具有呼吸功能,它的出现只不过是种系发生的重演。鳃弓的演变与颜面、颈部的形成密切相关。另外,鳃弓的中胚层还形成头颈部的部分肌肉、软骨与骨。咽囊内胚层则是多种重要器官发生的原基。

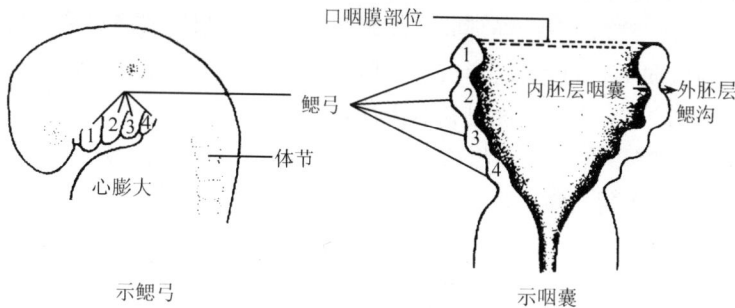

图 3-7-1　鳃弓和咽囊

第二节 颜面的发生

颜面发生的原基有 5 个隆起:1 个额鼻隆起,位于胚胎头端,它是内部的脑泡和局部间充质增生所成,两侧为第 1 对鳃弓分叉而成的左、右上颌隆起和左、右下颌隆起。这 5 个隆起所围成的中央部分呈现凹陷称口凹(stomodeum)。口凹底部的外胚层和前肠头侧的内胚层相贴,形成口咽膜(oropharyngeal membrane)(图 3-7-2)。约在第 4 周,口咽膜破裂,前肠经口凹与羊膜腔相通。

在额鼻隆起下缘的两外侧方,局部外胚层增厚,形成左、右鼻板(nasal placode)。鼻板凹陷

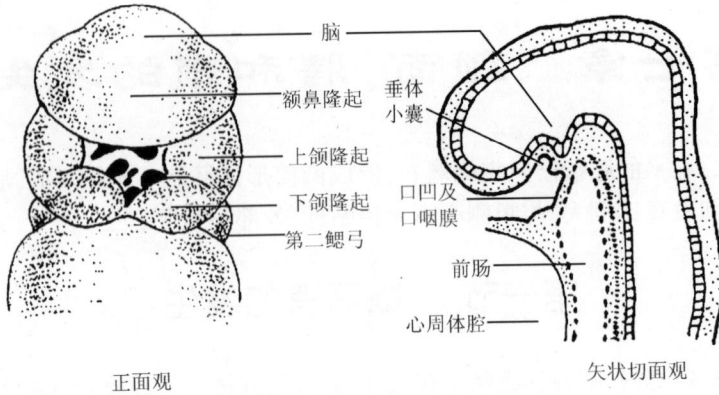

脑

额鼻隆起

上颌隆起

下颌隆起

第二鳃弓

正面观

垂体
小囊

口凹及
口咽膜

前肠

心周体腔

矢状切面观

图 3-7-2　人胚口凹和口咽膜

而成鼻窝(nasal pit),其下方与口凹相通。鼻窝两则隆起,内侧称内侧鼻隆起,外侧称外侧鼻隆起(图 3-7-3)。两外侧鼻隆起与上颌隆起之间有沟,称鼻泪沟。颜面的演化是从两侧向正中方向移动和合并,逐渐构成下列颜面的各个部分:左、右上颌隆起向中线生长,和同侧的内侧鼻隆起愈合,形成上颌和上唇外侧部分;左、右内侧鼻隆起互相逐渐愈合,并向下迁移而与上颌隆起愈合,形成人中与上唇正中部分;外侧鼻隆起构成鼻翼和鼻外侧壁;由于鼻窝的继续下陷,形成明显的原始鼻腔和外鼻孔;额鼻隆起下缘局部间充质增生向表面隆起形成鼻梁和鼻尖;同时额鼻隆起下部向原始鼻腔呈板状向下垂直生长,形成鼻中隔;与此同时,左、右下颌隆起也向中线愈合,发育为下颌和下唇。至第 2 个月末,颜面已初具人面形态。

　　额鼻隆起和第 1 对鳃弓参与颜面形成,第 1 对鳃沟及其周围组织发育形成外耳道和耳郭。两耳位置最初较低,以后逐渐上移。

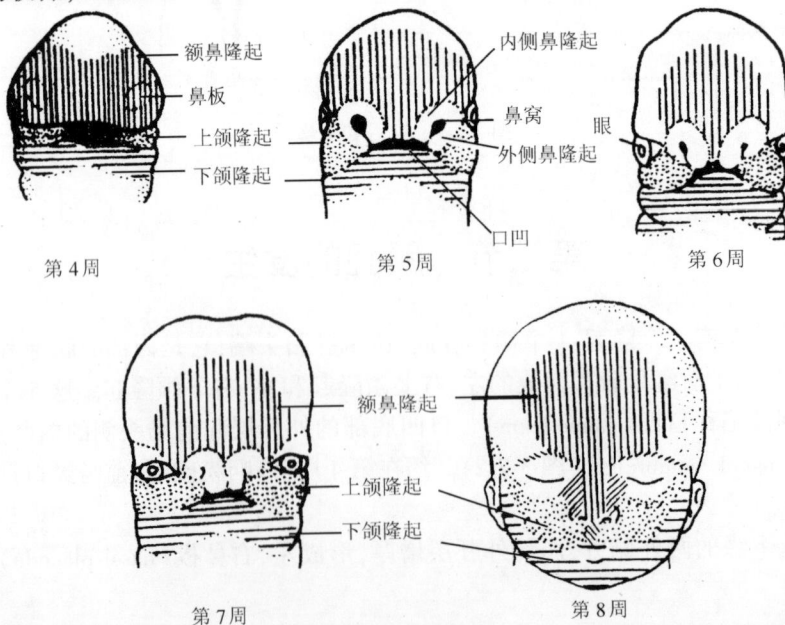

额鼻隆起

鼻板

上颌隆起

下颌隆起

第 4 周

内侧鼻隆起

鼻窝

外侧鼻隆起

口凹

第 5 周

眼

第 6 周

额鼻隆起

上颌隆起

下颌隆起

第 7 周

第 8 周

图 3-7-3　颜面发生

第三节　腭的发生

人胚腭的发生始于第 5 周,到第 12 周才完全形成。腭由 1 对外侧腭突和 1 对正中腭突融合而成。

外侧腭突是由左、右上颌隆起内表面向原始口腔长出的一对板状突起。左、右外侧腭突呈水平方向,它们向中线靠拢并合并成腭的大部。正中腭突是由两个内侧鼻隆起向内长出的一对很小的突起,与外侧腭突愈合形成腭前部的一小部分,其结合处留有一孔,称切牙孔(或门齿孔)。腭的形成将原始口腔分隔为上方的鼻腔和下方的口腔。后来,腭的前部骨化成硬腭,后部不骨化,形成软腭。左、右软腭的后端合并处膨大形成悬雍垂(图 3-7-4)。

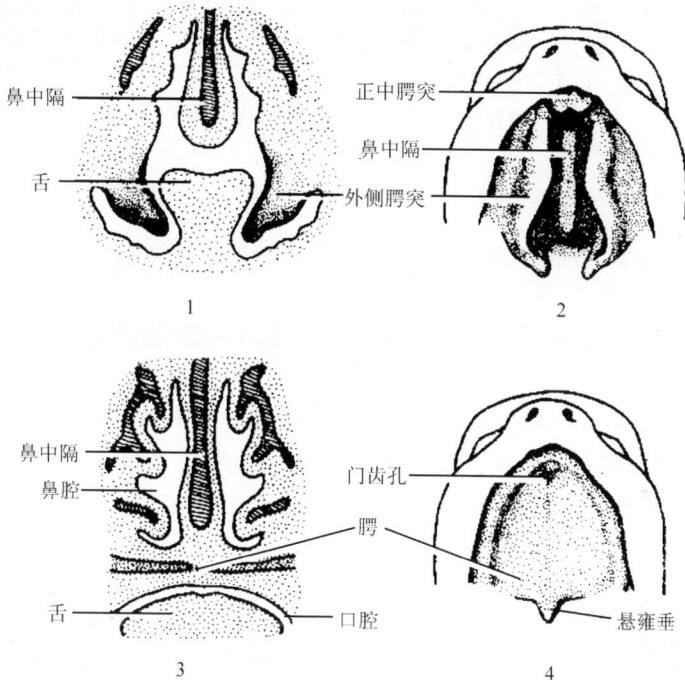

图 3-7-4　腭的发生

第四节　颈的发生

人胚第 5 周末,第 2 鳃弓生长发育迅速,向下伸展覆盖于第 3、4、6 对鳃弓表面,其间留有的间隙称颈窦。以后第 2 对鳃弓与其他鳃弓愈合,鳃沟与颈窦消失。加之发育中的食管和气管伸长,以及心脏位置下降,颈部渐延长成形。

第五节 颜面和颈部的先天性畸形

1. 唇裂（cleft lip） 好发于上唇,是由于上颌隆起未与同侧的内侧鼻隆起相愈合所致。可有单侧唇裂或双侧唇裂。据国内资料统计,唇裂(或伴有腭裂)的发生率约为 1‰,男性略多于女性（图 3-7-5）。

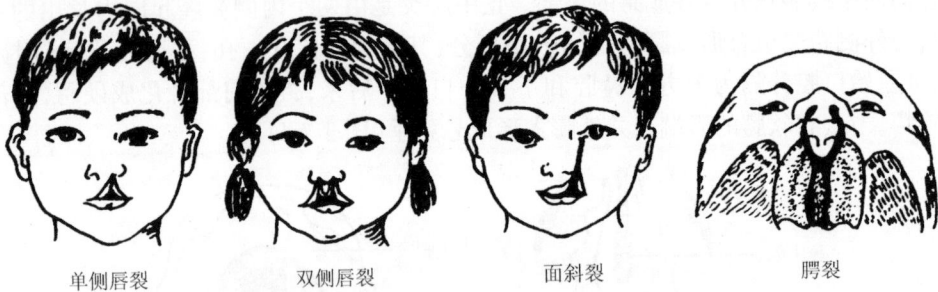

| 单侧唇裂 | 双侧唇裂 | 面斜裂 | 腭裂 |

图 3-7-5 颜面畸形

2. 腭裂（cleft palate） 是由于左、右外侧腭突未愈合所致,常伴有唇裂。一般女性多于男性（图 3-7-5）。

3. 面斜裂（oblique facial cleft） 是由于上颌隆起未与同侧的外侧鼻隆起融合所致。患侧的鼻泪沟未能内陷成管,所以缺乏鼻泪管。男女的发生率无明显差别（图 3-7-5）。

4. 颈囊（cervical cyst）**和颈瘘**（cervical fistula） 颈囊是由于颈窦未消失,出生后其上皮分化为黏液性腺上皮,其分泌的黏液积聚,窦腔扩大为囊肿,称颈囊。颈囊多位于颈部,沿胸锁乳突肌前缘。男性发生率高于女性。若颈囊向外开口于体表或向内与咽相连,或窦道内、外沟通,则形成颈瘘,其黏液可以从瘘管排出（图 3-7-6）。

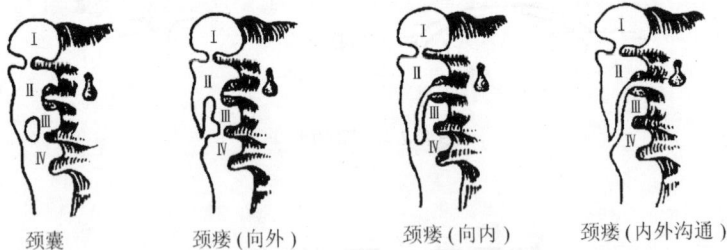

| 颈囊 | 颈瘘(向外) | 颈瘘(向内) | 颈瘘(内外沟通) |

图 3-7-6 颈囊和颈瘘形成示意图

（王金茂）

第八章 咽囊的发生与衍化

人胚第 3 周末,三胚层胚盘随着头褶和侧褶的形成,由扁平形逐渐卷折为圆筒形胚体,此时卵黄囊顶部的内胚层和脏壁中胚层被卷入胚体,形成一条纵行的原始消化管(primitive gut)。它可分前肠、中肠和后肠三部分。前肠顶端和后肠末端原先都是盲端,分别被口咽膜和泄殖腔膜封闭,不久此二膜先后破裂,使前肠、后肠与外界相通。中肠与卵黄囊相连,随着胚体和原肠的生长发育,卵黄囊相对变小,两者连接部分变得细长,称卵黄管(图 3-8-1)。

前肠分化为原始咽(包括咽囊及其衍生物)、食管、胃、胆总管开口处以上的十二指肠、肝、胆道、胰和除鼻以外的呼吸道。

中肠分化为从胆总管开口处以下的各段小肠、盲肠、阑尾、升结肠和右 2/3 横结肠。

后肠分化为左 1/3 横结肠、降结肠、乙状结肠、直肠和肛管上段。

原始消化管内胚层仅分化为消化管、呼吸道的上皮及其腺体。其他如结缔组织、肌肉组织、软骨等皆由脏壁中胚层分化形成。

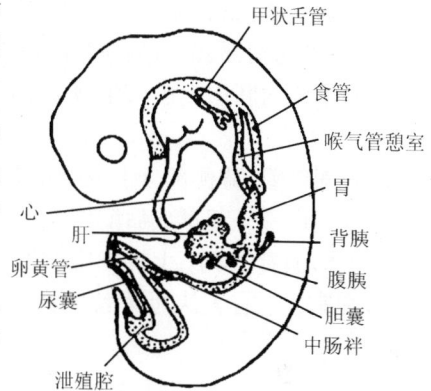

图 3-8-1 原始消化管的分化

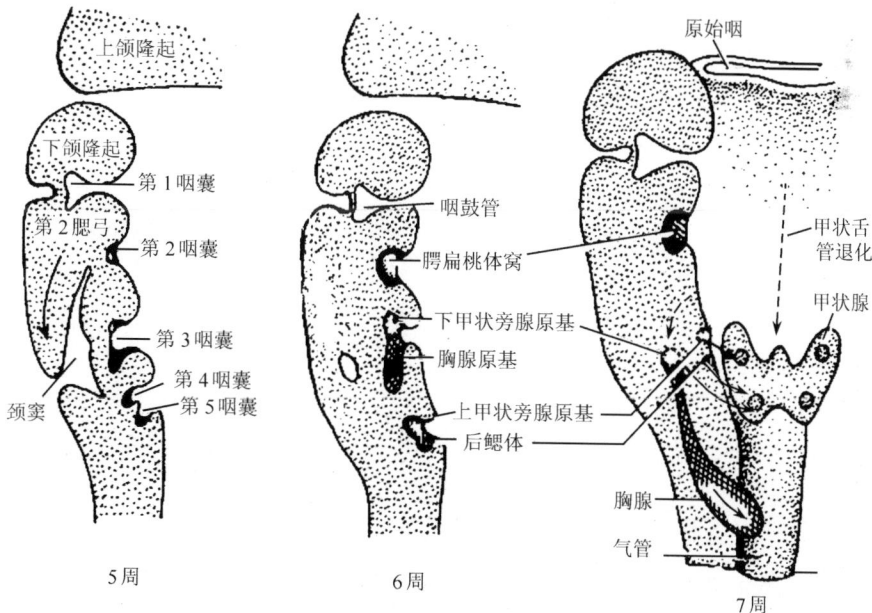

图 3-8-2 咽囊及其衍生的器官

人胚第 4 周初,原始咽的内胚层由前至后顺次向两侧外方膨出 5 对咽囊,它们和 5 对鳃沟相对应,前 4 对明显,第 5 对很小(图 3-8-2)。

第 1 对咽囊:背外侧部向外膨大形成中耳鼓室,其余部分伸长形成咽鼓管。与此咽囊相对的第 1 鳃沟发育形成外耳道。鳃膜分化为鼓膜。

第 2 对咽囊:外侧大部被咽壁吸收,内侧部分形成腭扁桃体的隐窝及其上皮。

第 3 对咽囊:腹侧部分内胚层上皮与其相对的鳃沟外胚层上皮一起增生,形成左、右两条细胞索,下移伸向胸部,渐与咽囊分离。左、右两条细胞索根部退化,其余部分膨大并合并成胸腺。背侧部分咽囊内胚层上皮增生成索也和咽囊脱离,形成下一对甲状旁腺,下移至甲状腺背侧下部。

第 4 对咽囊:背侧部分上皮增生并下移至甲状腺背侧上部,分化为上一对甲状旁腺。腹侧部分和第 5 对咽囊一起形成后鳃体(ultimobranchial body)。

第 5 对咽囊:很小,上皮细胞索形成后鳃体后,部分后鳃体细胞迁至甲状腺内,分化为甲状腺滤泡旁细胞。也有人认为滤泡旁细胞来自神经嵴的外胚层细胞。

(王金茂)

第四篇 细胞适应、损伤与修复

第一章 细胞凋亡

第一节 概 述

由体内外因素触发细胞内预存的死亡程序而导致的细胞死亡过程称为**细胞凋亡**(apoptosis),又称程序性**细胞死亡**(programmed cell death, PCD)。但有学者认为凋亡与 PCD 是两个不同的概念,前者是形态学概念(如染色质着边及 DNA 梯状条带等),后者是功能性概念(不一定存在上述形态学变化)。凋亡一词源于希腊文,其意义为"花瓣或树叶的枯落"。这是病理学家 Kerr 等人在 1972 年提出的一个不同于坏死的细胞死亡新概念。

坏死通常由严重损伤因素(如毒物中毒、严重缺血、缺氧、强酸、强碱、强大电流等)所致,其过程是:首先是细胞膜通透性增高,大量 H_2O 进入细胞,细胞因肿胀而破裂,细胞内容物(包括溶酶)释放而诱发进一步的细胞损伤和炎症反应,但细胞核不破坏。正常组织细胞不发生细胞坏死。细胞凋亡作为一种生理性、主动的细胞死亡的方式,在许多方面与坏死有显著的差别(表 4-1-1)。

表 4-1-1 细胞凋亡与坏死的比较

	坏 死	凋 亡
性质	病理性,非特异性	生理性或病理性,特异性
诱导因素	强烈刺激,随机发生	较弱刺激,非随机发生
生化特点	被动过程,无新蛋白合成,不耗能	主动过程,有新蛋白合成,耗能
形态变化	细胞结构全面溶解、破坏,细胞肿胀	细胞及细胞器相对完整,细胞皱缩,核固缩
DNA 电泳	弥散性降解,电泳呈均一 DNA 片状	DNA 片段化(180~200bp),电泳呈"梯"状条带
炎症反应	溶酶体破裂,局部炎症反应	溶酶体相对完整,局部无炎症反应
凋亡小体	无	有
基因调控	无	有

细胞凋亡有重要的生理和病理意义,凋亡作为生理过程,它具有以下三项作用:①确保正常发育、生长。机体的发育、生长过程并不仅仅与细胞的增生与分化有关,凋亡在器官组织的形成、成熟过程中也发挥了重要作用。它可以清除多余的、失去功能价值的细胞。例如,人胚胎肢芽发育过程中指(趾)间组织通过细胞凋亡机制而被逐渐消除,形成指(趾)间隙。②维持内环境稳

定。受损、突变或衰老的细胞如果存留在体内就可能干扰机体功能,甚至演变为多种疾病(如肿瘤)。为了维持内环境的稳定,机体必须及时将这些细胞清除,清除这些细胞的主要方式就是凋亡。例如,机体通过细胞凋亡机制清除了针对自身抗原的 T 淋巴细胞,维持了免疫系统功能的稳定。为了维持良好的功能状态,皮肤、黏膜上皮需要不断更新,这个过程不仅仅是新生细胞的增殖,也包含了衰老细胞的凋亡。子宫内膜在周期性的增生之后由于激素撤退而发生凋亡、脱落,受损不能修复的细胞或发生癌前病变的细胞通过凋亡而被清除。通过细胞凋亡被机体清除的细胞数量是相当可观的,每秒钟可达数百万个。③发挥积极的防御功能。细胞凋亡参与了机体的防御反应,例如当机体受到病毒感染时,受感染的细胞发生凋亡,使 DNA 发生降解,整合于其中的病毒 DNA 也随之被破坏,因而阻止了病毒的复制。

细胞凋亡概念也使人们对疾病的发生、发展的认识增多了一个视角,即从细胞凋亡角度来看,细胞凋亡不足。该"死"的细胞(如肿瘤细胞、自身反应性免疫细胞)未死,是造成肿瘤、自身免疫性疾病的主要发病机制之一。细胞凋亡过度,不该"死"的细胞(如神经元、心肌细胞)死了,这与老年性痴呆、心肌缺血/再灌注损伤等发病有关。细胞凋亡不足与过度并存,这与动脉粥样硬化发病有关。凋亡失调是当今威胁人类健康的许多重大疾病的发病机制之一,因此,调控凋亡过程是人类防治这些疾病的新途径。

第二节　细胞凋亡过程与调控

一、细胞凋亡的过程

凋亡是基因调控的主动性有序死亡,大致可分成以下 4 个阶段:

1. 凋亡信号转导　细胞内外的凋亡诱导因素通过各种受体作用于细胞后,细胞产生一系列复杂的生化反应,形成与细胞凋亡有关的第二信使物质,如 Ca^{2+}、cAMP、神经酰胺等,然后通过胞内的信号转导途径激活后续凋亡程序。

2. 凋亡基因激活　调控凋亡的基因接收由信号转导途径传来的死亡信号后按预定程序启动,并合成为执行凋亡所需的各种酶类及相关物质。

3. 细胞凋亡的执行　已决定死亡的细胞迅即进入死亡执行(execution of death)阶段,凋亡主要的执行者是核酸内切酶(endogenous nuclease, DNase)和 Caspases,前者彻底破坏细胞生命活动所必需的全部指令,而后者导致细胞结构的全面解体。

4. 凋亡细胞的清除　已经凋亡的细胞可被邻近的吞噬细胞或其他细胞所吞噬、分解。

上述全过程需时约数分钟至数小时不等。从凋亡信号转导到凋亡执行的各个阶段都有负调控因子存在,以形成完整的反馈环路,使凋亡过程受到精确、严密的调控(图 4-1-1)。

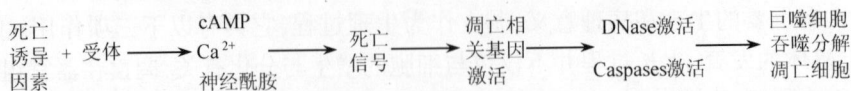

死亡　　　　　　cAMP　　　　　　　　凋亡相　　　　　DNase激活　　　巨噬细胞
诱导　+　受体　──→　Ca^{2+}　──→　死亡　──→　关基因　──→　　　　　　　　──→　吞噬分解
因素　　　　　　神经酰胺　　　信号　　　激活　　　Caspases激活　　凋亡细胞

图 4-1-1　细胞凋亡过程

二、凋亡时细胞的主要变化

(一)细胞凋亡的形态学改变

发生凋亡的细胞,其表面的微绒毛消失,并逐步脱离与周围细胞的接触。胞质脱水浓缩,胞膜迅速发生空泡化(blebbing),细胞体积逐渐缩小,出现固缩(condensation)。内质网不断扩张并与胞膜融合,形成膜表面的芽状突起,称为出芽(budding)。晚期核质高度浓缩融合成团,染色质集中分布在核膜的边缘,呈新月形或马蹄形分布,称为染色质边集(margination)。线粒体和溶酶体的形态结构变化不大。胞膜皱缩内陷,分割包裹胞质,形成泡状小体,称为凋亡小体(apoptosis body),这是凋亡细胞特征性的形态学改变。在电镜下典型的凋亡小体由透亮空泡和不透光的浓密的核碎片两部分组成,二者形成强烈的反差。体积较大的凋亡小体用普通高倍光镜也可观察到。小体内的成分主要是胞质碎裂的核物质和亚微结构。有些凋亡小体完全由固缩核染色质组成,也有的仅含胞质成分。凋亡小体形成后迅即被邻近细胞吞噬、消化。整个凋亡过程没有细胞内容物的外漏,因而不伴有局部的炎症反应。

(二)细胞凋亡的生化改变

细胞凋亡过程中可出现各种生化改变,其中 DNA 的片段化断裂及蛋白质的降解尤为重要。

1. DNA 的片段化　典型的细胞凋亡以细胞核固缩、染色质 DNA 的特征片段化为主要特征。细胞凋亡发生时 DNA 双链的断裂发生在核小体连接部,是内源性核酸内切酶被激活所致。

组成染色质的基本结构单位是核小体,核小体之间的连接区易受内切酶的攻击而发生断裂。DNA 链上每隔 200 个核苷酸就有 1 个核小体,当内切酶在核小体连接区切开 DNA 时,即可形成 180~200bp 或其整倍数的片段。这些片段在琼脂糖凝胶电泳中可呈特征性的"梯"状(ladder pattern)条带,这是判断凋亡发生的客观指标之一。因此,DNA 片段化断裂是细胞凋亡的关键性结局。

2. 内源性核酸内切酶激活及其作用　在细胞凋亡过程中执行染色质 DNA 切割任务的是内源性核酸内切酶。正常情况下,该酶可能以无活性的形式存在于细胞核内,Ca^{2+}、Mg^{2+}可增强它的活性,而 Zn^{2+} 能抑制其活性。此外,在某些细胞也存在着非依赖二价金属离子的核酸内切酶,这些酶的活性不依赖 Ca^{2+}、Mg^{2+},Zn^{2+} 也不能抑制其活性。尽管已有多种核酸内切酶存在于细胞核内,但细胞内外的凋亡诱导因素并不能直接激活该酶,它需要经过一系列胞内信号转导环节方能被激活。

3. 凋亡蛋白酶(caspases)**的激活及其作用**　凋亡蛋白酶是一组对底物天冬氨酸部位有特异水解作用,其活性中心富含半胱氨酸的蛋白酶(caspase 是 cysteine-containing aspartate-specific protease 的缩写)。目前已发现该蛋白酶家族至少有 13 个成员(caspase 1-13),caspase 在凋亡中所起的主要作用是:灭活细胞凋亡的抑制物(如 Bcl-2);水解细胞的蛋白质结构,导致细胞解体,形成凋亡小体;在凋亡级联反应(cascade)中水解相关活性蛋白,从而使该蛋白获得或丧失某种生物学功能,如 caspase-9 可使 caspase-3 酶原水解形成具有分解蛋白质活性的 caspase-3。

三、细胞凋亡的调控

(一) 细胞凋亡相关因素

细胞凋亡相关因素分诱导性因素和抑制性因素两大类:

1. 诱导性因素 细胞凋亡是一个程序化的过程,这个程序虽已预设于活细胞之中,正常情况下它并不"随意"启动,只有当细胞受到来自细胞内外的凋亡诱导因素作用的时候,它才会启动,使细胞一步步走向死亡,因此,凋亡诱导因素是凋亡程序的启动者。在少数情况下,细胞凋亡可自发产生,但多数是在诱导因素的作用下发生,常见诱导因素有:

(1) 激素和生长因子失衡:生理水平的激素和生长因子是细胞正常生长不可缺的因素,一旦缺乏,细胞会发生凋亡;相反,某些激素或生长因子过多也可导致细胞凋亡。例如,强烈应激刺激引起的淋巴细胞数量减少,主要由于大量糖皮质激素分泌,诱导淋巴细胞凋亡所致。

(2) 理化因素:射线、高温、强酸、强碱、乙醇、抗癌药物等,均可导致细胞凋亡。例如,电离辐射可产生大量氧自由基,使细胞处于氧化应激状态,DNA 受损,引起细胞凋亡。

(3) 免疫性因素:免疫细胞在生长、分化及执行防御、自稳、监视功能中,其免疫分子参与了免疫细胞或靶细胞的凋亡过程,例如,细胞毒 T 淋巴细胞(CTL)可分泌粒酶(granzyme),能特异性裂解天冬氨酸残基,引起靶细胞发生凋亡。

(4) 微生物学因素:细菌、病毒等致病微生物及其毒素可诱导细胞凋亡。例如 HIV 感染时,可致大量 CD4$^+$淋巴细胞凋亡,这时 AIDS 患者相关免疫功能低下,因此是肿瘤及机会性感染增加的主要原因。

2. 抑制性因素 一些细胞因子(IL-2、神经生长因子等)具有抑制凋亡的作用,当其从细胞培养基中去除后,依赖它们的细胞会发生凋亡;反之,在培养体系中加入所需要的细胞因子后,由于促进了细胞内存活基因的表达,细胞凋亡受到抑制。

某些激素(ACTH、睾酮、雌激素等)对于防止靶细胞凋亡,维持其正常存活是必需的。例如,当腺垂体被摘除或功能低下时,肾上腺皮质细胞失去 ACTH 刺激,可发生细胞凋亡,引起肾上腺皮质萎缩。此时,只要给予生理维持量的 ACTH 即可抑制肾上腺皮质细胞的凋亡,防止肾上腺皮质的萎缩。睾酮对前列腺细胞、雌激素对子宫平滑肌细胞都有类似的作用。

此外,某些二价金属阳离子(如 Zn^{2+})、药物(如苯巴比妥、半胱氨酸蛋白酶抑制剂)、病毒(如 EB 病毒、牛痘病毒 CrmA 等)及中性氨基酸也具有抑制细胞凋亡的作用。

(二) 细胞凋亡信号的转导

大多数情况下,来自于细胞外的细胞凋亡诱导因素作用于细胞后可转化为细胞凋亡信号,并通过胞内不同的信号转导(transduction)途径,最终激活细胞死亡程序,导致细胞凋亡。因此,凋亡信号转导系统是连接凋亡诱导因素与核 DNA 片段化断裂及细胞结构蛋白降解的中间环节。这个系统的特点是:①多样性,即不同种类的细胞有不同的信号转导系统。②耦联性,即死亡信号的转导系统与细胞增殖、分化过程中的信号转导系统在某些环节上有交叉、耦联。因此,同一个信号,在不同条件下既可引起凋亡,也可刺激增生。③同一性,即不同的凋亡诱导因素可以通过同一信号转导系统触发细胞凋亡。例如,TNF-α、电离辐射及 Fas 抗原等多种凋亡诱导因素均可通过神经酰胺信号途径触发细胞凋亡。这就意味着切断某一信号转导系统,就有可能影响多种凋亡诱导因素引起的细胞凋亡。④多途性,即同一凋亡诱导因素可经过多条信号转导途径触发凋亡。例如,糖皮质激素引起淋巴细胞凋亡可通过神经酰胺系统、胞内 Ca^{2+} 信号系统及 cAMP/蛋白激酶 A(PKA)信号系统转导凋亡信号。这就意味着要完全阻抑某一凋亡诱导因素的作用,就必须同时切断多条相关的信号转导途径。

(三) 凋亡相关基因

细胞的生存和死亡是对立统一的两个方面。在进化过程中,控制细胞生死的程序已经以基因的形式存储于细胞中,当细胞受到凋亡诱导因素的作用后,经有关信号转导系统的传递而激活凋亡基因,细胞即按死亡程序一步步自动走向死亡。在细胞中同样也存在着抑制凋亡的基因,对促进凋亡的基因起对抗作用。正常情况下,这两类基因处于协调的对立统一状态,以确保细胞生存有序。目前,细胞凋亡相关基因多达数十种,根据功能的不同可将其分为三类:抑制凋亡基因,例如 EIB、IAP、Bcl-2 的研究最为详细而系统;促进凋亡基因,例如 Fas、Bax、ICE、p53 等;双向调控基因,例如 c-myc、Bclx。

1. Bcl-2　Bcl-2 是 B 细胞淋巴瘤/白血病-2(B cell lymphoma/leukemia-2, Bcl-2)基因的缩写形式,它是第一个被确认有抑制凋亡作用的基因。人的 Bcl-2 蛋白由 229 个氨基酸组成,小鼠为 236。应用单克隆抗体定位研究证实,Bcl-2 蛋白主要分布在线粒体内膜、细胞内表面、内质网、核膜等处。广泛存在于造血细胞、上皮细胞、淋巴细胞、神经细胞及多种瘤细胞。Bcl-2 的高表达能阻抑多种凋亡诱导因素(如射线、化学药物等)所引发的细胞凋亡。例如,依赖神经生长因子的神经细胞,当撤除神经生长因子后,细胞会迅速发生凋亡。如果将表达 Bcl-2 的基因质粒显微注入细胞中,则可防止神经细胞凋亡。临床研究发现,当淋巴细胞性白血病患者外周淋巴细胞有 20% 以上呈 Bcl-2 阳性时,其预后不佳,因为 Bcl-2 的过高表达,可导致肿瘤细胞对射线、抗癌药物的耐受性增强,不容易发生凋亡。

目前认为,Bcl-2 抗凋亡的主要机制是:①直接的抗氧化;②抑制线粒体释放促凋亡的蛋白质,如细胞色素 c、凋亡诱导因子(AIF);③抑制促凋亡调节蛋白 Bax、Bak 的细胞毒作用;④抑制凋亡蛋白酶(caspases)的激活;⑤维持细胞钙稳态。

2. Fas　Fas 蛋白是一种细胞表面受体,是一种跨膜蛋白,它伸向胞质的部分有一段与 TNF-α 受体相似,与 FNF-α 受体和 NGF(神经生长因子)受体高度同源,在多种组织细胞中存在。目前的研究表明,天然表达或转染表达的 Fas 基因对细胞凋亡有促进作用,Fas 抗体能诱导细胞发生凋亡是因为 Fas 抗原作为细胞表面受体,其天然配基可能就是某种信号,通过信号转导,最终诱发凋亡,而 Fas 抗体正是模拟了配基的这种作用。另外,Fas 抗原也许是某种生长因子受体,而 Fas 抗体与之结合能阻断生长因子的作用,因而发生凋亡。

3. p53　野生型 p53 基因是一种抗癌基因,具有诱导细胞凋亡的功能,当该基因发生突变后反而可抑制细胞凋亡。野生型 p53 基因编码的 P53 蛋白是一种 DNA 结合蛋白,该蛋白在细胞周期的 G_1 期发挥检查点(checkpoint)的功能,负责检查染色体 DNA 是否有损伤,一旦发现有缺陷的 DNA,它就刺激 CIP(CDK-interacting protein-1, CDK 是 cyclin dependent kinase 的缩写)的表达,阻止细胞进入细胞周期,并启动 DNA 修复机制;如果修复失败,p53 则启动细胞凋亡机制。那些遗传信息出错,有可能演变为恶性肿瘤的细胞,常常通过这种机制被消灭在萌芽之中。因此,p53 有"分子警察"(molecular policeman)的美誉。

4. c-myc, Bcl-x c-myc 是一种癌基因,它能诱导细胞增生,也能诱导细胞凋亡,具有双向调节作用。c-myc 蛋白作为重要的转录调节因子,既可激活介导细胞增殖的基因,也可激活介导细胞凋亡的基因,在此情况下细胞何去何从,取决于细胞接受何种信号以及细胞所处的生长环境。例如,在 c-myc 基因表达后,如果没有足够的生长因子持续作用细胞就发生凋亡;反之,细胞就处于增生状态。Bcl-x 基因通过 mRNA 不同的剪切可翻译出两种蛋白 Bcl-XL 和 Bcl-Xs,前者抑制细胞凋亡,后者促进细胞凋亡。Bcl-X 激活后是否产生细胞凋亡则与这两种蛋白合成以谁为主有关。

第三节　细胞凋亡的发生机制

细胞凋亡发生机制尚未充分阐明,有以下可能:

(一) 氧化损伤在细胞凋亡中的作用

氧自由基化学性质活泼,破坏机体正常的氧化/还原的动态平衡,造成生物大分子(核酸、蛋白质、脂质)的氧化损伤,干扰正常的生命活动,形成严重的氧化应激(oxidative stress)状态,机体氧化损伤的后果之一就是诱导细胞凋亡。例如,各种氧化剂(如过氧化氢)可直接诱导细胞凋亡,抑制超氧化物岐化酶(SOD)的活性也可诱导细胞凋亡,而使用抗氧化剂(如维生素 E、胡萝卜素等)可以阻断具备氧化应激背景的各种凋亡诱导因素,如肿瘤坏死因子(TNF-α)、电离辐射等所引起的细胞凋亡。

氧化应激引起细胞凋亡的可能机制是:

(1) 氧自由基引起的 DNA 损伤可激活 p53 基因引起细胞凋亡。

(2) 氧自由基引起的 DNA 损伤可活化聚 ADP 核糖转移酶,引起 NAD 快速耗竭,ATP 大量消耗,引发细胞凋亡。

(3) 氧自由基攻击细胞膜上的不饱和脂肪酸,引起脂质过氧化,直接造成细胞膜的损伤,可诱导细胞凋亡;此外,细胞膜上不饱和脂肪酸(如花生四烯酸)的氧化产物过氧羟基 24 碳四烯酸有很强的诱发细胞凋亡的作用。

(4) 氧化应激可激活 Ca^{2+}/Mg^{2+} 依赖的核酸内切酶,也可产生膜的发泡现象。

(5) 氧化应激引起细胞膜结构的破坏,可改变细胞膜的通透性,使 Ca^{2+} 内流增加,诱导细胞凋亡。自由基对线粒体膜的损害导致其通透性和膜电位的变化也可诱导细胞凋亡。

(6) 氧化应激可活化核转录因子 NF-κB 和 AP-1,可加速细胞凋亡相关的一些基因的表达,诱发细胞凋亡。

但目前也有实验证明,在活性氧显著减少的低氧环境下,某些类型的细胞凋亡仍可发生,这表明氧化应激不是细胞凋亡的惟一机制。

(二) 钙稳态失衡在细胞凋亡中的作用

细胞钙稳态失衡(calcium dyshomeostasis)也是细胞凋亡的重要机制之一。例如各种凋亡刺激,如 TNF-α、抗 CD3 抗体、TCDD(2,3,7,8-tetrachlorodi-benzo-p-dioxin)等所引起细胞凋亡是钙依赖过程。凋亡发生时,胞质 Ca^{2+} 浓度显著上升,并在随后发生的一系列凋亡改变中起关键性作用。诸多的凋亡变化,如 Ca^{2+}/Mg^{2+} 依赖的核酸内切酶的激活、需钙蛋白酶(calpain)、磷脂酶(phospholipases)、谷氨酰氨转移酶等的激活,凋亡细胞膜的空泡化等均与钙稳态失衡有关。钙稳态失衡参与了多种凋亡相关疾病的发病,如神经退行性疾病。

钙稳态失衡引起细胞凋亡的可能机制:

(1)激活 Ca^{2+}/Mg^{2+} 依赖的核酸内切酶,降解 DNA 链。

(2)激活谷氨酰胺转移酶,催化细胞内肽链间的酰基转移,在肽链间形成共价键,使细胞骨架蛋白分子间发生广泛交联,有利于凋亡小体形成。

(3)激活核转录因子,加速细胞凋亡相关基因的转录。

(4)Ca^{2+} 在 ATP 的配合下使 DNA 链舒展,暴露出核小体之间的连接区内的酶切位点,有利DNA 内切酶切割 DNA。

(三)线粒体损伤在细胞凋亡中的作用

在细胞凋亡期间,尽管线粒体仍能维持其超微结构的基本正常,但事实上其功能已发生显著改变,如线粒体内膜通透性增大、线粒体内膜的跨膜电位($\triangle\Psi m$)下降、能量合成水平显著降低等。目前证据显示,线粒体功能改变在细胞凋亡的发生中起关键性作用,其证据是:抑制线粒体的三羧酸循环或呼吸链功能即可引起细胞凋亡;在细胞核出现凋亡性改变之前,常常先有线粒体跨膜电位的降低。体内、外实验证明,阻止线粒体的通透性改变(permeability transition, PT)可以防止细胞凋亡,例如用 Bcl-2 可以阻止细胞凋亡,在于它能升高线粒体的跨膜电位和阻止线粒体通透性改变。

目前认为,线粒体膜功能和结构上的完整性破坏引起细胞凋亡的可能机制是:线粒体内、外膜之间有通透性转换孔(permeability transition pore, PTP,其本质是一种蛋白复合物),具有调节线粒体膜通透性的作用。正常情况下,绝大多数 PTP 处于关闭状态。当线粒体跨膜电位在各种凋亡诱导因素作用下降低时 PTP 开放,导致线粒体膜通透性增大,使细胞凋亡启动因子如细胞色素 c、凋亡蛋白酶激活因子(Apaf)和凋亡诱导因子(AIF)等从线粒体内释放出来。细胞色素 c 与 Apaf 相互作用可激活 caspase-9,而 AIF 是一种核基因组编码的一种分子质量为 50 kDa 的膜间蛋白,可快速激活核酸内切酶,并增强 caspase-3 的水解活性。研究证实,阻止线粒体膜通透性的改变可防止细胞凋亡。Bcl-2 具有恢复 $\triangle\Psi m$ 和调制 PTP 功能的作用,因而可阻止上述凋亡启动因子从线粒体向外释放,切断了细胞凋亡级联式反应中的关键性环节,所以具有很强的抗细胞凋亡的作用(图 4-1-2)。

氧化损伤、钙稳态失衡、线粒体损伤三者在细胞凋亡的发生上既可单独启动,又可联合作用,是许多凋亡诱导因素的共同通路,事实上这三种机制常常是互相联系,互为因果,故近来有学者把它们合而为一,提出了细胞凋亡的恶性网络假说(deleterious network hypothesis),以求更全面地解释细胞凋亡发生的机制。

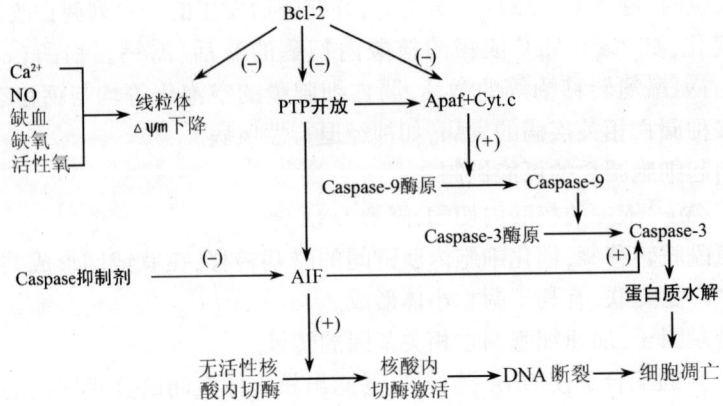

图 4-1-2　线粒体 ΔΨm 下降与细胞凋亡

Cyt. c：细胞色素 c

（郭　峻）

第二章　细胞、组织对损伤的反应

在生命过程中,细胞和由其构成的组织、器官不断对变化着的体内、外环境做出及时的、适当的调整和反应,形成了细胞与内、外环境之间的动态平衡,从而细胞的生命活动得以维持。在长期进化过程中,人体细胞已获得了对体内、外环境复杂变化做出调整和反应的多种能力。

当环境改变、细胞或组织损伤以及功能发生变化时,细胞和组织往往通过改变自身的代谢、功能和结构加以协调,这个过程称为**适应**(adaptation)。适应在形态上表现为萎缩、肥大、增生和化生。在大多数情况下,细胞、组织及器官能通过自身代谢、功能和结构的调整以替代、补偿被损伤的细胞、组织和器官的功能,使各器官之间重新协调,建立新的动态平衡,这个过程称为**代偿**(compensation)。

细胞和组织遭受不能耐受的有害因子刺激时,则可能引起损伤(injury)。较轻的细胞损伤是可逆的,即消除刺激因子后,受损伤细胞可恢复常态,通常称之为变性(degeneration);而细胞的严重损伤是不可逆的,最终引起细胞死亡。

损伤造成机体部分细胞和组织丧失后,机体对所形成缺损进行修补恢复的过程,称为**修复**(repair),修复后可完全或部分恢复原组织的结构和功能。修复过程起始于损伤,损伤处坏死的细胞、组织碎片被清除后,由其周围健康细胞分裂、增生来完成修复过程。修复过程可概括为两种不同的形式:一种称为再生(regeneration),由损伤周围的同种细胞来修复;另一种称为纤维性修复,由纤维结缔组织来修复,以后形成瘢痕,故也称瘢痕修复。在多数情况下,上述两种修复过程常同时存在。

第一节　细胞损伤的原因

引发细胞损伤的原因很多,可以归纳为缺氧、化学物质和药物、物理因素(机械性、高低温、高低气压、电流、射线等)、生物因子(细菌、病毒、真菌、寄生虫等)、营养失衡(过剩或缺乏)、内分泌因素、免疫反应、遗传变异、衰老、社会,心理-精神因素和医源性因素等若干大类。

一、缺　氧

缺氧(hypoxia)是导致细胞和组织损伤最常见和最重要的原因之一,也是许多致病因素引起细胞损伤的一个非常重要的基本环节。缺氧引起细胞损伤主要是因为它导致细胞内氧化磷酸化过程障碍,继而引起代谢、功能和结构的变化。缺氧大致有三方面的原因,一是缺血,血管性疾病或血栓导致动脉血流和静脉引流障碍,使血供减少或丧失;其次是心肺功能衰竭导致血的氧合不足;再者,血液携带氧的能力降低或丧失,如贫血、CO中毒等。

二、理 化 因 素

实际上,所有的化学品和药物都可以引起细胞的适应、损伤和死亡。化学物质浓度过高可破坏细胞的渗透环境而引起细胞损伤或死亡,如葡萄糖。体内的某些代谢产物,如尿素及自由基等,亦可成为内源性化学性致病因素。

机械性因素、高低温、气压改变、电离辐射、激光、超声波、微波、噪声等都可引起范围广泛的细胞和组织损伤。

三、生 物 因 素

生物因素也是导致细胞和组织损伤常见和重要的原因。它主要包括病毒、立克次体、细菌、真菌和寄生虫等,其引起细胞、组织损伤的机制不同。多数细菌通过其内、外毒素或分泌的酶造成细胞损伤。病毒通过整合入宿主 DNA 扰乱细胞功能,通过复制繁殖破坏细胞或通过免疫反应对细胞造成损伤。寄生虫除了其分泌物及代谢产物的毒性作用和免疫反应外,还可因虫体的运动造成机械性损伤。

四、免 疫 反 应

不恰当的免疫反应可造成细胞损伤,如变态反应和自身免疫性疾病。先天性或后天性免疫缺陷不直接造成组织和细胞的损伤,但由于机体的免疫功能下降,很易遭受外来抗原的侵袭而导致疾病的发生。

五、遗 传 缺 陷

染色体畸变和基因突变可引起细胞代谢、功能和结构的改变,也导致对某些疾病的遗传易感性(genetic predisposition)增强。可表现为先天性畸形,也可表现为蛋白结构和功能的改变,包括受体数目或功能、酶活性的改变等。

六、年龄和营养因素

老年人体的细胞处于生理性自然退化状态,对于长期积累下来的或是即时接受的各种致病因素的损伤作用会更为敏感,从而导致衰老(aging)或老化(senility)。

食物中缺乏某些必需的物质,如蛋白质、维生素、微量元素等可引起相应的病变。相反,营养过剩也可引起疾病,例如过多地摄入维生素 D 可致肾、心、主动脉等器官出现钙质沉积。食物中动物脂肪过多可致肥胖症和动脉粥样硬化,并且增加对许多疾病如糖尿病的易感性。

七、心　身　因　素

不良的社会-心理-精神刺激是现代社会中日益受到重视的致病因素,由这种思想、情感障碍引发细胞损伤所形成的器质性疾病称为心身疾病(psychommatic disease)。例如心理-精神障碍是原发性高血压、消化性溃疡、冠心病和自主神经功能紊乱等的一个重要发病因素,甚至也可成为潜在恶性肿瘤临床发作的重要因素。

另外,在对患者原有疾病进行诊断、治疗时,由于诊治过程本身继发的伤害属于医源性疾病(iatrogenicdisease)。医生在临床工作中要注意防范。

第二节　细胞损伤的机制

细胞损伤的发生机制是很复杂的。由多种因素引发的细胞损伤、细胞膜的破坏、活性氧类物质(氧自由基等)增多、胞质内高游离钙、缺氧、化学毒作用和遗传物质变异等,对于细胞损伤的发生具有重要意义。这几方面的机制常是相互结合或是互为因果地导致细胞的损伤。

一、缺血、缺氧的损伤作用

缺氧(hypoxia)是指细胞不能获得足够氧或是氧利用障碍。缺氧是一个很常见的重要病理过程。缺氧的原因很多,常见的有四种类型:

1. **单纯性缺氧**　指空气中氧分压低或呼吸道(外呼吸)障碍。
2. **血液性缺氧**　血红蛋白的质、量异常。
3. **循环性缺氧**　局部性缺血或心、肺功能衰竭。
4. **中毒性缺氧**　直接中毒所致线粒体内呼吸(生物氧化,主要是氧化磷酸化)障碍。

其实,上述原因引发的缺氧最终都导致线粒体氧化磷酸化受抑制,使 ATP 生成减少,造成细胞膜钠-钾泵、钙泵功能低下和胞质内蛋白质合成、脂肪代谢(脂肪运出胞质)障碍等,造成无氧糖酵解过程的活化。酵解会使细胞酸中毒、溶酶体膜破裂,并损伤核染色质(DNA 链)。

缺氧可以破坏细胞膜的结构和功能。细胞膜与外界互通信息、交换物质,在免疫应答、细胞分裂和分化等方面具有重要作用,细胞膜的破坏进一步引发细胞损伤。

缺氧也会导致细胞质内高游离钙状态。细胞质内的磷脂酶和内切核酸酶等能降解磷脂、蛋白质、ATP 和 DNA,这两种酶的作用需要游离钙活化。胞质内游离钙与 ATP 依赖性钙转运蛋白结合,成为蛋白结合钙,并储存于线粒体、内质网等钙库内。正常时,胞质因此处于低游离钙状态,使上述酶类活性稳定,细胞的结构和功能得以保持。细胞膜内依赖于 ATP 的钙泵和钙离子通道也参与胞质内游离钙浓度的调节,使胞质内游离钙减少。缺氧、中毒等致使 ATP 减少时,细胞的胞质内会因此继发游离钙增多,上述的酶类因而活化,使细胞损伤。胞质内高游离钙所引发的酶活化是多种致病因素导致细胞损伤发生机制的终末环节。

缺氧还可使氧自由基等活性氧类物质增多、膜磷脂丢失、脂质崩解、细胞骨架破坏等(见后述)。

轻度、较短时间缺氧所致的细胞损伤通常是可逆的(神经细胞除外),一般引发细胞的水肿、脂肪变;严重缺氧和(或)较长时间的轻度缺氧所致的细胞损伤是不可逆的,引发细胞坏死。图 4-2-1 以局部缺血为例,说明缺氧所致细胞损伤的发生机制。

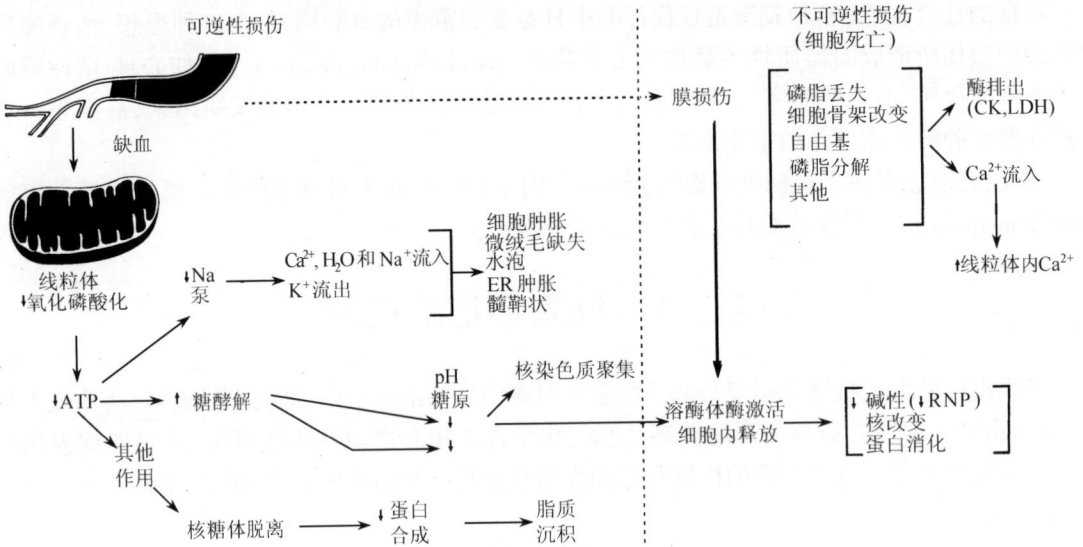

图 4-2-1　缺血损伤机制

二、活性氧类物质的损伤作用

活性氧类物质(activated oxygen species,AOS)或称反应性氧类物质(reactive oxygen species, ROS)包括处于自由基状态的氧和不属于自由基的过氧化氢(H_2O_2),前者包括超氧自由基(O_2^-)和羟自由基($\cdot OH$)。自由基(free radicals)是原子最外层偶数电子失去一个电子后形成的具有强氧化活性的基团。AOS 以其对于脂质、蛋白质和 DNA 的氧化作用损伤细胞。细胞内同时存在生成 AOS 体系和拮抗其生成的抗氧化剂体系。因此,正常时少量生成的 AOS 会及时被抗氧化剂(例如超氧歧化酶)清除。细胞在多种致病因素作用下,AOS 生成增多,导致细胞损伤。AOS 的强氧化作用是细胞损伤发生机制的基本环节。

三、化学性损伤

化学性损伤(chemical injury)包括化学物质和药物的毒性作用,日益成为致细胞损伤的重要因素。作为医治疾病的药物具有可能引发细胞损伤的不良反应,是最常见的医源性致病因子。

化学性损伤可表现为:①全身性,例如氰化物中毒;②局部性,例如吞食强酸、强碱所致口腔、食管和胃黏膜的腐蚀;③器官特异性,例如有机磷、四氯化碳引发的肝损伤。

化学物质和药物对细胞的损伤程度与剂量、吸收、蓄积、代谢或排出的部位以及代谢速度的个体差异有关。化学性质和药物损伤细胞有多种途径:①直接的细胞毒性作用:例如氰化物因迅速封闭线粒体的细胞色素氧化酶系统而致猝死;②化学物质和药物代谢产物对于靶细胞的细胞毒性作用;肝细胞是许多化学物质和药物,特别是有机磷农药或杀虫剂、乙醇、抗肿瘤药等的代谢部位,尤易遭受毒性代谢产物的损伤,通常表现为中毒性或药物诱发性肝炎;③诱发免疫性损伤和诱发 DNA 损伤(见下文"遗传变异"),前者如青霉素可经由 I 型变态反应引发过敏反应,氯霉素可经由 II 型变态反应引发粒细胞减少症、再生障碍性贫血等。

四、遗 传 变 异

化学物质和药物、病毒、射线等可损伤细胞核内的 DNA,诱发基因突变和染色体畸变,使细胞发生遗传变异(genetic variation),可由此直接导致细胞的结构功能改变而产生疾病,也可由此增加细胞基因组不稳定性,使细胞对环境中的各类损伤因素易感性增高。

第三节　适　　应

一、萎　　缩

萎缩(atrophy)是指已发育正常的实质细胞、组织或器官的体积缩小,可以伴发细胞数量的减少。组织、器官的实质细胞萎缩时,常继发其间质(主要是脂肪组织)增生,有时使组织、器官的体积甚至比正常还大,称为假性肥大(见于萎缩的胸腺、肌肉等)。器官先天地部分性和完全性未发育所致的体积小,分别称为发育不全(hypoplasia)和不发育(agenesis),并非萎缩。萎缩细胞的蛋白质合成减少而分解增多,以适应其营养水平低下的生存环境。

萎缩分为生理性和病理性两类。人体的许多组织、器官,例如胸腺、生殖系统等,随年龄增长自然地发生生理性萎缩。萎缩的脏器镜下特点为,萎缩细胞胞质内的细胞器大量退化、自噬小体增多,因而可有大量未能被溶酶体酶降解、富含磷脂的残体积聚,即脂褐素(lipofuscin),常见于心肌、肝细胞和神经节细胞。肉眼观,萎缩的器官均匀性缩小,重量减轻,功能低下。萎缩的心脏因心肌细胞质中脂褐素沉着而呈褐色(褐色萎缩)。大脑萎缩时,脑回变窄,脑沟变深,皮质变薄,体积缩小,重量变轻(图 4-2-2)。

轻度病理性萎缩时,去除原因后,萎缩的细胞有可能恢复常态;持续性萎缩的细胞最终死亡。

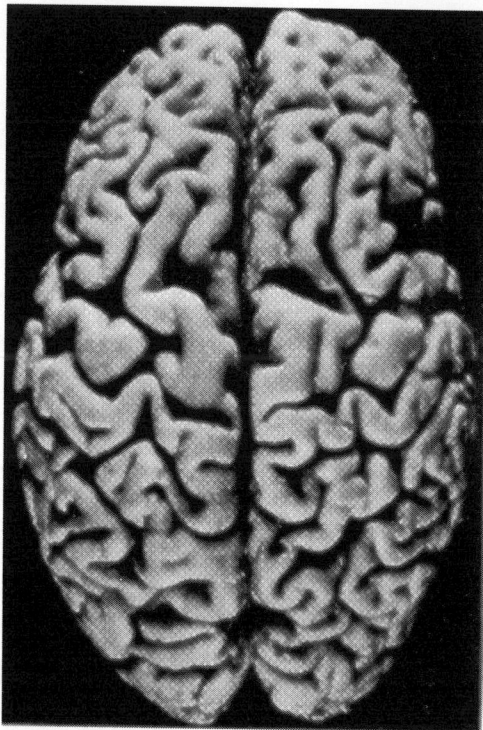

图 4-2-2　脑萎缩

病理性萎缩按其发生原因可分为:

1. 营养不良性萎缩　由营养不良引起的萎缩可波及全身或只发生于局部。此类萎缩可见于蛋白质等营养物质摄入不足,如饥饿和(或)消耗过度的恶性肿瘤的恶病质、慢性结核病和糖尿病等,局部动脉血供不足如脑动脉硬化时血供不足而引起的脑萎缩。

2. 压迫性萎缩 器官或组织长期受压亦可发生萎缩。引起萎缩的压力并不需要过大,关键在于一定的压力持续存在。例如尿路梗阻时,因肾盂积水引起的肾萎缩(图 4-2-3),又如动脉瘤压迫脊椎引起脊椎萎缩、脑膜瘤引起局部颅骨的萎缩、脑室积水时周围脑组织的萎缩、肝转移性癌结节周围肝细胞的萎缩等。

3. 失用性萎缩 是因长期工作负荷减少所致的萎缩,例如久卧不动时的肌肉萎缩、骨质疏松。

4. 神经性萎缩 一方面因神经、脑或脊髓损伤所致的肌肉萎缩,另一方面神经对血管运动的调节丧失而致局部组织器官的营养不良,常见于麻风病、脊髓灰质炎。麻风患者的周围神经受到侵犯时,可导致肢体,尤其是肢体末端(包括肌肉、骨骼及皮肤)明显萎缩。

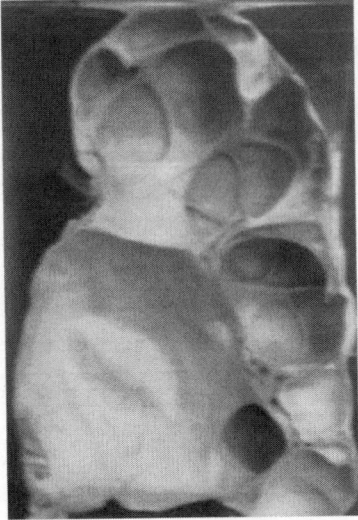

图 4-2-3 肾压迫性萎缩

5. 内分泌性萎缩 例如因腺垂体肿瘤或缺血性坏死等引发的肾上腺萎缩,严重者还可致甲状腺、性腺和全身性萎缩(Simmonds 综合征)。心肌、脑等的老年性萎缩兼有生理性和病理性萎缩。

二、肥 大

细胞、组织和器官体积的增大称为**肥大**(hypertrophy)。肥大分为生理性肥大(physiologic hypertrophy)和病理性肥大(pathologic hypertrophy)。细胞肥大通常具有功能代偿意义,多属于代偿性肥大(compensatory hypertrophy)。由激素引发的肥大称为内分泌性肥大(endocrine hypertrophy)。肥大的组织、器官常伴发细胞数量的增多(增生),即肥大常与增生并存。骨骼肌和心肌细胞是不具分裂能力的永久性细胞,只能以代偿性肥大适应其工作负荷的增加,例如运动员有关肌肉的生理性肥大,高血压时左心室排血阻力增加所致的左心室肌壁病理性肥大(图 4-2-4)。妊娠期子宫和哺乳期乳腺发生生理性肥大常兼有增生,属于内分泌性(激素性)肥大。

细胞的肥大导致由其组成的组织和器官体积增大、重量增加和功能增强。因代偿而肥大的器官超过其代偿限度时便会失代偿(decompensation),例如肥大心肌的失代偿引发心力衰竭。

三、增 生

实质细胞的增多称为**增生**(hyperplasia),增生可导致组织、器官的增大。细胞增生常与激素和生长因子的作用有关。受机体调控的细胞增生,随其有关引发因素的去除而停止。这不同于肿瘤细胞的失控性增生。但是,过度增生的细胞有可能演变为肿瘤性增生。

增生也可分为生理和病理性两类,例如女性青春期乳腺和妊娠期的子宫均属生理性增生,雌激素水平升高所致的子宫内膜和乳腺增生则属病理性增生。功能代偿也可引发增生,例如低钙血症引发的甲状旁腺代偿性增生。

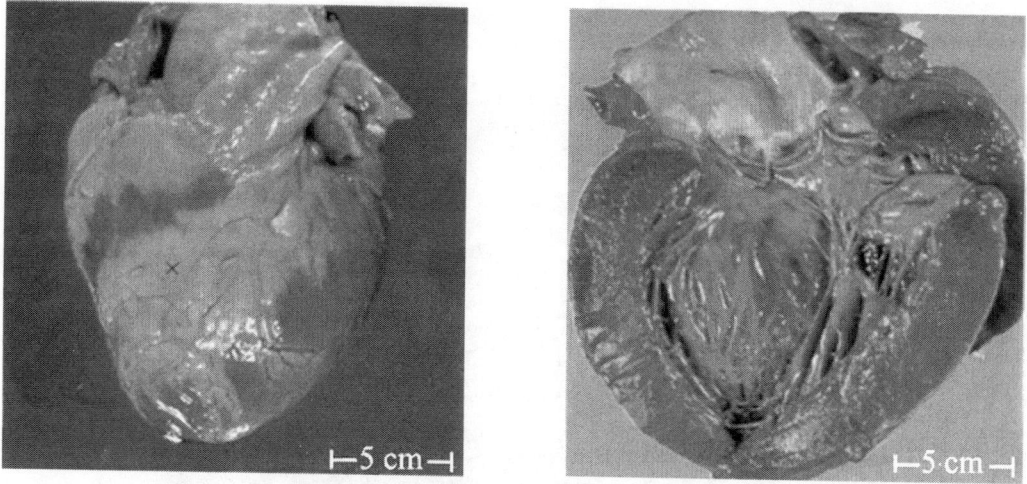

图 4-2-4　左室肥大

细胞增生通常为弥漫性,以致增生的组织、器官弥漫、均匀地增大。在有关激素的过度作用下,前列腺、甲状腺、肾上腺和乳腺等常呈结节性增生。这可能是由于这类器官中有的靶细胞对于激素的作用更为敏感,因而在正常或大致正常的组织中形成单个或多发性结节。

四、化　　生

一种分化成熟的细胞因受刺激因素的作用转化为另一种分化成熟细胞的过程称为**化生**(metaplasia)。发生机制可能与干细胞(如上皮组织的储备细胞、间叶组织的原始间叶细胞)调控分化的基因重新编程(reprogramming)有关。这种分化上的转向通常只发生于同源性细胞之间,即上皮细胞之间和间叶细胞之间。

化生有多种类型,主要发生于上皮细胞,也见于间叶细胞。最常为柱状上皮(例如子宫颈管和支气管黏膜的腺上皮)、移行上皮等化生为鳞状上皮,称为鳞状上皮化生(简称鳞化)(图4-2-5)。萎缩性胃炎时,胃黏膜腺上皮的肠上皮化生(简称肠化)(图4-2-6)。在间叶组织中,纤维组织可化生为软骨组织或骨组织(例如骨化性肌炎时的骨组织形成)。化生的生物学意义利害兼有,以呼吸道黏膜纤毛柱状上皮的鳞化为例,化生的鳞

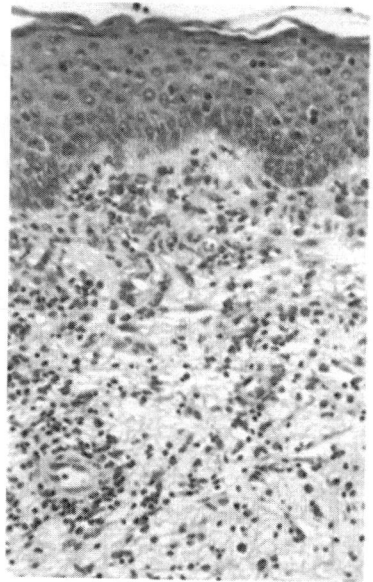

图 4-2-5　鳞化

状上皮一定程度地强化了局部抗御环境因子刺激的能力,因此属于适应性变化,但是,却减弱了黏膜的自净机制。化生的上皮可以恶变,如由被覆腺上皮的黏膜(例如肺内的支气管黏膜)可发生鳞状细胞癌,胃黏膜可发生肠型腺癌。

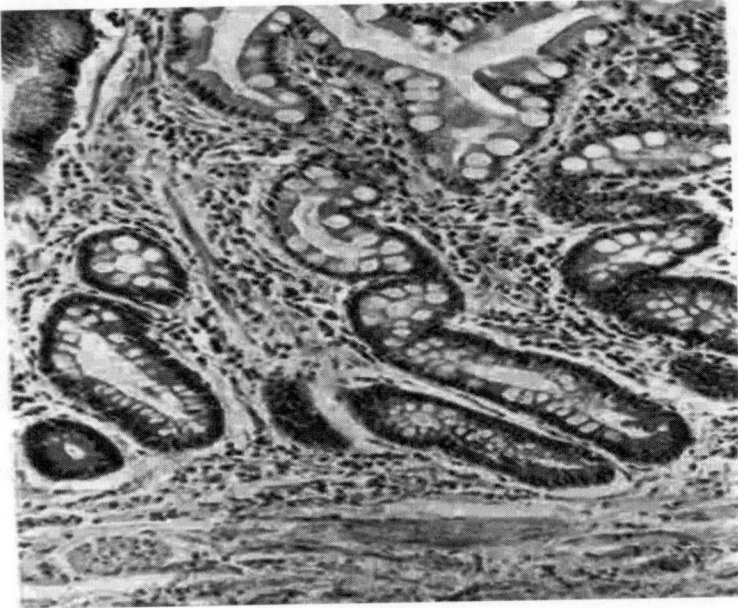

图 4-2-6　肠化

第四节　细胞、组织损伤的常见形态学

细胞损伤过程是复杂的,因而细胞遭受损伤后可有不同的表现。一般来讲,当损伤轻微而长期慢性持续作用,可先表现为某些适应性的改变(如前所述);当损伤程度不足以引起细胞或组织死亡时,也可先表现为代谢性变化,经过一段不等的时间(如损伤后数分钟至数小时),受损伤细胞呈现组织化学和超微结构的变化,然后(如损伤后数小时至数日)才呈现光镜下和肉眼可见的形态学变化,即病理变化或病变(lesions)。这种损伤性病变在去除病因后有可能恢复常态的可逆性病变,称亚致死性细胞损伤或变性。当损伤严重导致细胞不可逆性病变,即细胞死亡。

一、变　　性

细胞或细胞间质受损伤后因代谢发生障碍所致的某些可逆性形态学变化,常表现为细胞质内或细胞间质内有各种异常物质或是异常增多的正常物质的蓄积,这一类形态学改变统称为**变性**(degeneration),变性伴有细胞功能下降。

1. 细胞水肿(cellular swelling)**或水样变性**(hydropic degeneration)　是细胞轻度损伤后常发生的早期病变,好发于肝、心、肾等实质细胞的胞质。细胞水肿的主要原因是缺氧、感染和中毒。其发生机制是:缺氧时线粒体受损伤,使 ATP 生成减少,细胞膜 Na^+-K^+ 泵功能因而发生障碍,导致胞质内 Na^+、水增多。

病理变化:电镜下,胞核正常,胞质内的线粒体、内质网等肿胀呈囊泡状(图 4-2-7)。光镜下,弥漫性细胞胀大,胞质淡染、清亮,核可稍大,重度水肿的细胞称为气球样变(见于病毒性肝炎）（图 4-2-8）。肉眼观，发生了细胞水肿的肝、肾等体积增大，颜色变淡。去除病因后，水肿的细胞可恢复正常。

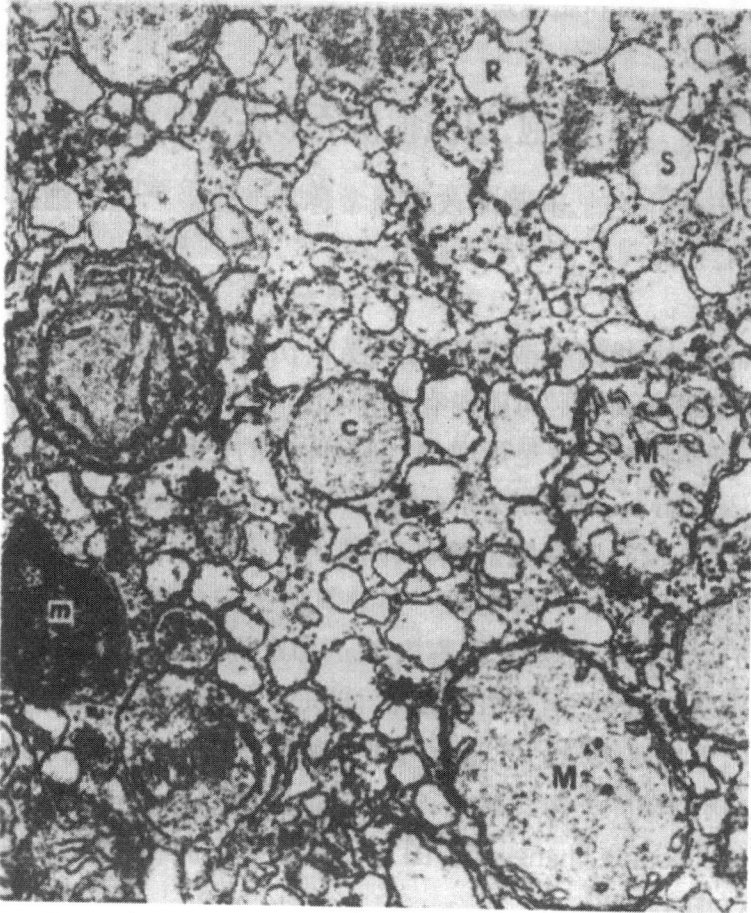

图 4-2-7 细胞水肿（电镜观）

2. 脂肪变 细胞质内中性脂肪（三酯甘油）的蓄积称为脂肪变（fatty change）或脂肪变性（fatty degeneration），起因于营养障碍、感染、中毒和缺氧等。多发生于肝细胞、心肌纤维和肾小管上皮。

病理变化：电镜下，细胞质内的脂肪表现为脂肪小体，进而融合成脂滴。光镜下，于 HE 染片中，脂滴表现为大小不等的近圆形空泡（因脂肪被制片时的有机溶剂溶解之故）（图 4-2-9）；于冷冻切片中，蓄积于胞质内的脂肪可用脂溶性的苏丹Ⅲ染料染成红色。去除病因后，蓄积于胞质内的脂肪可消失。

肝细胞是脂代谢的部位，最常发生脂肪变。显著弥漫性肝脂肪变称为脂肪肝。肉眼观：肝增大，边缘钝，色淡黄，较软，切面油腻感。重度脂肪变的肝细胞，其胞核被胞质内蓄积的脂肪压向一侧，形似脂肪细胞，并可彼此融合成大小不等的脂囊（图 4-2-10）。肝细胞脂肪变通常不引起肝功能障碍。重度脂肪变的肝细胞可坏死，并可继发肝硬化。

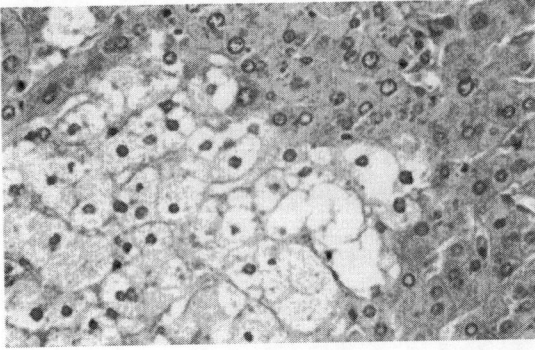

图 4-2-8　气球样变

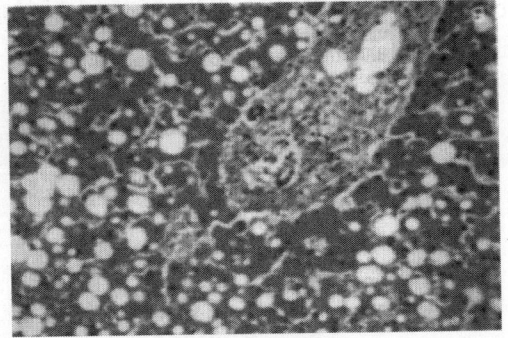

图 4-2-9　细胞内脂肪变

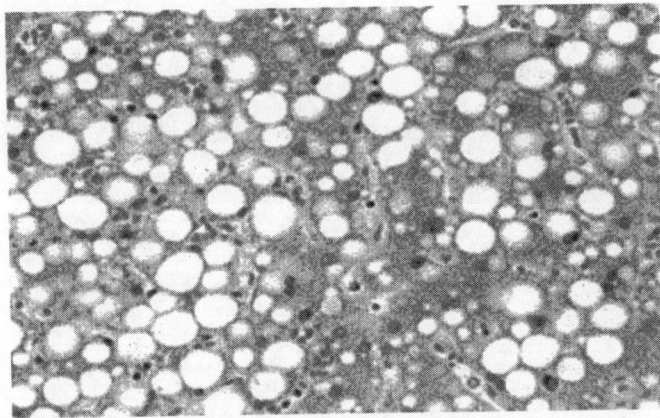

图 4-2-10　肝细胞内脂肪空泡

　　心肌脂肪变常累及左心室的内膜下和乳头肌,分为灶性和弥漫性两种;灶性心肌脂肪变可见于长期中等程度的缺氧。弥漫性心肌脂肪变常侵犯两侧心室,心肌呈弥漫性淡黄色。弥漫性心肌脂肪变常侵犯两侧心室,心肌呈弥漫性淡黄色。白喉型心肌炎属弥漫型脂肪变的典型改变。有时严重缺氧时(如严重贫血)肉眼上表现为大致横行的黄色条纹,与未脂肪变的暗红色心肌相间,形似虎皮斑纹,称为虎斑心。这种分布可能与乳头肌内的血管分布有关。黄色条纹相当于血管末梢分布区,因缺血、缺氧程度重,病变明显。而近血管供应区则缺氧程度轻,病变轻或无病变。

　　心外膜处显著增多的脂肪组织可沿心肌层的间质向着心腔方向伸入,心肌因受伸入脂肪组织的挤压而萎缩并显薄弱,称为心肌脂肪浸润(fatty infiltration)。病变常以右心室,特别是心尖区为严重。脂肪心多见于高度肥胖者或饮啤酒过度者。平时大多无明显症状。重度心肌脂肪浸润时,浸润于心肌内的脂肪组织可接近(甚至达于)心内膜下方,可导致心肌破裂、出血,引发猝死,成为急性死亡的原因。

　　细胞脂肪变的机制:以肝细胞脂肪变为例,当血液中的脂肪酸进入肝细胞胞质后,经由下列过程进行代谢:①被氧化为酮体和 CO_2;②参与磷脂和胆固醇的合成;③在 α-磷酸甘油的参与下合成三酰甘油(中性脂肪),三酰甘油经与载脂蛋白结合以脂蛋白的形式进入血流。肝细胞脂肪酸代谢过程的某个或多个环节,由于下列因素的作用而异常时,便可引发脂肪变:①肝细胞胞质内脂肪酸增多:高脂饮食或身体皮下、大网膜等处脂肪组织大量分解(例如营养不良时)可致血液脂肪酸增多;机体缺氧所致肝细胞糖酵解过程生成的乳酸可转化为多量脂肪酸;肝细胞内脂肪酸也可因其氧化过程低下而相对增多。②饮酒:可致 α-磷酸甘油增多而促进三酰甘油合成。③缺氧、营养不良(蛋白质缺乏、饥饿、糖尿病等)和肝毒物质(CCl_4等)使载脂蛋白减少,进而脂蛋白减少,三酰甘油蓄积于肝细胞胞质内。

3. 玻璃样变　玻璃样变(hyaline change)又称玻璃样变性或透明变性(hyaline degeneration),泛指细胞内、纤维结缔组织间质或细动脉壁等,在 HE 染片中呈现均质、粉染至红染、毛玻璃样半透明的蛋白质蓄积。其发生机制各异。

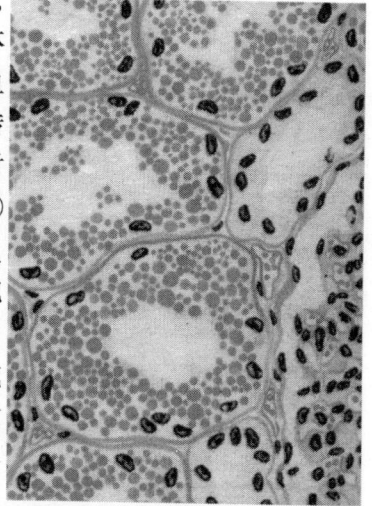

图 4-2-11　肾小管内玻璃样变

(1) 细胞内玻璃样变:蓄积于细胞内的异常蛋白质形成均质、红染的近圆形小体,通常位于细胞质内。例如,肾小管上皮细胞的玻璃样小滴变性(蛋白尿时由原尿中重吸收的蛋白质)(图 4-2-11)、浆细胞胞质中的 Russell 小体(蓄积的免疫球蛋白)和酒精性肝病时肝细胞胞质中的 Mallory 小体(图 4-2-12)等。

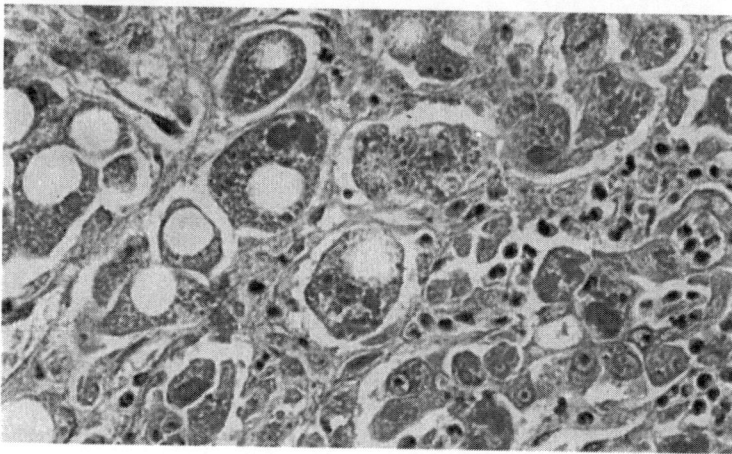

图 4-2-12　肝细胞中的 Mallory 小体
图中部左上腺样细胞内

(2) 纤维结缔组织玻璃样变:是胶原纤维老化的表现,见于纤维结缔组织的生理性增生,例如发生于萎缩的子宫、乳腺、睾丸等和病理性增生,例如瘢痕、动脉粥样硬化斑块、肾小球纤维化、硅肺、心瓣膜病、浆膜粘连、血栓或坏死组织的机化等。镜下:增生的胶原纤维变粗、融合,形成均质、粉色或淡红染的索、片状结构,其中有很少的纤维细胞和血管(图 4-2-13)。肉眼观:大范围透明变性的纤维结缔组织(例如大块瘢痕)呈灰白色,均质半透明,较硬韧。胶原纤维透明变性可能是由于胶原蛋白交联增多,使胶原纤维大量融合、多量糖蛋白蓄积其间;也可能是胶原蛋白变性、融合的结果。

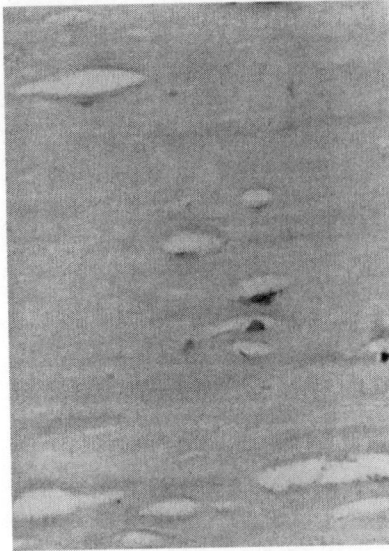

图 4-2-13　纤维结缔组织玻璃样变

（3）细动脉壁玻璃样变：又称细动脉硬化（artiolosclerosis），常见于缓进性高血压和糖尿病患者，弥漫地累及肾、脑、脾和视网膜等处的细小动脉壁。玻璃样变的细小动脉壁因有蛋白质蓄积而明显增厚，均质性红染，管腔狭窄，可导致血管变硬，血液循环外周阻力增加和局部缺血；管壁弹性减弱、脆性增加，因而继发扩张，导致破裂出血（图 4-2-13）。

4. 淀粉样变　淀粉样变（amyloidosis）是在细胞外的间质内，特别是小血管基底膜处有蛋白质-黏多糖复合物蓄积，并显示淀粉样呈色反应，即遇碘液后呈棕褐色，再遇稀硫酸时由棕褐色变为深蓝色。这种淀粉样物质（amyloid）在 HE 染片中呈均质性粉红色至淡红色，类似玻璃样变（图 4-2-14），但被刚果红染成红色、甲基紫染成紫红色。电镜下，淀粉样物质呈细丝状（宽约 0.75～10nm）。局部性淀粉样变发生于皮肤、眼结

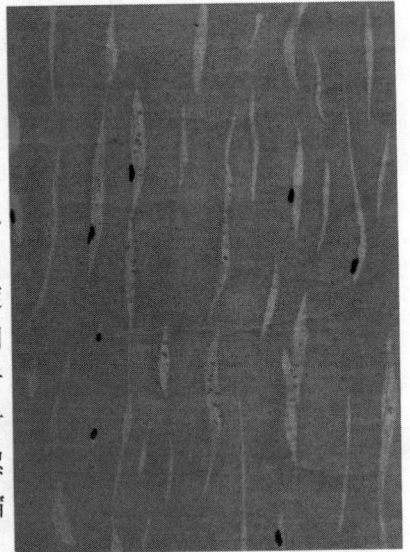

图 4-2-14　喉黏膜淀粉样变

膜、舌、喉、气管和肺、膀胱、胰岛（糖尿病时）等处，也可蓄积于恶性淋巴瘤和神经内分泌肿瘤（例如甲状腺髓样癌）的间质内。全身性淀粉样变分为原发性和继发性。继发性者的淀粉样物质来源未明，常继发于严重的慢性炎症，例如慢性空洞性肺结核病、慢性化脓性骨髓炎等和某些恶性肿瘤；原发性者的淀粉样物质来源于免疫球蛋白的轻链。全身性淀粉样变时可累及许多部位，引发相关的临床表现。肝、脾、肾、心常受累及，体积增大，色泽较淡，质地较脆，可因其实质细胞被压萎缩而发生功能障碍。

5. 黏液样变性　黏液样变性（mucoid degeneration）是指间质内有黏多糖（透明质酸等）和蛋白质的蓄积，常见于间叶组织肿瘤、风湿病、动脉粥样硬化和营养不良时的骨髓和脂肪组织等。镜下：间质疏松，有多突起的星芒状纤维细胞散在于灰蓝色黏液样基质中。甲状腺功能低下时，可能是由于甲状腺素减少所致的透明质酸酶活性减弱，使含有透明质酸的黏液样物质以及水分蓄积于皮肤及皮下的间质中，形成黏液性水肿（myxedema）。

6. 纤维蛋白样变（fibrinoid change）　又称纤维蛋白样坏死（fibrinoid necrosis），是纤维结缔组织的一种变性坏死。病变局部结构消失，形成边界不清的小条或小块状染色深红的无结构物质。由于其染色性质与纤维蛋白相似，故而得名。

纤维蛋白样坏死常见于变态反应性疾病，如急性风湿病、结节性动脉周围炎、新月性肾小球肾炎等，也见于非变态反应性疾病，如恶性高血压的小动脉和胃溃疡底部的动脉壁。不同疾病时纤维蛋白样坏死所形成的机制可能不同。

7. 病理性色素沉着　有色物质（色素）在细胞内、外的异常蓄积称为病理性色素沉着（pathologic pigmentation）。沉着的色素主要是由体内生成的（内源性色素），包括含铁血黄素、脂褐素、胆红素、黑色素等。随空气吸入肺内的炭尘和文身时注入皮内的着色物质等属于外源性色素沉着。

（1）含铁血黄素（hemosiderin）：组织内出血时，从血管中逸出的红细胞被巨噬细胞摄入并由其溶酶体降解，使来自红细胞血红蛋白的 Fe^{3+} 与蛋白质结合成电镜下可见的铁蛋白微粒。若干铁蛋白微粒聚集成为光镜下可见的棕黄色、较粗大的折光颗粒，称为含铁血黄素。巨噬细胞破裂后，此色素也可见于细胞外。含铁血黄素因含 Fe^{3+} 被普鲁士蓝染成蓝色。生理情况下，红细胞在肝、脾内破坏，可有少量含铁血黄素形成。含铁血黄素的病理性沉着多为局部性，提示陈旧性出血。当溶血性贫血时，有大量红细胞被破坏，可出现全身性含铁血黄素沉积，主要见于肝、脾、淋巴结和骨髓等器官。

（2）脂褐素（lipofuscin）：是蓄积于胞浆内的黄褐色微细颗粒，电镜下显示为自噬溶酶体内未被消化的细胞器碎片残体，其中 50% 为脂质。附睾管上皮细胞、睾丸间质细胞和神经节细胞的胞质内正常时便含有脂褐素。老年人及一些慢性消耗性疾病患者的心肌细胞、肝细胞、肾上腺皮质网状带细胞等萎缩时，其胞质内有多量脂褐素沉着。故此色素又有消耗性色素之称。

（3）黑色素（melanin）：是由黑色素细胞生成的黑褐色微细颗粒。在腺垂体分泌的 ACTH 和 MSH（黑色素细胞刺激激素）促进下，黑色素细胞胞质中的酪氨酸在酪氨酸酶的作用下，氧化成多巴（dihydroxyphenylalanine, Dopa），并进一步生成黑色素。局部性黑色素增多见于色素痣、恶性黑色素瘤等。肾上腺皮质功能低下的 Addison 病患者可呈现全身性皮肤、黏膜的黑色素沉着。这是因为肾上腺皮质激素分泌减少，对垂体的反馈抑制减弱，致使 ACTH 和 MSH 分泌增多之故。

8. 病理性钙化　在骨和牙齿外的软组织内有固体性钙盐（主要是磷酸钙和碳酸钙）的沉积，称为病理性钙化（pathologic calcification）。在 HE 染色时，钙盐呈蓝色颗粒状或团块状。继发于局部变性、坏死组织或其他异物（例如血栓、死亡的寄生虫卵）内的钙化，称为营养不良性钙化（dystrophic calcification）（图 4-2-15）。营养不良性钙化时，体内钙磷代谢正常。由于钙磷代谢障碍（高血钙）所致正常肾小管、肺泡壁、胃黏膜等处的多发性钙化，称为转移性钙化（metastatic calcification），可影响细胞、组织的功能。甲状旁腺功能亢进、骨肿瘤破坏骨组织、维生素 D 过多摄入等可引发高血钙，导致转移性钙。

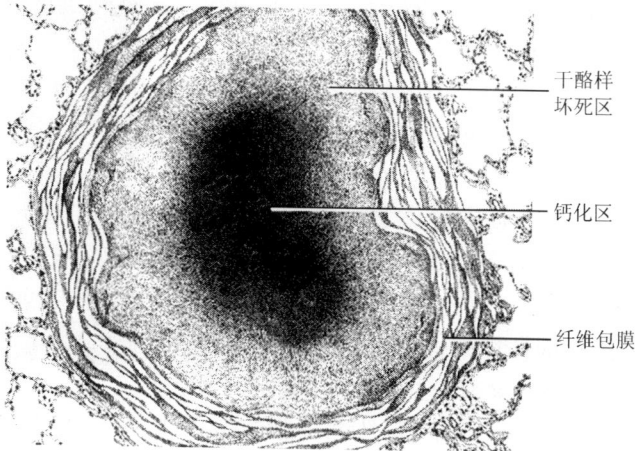

图 4-2-15　寄生虫卵钙化

二、细胞死亡

细胞因受严重损伤而累及胞核时,呈现代谢停止、结构破坏和功能丧失等不可逆性变化,此即**细胞死亡**(cell death)。细胞死亡包括坏死和凋亡两大类型。

1. 坏死 坏死(necrosis)是活体内范围不等的局部细胞死亡,死亡细胞的质膜(细胞膜、细胞器膜等)崩解,结构自溶(坏死细胞被自身的溶酶体酶消化),并引发急性炎症反应。炎症时渗出的嗜中性粒细胞释放溶酶体酶,可促进坏死的发生和溶解。坏死可迅即发生,也可由可逆性损伤(变性)发展而来。

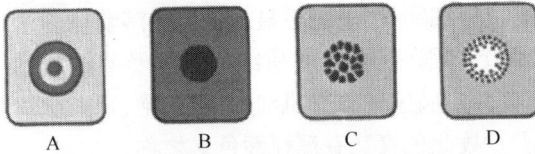

图 4-2-16 细胞坏死模式图
A. 正常细胞;B. 核固缩;C. 核碎裂;D. 核溶解

坏死基本病变:细胞死亡几小时(例如心肌梗死后 4~12 小时)后,光镜下才可见坏死细胞开始呈现自溶性变化。胞核一般依序呈现:①核固缩(pyknosis):表现为核缩小、凝聚,呈深蓝染,提示 DNA 停止转录;②核碎裂(karyorrhexis):表现为染色质崩解成致密蓝染的碎屑,散在于胞质中,核膜溶解;③核溶解(karyolysis):染色质中的 DNA 和核蛋白被 DNA 酶和蛋白酶分解,核淡染,只见、甚至不见核的轮廓(图 4-2-16)。胞质红染,胞膜破裂,坏死细胞进而解体、消失;间质内胶原纤维肿胀、崩解、液化,基质解聚。最后坏死的细胞和崩解的间质融合成一片模糊的无结构的颗粒状红染物质(图 4-2-17)。坏死时,细胞也呈现超微结构变化。电镜下,坏死细胞胞核的染色质最初高度致密并聚集于胞膜附近(边集),细胞器退变,线粒体肿大、破裂和钙盐沉积,溶酶体也肿大、破裂,致使坏死细胞自溶。

坏死的肉眼观:典型的坏死的形态学改变的出现需要一定时间,因此早期组织坏死肉眼观常不易辨认。临床上一般将失去生活能力的组织称为失活组织,在治疗中必须将其清除。一般讲,失活组织颜色苍白、混浊,失去原有弹性;切割无血液流出;正常的感觉和运动(如肠蠕动)功能消失;无血管搏动等。

发生坏死后还常伴有细胞的生物化学改变。坏死初发时,首先呈现琥珀酸脱氢酶、乳酸脱氢酶等的活性降低。由于坏死细胞膜通透性增加,胞质中的一些酶可释放至血液中,临床上可借以作为诊断某些部位细胞坏死性疾病的参考指标,例如心肌梗死时的血液肌酸激酶、乳酸脱氢酶、谷草转氨酶升高;肝细胞坏死时的血液谷草转氨酶、谷丙转氨酶升高;胰腺坏死时的血液淀粉酶升高等。

(1)类型:坏死分为凝固性坏死、液化性坏死和纤维素样坏死三个基本类型,前两种坏死又有一些特殊类型。

1)凝固性坏死(coagulative necrosis):坏死细胞的蛋白质凝固,还常保持其轮廓残影(图 4-2-18)。这可能是由于坏死局部的酸中毒使坏死细胞的结构蛋白和酶蛋白变性,封闭了蛋白

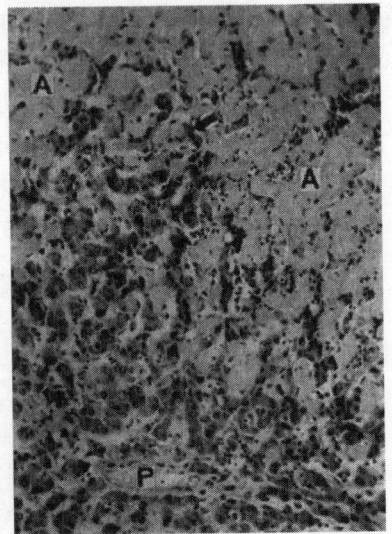

图 4-2-17 肝细胞坏死
A:坏死区模糊的无结构颗粒状
红染物质(↑示坏死细胞); P:未坏死区

质的溶解过程。凝固性坏死好发于心肌、肝、脾、肾等。

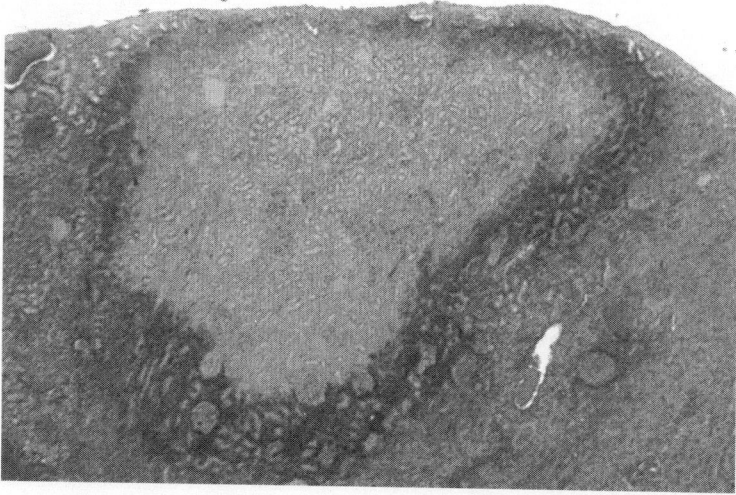

图 4-2-18　肾脏坏死(光镜)

　　干酪样坏死(caseous necrosis)是彻底的凝固性坏死,是结核病的特征性病变。镜下:不见坏死部位原有组织结构的残影,甚至不见核碎屑(图 4-2-19);肉眼观:坏死呈白色或微黄,细腻,形似奶酪(图 4-2-20),因而得名。

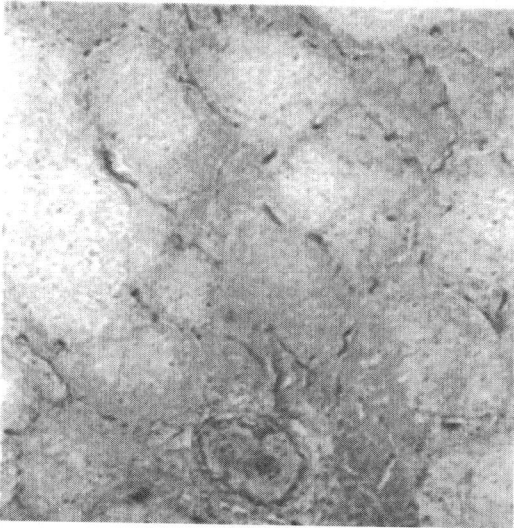

图 4-2-19　干酪样坏死

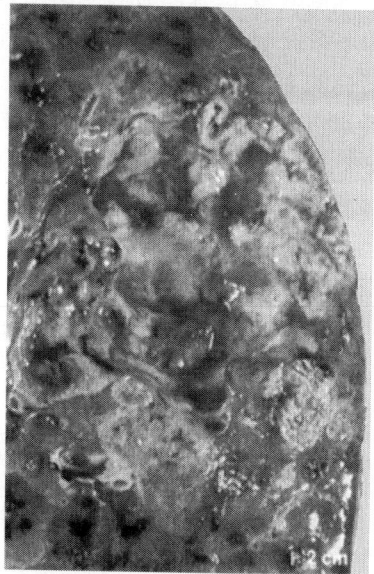

图 4-2-20　干酪样坏死(肉眼观)

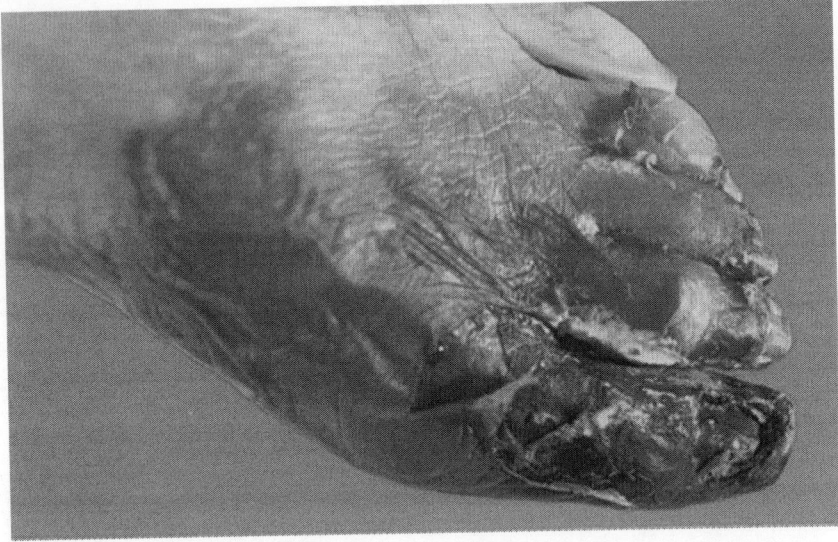

图 4-2-21　干性坏疽

2）坏疽（gangrene）：是凝固性坏死的一种特殊类型。身体内直接或间接地与外界大气相通部位的较大范围坏死，并因有腐败菌生长而继发腐败。坏疽分为干性、湿性和气性三种。干性和湿性坏疽多继发于动脉阻塞引起的缺血性坏死（梗死）。肉眼观呈黑色，其与坏死局部来自红细胞血红蛋白的 Fe^{2+} 与腐败组织分解出的 H_2S 形成硫化铁有关。

干性坏疽（dry gangrene）常继发于肢体，水分容易蒸发的体表组织坏死，由于坏死组织干燥，腐败菌感染一般较轻边界清楚（图 4-2-21）。

湿性坏疽（moist gangrene）常继发于肠管、胆囊、子宫、肺等与外界沟通，而水分不易蒸发的脏器坏死也可继发于动脉受阻同时有静脉淤血的体表组织坏死。由于坏死组织含水分较多，边界欠清，腐败菌感染严重。

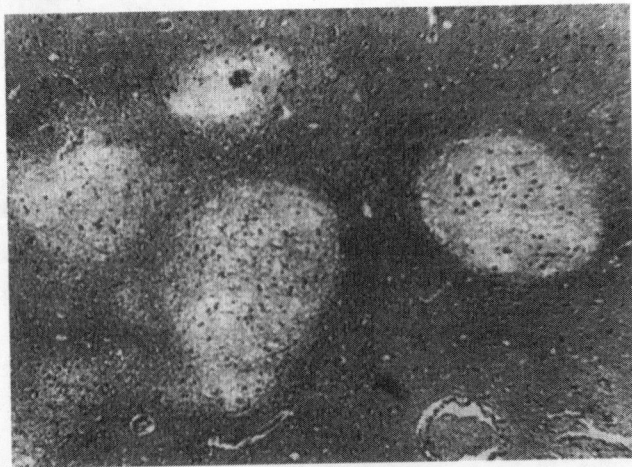

图 4-2-22　脑软化灶

气性坏疽(gas gangrene)常继发于深在的开放性创伤,特别是战伤,合并厌氧的产气荚膜杆菌等感染时,细菌分解坏死组织产生大量气体,使坏死组织内含气泡,呈蜂窝状。湿性坏疽,尤其是气性坏疽可伴发全身性中毒。

3)液化性坏死(liquefactive necrosis):是坏死组织因酶性分解而变为液态。最常发生于含可凝固的蛋白少和脂质多的脑和脊髓,又称为软化(malacia)(图4-2-22)。化脓、脂肪坏死和由细胞水肿发展而来的溶解性坏死(lytic necrosis)都属于液化性坏死。脂肪坏死(fat necrosis)包括创伤性和酶解性两大类。创伤性者好发于皮下脂肪组织(尤其是女性乳房),致脂肪细胞破裂,脂肪外溢,引起巨噬细胞和异物巨细胞吞噬脂质反应,局部形成肿块;酶解性者见于急性胰腺炎,与胰脂酶外溢消化胰周脂肪组织有关。镜下,坏死脂肪细胞仅留下模糊混浊的轮廓(图4-2-23)。脂肪坏死时,因有大量脂肪酸形成常继发营养不良性钙化(钙皂形成)。肉眼观为白色的斑点或斑块。

4)纤维素样坏死(fibrinoid necrosis):曾称为纤维素样变性,发生于结缔组织和血管壁,是变态反应性结缔组织病(风湿病、类风湿关节炎、系统性红斑狼疮、结节性多动脉炎等)和急进性高血压的特征性病变。镜下,坏死组织呈细丝、颗粒状的红染的纤维

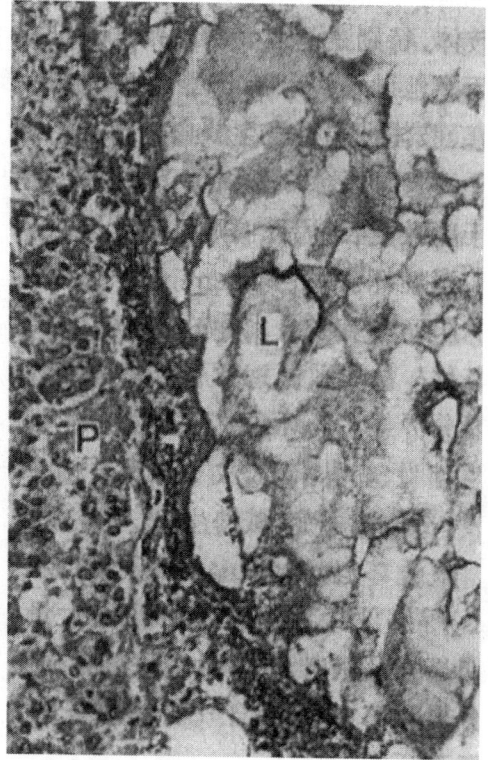

图 4-2-23　脂肪坏死
L:示脂肪坏死区

素(纤维蛋白)样,聚集成片块(图4-2-24)。纤维素样坏死物质可能是肿胀、崩解的胶原纤维(由抗原-抗体复合物引发),或是沉积于结缔组织中的免疫球蛋白,也可能是由血液中渗出的纤维蛋白原转变成的纤维素。可能由于疾病的不同,纤维素样物质的成分也有不同。

(2)坏死的结局

1)自溶:细胞坏死后发生自溶,并在坏死局部引发急性炎症反应。

2)坏死组织溶解:组织坏死后,由于坏死组织本身及坏死灶周围中性粒细胞所释放的各种水解酶的作用,使坏死组织溶解液化,然后由淋巴管或血管吸收。不能吸收的碎片,则由吞噬细胞吞噬、消除。小的坏死灶溶解吸收后,常通过组织修复使功能和形态恢复。

3)坏死组织分离、排出:根据坏死的大小及是否位于体表或自然管道腔面,可有不同的结局。皮肤、黏膜处的浅表性坏死性缺损称为糜烂(erosion),较深的坏死性缺损称为溃疡(ulcer),坏死形成的开口于表面的深在性盲管称为窦道(sinus),两端开口的通道

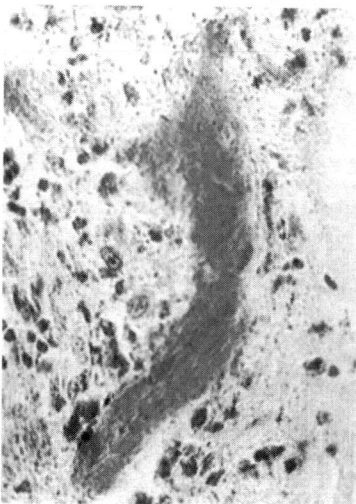

图 4-2-24　纤维素样坏死

样坏死性缺损称为瘘管(fistula)。在有天然管道与外界相通器官(例如肺、肾等)内,较大块坏死组织经溶解后由管道(支气管—口腔、输尿管—尿道)排出后残留的空腔,称为空洞(cavity)。

4) 机化(organization):坏死物不能完全溶解吸收或分离排出,则由新生的肉芽组织长入坏死区,吸收、取代坏死物的过程称为机化,最终形成瘢痕组织。

5) 包裹(encapisulation):坏死灶如较大,或坏死物质难于溶解吸收,或不完全机化,最初则由肉芽组织包裹,以后则为增生的纤维组织包裹。

6) 坏死组织可继发营养不良性钙化:机体内的异物如血栓,如不能发生溶解吸收,也可发生机化和钙化。

(3) 坏死对机体的影响:与下列因素有关:①坏死细胞的生理重要性,例如心肌、脑组织的坏死后果严重。②坏死细胞的数量,例如肝细胞的广泛性坏死后果严重。③坏死细胞所在器官的再生能力,例如肝细胞易于再生,坏死后容易恢复。④发生坏死器官的贮备代偿能力,例如肾、肺为成对的器官,贮备代偿能力强,即使有较大的坏死,也不会明显的影响功能。

2. 凋亡 与坏死组织自溶过程不同,**凋亡**(apoptosis)的发生是一个基因调控、耗能的主动过程,也称之为程序性细胞死亡(programmed cell death, PCD)。凋亡是单个细胞或数个细胞的死亡,死亡细胞的质膜(细胞膜和细胞器膜)不破裂,不引发死亡细胞的自溶,也不引起急性炎症反应。凋亡不仅与胚胎发生、发展、个体形成、器官的细胞平衡稳定等有密切的关系,并在人类肿瘤、自身免疫性疾病、病毒性疾病等的发生上具有重要意义。

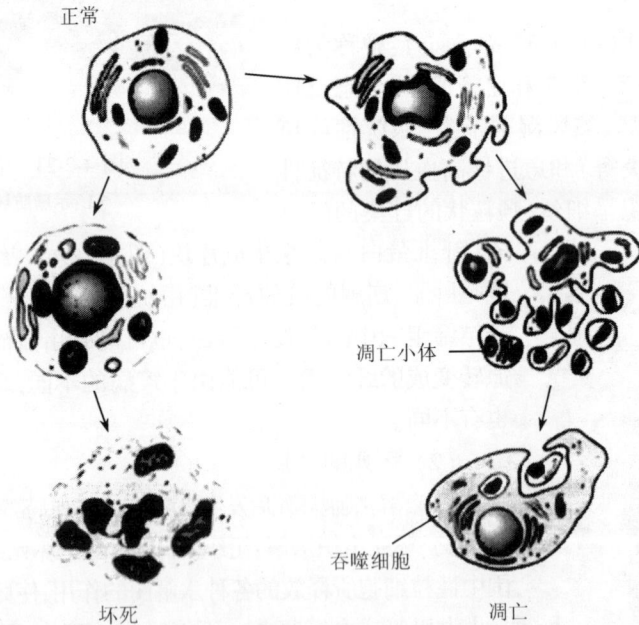

图 4-2-25　凋亡和凋亡小体

凋亡的形态学特点为:电镜下,凋亡的细胞皱缩,质膜完整,胞质致密,细胞器密集,不同程度退变;核染色质致密,形成形状不一、大小不等的团块边集于核膜处,进而胞核裂解,胞质多发性芽突;胞质芽突迅速脱落,形成许多凋亡小体(apoptotic bodies)。凋亡小体外被以胞膜,其胞质中含有细胞器,核碎片可有可无(图 4-2-25、图 4-2-26)。凋亡小体迅即在局部被巨噬细胞和相邻的

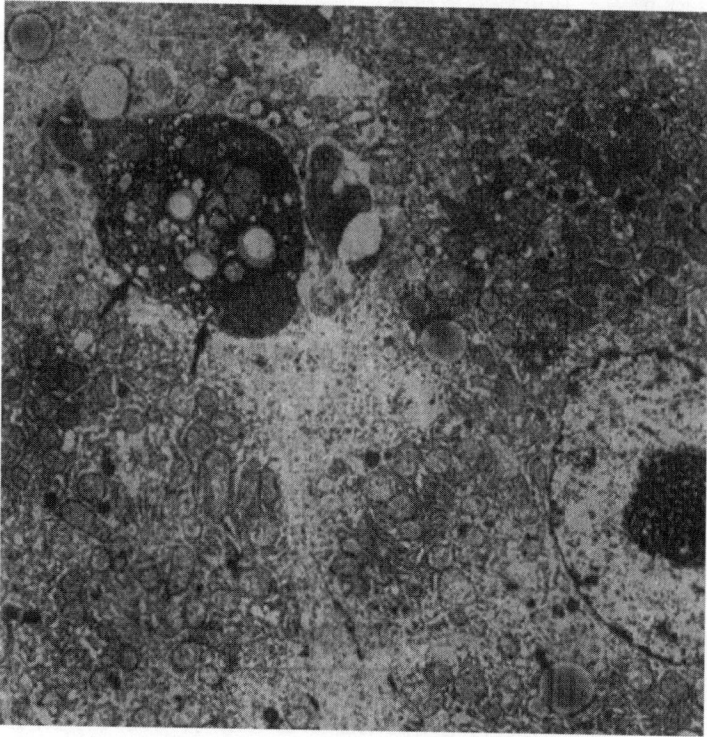

图 4-2-26 凋亡小体(电镜)
↑示凋亡小体

其他细胞(例如上皮细胞)吞噬、降解。光镜下,凋亡小体多呈圆形或卵圆形,大小不等,胞质浓缩,呈强嗜酸性,可有可无固缩深染的核碎片,故有人称之为嗜酸性小体(councilman bodies)。病毒性肝炎中所见的嗜酸性小体实为肝细胞的凋亡。

凋亡的生物化学特点为:最具特征的改变是基因组 DNA 在内源性核酸内切酶的作用下,降解为一系列规则的寡核苷酸片段,在电泳分离时,呈现特征性的阶梯状 DNA 条带图谱。这种电泳中的特征性阶梯状,系 DNA 链在核小体单位(nucleosomal units)之间连接区被活化了的核酸内切酶随机分解所致。酶切割后产生了以单个核小体的长度为 180~200bp 为单位的 DNA 片段,电泳时产生的特征性阶梯状条带均为单核小体的不同倍数,又称寡聚体。

第五节 细胞、组织对损伤的修复

损伤造成机体部分细胞和组织丧失后,机体对所形成缺损进行修补恢复的过程,称为**修复**(repair),修复后可完全或部分恢复原组织的结构和功能。修复过程起始于损伤,损伤处坏死的细胞、组织碎片被清除后,由其周围健康细胞分裂增生来完成修复过程。修复过程可概括为两种不同的形式:①组织缺损后,邻近健康细胞分裂增生以取代死亡细胞的过程,称为**再生**(regeneration);如果完全恢复了原组织自身结构及功能,则称为完全再生。②由纤维结缔组织来修复,称为纤维性修复,以后形成瘢痕,故也称瘢痕修复。瘢痕修复后的组织在结构与功能上与原有的组织不完全相同,也称为不完全性再生。在多数情况下,由于有多种组织发生损伤,故上述两种修复过程常同时存在。

一、再　生

再生分为生理性再生及病理性再生。在生命活动过程中经常有些细胞和组织不断地衰老、死亡,又被同类细胞不断地进行分裂增生而补充,这种经常更新组织的再生称为生理性再生。在病理情况下,细胞或组织受损,坏死后由再生的细胞和组织取代的过程,称为病理性再生。前者如皮肤角化细胞不断脱落,基底层细胞不断增生分化予以补充;血细胞衰老后从血液中消失,造血器官不断产生新的血细胞进行补充,以维持血液中血细胞数量的平衡;消化道黏膜上皮细胞每1~2天更新一次等。生理性再生均为完全性再生。本章主要讨论病理状态下细胞、组织缺损后发生的再生,即病理性再生。

(一) 细胞周期和不同类型细胞的再生潜能

细胞增殖周期由 G_1 期(DNA 合成前期)、S 期(DNA 合成期)、G_2 期(分裂前期)和 M 期(分裂期)构成。在生理状态下,静止细胞处于 G_0 期。不同种类的细胞,其细胞周期的时程长短不同,在单位时间里可进入细胞周期进行增殖的细胞数也不相同,因此具有不同的再生能力。一般而言,低等动物比高等动物的细胞或组织再生能力强。就个体而言,幼稚组织比高分化组织再生能力强;平时易受损伤的组织及生理状态下经常更新的组织有较强的再生能力;除了主要由非分裂的持久细胞构成的组织外,多数成熟的组织都含有保持分裂能力的静止细胞,当其受到刺激时,可重新进入细胞周期(图 4-2-27)。按再生能能力的强弱,可将人体细胞分为三类。

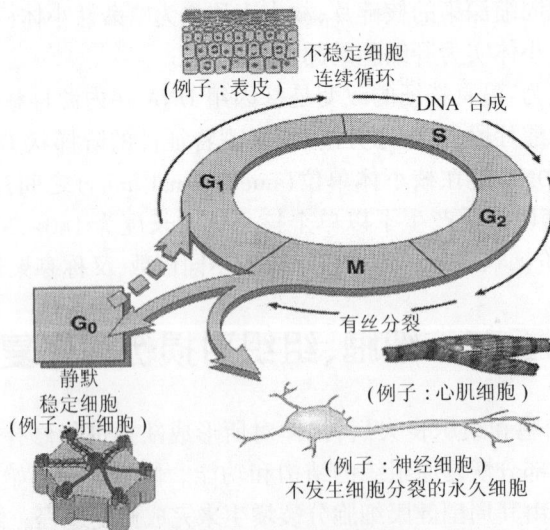

图 4-2-27　细胞周期

1. 不稳定细胞(labile cells)　是指再生能力很强的细胞。在生理情况下,这类细胞就不断地分裂增生更替衰老死亡的细胞。属于这类细胞的有口腔、胃肠道、呼吸道、泌尿道黏膜被覆细胞、男性及女性生殖器官管腔的被覆细胞、淋巴及造血细胞、间皮细胞等。这些细胞的再生能力相当强。

2. 稳定细胞(stable cell)　是指当机体发育成熟后处于稳定状态的细胞,在生理情况下不繁殖,处于静止期(G_0期),但仍保持强大潜在的再生能力,一旦遭受损伤而死亡后或在某种刺激的情况下,即可进入 DNA 合成前期(G_1),再生进行修复。属于此类细胞的有肝、胰、涎腺、内分泌腺、肾小管等上皮细胞、间叶细胞及其衍生细胞,如成纤维细胞、内皮细胞、平滑肌细胞、成骨细胞、成软骨细胞等。

3. 永久性细胞(permanent cells)　属于这类细胞的有神经细胞、骨骼肌细胞及心肌细胞。不论中枢神经细胞及周围神经的神经节细胞,在出生后都不能分裂增生,一旦遭受破坏则成为永久性缺失。但这不包括神经纤维,在神经细胞存活的前提下,受损的神经纤维有着活跃的再生能力。

当组织受到损伤时,稳定性细胞和不稳定性细胞迅速增生,但其修复之完好程度,依赖于受损组织的间质或组织支架的完好程度。因实质细胞增生,需在原有支架上进行,方可恢复正常结构。如肾小管上皮细胞坏死,倘若基底膜或上皮下的网状纤维间质未被破坏,则再生的上皮细胞可沿间质排列,恢复正常结构及功能,如肾小管的网状纤维间质也被破坏消失,则不能恢复原有结构,而形成瘢痕。

(二)各种组织的再生过程

1. 上皮组织的再生

(1)被覆上皮再生:皮肤与黏膜的被覆上皮最容易受损,但它们的再生能力强,也最容易修复。鳞状上皮缺损后数小时之内即开始增生,由创缘或底部的基底层细胞分裂增生向缺损中心迁移,先形成单层上皮,以后增生分化为形成复层扁平的鳞状上皮。黏膜,如胃肠黏膜的上皮缺损后,同样也由邻近的基底部细胞分裂增生来修补。新生的上皮细胞起初为立方形,以后增高变为柱状细胞。

(2)腺上皮再生:腺上皮细胞再生能力一般较被覆上皮为弱,但仍有较强的再生能力,若基底膜未被破坏,残存的上皮细胞分裂补充,可完全再生修复。但再生的情况依损伤的状态而异:如果有腺上皮的缺损而腺体的基底膜未被破坏,可由残存细胞分裂补充,可完全恢复原来腺体结构;皮肤附属器,如汗腺完全破坏后不能再生,修复时仅能由结缔组织代替;再如,肝细胞有活跃的再生能力,肝再生情况比较复杂:肝细胞损伤时,不论范围大小,只要肝小叶网状支架完整,从肝小叶周边区再生的肝细胞可沿支架延伸,恢复正常结构;但若肝细胞坏死较广泛,肝小叶网状支架塌陷,网状纤维转化为胶原纤维,或者由于肝细胞反复坏死及炎症刺激,纤维组织大量增生,形成肝小叶内间隔,此时,再生肝细胞难以恢复原来小叶结构,成为结构紊乱的肝细胞团,例如肝硬化时的再生结节。

2. 纤维组织的再生
纤维组织的再生能力很强,是病理性再生最常见的组织修复。在损伤的刺激下,局部的静止纤维细胞或未分化的间叶细胞开始分裂增生形成成纤维细胞。成纤维细胞最初呈小圆形,继而胞体膨大呈圆形、椭圆形甚至星芒状,两端常有突起。镜检见胞质丰富而微带嗜碱性,胞核大而淡染,呈椭圆形或梭状,可见 1~2 个核仁。电镜下,胞质内有丰富的粗面内质网及核蛋白体,说明其合成蛋白的功能很活跃。胞核体积大,染色淡,有 1~2 个核仁。较大的成纤维细胞具有平滑肌细胞的超微结构和生物化学特性,有肌动凝蛋白,有人称此成纤维细胞为肌成纤维细胞(myofibroblast)。当成纤维细胞停止分裂后,便合成和分泌原胶原蛋白,并在细胞周围形成胶原纤维。成纤维细胞逐渐成熟,胞质变少,核变小,染色深,变为长梭形的纤维细胞。成纤维细胞除合成胶原外,亦参与基质形成。基质内含有粘多糖,如硫酸软骨素、透明质酸等。

3. 软骨组织和骨组织的再生　软骨再生起始于软骨膜的增生,这些增生的幼稚细胞形似成纤维细胞,以后逐渐变为软骨母细胞,并形成软骨基质,细胞被埋在软骨陷窝内而变为静止的软骨细胞。软骨再生力弱,软骨组织缺损较大时由纤维组织参与修补。骨组织再生力强,骨折后可完全修复。

4. 血管的再生

(1) 毛细血管的再生:在组织修复过程中,血管的再生非常重要。毛细血管的再生过程又称为血管形成(angiogenesis),是以生芽(budding)方式来完成的。首先在蛋白分解酶作用下基底膜分解,该处内皮细胞分裂增生形成突起的幼芽,随着内皮细胞向前移动及后续细胞的增生而形成一条细胞索,数小时后便可出现管腔,形成新生的毛细血管,进而彼此吻合构成毛细血管网(图4-2-28)。根据功能需要一部分关闭消失,一部分毛细血管壁由周围间叶细胞分化为平滑肌细胞、胶原纤维、弹力纤维及血管外皮细胞,使管壁增厚,改建为小动脉和小静脉。增生的内皮细胞分化成熟时还分泌Ⅳ型胶原、层粘连蛋白和纤维连接蛋白,形成基膜的基板。周边的成纤维细胞分泌Ⅲ型胶原及基质,组成基底膜的网板,本身则成为血管外膜细胞,至此毛细血管的构筑遂告完成。新生的毛细血管基底膜不完整,内皮细胞间空隙较大,故通透性较高。为适应功能的需要,这些毛细血管还会不断改建,有的管壁增厚发展为小动脉、小静脉,其平滑肌等成分可能由血管外未分化间叶细胞分化而来。

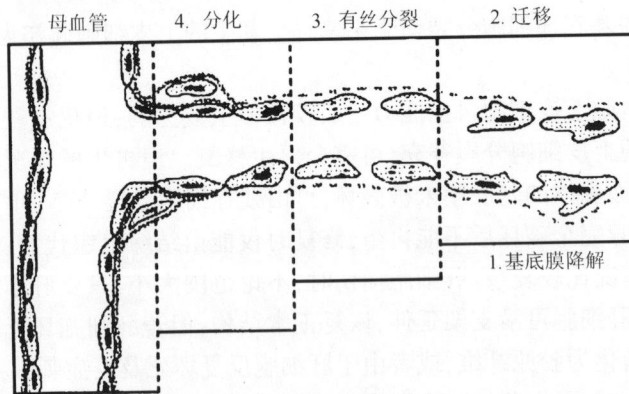

图 4-2-28　毛细血管的再生

(2) 大血管的修复:大血管离断后需手术吻合,吻合处两侧内皮细胞分裂增生,互相连接,恢复原来内膜结构。但离断的肌层不易完全再生,而由结缔组织增生连接,形成瘢痕修复。

5. 肌组织的再生 肌组织的再生能力很弱。不同的肌组织再生能力也不一样。横纹肌受损后能否完全再生,取决于肌膜是否存在及肌纤维是否完全断裂。当损伤较轻,肌膜存在,仅部分肌纤维坏死时,残存的肌细胞分裂增生,产生肌质,融合成带状,先出现纵纹,继而出现横纹,最后恢复正常结构。损伤不太重而肌膜未被破坏时,肌原纤维仅部分发生坏死,此时中性粒细胞及巨噬细胞进入该部吞噬清除坏死物质,残存部分肌细胞分裂,产生肌质,分化出肌原纤维,从而恢复正常横纹肌的结构。如果肌纤维完全断开,断端肌质增多,也可有肌原纤维的新生,使断端膨大如花蕾样。但这时肌纤维断端不能直接连接,而靠纤维瘢痕愈合。愈合后的肌纤维仍可以收缩,加强锻炼后可以恢复功能。如果整个肌纤维(包括肌膜)均被破坏,则难以再生,需由结缔组织增生连接,形成瘢痕修复。

平滑肌有一定的再生能力,如动脉粥样硬化时的平滑肌细胞再生和妊娠早期子宫增大时见到的子宫平滑肌细胞核分裂。但多数情况下平滑肌细胞再生能力非常差,损伤后多由瘢痕组织修复。心肌几乎没有再生能力,受损后只能由瘢痕组织代替。

心肌再生能力极弱,破坏后一般都是瘢痕修复。

6. 神经组织的再生 神经组织是分化最高的组织,再生能力最低。脑及脊髓内的神经细胞破坏后不能再生,由神经胶质细胞及其纤维修补,形成胶质瘢痕。外周神经受损时,如果与其相连的神经细胞仍然存活,则可完全再生。首先,断处远侧段的神经纤维髓鞘及轴突崩解,并被吸收;近侧段的数个 Ranvier 节神经纤维也发生同样变化。然后由两端的神经鞘细胞增生形成带状的合体细胞,将断端连结。近端轴突以每天约 1 mm 的速度逐渐向远端生长,穿过神经鞘细胞带,最后达到末梢鞘细胞,鞘细胞产生髓磷脂将轴索包绕形成髓鞘。此再生过程常需数月以上才能完成。

神经纤维离断的两断端距离太远,不能对接,新生的轴索不长入神经膜细胞构成的管道内,和所属的神经鞘及周围增生的纤维组织互相混杂,卷曲纠缠成团块状,形成肿瘤样结节,此即所谓创伤性神经瘤(traumatic neuroma)。由于常发生在截肢处的肢体残端,故又称为截肢性神经瘤(stump neuroma)。这是非肿瘤性病变,常引起持续性疼痛。

(三)损伤处细胞再生与分化的分子机制

就单个细胞而言,细胞增殖是受基因控制的,细胞周期出现的一系列变化是基因活化与表达的结果,已知的有关基因控制细胞生长的包括原癌基因(proto-oncogene)及细胞分裂周期基因(cell division cycle gene)等。然而机体是由多细胞组成的极其复杂的统一体,部分细胞、组织丧失引起细胞再生予以修复,修复完成后再生便停止。受损组织修复的完好程度不仅取决于受损组织、细胞的再生能力,同时也受许多细胞因子及其他因素的调控。目前已知影响损伤处细胞再生与分化的分子机制可概括为以下三个方面。

1. 与再生有关的几种生长因子 当细胞受到损伤因素的刺激后,释放一些生长因子(growth factors),刺激同类细胞或同一胚层发育来的细胞增生,促进修复过程。尽管有许多化学介质都可影响细胞的再生与分化,但以多肽类生长因子最为关键。它们除刺激细胞的增殖外,还参与了损伤组织的重建。以下介绍几种已被公认并能被分离、纯化的重要生长因子。

(1)血小板源性生长因子(platelet derived growth factor, PDGF):来源于血小板的颗粒,能引起成纤维细胞、平滑肌细胞和单核细胞的增生和游走,并能促进胶质细胞增生。

(2) 成纤维细胞生长因子(fibroblast growth factor, FGF):生物活性十分广泛,几乎可刺激所有间叶细胞,但主要作用于内皮细胞,特别在毛细血管的新生过程中,能使内皮细胞分裂并诱导其产生蛋白溶解酶,后者溶解基膜,便于内皮细胞穿越生芽。

(3) 表皮生长因子(epidermal growth factor, EGF):是从颌下腺分离出的一种相对分子质量为 6000 的多肽,对上皮细胞、成纤维细胞、胶质细胞及平滑肌细胞都有促进增殖的作用。

(4) 转化生长因子(transforming growth factor, TGF):许多细胞都分泌 TGF。TGF-α 的氨基酸序列有 33%~44% 与 EGF 同源,可与 EGF 受体结合,故与 EGF 有相同作用。TGF-β 由血小板、巨噬细胞、内皮细胞等产生,它对成纤维细胞和平滑肌细胞增生的作用依其浓度而异:低浓度诱导 PDGF 合成、分泌,为间接分裂原;高浓度抑制 PDGF 受体表达,生长受抑制。此外,TGF-β 还促进成纤维细胞趋化,产生胶原和纤维连接蛋白,抑制胶原降解,促进纤维化发生。

(5) 血管内皮生长因子(vascular endothelial growth factor, VEGF):最初从肿瘤组织中分离提纯,对肿瘤血管的形成有促进作用。也可促进正常胚胎的发育、创伤愈合及慢性炎症时的血管增生。VEGF 还可明显增加血管的通透性,进而促进血浆蛋白在细胞基质中沉积,为成纤维细胞和血管内皮细胞长入提供临时基质。由于仅内皮细胞存在 VEGF 受体,故其对其他细胞增生的促进作用都是间接的。

(6) 细胞因子(cytokines):细胞因子也是生长因子,例如白介素-1(IL-1)和肿瘤坏死因子(TNF)能刺激纤维母细胞的增殖及胶原合成,TNF 还能刺激血管再生。

此外,还有许多细胞因子和生长因子,如造血细胞集落刺激因子、神经生长因子、IL-2(T 细胞生长因子)等,对相应细胞的再生都有促进作用,在此不再赘述。

在损伤部位,多肽生长因子与细胞膜上相应受体结合,并激活该受体使其具有内源性激酶活性。后者使大量底物发生磷酸化,当然这些底物是参与信号转录和第二信使生成的。通过激酶的扩大效应激活核转录因子,启动 DNA 合成,最终引起细胞分裂。在体内,细胞的增殖又受周期素(cyclins)蛋白家族调控,当周期素与周期素依赖性激酶(cyclin-dependent kinase, CDK)形成复合体时,涉及细胞分裂的有关蛋白质的磷酸化将受到抑制,进而控制了细胞的分裂。可见机体存在着刺激增生与抑制增生两种机制,两者处于动态平衡,如刺激增生机制增强或抑制增生机制减弱,则促进增生,反之增生受到抑制。

2. 抑素与接触抑制　与生长因子相比,对抑素(chalon)的了解甚少。抑素具有组织特异性,似乎任何组织都可以产生一种抑素抑制本身的增殖,例如已分化的表皮细胞能分泌表皮抑素,抑制基底细胞增殖。当皮肤受损使已分化的表皮细胞丧失时,抑素分泌终止,基底细胞分裂增生,直到增生分化的细胞达到足够数量和抑素达到足够浓度为止。前面提到的 TGF-β 虽然对某些间叶细胞增殖起促进作用,但对上皮细胞则是一种抑素。此外,干扰素-α、前列腺素 E_2 和肝素在组织培养中对成纤维细胞及平滑肌细胞的增生都有抑素样作用。

皮肤创伤,缺损部周围上皮细胞分裂增生迁移,将创面覆盖而相互接触时,或部分切除后的肝脏,当肝细胞增生达到原有大小时,细胞停止生长,不至堆积起来,这种现象称为接触抑制(contact inhibition)。细胞缝隙连接(可能还有桥粒)也许参与接触抑制的调控。

3. 细胞外基质在细胞再生过程中的作用　细胞外基质(extracellular matrix, ECM)在任何组织都占有相当比例,它的主要作用是把细胞连接在一起,借以支撑和维持组织的生理结构和功能。近年来的研究证明,尽管不稳定细胞和稳定细胞都具有完全的再生能力,但能否重新构建为正常结构尚依赖ECM,因为后者在调节细胞的生物学行为方面发挥更为主动和复杂的作用。它可影响细胞的形态、分化、迁移、增殖和生物学功能。由其提供的信息可以调控胚胎发育、组织重建与修复、创伤愈合、纤维化及肿瘤的侵袭等。组成ECM的主要成分有:

(1)胶原蛋白(collagen):目前已知胶原蛋白有10余种,它们分别存在于不同组织的细胞外基质中,除作为组织和器官的主要支架外,对细胞的生长、分化、细胞黏附及迁移都有明显的影响。此外,它还能启动外凝系统,参与凝血过程。

(2)蛋白多糖(proteoglycans):蛋白多糖是构成ECM的主要成分,它能把多种细胞黏合在一起形成组织或器官。它参与体内的凝胶和溶胶体系,对物质交换、渗透压平衡有作用。

(3)粘连糖蛋白(adhesive glycoproteins):包括纤维连接蛋白(fibronectin,FN)、层粘连蛋白(1aminin,LN)等。FN可与ECM中各类成分结合及介导细胞间黏附,还可促进细胞铺展,而细胞铺展是细胞增殖的条件,FN浓度越高细胞,增殖越快。LN主要存在于基底膜的透明层,对细胞的黏附、移行和增殖均有影响。

损伤修复过程中,ECM经代谢调整,其成分也会有所改变,如Ⅲ型胶原减少而Ⅰ型胶原增多,使修复组织能力增强。然而实质脏器慢性炎症时,该脏器的某些间叶来源细胞(如肝脏的贮脂细胞、肺泡隔间叶细胞)可增生、激活、转化为成纤维细胞,最终引起ECM过度增多和沉积,器官发生纤维化、硬化。

二、纤维性修复

纤维性修复首先通过肉芽组织增生,溶解、吸收损伤局部的坏死组织及其他异物,并填补组织缺损,以后肉芽组织转化成以胶原纤维为主的瘢痕组织,修复便告完成。

(一)肉芽组织

肉芽组织(granulation tissue)由新生薄壁的毛细血管以及增生的成纤维细胞构成,并伴有炎性细胞浸润,肉眼表现为鲜红色,颗粒状,柔软湿润,形似鲜嫩的肉芽故而得名。

1. 肉芽组织的成分及形态　镜下可见大量由内皮细胞增生形成的实性细胞索及扩张的毛细血管,向创面垂直生长,并以小动脉为轴心,在周围形成　状弯曲的毛细血管网。在毛细血管周围有许多新生的纤维母细胞,此外,常有大量渗出液及炎性细胞(图4-2-29)。炎性细胞中常以巨噬细胞为主,也有多少不等的中性粒细胞及淋巴细胞。巨噬细胞能分泌PDGF、FGF、TGF-β、IL-1及TNF,加上创面凝血时血小板释放的PDGF,进一步刺激纤维母细胞及毛细血管增生。巨噬细胞及中性粒细胞能吞噬细菌及组织碎片,这些细胞破坏后释放出各种蛋白水解酶,能分解坏死组织及纤维蛋白,肉芽组织中毛细血管内皮细胞亦有吞噬能力,并有强的纤维蛋白溶解作用。

2. 肉芽组织的作用及结局　肉芽组织在组织损伤修复过程中有以下重要作用:①抗感染保护创面;②填补创口及其他组织缺损;③机化或包裹坏死、血栓、炎性渗出物及其他异物。

肉芽组织在组织损伤后2~3天内即可出现,自下向上(如体表创口)或从周围向中心(如组织内坏死)生长推进填补创口或机化异物。随着时间的推移(如1~2周),肉芽组织按其生长的先后顺序,逐渐成熟。其主要形态标志为:间质的水分逐渐吸收减少;炎性细胞减少并逐渐消失;部分毛细血管管腔闭塞、数目减少,按正常功能的需要少数,毛细血管管壁增厚,改建为小动脉和小静脉;成纤维细胞产生越来越多的胶原纤维,最后变为纤维细胞。至此,肉芽组织成熟为纤维结缔组织,并且逐渐转化为老化阶段的瘢痕组织。

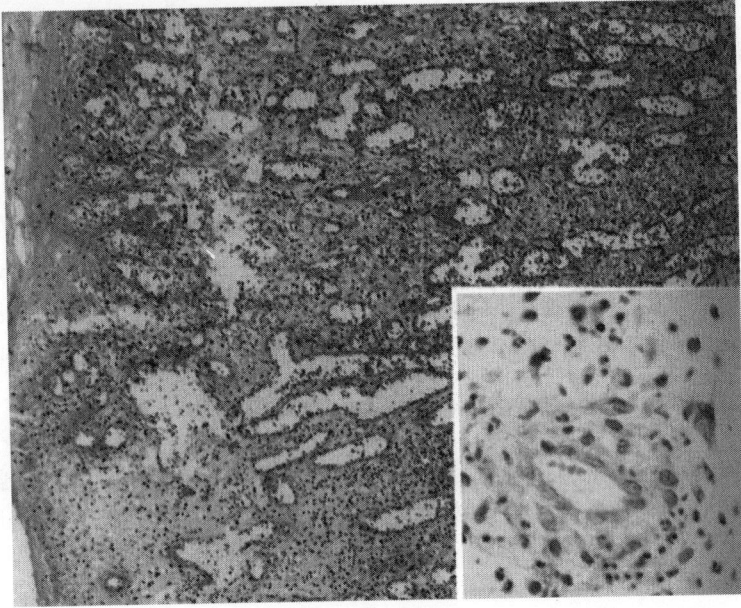

图 4-2-29　肉芽组织
右下插图示新生毛细血管

(二) 瘢痕组织

瘢痕组织(scar tissue)的形成是肉芽组织逐渐纤维化的过程。此时,网状纤维及胶原纤维越来越多,网状纤维胶原化,胶原纤维变粗;与此同时,纤维母细胞越来越少,少量剩下者转变为纤维细胞;间质中液体逐渐被吸收,中性粒细胞、巨噬细胞、淋巴细胞和浆细胞先后消失;毛细血管闭合、退化、消失,留下很少的小动脉及小静脉。这样,肉芽组织乃转变成主要由胶原纤维组成的血管稀少的瘢痕组织,肉眼呈白色,质地坚韧。瘢痕形成宣告修复完成,然而瘢痕本身仍在缓慢变化:如常发生玻璃样变,有的瘢痕则发生瘢痕收缩,这种现象不同于创口的早期收缩,而是瘢痕在后期由于水分的显著减少所引起的体积变小,有人认为也与肌纤维母细胞持续增生以至瘢痕中有过多的肌纤维母细胞有关。瘢痕组织的作用及对机体的影响可概况为两个方面。

1. 瘢痕组织的形成对机体有利的一面　①它能把损伤的创口或其他缺损长期地填补并连接起来,可使组织器官保持完整性。②由于瘢痕组织含大量胶原纤维,虽然没有正常皮肤的抗拉力强,但比肉芽组织的抗拉力要强得多,因而这种填补及连接也是相当牢固的,可使组织器官保持其坚固性。如果胶原形成不足或承受力大而持久,加之瘢痕缺乏弹性,可造成瘢痕膨出,在腹壁可形成疝,在心壁可形成室壁瘤。

2. 瘢痕组织的形成对机体不利的一面　①瘢痕收缩。由于瘢痕坚韧又缺乏弹性,加上瘢痕收缩可引起器官变形及功能障碍,如在消化道、泌尿道等腔室器官则引起管腔狭窄,在关节附近则引起运动障碍。关于瘢痕收缩的机制可能是由于其中的水分丧失或含有大量肌成纤维母细胞所致。②瘢痕性粘连。特别是在各器官之间或器官与体腔壁之间发生的纤维性粘连,常常不同程度地影响其功能。③器官内广泛损伤导致广泛纤维化玻璃样变,可发生器官硬化。④瘢痕组织增生过度,又称肥大性瘢痕。如果这种肥大性瘢痕突出于皮肤表面并向周围不规则地扩延,称为瘢痕疙瘩(keloid)(临床上又常称为"蟹足肿"),易见于烧伤或反复受异物等刺激的伤口。其发生机制不清,一般认为与体质有关。

瘢痕组织内的胶原纤维在胶原酶的作用下,可以逐渐地分解、吸收,从而使瘢痕缩小、软化。胶原酶主要来自成纤维细胞、中性粒细胞和巨噬细胞等。因此,要解决瘢痕收缩和器官硬化等的关键是在细胞生长调控和细胞外基质等分子病理水平上,阐明如何调控肉芽组织中胶原的合成和分泌,以及如何加速瘢痕中胶原的分解与吸收。

三、创 伤 愈 合

创伤愈合(wound healing)是指机体遭受外力作用,皮肤等组织出现离断或缺损后的愈合过程,为包括各种组织的再生和肉芽组织增生、瘢痕形成的复杂组合,表现出各种过程的协同作用。

(一)皮肤创伤愈合

1. 创伤愈合的基本过程　不同程度的创伤其愈合过程不一样。轻者仅限于皮肤表皮层,可通过上皮再生愈合。重者可有肌肉、肌腱、神经的断裂及骨折,愈合过程就比较复杂。以皮肤手术切口为例叙述创伤愈合的基本过程。

(1) 伤口的早期变化:伤口局部有不同程度的组织坏死和血管断裂出血,数小时内便出现炎症反应。早期白细胞浸润以中性粒细胞为主,3天后则以巨噬细胞为主。伤口中的血液和渗出液中的纤维蛋白原很快凝固形成纤维素凝块,有的凝块表面干燥形成痂皮,凝块及痂皮起着保护伤口的作用。

(2) 伤口收缩:2~3天后边缘的整层皮肤及皮下组织向中心移动,于是伤口迅速缩小,直到2周左右停止。伤口收缩的意义在于缩小创面。不过在各种具体情况下伤口缩小的程度因伤口部位、伤口大小及形状而不同。伤口收缩是由伤口边缘新生的肌纤维母细胞的牵拉作用引起的。

(3) 肉芽组织增生和瘢痕形成:大约从第3天开始从伤口底部及边缘长出肉芽组织填平伤口。毛细血管迅速增长。其方向大都垂直于创面,并呈袢状弯曲。肉芽组织中没有神经,故无感觉。第5~6天起成纤维细胞产生胶原纤维,其后一周胶原纤维形成甚为活跃,以后逐渐缓慢下来。随着胶原纤维越来越多,出现瘢痕形成过程,大约在伤后一个月瘢痕完全形成。瘢痕中的胶原纤维最终与皮肤表面平行。

(4) 表皮及其他组织再生:创伤发生24小时内,伤口边缘的基底细胞即开始增生,并在血凝块下面向伤口中心迁移,形成单层上皮,覆盖于肉芽组织的表面。当这些细胞彼此相遇时,则停止迁移,并增生、分化成为鳞状上皮。健康的肉芽组织对表皮再生十分重要,因为它可提供上皮再生所需的营养及生长因子。

有时,由于异物及感染等刺激而过度生长的肉芽组织(exuberant granulation),高出于皮肤表面,也会阻止表皮再生,因此临床上常需将其切除。若伤口过大(一般认为直径超过20 cm时),则再生表皮很难将伤口完全覆盖,往往需要植皮。皮肤附属器(毛囊、汗腺及皮脂腺)如遭完全破坏,则不能完全再生,而出现瘢痕修复。肌腱断裂后,初期也是瘢痕修复,但随着功能锻炼而不断改建。胶原纤维可按原来肌腱纤维的方向排列,达到完全再生。

2. 创伤愈合的类型 根据损伤程度及有无感染,创伤愈合可分为以下两种类型。

(1) **一期愈合**(healing by first intention):见于组织缺损少、创缘整齐、无感染、经黏合或缝合后创面对合严密的伤口,例如手术切口。这种伤口中只有少量血凝块,炎症反应轻微,表皮再生在 24~48 小时内便可将伤口覆盖。肉芽组织在第三天就可从伤口边缘长出,并很快将伤口填满,5~6 天胶原纤维形成(此时可以拆线),约 2~3 周完全愈合,留下一条线状瘢痕。一期愈合的时间短,形成瘢痕少(图 4-2-30)。

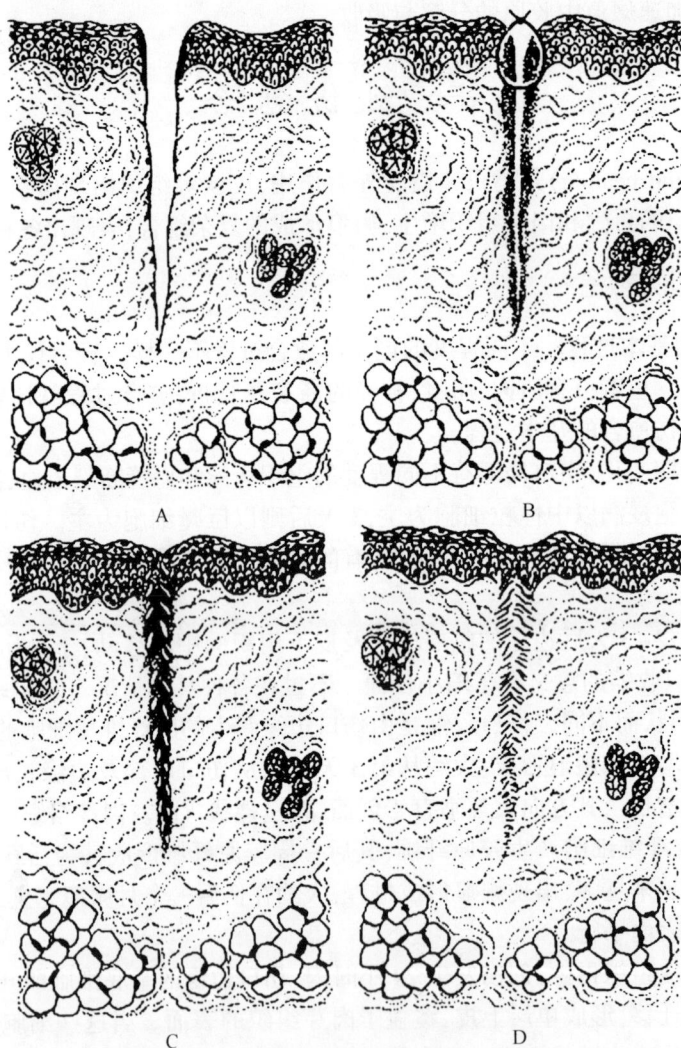

图 4-2-30 创伤愈合:一期愈合
A. 创缘整齐,组织破坏少;B. 经缝合,创缘对合,炎症反应轻;C. 表皮再生,
少量肉芽组织从伤口边缘长入;D. 愈合后少量瘢痕形成

(2) **二期愈合**(healing by second intention):见于组织缺损较大、创缘不整、哆开、无法整齐对合,或伴有感染的伤口。这种伤口的愈合与一期愈合有以下不同:①由于坏死组织多,或由于感

染,继续引起局部组织变性、坏死,炎症反应明显。只有等到感染被控制,坏死组织被清除以后,再生才能开始。②伤口大,伤口收缩明显,从伤口底部及边缘长出多量的肉芽组织将伤口填平。③愈合的时间较长,形成的瘢痕较大(图 4-2-31)。

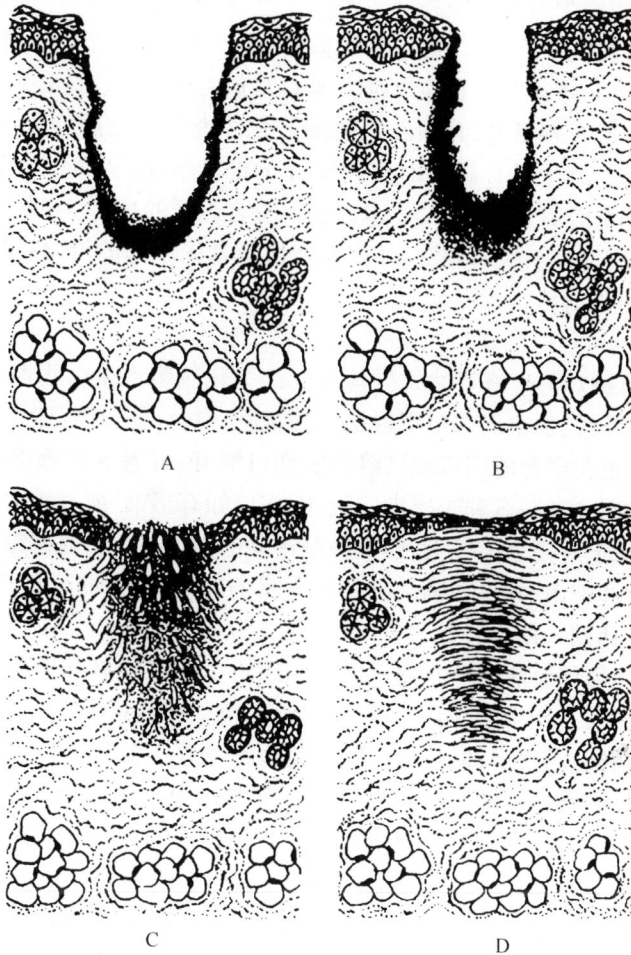

图 4-2-31　创伤愈合:二期愈合
A. 创口大,创缘不整,组织破坏多;B. 创口收缩,炎症反应重;C. 肉芽组织从
伤口底部及边缘将伤口填平,然后表皮再生;D. 愈合后形成瘢痕大

(3) **痂下愈合**(healing under scar):是指伤口表面的血液、渗出液及坏死物质干燥后形成黑褐色硬痂,在痂下进行上述愈合过程。待上皮再生完成后,痂皮即脱落。痂下愈合所需时间通常较无痂者长,因此时的表皮再生必须首先将痂皮溶解,然后才能向前生长。痂皮由于干燥不利于细菌生长,故对伤口有一定的保护作用。但如果痂下渗出物较多,尤其是已有细菌感染时,痂皮反而成了渗出物引流排出的障碍,使感染加重,不利于愈合。

3. 影响创伤愈合的因素　损伤的程度、组织的再生能力、伤口有无坏死组织和异物以及有无感染等因素决定修复的方式、愈合的时间及瘢痕的大小。因此,治疗原则应是缩小创面(如对合伤口)、防止再损伤和感染以及促进组织再生。影响创伤愈合的因素包括全身和局部两个方面。

（1）全身因素

1）年龄：青少年的组织再生能力强、愈合快；老年人则相反，组织再生力差，愈合慢，此与老年人血管硬化、血液供应减少有很大关系。

2）营养：严重的蛋白质缺乏，尤其是含硫氨基酸（如甲硫氨酸、胱氨酸）缺乏时，肉芽组织及胶原形成不良，伤口愈合延缓。维生素中以维生素 C 对愈合最重要。这是由于 α-多肽链中的两个主要氨基酸——脯氨酸及赖氨酸，必须经羟化酶羟化才能形成前胶原分子，而维生素 C 具有催化羟化酶的作用，因此，维生素 C 缺乏时前胶原分子难以形成，从而影响了胶原纤维的形成。在微量元素中锌对创伤愈合有重要作用，手术后伤口愈合迟缓的病人，皮肤中锌的含量大多比愈合良好的病人低。此外已证明，手术刺激、外伤及烧伤患者尿中锌的排出量增加，补给锌能促进愈合。锌的作用机制不很清楚。

（2）局部因素

1）感染与异物：感染对再生修复的妨碍甚大。许多化脓菌产生一些毒素和酶，能引起组织坏死，溶解基质或胶原纤维，加重局部组织损伤，妨碍创伤愈合；伤口感染时，渗出物很多，可增加局部伤口的张力，常使正在愈合的伤口或已缝合的伤口裂开，或者导致感染扩散加重损伤；坏死组织及其他异物，也妨碍愈合并有利于感染。因此，伤口如有感染，或有较多的坏死组织及异物，必然是二期愈合。临床上对于创面较大、已被细菌污染但尚未发生明显感染的伤口，施行清创术以清除坏死组织、异物和细菌，并可在确保没有严重感染的情况下，缝合创口。这样有可能使本来是二期愈合的伤口，达到一期愈合。

2）局部血液循环：局部血液循环一方面保证组织再生所需的氧和营养，另一方面对坏死物质的吸收及控制局部感染也起重要作用。因此，局部血液供应良好时，则再生修复较为理想。相反，如下肢有动脉粥样硬化或静脉曲张等病变，局部血液循环不良时，则该处伤口愈合迟缓。

3）神经支配：正常的神经支配对组织再生有一定的作用。例如麻风引起的溃疡不易愈合，是因为神经受累致使局部神经性营养不良的缘故。自主神经的损伤，使局部血液供应发生变化，对再生的影响更为明显。

4）电离辐射：能破坏细胞，损伤小血管，抑制组织再生。因此，影响创伤的愈合。

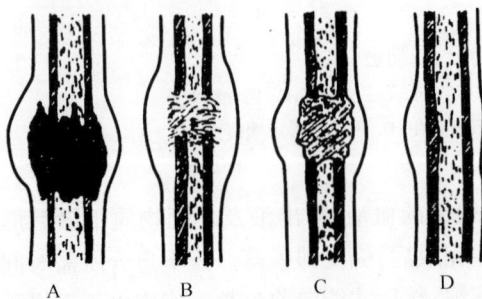

图 4-2-32　骨折愈合

A. 血肿形成；B. 纤维性骨痂形成；

C. 骨性骨痂形成；D. 骨痂改建或重塑

（二）骨折愈合

1. 骨折愈合的基本过程　骨折（bone fracture）通常可分为外伤性骨折和病理性骨折两大类。骨折发生后，两断端骨组织的再生能力很强，且同样经肉芽组织增生而愈合。只要经过良好的复位及固定，骨膜细胞的再生，可以完全恢复正常的结构和功能。骨折愈合（fracture healing）过程，可分为以下四个阶段（图 4-2-32）。

（1）血肿形成：骨折时由于骨组织及周围组织受到损伤，局部血管破裂出血，在骨折的两断端及周围组织间形成血肿，数小时内发生血液凝固，两断端连接起来，继而局部出现炎症反应。渗出的白细胞清除坏死组织，有利于肉芽组织长入和机化。同时，由于在骨折处供应骨髓、骨皮质及骨膜的血管发生断裂，使局部缺血，骨皮质可发生缺血性坏死，坏死的骨组织可被破骨细胞吸收，有时也可脱落，游离而成死骨片。

（2）纤维性骨痂形成：骨折后的2~3天，血肿开始由肉芽组织取代而机化，继而发生纤维化形成纤维性骨痂，或称暂时性骨痂。肉眼及X线检查见骨折局部呈梭形肿胀。约1周左右，上述增生的肉芽组织及纤维组织可进一步分化，形成透明软骨。透明软骨的形成一般多见于骨外膜的骨痂区，骨髓内骨痂区则少见。

（3）骨性骨痂形成：在纤维性骨痂的基础上，分化出骨母细胞，并形成类骨组织，以后钙盐沉着，类骨组织转变为编织骨（woven bone）。纤维性骨痂中的软骨组织也经钙盐沉着演变为骨组织，至此形成骨性骨痂。此时，骨折的两端牢固地结合在一起，但骨小梁排列紊乱，结构较疏松，比正常骨脆弱，故仍达不到正常骨负重功能。此过程约4~8周。

（4）骨痂改建或重塑：编织骨由于结构不够致密，骨小梁排列紊乱，故仍达不到正常功能需要。为了适应骨活动时所受应力，编织骨经过进一步改建成为成熟的板层骨，皮质骨和髓腔的正常关系以及骨小梁正常的排列结构也重新恢复。改建是在破骨细胞的骨质吸收及骨母细胞新骨质形成的协调作用下完成的。

2. 影响骨折愈合的因素　凡影响创伤愈合的全身及局部因素对骨折愈合都起作用。此外，尚需强调以下三点：

（1）骨折断端的及时、正确的复位：完全性骨折由于肌肉的收缩，两断端常常发生错位或有其他组织、异物的嵌塞，可使愈合延迟或不能愈合。因此，及时、正确的复位是骨折完全愈合的必要条件。

（2）骨折断端及时、牢靠的固定：骨折断端即使已经复位，由于肌肉活动仍可错位，因而复位后的及时、牢靠的固定（如打石膏、小夹板或髓腔钢针固定）更显重要，一般要固定到骨性骨痂形成以后。

（3）早日进行全身和局部功能锻炼，保持局部良好的血液供应：由于骨折后常需复位、固定及卧床，虽然有利于局部愈合，但长期卧床，血运不良，又会延迟愈合。局部长期固定不动也会引起骨及肌肉的废用性萎缩、关节强直等不利后果。为此，在不影响局部固定情况下，应尽早离床活动。

骨折愈合障碍者，有时新骨形成过多，形成赘生骨痂，愈合后有明显的骨变形，影响功能的恢复；有时纤维性骨痂不能变成骨性骨痂并出现裂隙，骨折两端仍能活动，形成假关节。

（周　韧）

第三章 自由基与组织损伤

自由基(free radical)指含有未配对电子的原子、原子团或分子。生命过程中的许多化学反应都有自由基的参与,如氧化还原反应、光合作用等,它在机体的生命活动中扮演着重要的角色。但同时,自由基损伤又是组织损伤的重要分子机制之一,由于自由基的高度化学活泼性,它极易与相邻的物质发生电子的得失交换,一旦自由基生成的数量或时空定位出现异常,超出了机体的调控、保护能力,自由基必将造成组织的损伤,包括核酸、蛋白质、脂质和各种生物大分子都是极易受自由基攻击的目标。目前发现,许多疾病的损伤机制中都有自由基的参与。

第一节 生物体中的主要自由基及其生理学意义

一、生物体中的主要自由基

(一) 氧中心自由基

生物体中生成最多,与机体的生理、病理生理过程关系最密切的自由基是以氧为中心的氧自由基。地球上的绝大多数生物都是需氧生物,利用氧化反应获取能量。氧是这种生物代谢反应中的终末电子接受体,一分子氧最多可接受四个电子而被还原为水,$O_2+4e+4H^+\rightarrow 2H_2O$。但在生命化学中,氧分子的还原并不总是一步到位的,常常会出现单电子或双电子还原,从而生成超氧阴离子 O_2^-(单电子还原)、过氧化氢 H_2O_2(双电子还原)以及羟自由基 OH·(三电子还原)等等,这些氧源性活性基团通过自由基链反应又生成其他自由基。

1. 超氧阴离子(superoxide radical) 体内 O_2^- 的主要生成途径如下:

(1) 细胞色素 P450(Cyt P450):Cyt P450 是一种加单氧酶,附着于细胞的各种膜相结构上(如内质网),对营养物、药物、毒物的代谢起重要作用。其催化的反应是将一个氧原子插入 C—H 中,形成 C—OH 键(加单氧),使底物氧化、羟化。另一个氧原子由还原为 H_2O,此过程需要有氧的活化,生成活性氧分子(O_2^- 和 H_2O_2)。这是机体产生 O_2^- 的重要途径。

(2) 线粒体:通常线粒体的电子传递链通过细胞色素 c 氧化酶连续从还原型细胞色素 c 供给 4 个电子用以还原 1 分子氧,$4CytC^{2+}+4H^++O_2\rightarrow 4CytC^{3+}+2H_2O$。但辅酶 Q(泛醌)和细胞色素在传递电子时,可出现"电子漏",生成包括 O_2^- 在内的各种活性氧;FADH 在向 NAD^+ 传递氢的过程中也可将电子传递给分子氧,生成 O_2^-。据测算,即使在生理状态下,也大约有 2%的氧量生成活性氧。线粒体遭受损伤时,如细胞色素 c 氧化酶活性下降时电子漏增大,O_2^- 生成增多。

(3) 吞噬细胞的呼吸爆发:吞噬细胞被激活时耗氧量明显增加,被称为呼吸爆发,又称氧爆发(oxidative burst),其增加的耗氧量基本上都用于生成 O_2^-。呼吸爆发中催化 O_2^- 生成的酶主要是 NADPH 氧化酶、DADH 氧化酶和髓过氧化物酶。

(4) 黄嘌呤氧化酶(xanthine oxidase):黄嘌呤氧化酶是嘌呤核苷酸的分解代谢酶,催化次黄嘌呤氧化为黄嘌呤,再氧化为尿酸,而以分子氧为电子受体。根据反应条件的不同(如 pH 值、氧分压、黄嘌呤的浓度),分子氧可被单电子还原生成 $O_2^{\bar{}}$,或双电子还原生成 H_2O_2。体内嘌呤核苷酸的分解代谢主要在肝脏、小肠及肾脏中进行,黄嘌呤氧化酶在这些脏器中活性较高。血管内皮细胞含黄嘌呤脱氢酶(xanthine dehydrogenase),亦可催化次黄嘌呤氧化为黄嘌呤,再氧化为尿酸,但以 NAD^+ 和 $NAPD^+$ 为电子受体,生成 NADH 和 NADPH,而不生成 $O_2^{\bar{}}$ 和 H_2O_2。但当黄嘌呤脱氢酶受到一定程度的降解或分子内的某些-SH 基被氧化后(如在缺血-再灌注损伤时),则转化出黄嘌呤氧化酶的活性,亦可生成 $O_2^{\bar{}}$ 或 H_2O_2。

2. 过氧化氢(hydrogen peroxide,H_2O_2)　H_2O_2 不是自由基,其分子结构中无未配对电子,但由于基 O-O 键较弱,且很易通过 Fenton 反应生成生物体内化学性质最活泼的羟自由基 OH·,因此也是一个较强的氧化剂,被称为活性氧(reactive oxygen)。在本章的后续讨论中,氧自由基和活性氧将同等看待。生物体内的 H_2O_2 主要来源于以下几条途径:

(1) $O_2^{\bar{}}$ 的歧化反应:$O_2^{\bar{}}$ $+2H^+\rightarrow H_2O_2+O_2$,真核细胞的胞质和线粒体中都含有超氧化物歧化酶,催化上述反应大大加速,所以,凡是生成 $O_2^{\bar{}}$ 的地方都可以通过歧化反应生成 H_2O_2,这是机体生成 H_2O_2 的主要方式。

(2) 酶促反应:催化 O_2 双电子还原生成 H_2O_2 的酶有黄嘌呤氧化酶、单胺氧化酶、尿酸氧化酶等等。其中的单胺氧化酶具有较重要的生理和病理生理意义,它主要催化机体的芳香胺氧化脱氨,如肾上腺素、多巴胺等儿茶酚胺类神经递质以及酪胺、苯乙胺等的分解代谢。该酶定位于线粒体的外膜,由其所催化生成的 H_2O_2 可造成线粒体的损伤,并可能与神经系统的某些退行性疾病有关。

3. 羟自由基(hydroxyl radical,OH·)　细胞代谢本身并不直接生成 OH·,机体内的 OH·基本上都是由 $O_2^{\bar{}}$ 和 H_2O_2 经 Haber-Weiss 反应生成的:$O_2^{\bar{}}$ $+H_2O_2\rightarrow O_2+OH\cdot+OH^-$。此反应的速度很慢,速率常数仅为 $0.13\ mol\cdot L^{-1}\cdot s^{-1}$。但当有 Fe^{2+} 或 Cu^{2+} 存在时,反应速度将极大的加快,$O_2+H_2O_2\xrightarrow{Fe^{2+}}O_2+OH\cdot+OH^-$,被称为 Fenton 型 Haber-Weiss 反应。OH·是体内最具损伤性的自由基,$O_2^{\bar{}}$ 和 H_2O_2 对活组织的损伤基本上都是由于经 Fenton 反应生成 OH·后造成的,若无 Fe^{2+} 或 Cu^{2+} 存在,$O_2^{\bar{}}$ 和 H_2O_2 对活组织的直接损伤是非常有限的。

4. 单线态氧 $^1O_2$(singlet oxygen)　普通(基态)氧分子 O_2 的外层 π 键轨道上,两个电子分别占据两个电子轨道,并保持自旋平行,因此其自旋多重度为[自旋多重度 = 2 乘以各电子自旋量子数代数和加 1,即 $2\times(1/2+1/2)+1=3$],被称为三重态氧。按照自由基的概念,普通氧分子是一个双自由基,但两个未成对电子相距很近,使 O—O 键长较短,而键能较低,因此是一个稳定的自由基。当普通(基态)氧分子 O_2 吸收一定能量后,两个未成对电子受激发从自旋平行转变为自旋反平行,占据同一个轨道或仍然各占一个轨道,由于自旋相反,其自旋多重度为 1[$2\times(-1/2+1/2)+1=1$],故称为单线态氧(或单态氧)。单线态氧是基态氧分子的激发态,其化学反应活性明显升高,因此也是一种活性氧分子。

单线态氧在体内可有如下几条生成途径:①自由基反应,如 $O_2^{\bar{}}$ $+OH\cdot\rightarrow^1O_2+OH^-$。②髓过氧化物酶,白细胞呼吸爆发时经髓过氧化物酶可生成次氯酸 OCl^- 和 H_2O_2,后两者反应生成 $^1O_2$:$OCl^-+H_2O_2\rightarrow^1O_2+Cl^-+H_2O$。③光敏反应,光敏化合物可吸收一定波长的光子后变为激发态,该激发能可传递给氧分子生成 $^1O_2$,而光敏分子返回基态。生物体内常见的光敏化合物包括:

核黄素及黄素蛋白 FMN、FAD,胆红素,视黄醛以及叶绿素和卟啉类化合物。

(二) 氮中心自由基

1. 一氧化氮(nitric oxide,NO) NO·是体内的一种信号分子,具有广泛的生理功能,但同时也是一个自由基,生成过量时也会造成组织的损害。通常在书写一氧化氮时,人们常常省略"·"而写成 NO。

NO 在体内由一氧化氮合酶(NOS)催化生成,底物为 L-精氨酸和 O_2,NADPH 供电子,总反应式如下:

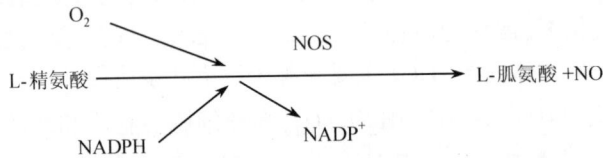

$$O_2 \quad \xrightarrow{\quad NOS \quad} \quad L\text{-瓜氨酸} + NO$$
$$L\text{-精氨酸}$$
$$NADPH \longrightarrow NADP^+$$

不同组织可表达不同的 NOS,目前已证实有三种不同类型的 NOS,分别为 cNOS、iNOS、eNOS。NOS 不同,其催化生成的 NO 量、诱导因子、辅因子等等皆有不同,其所生成的 NO 也常常发挥不同的生理功能。

2. 过氧亚硝基阴离子(peroxynitrite,$ONOO^-$) 过氧亚硝基阴离子是 NO 的衍生物,由 NO 与 O_2^- 反应生成,$NO + O_2^- \rightarrow ONOO^-$。$ONOO^-$ 不是自由基,但却具有很强的氧化能力,因其在偏酸条件下极易自发分解。

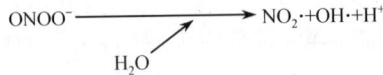

$$ONOO^- \xrightarrow{H_2O} NO_2 \cdot + OH \cdot + H^+$$

该反应不需 Fe^{2+} 参与即能迅速进行,生成的 $NO_2 \cdot$ 和 OH· 都是极活泼的自由基,主要产生损伤效应,目前尚未发现 $ONOO^-$ 具杀菌、杀肿瘤外的其他生理功能。

(三) 半醌类自由基

生物体内的半醌自由基(semiquinone radical)通常指黄素类蛋白(FAD、FMN)和辅酶 Q(泛醌)的单电子还原(或氧化)形式。该两类化合物在电子传递链中起着特殊的作用,因供氢体(如 NADH)每次供两个电子,而细胞色素每次只传递 1 个电子,两者之间需由黄素类蛋白(FAD、FMN)和辅酶 Q 相关联,因为它们既可以半醌自由基的形式传递单电子,又可以氢醌型(或醌型)传递两个电子,从而在供氢体和细胞色素之间形成了有效的桥连。半醌类自由基是线粒体中执行重要生理功能的一类自由基。

二、自由基的生理学意义

生命过程中的许多化学反应都有自由基的参与,如线粒体中半醌类自由基的电子传递,氨基酸的氧化脱氨,胶原蛋白合成过程中脯氨酸和赖氨酸的羟化,花生四烯酸经环氧合酶催化生成前列腺素的过程,等等,都有自由基反应,但自由基通常只是这些反应的中间产物。而自由基作为一种独立的"分子"行使生理功能的主要见于以下几方面。

1. 蛋白质活性的调控 巯基（—SH, cysteinyl residues）在蛋白质的活性中心常常是一个重要的功能基团，其氧化（形成二硫键, disulfide）或还原对蛋白质的构象和活性是一种重要的调控方式，两者的平衡受细胞内氧化-还原态（redox statue）的调控，细胞内含有丰富的氧化-还原态调控物质以维持巯基的正常状态，其中还原/氧化型谷胱甘肽（GSH/GSSG）起着关键的作用。GSSG 增加时，巯基趋向于形成二硫键，从而引起蛋白质构象和活性的改变。正常时，人红细胞内 GSH/GSSG 比值约为 $400 \sim 600/1$。当 H_2O_2 增加时，谷胱甘肽过氧化物酶（glutathione peroxidase）催化如下反应：$2GSH + H_2O_2 \rightarrow GSSG + 2H_2O$，使 GSSG 增多，从而使许多蛋白质活性中心的巯基状态改变，蛋白质构象改变，活性亦改变。

通过此种或与此类似（如 $NAD^+ + NADP/NADH^+ + NADPH$ 比值的改变）的方式，活性氧可调节许多生物大分子的活性，如转录因子 NF-κB、激活物蛋白（activator protein, AP-1、AP-2）、蛋白激酶 C（protein kinase C, PKC）、Ca^{2+}-ATP 酶、胶原酶（collagenase）、酪氨酸激酶（tyrosine kinases）等，从而参与对生物大分子的活性、信号转导、基因转录等许多生命过程的调控。

（1）氧张力感受：主动脉、颈动脉体都有 PO_2 感受器，氧张力降低时发放神经冲动。目前认为这与低氧引起的外向钾电流减小有关，PO_2 的降低很可能通过 NAD(P)H 氧化酶产生活性氧 O_2^- 和 H_2O_2，引起钾通道的修饰，使外向钾电流减小，而 Na^+ 和 Ca^{2+} 的内向电流不受 PO_2 降低的影响，从而引起细胞去极化，产生兴奋；Ca^{2+} 内流还引起内质网的储存 Ca^{2+} 释放，进而促进神经递质的释放。

（2）黄嘌呤脱氢酶向黄嘌呤氧化酶的转化：血管内皮细胞主要含黄嘌呤脱氢酶，此点与肝、肾、小肠等不同，后者主要含黄嘌呤氧化酶。但当黄嘌呤脱氢酶中的某些—SH 被氧化后，则转化成黄嘌呤氧化酶，显示出活性氧对酶活性的调控作用。黄嘌呤氧化酶生成的 O_2^- 据认为可参与对 NO 介导的血管松弛效应的反馈调控，但更多的证据显示，该酶特性的此种转化常常发生在缺血-再灌注损伤，并参与该损伤的发生。

受氧化-还原态调控的生理、生化过程还有许多，如前列腺素的合成、可溶性鸟苷酸环化酶（sGC）的活性、钾通道等等。

2. 自由基作为信号分子对基因转录的调控

（1）转录因子 AP-1 的激活：AP-1 是具有亮氨酸拉链和碱性结构域（leucine zipper/basic domain）的转录因子家族的总称，是即早反应基因家族（immediate-early response gene families）fos 和 jun 的蛋白产物。AP-1 控制着许多基因的表达，包括编码细胞周期素 D（cyclin D）、转化生长因子-1β（transforming growth factor-1β, TGF-1β）、胶原酶和许多细胞因子的基因。AP-1 的活性依赖于以下 4 种与活性氧相关的机制。

1）FOS/JUN 蛋白可逆氧化-还原态的转化调控 AP-1 的活性：AP-1 蛋白中某些关键部位半胱氨酸残基保持还原态(-SH)，为其与 DNA 结合所必需。若被氧化，则失去与 DNA 的结合能力。活性氧是这些半胱氨酸残基氧化-还原态的重要调控因子。

2）Ca^{2+} 依赖的 AP-1 蛋白的转录诱导：Ca^{2+} 是诱导 AP-1 蛋白转录表达的重要第二信使，活性氧通过多种机制升高胞质的 Ca^{2+} 浓度，促进 AP-1 的表达。

3）通过花生四烯酸代谢介导的 AP-1 的表达：花生四烯酸及其衍生物 HETE（hydroperocyeicosatetraenoic acid, 氢过氧化廿碳四烯酸, 白三烯的前体）可诱导 FOS 和 JUN 的表达，而细胞受活性氧攻击后可在数秒钟内激活磷脂酶 A_2，使膜磷脂的水解和花生四烯酸的释放，并进而促进 AP-1 的表达。

4）经丝裂原激活的蛋白激酶（mitogen activated protein kinase，MAPK）介导的 AP-1 的激活和 FOS/JUN 基因的表达：AP-1 蛋白中 JUN 亚基的激活需要 JUN 激酶（JNKs，属 MAPK 家族）对其某些部位的磷酸化，从而使其 DNA 结合域暴露出来，显现其转录因子的活性，而 JNKs 受活性氧的激活；另一方面，fos 和 jun 基因启动子的一段序列（血清反应元件，serum response element，SRE）可受氧化剂、短波紫外线以及细胞因子的激活，从而诱导 fos 和 jun 基因的转录。

（2）对核转录因子 Kappa B（NF-κB）的调控：在机体的防御、免疫、炎症反应中，NF-κB 是一个关键的转录因子，各种细胞因子（如 TNF、ILs、各种生长因子、IFN 等）、黏附分子基因的启动子中都有 NF-κB 结合位点。甚至某些逆转录病毒，如 HIV-1，其基因启动子内亦有 NF-κB 结合位点，利用宿主的 NF-κB 启动病毒的复制。

未激活前，NF-κB 在胞质中与 κB 抑制因子（IκB）形成复合体（NF-κB/IκB），无活性。许多病原性、炎症性刺激都可激活 NF-κB 细菌、病毒感染、脂多糖、短波紫外线、电离辐射、IL-1、TNF 等等。对 NF-κB 的激活依赖 IκB 激酶（IκB kinase），该酶使 IκB 序列中 32 和 36 位的丝氨酸残基磷酸化，并与 NF-κB 解聚，NF-κB 迅即向核内移位，并与基因启动子中的相应位点结合，激活基因转录。活性氧可以激活 IκB 激酶，从而激活 NF-κB；而且几乎所有激活 NF-κB 的刺激都可被某种抗氧化剂所抑制，如 L-半胱氨酸、维生素 E 及其衍生物等等，这进一步表明活性氧在 NF-κB 激活中的重要作用。

但活性氧对 NF-κB 的作用并不仅仅表现为激活，已有证据显示：NF-κB 的 p50 亚基的 Cys-62（62 位的半胱氨酸残基）的—SH 被氧化可抑制 NF-κB 与 DNA 的结合，从而抑制 NF-κB 的活性。因此，活性氧对 NF-κB 的作用并不仅仅是激活，许多细节尚有待更深入细致的探索。

活性氧在信号转导、基因调控方面还有许多的例子，对上面两种转录因子的调控仅是一个范例，限于篇幅，不再一一枚举。

3. 氮自由基 NO 的生理功能　NO 激活鸟苷酸环化酶 GC，产生第二信使 cGMP，进而产生广泛的生理效应，而且 NO 为一小分子气体分子，极易扩散通过生物膜，其生物半衰期 3~5 秒，这足以使它在细胞间传递广泛的信息。

（1）内皮依赖的血管松弛因子：许多血管扩张剂的扩血管效应都依赖于血管内皮细胞的 NO 合成，如乙酰胆碱 Ach、ATP、缓激肽等，它们通过 Ca^{2+} 依赖的机制激活血管内皮细胞的 eNOS，生成的 NO 扩散到血管平滑肌和血小板，激活 GC，经 cGMP 门控通道和 cGMP 依赖的蛋白激酶通路降低细胞内 Ca^{2+} 浓度，松弛血管平滑肌，降低血压，并抑制血小板的活性。通过此种方式，血液内的信号被传递参与血压和血流的调控，成为机体调控血压、血流的一种重要方式。临床上常用的硝酸酯类扩血管药的作用机制即主要在于其能在体内释出 NO。

（2）神经信使分子：①非肾上腺能、非胆碱能（NANC）神经递质：在支配胃肠道、盆腔内脏、气管、心血管平滑肌的自主神经系统中，其内在神经丛的神经元多数为 NANC 神经元，NO 是这些神经元的主要递质，参与肠蠕动、阴茎勃起、排尿节制等等许多自主性生理功能的调节。②学习和记忆的信使分子：在学习和记忆的诸多神经机制中，海马的长时程（突触效应）增强机制（long-term potentiation，LTP）可能是其中最重要的一种，它可以使某个刺激的突触效应持续数小时、数天甚至数周，NO 是该过程的重要信使分子之一。产生 LTP 的传入神经末梢释放谷氨酸，经 NMDA(*N*-methyl-D-aspartate,*N*-甲基-D-门冬氨酸)受体通道使 Ca^{2+} 内流,产生一系列 Ca^{2+} 依赖的神经生化过程。同时,又使 Ca^{2+}、钙调蛋白依赖的 eNOS 激活,释放 NO,NO 扩散返回到传入神经末梢,激活 GC,经 cGMP 通路促进谷氨酸的进一步释放,不断反复,从而产生突触效应的长时程增强。

（3）免疫效应分子:单核巨噬细胞、白细胞等非特异免疫效应细胞中的 NOS 为诱导型 NO 合酶(inducible NOS,iNOS),可受病原菌、内毒素、TNF、IL-1 等多种细胞因子的诱导,产生大量的 iNOS,其生成的 NO 在 nmol $NO/(min \cdot mgPr)$ 水平(eNOS、cNOS 产生的 NO 在 pmol 水平),大量生成的 NO 此时主要显示其自由基的杀伤效应,杀菌、杀肿瘤细胞,成为一种重要的免疫效应分子。NO 的杀伤机制可能有二,其一是 NO 对金属离子,特别 Fe^{2+} 有非常强的配位结合能力,而体内不少酶都是金属蛋白,NO 可使其失活。其二是生成过氧亚硝基阴离子,吞噬细胞呼吸爆发时,常同时释放 O_2^{-} 和 NO,两者虽然都是自由基,但氧化毒性都不很强,但两者却易于发生如下反应:

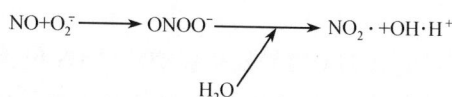

$$NO + O_2^{-} \longrightarrow ONOO^{-} \xrightarrow{\quad} NO_2 \cdot + OH \cdot H^{+}$$
$$\underset{H_2O}{}$$

生成的 NO2 ·、OH · 则都具有极强的氧化杀伤能力。

4. 免疫保护效应中的自由基机制　多形核白细胞、单核吞噬细胞、淋巴细胞激活后的呼吸爆发可产生活性氧,活性氧和卤系强氧化物,这些强氧化剂是上述细胞杀灭病原微生物的主要手段之一。催化这些反应的酶主要是 NADPH 氧化酶和髓过氧化物酶(myeloperoxidase,MPO)。其主要反应如下:

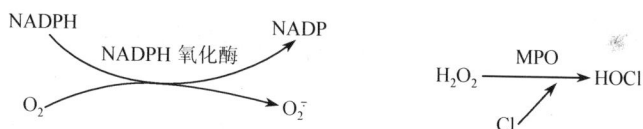

$$NADPH \xrightarrow{\quad NADPH\ 氧化酶\quad} NADP$$
$$O_2 \qquad\qquad O_2^{-}$$

$$H_2O_2 \xrightarrow{\quad MPO\quad} HOCl$$
$$\underset{Cl}{}$$

生成的 O_2^{-} 再经歧化、Fenton 等反应生成 H_2O_2、OH · 等其他活性氧,而次氯酸 HOCl 本身则是一个强氧化剂,活性氮由 iNOS 催化生成。上述强氧化剂即可杀灭病原微生物,但也可造成组织损伤。

第二节　自由基损伤

氧自由基的生成通常是在机体的严格调控之下而进行的。需氧生物都有一整套完善的自由基防御清除系统,厌氧生物在有氧环境中不能生存,就是因为它们缺乏一套活性氧清除系统。当活性氧的生成超出了生理范围和机体的抗氧化防卫能力时,则会造成细胞的损伤,这种情况被称为氧化应激(oxidative stress)。自由基损伤被认为是组织损伤的主要分子机制之一。

一、自由基对核酸的损伤

造成 DNA 损伤的主要自由基是 OH·，它对碱基、脱氧核糖、磷酸二酯键骨架都能造成损伤，依据损伤程度的不同，可引起突变、凋亡或坏死等。据有关专家估计，DNA 的氧化损伤频率可达：10 000 次/（基因组·细胞·d）。

1. DNA 骨架损伤　OH·通常攻击脱氧核糖的 C4′位，造成相邻的磷酸二酯键骨架断裂，链断裂被认为是 DNA 氧化损伤的标志之一，其在基因突变、原癌基因的活化中可能有重要意义。因为修复 DNA 断裂的酶也会受自由基攻击而降低保真度，造成 DNA 修复时碱基的错配或丢失，引起突变。而某些原癌基因的活化则需要 N-末端的丢失，OH·引起的链断裂则正可引起其 N-末端的缺失，如原癌基因 C-Raf-1 的活化即需 N-末端的缺失，将其置于 OH·生成系统中，即可观察到原癌基因 C-Raf-1 向癌基因的转化；此外，抑癌基因 p53 受 OH·攻击失活，也促进肿瘤的发生。

2. 碱基修饰　OH·对碱基的修饰最容易发生在嘌呤的 C8 位，形成 8-羟基鸟嘌呤或 8-羟基腺嘌呤，其中以 8-羟基鸟嘌呤最常见，其与脱氧核糖构成的 8-羟基鸟嘌呤脱氧核苷（8-OhdG）可作为 DNA 氧化损伤的重要检测指标；嘧啶碱基的氧化损害常发生在 C5、C6 位，形成相应位置的羟基嘧啶（或二羟基嘧啶）。修饰碱基引起 DNA 复制时的碱基错配，如胸腺嘧啶二醇常导致 T→C 的转换，8-羟基嘌呤则主要诱导 G→T 转换，碱基的错配导致突变、诱发癌变等等。

3. DNA-DNA、DNA-蛋白交联（cross-links）　自由基对 DNA 的化学修饰也可在 DNA 与 DNA 之间，DNA 与蛋白之间形成共价结合，引起交联、染色体破坏，导致细胞的损伤，甚至死亡。

二、自由基对蛋白的损伤

蛋白质是自由基攻击的主要目标，特别是肽链中的蛋氨酸、酪氨酸、色氨酸、脯氨酸、半胱氨酸、苯丙氨酸等残基，更易受到攻击，引起氨基酸残基的修饰、交联、肽链断裂、蛋白质变性等等。

1. 蛋白质活性部位的修饰　最易被氧化修饰的是巯基，已如前述，因此，细胞内含有丰富的还原型谷胱甘肽 GSH 以修复被氧化的巯基。色氨酸氧化常发生 C5 位，生成 5-羟色氨酸，然后进一步氧化成犬尿氨酸。蛋氨酸的氧化则主要在-硫甲基位，生成甲硫氨酸亚砜，等等。各种氨基酸残基的修饰不但破坏蛋白质的活性中心，且可引起肽链的交联甚至断裂。

2. 蛋白质分子的聚合、断裂　OH·攻击蛋白质分子常常是夺电子反应（氢抽提），受攻击后的蛋白质分子则在分子内部或分子间发生电子转移（氢传递），最后常在肽链的 α 碳原子位形成酰氨基。如酪氨酸受 OH·攻击后形成酪氨酰基，两个酪氨酰基交联可发生在分子内，也可发生在分子间，形成稳定的二酚化合物。蛋白质一级结构的修饰、交联进一步引起二级、三级结构的破坏，疏水结构暴露，分子发生非共价聚合、蛋白质变性。

α 碳原子的氢抽提也可产生肽链的断裂；二级、三级结构的改变使原来被屏蔽的肽键暴露，从而易遭受蛋白水解酶的降解，进一步引起蛋白质分子的破坏。

三、自由基对脂质的损伤

油脂久存以后会酸败,其本质即是脂质的过氧化。生物体内含有大量的脂质,特别是各种膜相结构含有丰富的不饱和脂肪酸,更易遭受自由基攻击,引起体内的脂质过氧化,从而造成一系列的生理、生化过程的紊乱。

脂质过氧化过程常是一个自由基链式反应,生成一系列脂自由基。在多不饱和脂肪酸(LH)中,与双键相连的碳原子的 C—H 键较弱,此位置易发生 OH· 的夺氢氧化反应,OH· 被还原成 H_2O,LH 则成为脂自由基 L·(lipid free radical),作为自由基,L· 很易与 O_2 反应生成脂过氧自由基 LOO·(lipid peroxide radical)。

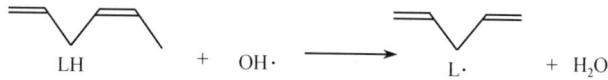

脂过氧自由基又可与其他脂质分子 LH 形成新的脂自由基 L· 和脂氢过氧化物 LOOH,LOOH 有类似于 H_2O_2 的 Fenton 反应:

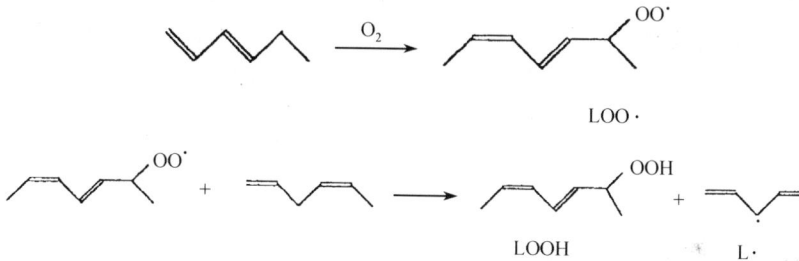

$LOOH + Fe^{2+} \rightarrow LO· + OH· + Fe^{2+}$,此反应的速度比 H_2O_2 的 Fenton 反应速度还快几个数量级,被称为类 Fenton 反应。上述的链式反应可引起自由基损伤的不断扩大,但同时机体内也有不断的自由基清除反应,以及上述各种脂质自由基的降解和终止反应,生成各种小分子的醛、酮、羧酸等产物。丙二醛(malondialdehyde,MDA)即是过氧化脂质的一种重要分解产物,常被用以作为脂质过氧化程度的检测指标。

膜脂质的过氧化可引起细胞的多种损伤,如:

1. 膜结构的破坏 不饱和脂肪酸的过氧化使膜的流动性降低,破坏了膜的流动镶嵌结构,导致膜受体、膜的离子通道、膜通透性等的功能障碍。

2. 脂自由基对蛋白质分子的进攻 脂自由基 L·、LO·、LOO· 也易对蛋白质分子发生夺氢氧化反应,生成蛋白质自由基,最终导致蛋白质分子的聚合、变性。

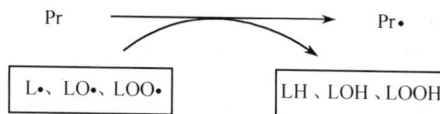

3. 过氧化脂质羰基产物对蛋白质分子的交联作用 过氧化脂质的降解常形成一些醛类化

合物,如丙二醛,其两个羰基很易与蛋白质分子的氨基发生加成反应,导致蛋白质的分子内或分子间的交联,蛋白质凝聚。蛋白质分子中的巯基也是此类醛类化合物容易进攻的目标。

此外,脂质的过氧化还可引起脂质信号分子的生成异常(如 PGs、IP_3、DG)、细胞外基质中的大分子交联等等。

(郭 峻)

第五篇　疾　病　概　论

第一章　疾病的病因发病学

第一节　健康与疾病

疾病(disease)是相对人类健康(health)而言,二者是正常生命现象的对立统一。长期以来,人类为自身的健康同疾病进行了不懈的斗争,对疾病的认识不断提高,对健康的理解日趋全面。但是,至今人们仍很难对"健康和疾病"这两个医学中重要的基本要领做出清晰、明确而又比较公认的定义,为此,本章仅就目前的认识水平给予阐述。

一、健　　康

长期以来人们认为"不生病"、"无病痛"就是健康,其实这种认识是很不全面的。世界卫生组织(World Health Organization, WHO)指出:**健康**不仅是没有疾病和病痛(infirmity),而且是一种躯体上、精神上和社会上处于完好圆满状态(state of complete well-being)。这就是说健康至少应具备强健的体魄和健全的心理精神状态。

自20世纪80年代以来,人们又提出了次健康和亚健康(sub-health)的概念,认为在健康与疾病之间至少还包含着三类互相联系但又有所不同的状态:①"心身轻度失调状态",即表现为情绪低落、心情烦躁、纳呆失眠等,且时好时坏,时轻时重,呈周期性;②"潜临床状态"即表现为某些病理改变发展的态势;③"前临床状态",即表现出明确的病理改变,但无明显的临床症状。很显然,亚健康阶段中,心身交互作用,促进着病程的进展。如果从心理、行为、生活方式各个环节及早采取干预措施,有可能阻断亚健康向临床病态的发展,真正取得预防的效果。

总之,健康不仅是没有疾病的机体残缺,而是身体、心理和社会康宁的完美状态。一个健康的人必然能与其所处的环境保持协调的关系,并具有进行有效活动和工作的能力,与此同时,健康也由生理健康扩展到心理健康,由个体健康扩展到群体健康。因此,作为今天的医学生,明天应成为促成人类健康的医生,而不仅仅是只会"看病"、治病的能手。

二、疾　　病

对于"什么是疾病",在不同的历史阶段有不同的认识。

最早的神灵主义医学模式(spiritualism medical model)认为,疾病是鬼怪作乱或得罪上帝而遭神谴;随后的自然哲学医学模式(natural philosophical medical model)认为,疾病就是"不舒服";祖国医学认为,疾病是气血、阴阳平衡失调;文艺复兴时期的机械论医学模式(mechanistic medical model)认为,疾病犹如机器的部件失灵。直到显微镜的发明和致病微生物的发现,特别是现代医学科学的发展,人们对疾病才有了比较直接的了解,认识到:①疾病的发生都有其原因和条件,没有原因的疾病是不存在的。②疾病的发生是机体自稳调节(homeostasis control)功能紊乱而引起内环境失衡和生命活动障碍。③疾病的发生常可引起体内生理功能、代谢和形态结构的改变,临床表现为异常的症状、体征。④疾病过程具有发生、发展和转归的一般规律。

因此,目前一般认为,疾病是指机体在一定病因作用下,自稳调节发生紊乱导致的异常生命活动过程。

然而,科学技术的不断发展,人们对疾病的认识还在不断深入,理解还在不断更新:①随着生物医学模式(biomedical model)向生物-心理-社会医学模式(bio-psycho-social medical model)的转变,人们开始重视心理因素和社会因素在疾病发生中的作用。②随着人类疾病谱的变化,人们注意到慢性非传染性疾病已成为危害人类健康的重要威胁。③随着人类疾病与基因关系的深入研究,人们认识到疾病发生发展的本质涉及基因的作用,要彻底明确和根治疾病的发生,必须从分子生物学和分子遗传学入手去寻找解决办法。因此,从分子基因水平上去探索疾病发生发展成为 21 世纪医学研究的主题。

第二节　病　因　学

病因学(etiology)是研究疾病发生的原因和条件的科学,主要回答"为什么会发病"的问题。

一、疾病发生的原因

病因即疾病原因(etiological agents)的简称。它是指作用于机体能引起疾病并赋予该疾病特征的因素,具有决定疾病特异性的特点。

引起疾病的原因很多,大致可分为以下几类:

(一) 感染性因素

感染性因素(infective agents)主要包括致病微生物(细菌、螺旋体、真菌、立克体病、支原体、病毒等)和寄生虫(原虫、蠕虫等)。这类病因常引起各种传染性或感染性疾病,其致病作用主要取决于病原体侵入宿主的数量、毒力、侵袭力(invasiveness)和机体的防御、抵抗能力双方力量的对比,机体抵抗力下降,有利于病原微生物的致病作用;同时,不同病原微生物的致病力也不尽相同。

(二) 理化因素

1. 物理性致病因素(physical agents)　主要有机械性创伤、高温、低温、电流和电离辐射、气压等。它们的致病程度主要取决于作用强度、部位、持续时间,而很少和机体本身的反应性有直接关系。例如环境温度接近于体温时,就会影响机体散热,人感到不舒服;温度更高时对人体产生种种不利影响,严重时可发生过热(hyperthermia)。当高温物体直接作用于人体时可引起烧伤(burn)。

2. 化学性致病因素(chemical agents)

(1) 引起接触性损伤的化学物质,如强酸、强碱等。

(2) 经摄入、呼吸、皮肤等途径进入体内引起人体中毒的化学毒物(poison),如汞、砷、氰化物、有机磷农药等。

(3) 动植物毒性物质、化学毒气和药物中毒也属此类。

化学性病因的致病作用有急性和慢性之分,前者一般无潜伏期或很短,后者有一个机体内积蓄过程。对机体常有器官特异性致病作用,如 CCl_4 主要损害肝细胞;CO 主要与血红蛋白结合而作用于红细胞。致病作用主要取决于毒物剂量和机体代谢解毒及排泄毒物的功能。一般而言,剂量越大,中毒作用越强,但有的毒物毒性极强,即使剂量很少,也可导致损害或死亡(如氰化物中毒)。如果机体的解毒排泄功能发生障碍,可使体内的毒物停留时间较长,机体损害更加严重。

(三) 遗传性因素

遗传性因素直接致病主要通过染色体异常和基因突变而起作用。前者包括染色体数目异常(abnormal chromosome numbers),如多倍体(polyploid)、单体(monosomy)、非整倍体(aneuploid)和染色体结构畸变(chromosome structure aberration),如缺失(deletion)、易位(translocation)、倒位(inversion)、重复(duplication);后者包括基因缺失(gene deletion)、点突变(point mutation)、插入(insertion)和融合(fusion)。染色体异常引起的疾病已达到数百种,如常染色体数目异常(47, trisomy 21)导致 Down 综合征,性染色体畸变(47, XXY)导致 Klinefelter 综合征(两性畸形)。基因突变多数属正常生理范围,但有少数突变可引起遗传性疾病,如位于 11 号染色体的 β-珠蛋白基因突变可引起血红蛋白病,位于 5 号染色体的 APC 基因突变可引起家族性腺瘤息肉病(familial adenomatour polyposis),位于 X 染色体的凝血因子Ⅷ基因突变可引起血友病(haemophilia)。

此外,通过疾病流行病学和家系分析,发现遗传易感性(genetic predisposition)在某些疾病的发生中起重要作用,例如某些家族中的成员具有易患精神分裂症、高血压病的倾向。所谓疾病的遗传易感性即指某种遗传缺陷(如生殖细胞突变,germline mutation)或某种基因多态性变异型(polymorphic variant)的个体容易发生某种疾病的特征。

(四) 机体因素

1. 生命必需物质的缺乏或过多

(1) 营养物质的缺乏或过多:机体的正常生命活动需要有充足的、合理的营养物质来保障。这类物质包括糖、脂肪、蛋白质、维生素、无机盐以及微量元素(铁、铜、锌、钴、钼、硒、铬、镍、砷、锡、碘、氟、钒等)。营养物质的缺乏或过剩都会对机体造成损害而引发疾病。例如长期摄入营养物质(尤为糖、脂肪、蛋白质)不足可引起营养障碍。过量摄取可引起肥胖,从而诱发或并发其他疾病;维生素摄入不足可发生相应的维生素缺乏症,摄入过多(如维生素 A、维生素 D)可引起中毒。

(2) 微量元素铁含量不足可引起缺铁性贫血,过量吸收可致肝纤维化;无机盐(钠、钾、钙、镁盐)缺乏或过剩同样可引起相应的代谢障碍和功能紊乱。

（3）其他生命必需的基本物质(如氧、水等)缺乏或过多也会引起机体患病。

2. 免疫异常 正常的免疫功能对于机体防御疾病发生具有十分重要的作用。当机体的免疫系统对某些抗原刺激发生异常强烈的反应,就会导致组织细胞的损伤和生理功能障碍,引起变态反应(allergy)或超敏反应(hypersensitivity)。如异种血清蛋白(破伤风抗毒素等)、某些药物(青霉素等)可引起某些个体的过敏性休克;某些花粉、食物(虾、牛乳等)可引起支气管哮喘、荨麻疹等变态反应性病。当机体对自身抗原发生免疫反应并引起自身组织损害时,可导致自身免疫性病(autoimmune disease),如全身性红斑狼疮(systemic lupus erythematosus)、类风湿关节炎(rheumatoid arthritis)和溃疡性结肠炎(ulcerative colitis)等。此外,当机体的细胞或体液免疫缺陷(immnnodeficiency)时,常易发生致病微生物的感染和恶性肿瘤的发生。

3. 先天性因素 先天性不良因素并非遗传物质的改变,而是指那些有损害于正常胚胎发育的因素。由先天性不良因素引起的婴儿出生时就已出现的疾病常称为先天性疾病,如母体在妊娠早期受到病毒(风疹病毒、麻疹病毒)感染有可能引起胎儿患先天性心脏病及无脑儿等。这种先天性疾病是不会遗传的,但有的先天性疾病(如唇裂、多指/趾)是可能遗传的。

(五) 精神、心理、社会因素

疾病本身是一种生物学现象,但是又与人们所处的社会环境、社会关系、社会活动息息相关。特别是随着改革开放的不断深入,竞争更加激烈,生活节奏更加快捷,必然对人体产生不同的精神心理效应,影响机体的内稳状态,因此,社会和心理因素在疾病发生中的作用日趋重要。医务工作者有责任告诉人们如何适应充满竞争的社会环境,以防止疾病的发生和如何防止已发生的疾病。

综上所述,疾病发生的原因是多种多样的,有的疾病完全由遗传因素(entirely genetic)决定,有的疾病是多因素(multifactorial)的,由遗传与环境因素共同作用(genetic and environmental interplay)。有的疾病则完全由环境因素(entirely environmental)所致,了解病因可进行病因学的预防和治疗。然而,目前还有不少疾病的确切病因不甚明了,相信随着医学的发展,这些疾病的病因终将得到阐明。

二、疾病发生的条件

疾病发生的条件是指病因作用于机体的前提下,决定或影响疾病发生发展的因素。例如结核杆菌是结核病的原因,但是,仅有结核杆菌的侵入,机体并不一定都患结核病,只有在各种因素(如居住环境恶劣、过度疲劳、营养不良、长期忧郁)影响下造成机体免疫防御功能下降或易感性(susceptibility)增高,为结核杆菌的致病创造了有利条件才患病。因此,条件本身并不直接引起疾病,但可以影响或促进疾病的发生。疾病发生的条件可以是多方面的。有许多条件是自然因素造成的,例如气候条件,夏季天气炎热,有利于肠道致病菌繁殖和苍蝇孳生,使致病菌容易传播,炎热的天气又可使人体消化液分泌减少,肠蠕动减弱,加之人们喜吃生冷食物,增加了致病菌接触的机会,因而易患消失道传染病。也有许多条件属于社会和环境因素,例如生活贫困、居住拥挤、生活习惯不良、卫生状况不好等可使疾病的发生增加;此外,年龄和性别也可影响某些疾病的发生而成为不可忽视的条件。例如小儿和老人易患感染性疾病,女性易患癔病、甲状腺功能亢进和泌尿系感染,男性易患动脉样硬化、前列腺疾病。

需要强调的是,同一个因素对某一疾病的发生来说是条件,而对另一疾病却是原因,因此,原因和条件是相对于某一特定疾病而言,实际工作中,应当根据疾病发生发展的具体情况进行具体的分析和区别对待。例如,营养不足使机体抵抗力下降,可以是多种感染疾病发生的条件,而长期营养不足又是营养不良症发生的原因。还应当注意,并非任何疾病的发生都需要原因和条件同时存在。事实上,有的疾病在没有条件存在的情况下同样可以发生,例如机械暴力、剧毒剂(如氰化物等)作用于人体时,并不需要条件即可引起机体创伤、中毒等。

诱因或诱发因素(precipitating factor)是指能够加强某一疾病原因作用的因素,从而促进疾病发生。如昏迷病人容易吸入带菌分泌物而诱发肺炎;肝硬化食管静脉曲张破裂,使血氨突然增高而诱发肝性脑病。当某些疾病的原因、条件还分不清楚时,可笼统地将促进该疾病的因素称为危险因素(dangerous factor),如高脂血症是动脉粥样硬化的危险因子等。

第三节　发　病　学

发病学(pathogenesis)主要研究在原始病因作用于机体后,疾病发生的基本机制和发生、发展、转归的一般规律。

一、疾病发生的基本机制

不同的疾病,发病机制(mechanism)各不相同。但是,各种疾病发生过程中存在共同的基本机制。近年来医学基础理论的快速发展,各种新方法新技术的广泛应用,不同学科间的交叉渗透,使疾病基本机制的研究从系统水平、细胞水平逐步深入到分子基因水平。

(一)神经机制

机体与外界环境的统一协调、机体各系统功能代谢的平衡稳定,是机体正常生命活动得以进行的基本前提和标志。因此,许多致病因素可通过影响神经系统而引起疾病的发生。有的病因刺激经神经反射引起相应系统的功能和代谢的变化,如腹部钝击伤引起迷走反射,可致心跳暂停;惊恐引起交感神经兴奋,发生心跳加快、血压升高、呼吸加速。有的致病因素可抑制神经递质的合成、释放、分解,或者与神经递质受体结合,阻断正常递质的作用,由此干扰神经系统的功能而导致疾病的发生,如有机磷农药可使乙酰胆碱酯酶失活,从而抑制乙酰胆碱酯酶的分解,使之持续地停留于突触和神经肌肉接头上,引起持续的兴奋。此外,精神因素也可引起大脑皮质功能活动减弱,皮质上中枢运动失调,使器官功能紊乱。

(二)体液机制

体液是维持机体内环境稳定的重要因素,许多致病的因素可直接或间接地通过体液量和体液成分的改变,造成内环境紊乱而引起疾病的发生。例如,体液量的严重减少(脱水、出血)可引起血液循环障碍,导致休克发生;促血凝物质(如羊水、组织因子)大量进入血液可激活凝血系统引起弥散性血管内凝血。

体液调节的紊乱通常由体液中的组胺、去甲肾上腺、前列腺素、纤溶物质、内皮素等体液因子(humoral factor)和血小板衍生生长因子(PDGF)、白介素(IL)、肿瘤坏死因子(TNF)等细胞因子(cytokines)的数量和活性变化引起。其中体液因子通过内分泌(endocrine)、旁分泌(paracrine)和自分泌(autocrine)三种方式作用于靶细胞受体而发挥调节作用。例如,激肽类物质可使局部血管扩张,抑制平滑肌收缩,增加毛细血管通透性,休克时激肽类的增多便引起血流动力学和微循环失调而出现相关症状和体征。

值得指出的是,神经机制和体液机制密切相关,往往同时发生,共同参与疾病过程,所以常称神经体液机制。如体液中内分泌激素在许多疾病中起重要作用,而内分泌的功能活动是受神经机制调节的,神经系统对各器官功能代谢的调节,有许多是通过内分泌去实现的。

(三) 细胞分子机制

机制接触致病因子后,由于致病因子对组织细胞的直接或间接作用使某些细胞或其基因的功能、结构发生改变,从而引发病理过程。有的病因如高温、寄生虫等可直接损害细胞本身,有的作用于细胞后引起细胞膜或细胞器的功能障碍,如钠泵(Na^+-K^+ ATP 酶)、钙泵(Ca^{2+}-Mg^{2+} ATP 酶)等担负离子主动转运的离子泵功能失调,造成细胞内外离子浓度的不平衡,可导致细胞水肿甚至死亡;又如线粒体功能障碍阻碍三羧酸循环,引起能量缺乏而造成细胞功能异常。有的作用于细胞后引起细胞受体功能、细胞周期调控或信号传递通路的异常而产生一系列病理生理改变,这方面的内容将在后续章节中介绍。

除致病因子直接损伤组织细胞引起功能代谢和结构改变外,绝大多数的组织细胞病变都与疾病相关基因(disease-associated gene)异常有关。其中有的由单个致病基因的引起,称单基因(mono-gene)病,如多囊肾,主要是由于第 16 号染色体的 $16p^{13.3}$ 区等位基因的缺失所致;有的是多个基因在环境因素共同作用下引起的表型改变,称多基因病(multi-gene disease)或多因子病(multifactorial disease),如高血压、糖尿病等;有的是外源基因的引入所致,称获得性基因病,如某些病毒感染引起的疾病。

二、疾病发病学的一般规律

疾病发病学一般规则是指不同疾病的发生、发展过程中共同存在基本规律。这些规律主要体现在以下三个方面。

(一) 疾病过程中的损伤与抗损伤反应

损伤与抗损伤反应自始至终贯穿于疾病过程中,它们各自构成矛盾的两个方面,相互依赖,又相互斗争,推动疾病的发展和转归,成为疾病发展的基本动力。如果疾病过程中抗损伤反应占优势,则疾病向有利于机体的方向发展,直至痊愈。例如,器械暴力作用于机体,造成组织破坏、血管破裂、出血、组织缺氧等损伤性的反应,而动脉血压下降和疼痛引起机体反射性交感神经兴奋,使之血管收缩,减少出血以维持一定水平的动脉血压,有利于心、脑等重要器官的动脉血液供应;同时发生心率加快,心缩加强以增强心输出量,血凝加速以利止血等抗损伤反应。如果损伤较轻,则通过上述抗损伤反应和及时有效的治疗,机体便可恢复健康;反之,损伤较重,抗损伤的各种措施不足以抗衡损伤反应,又未进行恰当治疗,则病情恶化,出现创伤性或失血性休克甚至危及生命。应当注意的是,有的损伤与抗损伤反应之间并无严格的界限,二者之间可以互相转化。

如前所述创伤时的血管收缩有抗损伤作用,但同时它又可引起组织缺氧,持续缺氧导致微循环淤血,回心血量减少和动脉血压下降,这就说明原本为抗损伤的血管收缩此时已转化为损伤反应。因此,正确区分疾病过程中损伤和抗损伤的变化,对于疾病的有效治疗十分重要。在临床的疾病防治中,原则上应尽量支持和保护抗损伤反应而消除或减轻损伤反应,一旦发现抗损伤反应转归为损伤反应,应及时消除或减轻这种变化,以使病情好转。

(二)疾病过程中的因果转化

因果转化是指疾病过程中,原始致病因素(因)作用于机体后产生一定的损伤性变化(果)。在一定条件影响下这种损伤性变化又可作为发病原因(pathogenetic cause)引起另一些新的变化,即原始病因引起的后果,在一定条件下转化为另一些变化的原因。可见,这种因果互相转化的规律在疾病的发生发展过程中起着推波助澜的作用。如不及时有效地加以阻断,就可形成恶性循环(vicious cycle),使病情进一步恶化。如图 5-1-1 所示,外伤引起组织受损,血管破裂而导致大出血时,虽然作为原始病因的外伤作用已经消除,但大出血作为新的发病原因,可引起系列变化,其中血压下降、组织缺血缺氧、毛细血管和微静脉大量淤血、回心血量减少等可互为因果,循环不已,而每一次因果交替都将加重病情的发展。当然,图 5-1-1 只是一个简单的概述轮廓,实际上,外伤出血时机体内因果转化的情况要复杂得多。因此,在临床实践中,必须仔细观察病情变化,认真分析,有的放矢,采取有效措施及早预防或阻断发病过程中的因果交替和恶性循环,使疾病朝着有利于机体的良性循环方向发展。

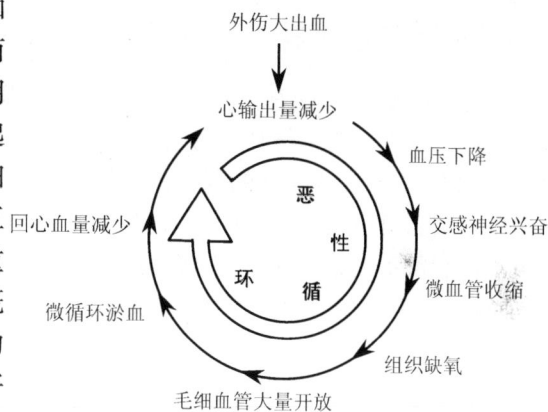

图 5-1-1 外伤大出血时因果转化

(三)疾病过程中的局部与整体关系

任何疾病都有局部表现和全身反应,一方面局部的病变反应可通过神经-体液途径引起机体的整体反应;另一方面,机体整体反应也可影响局部病变的发展。所以在疾病过程中,局部与整体互相影响,互相制约。例如,肺结核病的病变主要在肺,表现为咳嗽、咯血、咳痰等,但同时它会引起发热、盗汗、消瘦、乏力和血沉加快等全身反应;而另一方面,全身状态又影响着肺部病变的发展方向,当全身抵抗力下降时,肺结核病变可进一步发展,甚至扩散到全身,形成新的病灶;当全身抵抗力增强时,肺部病变则可逐渐缩小直至痊愈。同时,应该认识到疾病过程中局部和整体关系的双方可相互转化,需要透过现象看到本质,以明确全身病变还是局部病变在疾病发生发展中起主导作用。如疖肿是局部的化脓性炎症,一般进行局部的处理就可治愈。若疖肿是糖尿病的局部表现,那么单纯的局部治疗就不会有明显的效果,必须首先进行糖尿病治疗。总之,正确认识局部与整体的相互关系对疾病的诊治具有重要意义,切不可只顾局部,忽视全身;或只重视全身而忽视局部。

三、疾病转归

疾病的转归是指疾病过程的发展趋向和结局,它主要取决于致病因素作用于机体后发生的损伤与抗损伤反应的力量对比和正确及时有效的治疗。疾病的转归有完全康复、不完全康复和死亡三种形式。

(一) 完全康复

完全康复或痊愈(complete recovery)是指病因去除后,患病机体抗损伤反应完全消失,机体功能和代谢障碍完全恢复正常,形态结构损害完全修复,临床症状和体征完全消退,总之,这是机体的自稳调节恢复到正常状态的结果。临床上,大多数疾病都可完全康复,有的传染病痊愈后还使机体获得特异的免疫力。

(二) 不完全康复

不完全康复(incomplete recovery)是指原始病因消除后,患病机体的损伤性变化得以控制,机制通过代偿性机制来维持相对正常的生命活动,但基本病理改变仍未完全恢复正常。不完全康复的后果,一方面为疾病的复发留下隐患,当机体免疫力下降或外界环境的剧烈变化使机体抗损伤反应减弱时可引起疾病的重新发生;另一方面则留下某种不可修复的病变或后遗症,如心内膜炎治愈后留下的心瓣膜粘连,烧伤愈合留下的瘢痕。因此,不完全康复的人,实际上仍应作为病人对待,给予适当的保护和照顾。

(三) 死亡

死亡(death)是生命活动的终止,也是生命的必然规律,作为疾病的转归则是疾病发生发展的最不幸的结局。

医学上一般将死亡分为生理性死亡和病理性死亡两种。生理性死亡由于机体各器官的自然老化所致,又称老死。根据长寿者的寿命和哺乳动物生长成熟期与生命期的时间比(1∶5或1∶7)推测,人的最高寿命估计为120~160岁。但实际上人的生理性死亡是很少见的,绝大多数属于病理性死亡。病理性死亡中通常又把6小时或24小时内因非暴力意外的突然死亡称为猝死(sudden death)。

1. 死亡分期及标志 传统的死亡概念认为,死亡是一个渐进的发展过程。根据其发展情况可分为三个阶段:

(1) 濒死期(agonal stage):本期的重要特点是脑干以上的神经中枢功能丢失或深度抑制,而脑干以下的功能犹存,但由于失去了上位中枢的控制而处于紊乱状态,主要表现为意识模糊或丧失,反应迟钝或减弱,呼吸和循环功能进行性下降,能量生成减少,酸性产物增多等。

(2) 临床死亡期(stage of clinical death):本期主要特点是延脑处于深度抑制和功能丧失状

态,表现为各种反射消失,呼吸和心跳停止,但是组织器官仍在进行着微弱的代谢活动。如能采取紧急抢救措施,有可能使之复苏(resuscitation)或复活。

(3)生物学死亡期(stage of biological death):本期是死亡过程的最后阶段。此时,机体各重要器官的新陈代谢相继停止,并发生了不可逆转的功能和形态改变。但是,某些对缺氧耐受性较高的器官、组织如皮肤、毛发、结缔组织等,在一定的时间内仍维持较低水平的代谢过程,随着生物死亡期的发展,代谢完全停止,则出现尸斑、尸僵和尸冷,最终腐烂、分解。

2. 脑死亡(brain death) 脑死亡是指全脑功能(包括大脑半球、间脑和脑干各部分)的不可逆的永久性丧失以及机体作为一个整体功能的永久停止,其判断标准:①不可逆的昏迷和大脑无反应性;②呼吸停止,进行人工呼吸15分钟仍无自主呼吸;③瞳孔散大及固定;④脑神经反射(瞳孔反射、角膜反射、咳嗽反射、吞咽反射等)消失;⑤脑电波消失;⑥脑血液循环完全停止。

有的患者大脑皮质功能已不可逆转,仅在人工呼吸和人工起搏的情况下仍可处于皮层下的生存状态,即植物人(vegetative state)。如果医护条件好,植物人可"生存"相当长时间,事实上脑死亡者作为整体已经死亡,不可能再恢复意识,更不可能复活。近几年来有人提出对深受疾病痛苦折磨、各种治疗手段又无法使之康复的病人实施"安乐死"(euthanasia)。"安乐死"一词原于希腊文,意指"快乐地死亡或尊严地死亡"。由于存在伦理道德、法律和适应证等问题,目前对这种无痛苦的仁慈助死尚有争论,并未实施。

(郭　峻)

第二章 先天性畸形

先天性畸形(congenital malformation)是胚胎发生过程中出现的组织器官形态结构异常。

(一)先天性畸形的发生率

胎儿畸形的实际发生率不易准确统计,因为有些畸形轻微,不影响健康,易被忽略;有些畸形导致死胎,未被列入统计;有些畸形位于内脏,不经尸检也不易发现;还有些畸形要到出生一段时期后才能诊断出来。男性和女性的畸形发生率也有所不同,总的来说,男性高于女性。

(二)先天性畸形的发生原因

引起先天性畸形的原因可分为遗传因素、环境因素以及两者的相互作用。

1. 遗传因素 包括亲代畸形的血缘遗传和胚体细胞染色体畸变以及基因突变。

1) 染色体畸变:包括染色体数目异常和结构异常。染色体数目增多引起的畸形多见于三体性,如21号染色体的三体可引起先天愚型,即 Down 综合征;性染色体三体(47,XXY)可引起先天性睾丸发育不全,即 Klinefelter 综合征;染色体数目减少可引起胚胎死亡、先天性卵巢发育不全(45,X)等;染色体结构异常指染色体断裂、缺失、易位、倒位等,5号染色体短臂末端断裂缺失(5P⁻)可引起猫叫综合征。

2) 基因突变:基因突变引起的畸形比染色体畸形少,有睾丸女性化综合征、多囊肾、小头畸形、皮肤松垂症等。

2. 环境因素 从两性生殖细胞结合开始,胚胎在子宫内膜中植入和发育过程中易受到各种环境因素的影响,能引起先天性畸形的环境因素称致畸因子,有以下几类:

1) 生物性致畸因子:孕妇感染病毒后,有些病毒可穿过胎盘膜直接作用于胚体,有些则作用于母体和胎盘,使母体发热、中毒或影响胎盘的功能,从而间接影响胚胎发生。现已确定的生物性致畸因子有风疹病毒、巨细胞病毒、单纯疱疹病毒、柯萨奇病毒、弓形体、梅毒螺旋体等。

2) 物理性致畸因子:放射线能致胎儿小头畸形、脊柱裂、智力低下等,尤以妊娠3个月内最为敏感。卵巢被照射后,卵细胞基因突变机会增多。其他物理性因子还有机械性压迫、损伤等。

3) 化学性致畸因子:目前已知对人类有致畸作用的化学物质有甲基汞,致胎儿发生水俣病;有机磷农药致胎儿肢体畸形;某些重金属如铅、砷、汞、某些亚硝基化合物、某些多环芳香碳氢化合物等均有致畸作用。

4) 致畸性药物:现已确定的致畸药物有镇静剂类如反应停,用于治疗妊娠呕吐,可致胎儿短肢畸形;某些抗肿瘤药如甲氨蝶呤可引起小头、无头畸形;某些抗生素如大剂量链霉素可引起胎儿先天性耳聋;激素类如雄激素可导致女胎雄性化;某些抗惊厥药、抗精神病药等均可产生致畸作用。

5) 其他致畸因子:孕妇过量饮酒可致胎儿酒精综合征,孕妇吸烟所产生的氰酸盐可影响胎儿的正常发育。

3. 环境因素与遗传因素的相互作用　在畸形的发生中,环境因素与遗传因素的相互作用是非常明显的,这一方面表现在环境致畸因子通过引起胚体染色体畸变和基因突变而导致先天性畸形,另一方面还表现为遗传因素可影响胚胎对致畸因子的易感程度。例如,流行病学调查显示,在同一地区同一自然条件下,同时怀孕的妇女在一次风疹流行中均受到感染,但出生的新生儿有的出现畸形,有的却完全正常。其原因在于,每个胚胎对风疹病毒的易感性不同,决定这种易感性的因素是胚体的结构和生化特征,而这种结构和生化特性又取决于胚体的遗传特性。

(三) 致畸敏感期

胚胎受到致畸因子作用后,是否发生畸形,不仅决定于致畸因子的性质和胚胎的遗传特性,还决定于胚胎受到致畸因子作用时所处的发生阶段。受致畸因子作用后最易发生畸形的阶段称致畸敏感期。一般受精后两周内正值卵裂或胚泡植入,此时致畸因子可损伤整个胚胎或大部分细胞,造成胚胎死亡流产。孕第 3~8 周为各器官原基分化时期,最易受致畸因子的干扰而发生器官形态结构异常,所以孕 3~8 周属于致畸高度敏感期。由于胚胎各器官的分化发生时间不同,其致畸高度敏感期也不同(表 5-2-1)。第 9 周以后,胎儿生长发育快,各器官进行组织分化和功能分化,受致畸影响减少,一般不出现器官形态畸形。

表 5-2-1　胚胎早期发生致畸高度敏感期

胚卵期(周)	胚胎期(周)							胎儿期(周)	
1	2	3	4	5	6	7	8	9	16

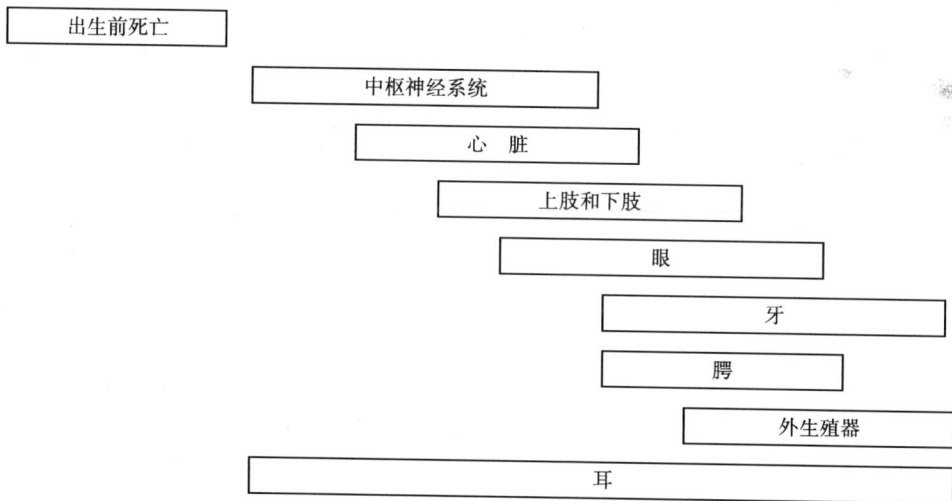

出生前死亡

中枢神经系统

心脏

上肢和下肢

眼

牙

腭

外生殖器

耳

(四) 先天性畸形的预防

为了防止和减少胎儿畸形的发生,首先可采用遗传学方法预防遗传性畸形的发生,遗传咨询、遗传工程以及基因工程是达到这一目的的重要措施;其次是做好孕期保健,搞好环境卫生和饮食卫生防止环境致畸。妊娠前 8 周尽量预防感染,特别要防止风疹病毒、感冒病毒、单纯疱疹病毒、巨细胞病毒、弓形体、梅毒螺旋体的感染,如感染上述病原体最好终止妊娠。

另外,孕期应避免和减少射线的照射,胚体细胞对射线的敏感度比成体细胞高得多,对母体无害剂量的照射却可危及胎儿。孕期特别是孕早期(8周内)尽量避免使用药物,更不可滥用药物,如果必须使用致畸药物,则应终止妊娠。孕期还应避免接触各类有毒化学物质、重金属,有烟酒嗜好者,应戒烟酒而且还应避免被动吸烟。

(五) 先天性畸形的产前诊断

先天性畸形的产前诊断是指在妊娠期间对胎儿进行检查,以早期诊断各种疾病,尤其是遗传性疾病和先天性畸形,主要方法有:

1. 羊膜穿刺 妊娠第14周以后抽取羊水,可判断胎儿性别,以诊断性连锁隐性遗传病。羊水脱落细胞检查可诊断各种染色体异常疾病、遗传代谢病、神经管发育异常等。

2. 胎儿胎盘功能测定 测定孕妇血、尿中的雌三醇水平,以测定胎儿胎盘单位的功能状态,预测胎儿发育的预后。

3. 胎儿镜检查 观察宫内胎儿状况,并可取胎儿皮肤及血样做活体检验,以诊断疾病。

4. 超声波显像检查 受精后30天即可测到胎儿反射。检测胎心胎动可诊断胎儿死活,及时发现死胎。此外,还可检测中枢神经系统等严重畸形,早期诊断枯胎、发育迟缓以及多胎。

5. DNA探针的应用 用一段已知的互补DNA作为探针,经放射性标记后,将此DNA探针与羊水细胞的DNA杂交,用放射自显影术诊断胎儿的遗传病。

（王金茂）

第三章　炎　　症

炎症是极为常见而又十分重要的基本病理过程,体表的外伤感染和各器官的大部分常见病和多发病如疖、痈、肺炎、肝炎等都属于炎症性疾病。炎症能够局限和消除致病因子,清除局部坏死组织,同时还可进行组织修复。因而,正确认识炎症的发生、发展规律及其特点,对于防治炎症性疾病有着重要的意义。

第一节　概　　述

一、炎症的概念

(一)炎症的定义

具有血管系统的活体组织对局部损伤所发生的防御反应称为**炎症**(inflammation)。其基本病理变化包括变质、渗出、增生。炎症过程的中心环节是血管反应。生物界的个体,无论是植物,还是原生动物、低级多细胞动物到血管系统尚未发育的无脊椎动物,一旦受到内、外环境的各种损伤因子的刺激,必然会通过各种方式对损伤因子做出种种反应,如吞噬损伤因子,或用某种细胞包围刺激物,继而消化之,或以细胞及细胞器肥大消除有害因子,但这些反应均非炎症。在生物进化过程中,只有当机体内发育了血管系统,才能出现以血管反应为特征同时又具有上述各种反应的复杂而又完善的炎症过程。因此,从生物进化角度可以认为,炎症的出现亦是生物进化的一种表现形式。

(二)炎症的临床局部表现和全身反应

炎症的局部临床表现,以体表炎症最为明显,可表现为红、肿、热、痛和功能障碍。红、热是由于炎症时局部血管扩张、血流加快所致。肿是由局部炎症性充血、血液成分渗出引起,或由组织和细胞的增生引起。疼痛与多种因素有关,渗出物浸润造成组织肿胀,张力增高,压迫神经末梢可导致痛觉,一些炎症介质如前列腺素、缓激肽等直接作用于神经末梢也可引起疼痛。基于炎症的部位、性质和严重程度还将引起不同程度的功能障碍,如炎性渗出物聚积造成机械性阻塞、压迫等,引起发炎的组织、器官的功能障碍;肺炎影响气血交换,引起缺氧和呼吸困难等。

在损伤刺激较为强烈、组织损伤较为严重的情况下,机体常出现不同程度的全身反应。炎症的全身反应常有发热、末梢血白细胞计数变化、单核-吞噬细胞系统细胞增生等。发热在感染性炎症,特别是当病原体蔓延入血时表现最为突出。末梢血白细胞的数量在急性感染时增多,增多的白细胞的种类常因病原菌的不同而不同,但在某些病毒性疾病、伤寒等炎症中,末梢血白细胞计数反而会降低。单核-吞噬细胞系统细胞增生主要表现为局部的淋巴结、肝、脾等肿大,这些器官和骨髓中的巨噬细胞增生,以增强对损伤因子的清除。

（三）炎症反应的防御作用

炎症是人类在长期进化过程中发展起来的以血管系统改变为中心的一系列反应，主要作用是对抗和消除致病因素，同时促进受损组织的修复。如液体的渗出可稀释毒素，吞噬搬运坏死组织，以利于再生和修复，使致病因子局限在炎症部位而不致蔓延全身。因此，炎症是机体的防御性反应之一，通常对机体是有利的，如果没有炎症反应的存在，人们将不能长期生存于这个充满致病因子的自然环境中。但在某些情况下，炎症对机体也有潜在的危害性，如严重的过敏反应可直接危及病人的生命，在特殊部位或器官的炎症也可造成严重的后果，如严重的心肌炎影响心功能，脑实质或脑膜的炎症可影响生命中枢发挥正常作用，声带急性炎症阻塞喉部导致窒息等。因此，在一定情况下应采取措施控制炎症反应。

二、炎症的原因

炎症是组织对损伤的反应，凡是能引起组织和细胞损伤的因素都可成为炎症的原因，即致炎因子。致炎因子种类繁多，根据其性质可分为以下几类：

（一）生物性因子

生物性因子，如细菌、病毒、立克次体、原虫、真菌、螺旋体和寄生虫等，是引起炎症最常见也是最重要的原因。它们所引起的炎症称为感染（infection）。不同的病原体导致炎症的机制各不相同：细菌主要通过释放内毒素、外毒素或分泌的酶激发炎症；病毒在机体细胞内生长并破坏寄生细胞的正常代谢，导致细胞死亡引发炎症；病原体还可通过其抗原性诱发变态反应性炎症，如寄生虫感染和结核菌感染等。部分病原微生物经一定传播途径，可在相应易感人群中引起同类炎症疾病，这类疾病称为传染病。

（二）化学性因子

化学性因子包括外源性和内源性化学物质。外源性化学物质如强酸、强碱和强氧化剂等。内源性化学物质，如坏死组织的分解产物及在某些病理条件下堆积于体内的代谢产物如尿素、尿酸等。

（三）物理性因子

物理性因子如高温、低温、机械性创伤、紫外线和放射线等。

（四）免疫反应

免疫反应是由变态原引起的变态反应性炎症，常见于各种类型的超敏反应，如过敏性鼻炎、肾小球肾炎等。另外，某些自身免疫性疾病也表现为炎性反应，如结节性动脉炎、溃疡性结肠炎等。

致炎因子作用于机体是否会引起炎症，以及炎症反应的性质与强弱程度不仅与致炎因子有关，还与机体的内因即抵抗力、免疫力、耐受性、组织特性等有关。例如，老年人免疫机能低下，易患肺炎,病情也较为严重;接受预防疫苗注射的儿童,对相应的细菌表现为不感受性;对结核菌的免疫力和变态反应的强弱影响着结核病变的渗出性和增生性反应的强度等。因此,炎症反应的发生和发展应综合考虑致炎因子和机体两方面因素。

第二节 炎症的基本病理变化

各种炎症性疾病,由于其病因、个体的不同,炎症反应的轻重程度和表现形式各不相同,但其本质都是血管、神经、体液反应,因此,炎症在局部发展过程中都有共同的改变,可归纳为三种基本病理变化:变质(alteration)、渗出(exudation)和增生(proliferation)。在炎症过程中,它们以一定的先后顺序发生、发展,往往有重叠;或以某种病变为主,有时也可以互相转化。一般来说,变质属于损伤性过程,而渗出和增生是对损伤的防御反应和修复过程,其中血管反应导致血浆和白细胞渗出是炎症的核心病变。

一、变 质

炎症局部组织发生变性和坏死称为**变质**。变质是致炎因子引起的损伤过程,是局部组织细胞发生代谢与理化性质改变后在形态学上的反应。变质既可以发生于实质细胞,也可发生于间质细胞。实质细胞常出现的变质性变化表现为细胞水样变性、脂肪变性、细胞凝固性坏死或液化性坏死等;间质成分如纤维结缔组织变性表现为黏液样变性、纤维素样变性或坏死崩解等。

局部组织发生变性和坏死主要与致炎因子直接损伤作用、炎症过程中所发生的血液循环障碍和炎症反应产物作用等多种因素有关,因此,变质的严重程度一方面取决于致炎因子的性质和强度,另一方面也取决于机体的反应性。

二、渗 出

炎症时,局部组织血管内的液体和细胞成分通过血管壁进入组织间质、黏膜表面、体腔和体表的过程叫做**渗出**。渗出是炎症最具特征性的变化,在炎症的早期阶段和急性炎症时特别明显。所渗出的液体和细胞统称为渗出液或渗出物(exudate)。炎症的渗出过程和渗出物的出现,是以血管反应为中心的结果,由局部血流动力学改变、血管通透性升高、白细胞主动游出以及吞噬等活动构成。以血管反应为中心的渗出性病变是炎症的标志。

通过渗出,机体将抵抗病原微生物的两种主要成分——白细胞和抗体运输到炎症灶,在局部消除致炎因子和有害物质,发挥重要的防御作用。

(一)血流动力学改变

炎症过程中组织发生损伤后,很快发生血流动力学变化,即血流量和血管口径的改变。但变化发展的速率取决于损伤的严重程度。血流动力学变化一般按如下顺序发生(图5-3-1)。

1. 细动脉短暂收缩 损伤发生后立即出现细动脉短暂收缩,持续几秒钟至几分钟。其发生机制可能是神经源性的,亦可由一些化学介质引起。

2. 血管扩张和血流加速 先累及细动脉,接着该区域内更多的毛细血管床开放。结果局部血流加快,血容量增加,局部出现发红、发热、代谢增强,持续数分钟至数小时不等。血管扩张的发生机制与神经因素和体液因素有关,神经因素即轴突反射,以化学介质所代表的体液因素对血管扩张的发生起着更为重要的作用。

3. 血流速度减慢 血流速度减慢是在炎症介质的作用下,血管通透性升高的结果。血管内富含蛋白质的液体向血管外渗出,导致血管内血液浓缩,黏稠度增加,血流变缓。在组织切片上,可见在扩张的小血管内充满大量红细胞,称之为血流停滞(stasis)。

血流动力学改变所经历的时间取决于致炎因子的种类和刺激的严重程度。轻度刺激约经15~30分钟可见到血流停滞,而严重损伤仅需几分钟就可出现。此外,在炎症灶的不同部位血流动力学改变是不同的,例如皮肤烧伤病灶的中心已发生了血流停滞,但病灶周边部血管可能仍处于扩张状态。

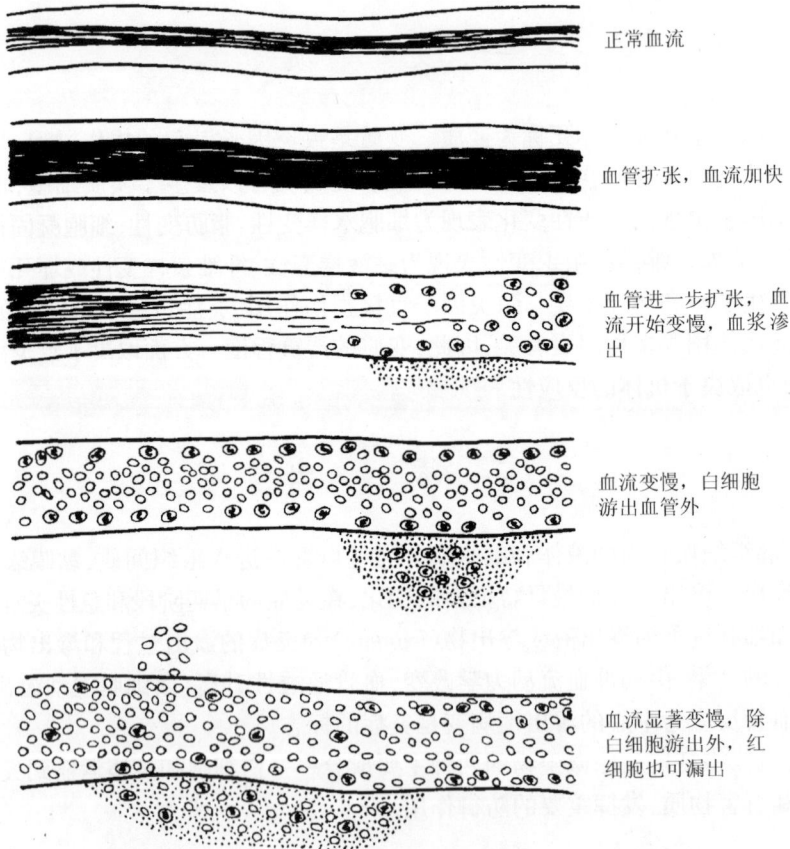

正常血流

血管扩张,血流加快

血管进一步扩张,血流开始变慢,血浆渗出

血流变慢,白细胞游出血管外

血流显著变慢,除白细胞游出外,红细胞也可漏出

图 5-3-1 炎症时的血流动力学

(二)血液通透性变化

血管内液体通过血管壁渗出到血管外的过程称为液体渗出,渗出的液体成分称为渗出液。

渗出液进入组织间隙称为炎性水肿,渗出液积聚在浆膜腔(胸膜腔、腹膜腔、心包腔)和关节腔内称为炎性积液。

1. 液体渗出的原因　液体渗出的原因和机制十分复杂,有些尚未阐明。目前的研究主要归纳为以下三点:

(1) 血管壁通透性升高:炎症灶内微静脉和静脉端毛细血管壁通透性增高是炎症最重要的反应,也是液体渗出和白细胞游出的主要环节,尤以炎症早期最为明显。血管壁通透性升高的机制十分复杂,主要与下列因素有关:

1) 内皮细胞收缩和(或)穿胞作用增强:内皮细胞收缩,并在内皮细胞之间出现缝隙(宽约 $0.5\sim1.0\mu m$),这是造成血管壁通透性升高最常见的原因。通常发生在直径为 $20\sim60\mu m$ 的细静脉,不累及毛细血管和细动脉。内皮细胞收缩,主要与炎症时产生一些化学介质如组胺、缓激肽、白细胞三烯等作用有关。细静脉的内皮细胞胞膜具有较多上述化学介质的受体,受体与相应的化学介质结合后通过一系列的机制引起内皮细胞收缩,出现内皮细胞间的缝隙。由于这些炎症化学介质半衰期短,仅作用 $15\sim30$ 分钟,因而,这种反应被称为速发短暂反应。速发短暂反应仅发生在细静脉。另外,内皮细胞的收缩也可由于内皮细胞骨架结构发生重组而引起,这种机制的启动也和炎症时细胞因子介质如白细胞介素-1(IL-1)、肿瘤坏死因子(TNF)和干扰素-γ(IFN-γ)等有关。这种机制所致的内皮细胞收缩较组胺所致者晚发,接受刺激后 $4\sim6$ 小时发生,持续 24 小时或以上。血管壁通透性升高,还可通过内皮细胞胞质的穿胞通道(transcytoplasmic channel)而产生。穿胞通道是由一些胞质的囊泡相互连接所形成。通过穿胞通道所显示的穿胞作用(transcytosis),增加了血管的通透性,使富含蛋白质的液体渗出。研究证明,血管内皮生长因子(vascular endothelial growth factor, VEGF)是促成这一机制发生的因素之一。

2) 内皮细胞损伤:严重烧伤和化脓菌感染时可直接损伤内皮细胞,使之坏死脱落,血管通透性增加迅速发生,并在高通透性上持续几小时到几天,直至血栓形成或内皮细胞再生修复为止,这种过程称为速发持续反应(immediate-sustained response)。这种损伤可累及所有微循环血管,包括毛细血管、细静脉和细动脉。如果热损伤为轻度或中等度;或某些物理因素如 X 线和紫外线照射;或某些细菌毒素所引起的血管通透性增加,则发生较晚,常在 $2\sim12$ 小时之后,但可持续几小时到几天,这种过程称为迟发延续反应(delayed prolonged response),主要累及毛细血管和细静脉。内皮细胞损伤还可由炎症早期白细胞黏附所致。白细胞可局部释放具有活性的氧代谢产物和蛋白水解酶,后者可引起内皮细胞损伤和脱落,使血管通透性增加。常见的白细胞黏附部位有细静脉以及肺和肾小球的毛细血管。

3) 新生毛细血管壁的高通透性:在炎症修复过程中所形成的新生毛细血管内皮细胞,它们的细胞连接不健全,并且具有较多的化学介质受体,因而新生毛细血管具有高通透性。这可说明修复阶段的炎症也有液体外渗表现。

(2) 微循环内流体静压升高:由于静脉淤血,微循环内流体静脉压明显升高,压力差增大,使血管内液体和小分子蛋白易通过血管壁进入组织间隙。

(3) 有效胶体渗透压下降:由于淤血,小分子白蛋白渗出,使血浆胶体渗透压下降。炎症时,局部组织变性坏死,使局部组织中许多大分子物质分解为小分子物质,分子浓度增加,因而组织胶体渗透压升高,这两者的作用导致有效胶体渗透压下降,引起毛细血管动脉端滤出增多,而静脉端减少。由于晶体物质能够自由通过毛细血管壁,故晶体渗透压对液体的渗出影响不大。

一般来说,液体的渗出常常是上述三方面共同作用的结果。

2. 渗出液与漏出液 炎症时,由于血管壁损伤的程度不同,渗出液的组成成分有较大的差异。当血管壁损伤较轻微时,渗出液中仅含有盐类和小分子白蛋白;血管壁受损严重时,分子量较大的球蛋白,甚至纤维蛋白等均能渗出,偶尔也可有红细胞渗出。渗出液内通常有较高含量的蛋白质,并有较多的细胞成分及其崩解成分,故外观常显浑浊,比重高于1.018。这些有别于单纯因静脉血流受阻、血液循环障碍所形成的漏出液(transudate)。两者区别有着重要的实用价值,归纳如表5-3-1。

表 5-3-1 渗出液和漏出液的比较

	漏出液	渗出液	血 浆
血管通透性	正常	增加	—
蛋白质含量	0~15g/L	15~60g/L	60~70g/L
蛋白质类型	白蛋白	多种蛋白质*	多种蛋白质*
Rivalta 试验	阴性	阳性	
纤维素	无	有	无(纤维蛋白原)
比重	<1.012	>1.020	1.027
细胞数	<0.1×10^9/L	>0.1×10^9/L	—

注:*含有白蛋白、球蛋白、补体、免疫球蛋白等。

3. 渗出的意义 大量的液体渗出能稀释毒素,带走炎症灶内有害物质,减轻毒素对局部的损伤作用;渗出液里含有大量的抗体和补体,有利于杀灭病原微生物;渗出物中的纤维蛋白原所形成的纤维蛋白(纤维素)交织成网,不仅可限制病原微生物的扩散,还有利于白细胞的吞噬以消灭病原体,在炎症的后期纤维素网架可成为修复的支架,并有利于成纤维细胞产生胶原纤维;渗出物中的病原微生物和毒素随淋巴液被带到局部淋巴结,有利于产生细胞和体液免疫。

但渗出液过多也会造成不良的后果,例如严重的喉头水肿可引起窒息;肺泡内堆积渗出液可影响换气功能,渗出物中的纤维素如吸收不良可发生机化,可引起肺肉质变、浆膜粘连甚至浆膜腔闭锁;过多的心包或胸膜腔积液可压迫心脏或肺脏,都会给机体带来不利的影响。

(三) 白细胞渗出和吞噬作用

炎症过程中不仅有液体的渗出,而且还有白细胞的渗出。各种白细胞由血管内进入到组织间隙的现象,称为炎细胞浸润。游出的白细胞称为炎细胞。在游出的炎细胞中,尤其是中性粒细胞与巨噬细胞,能够吞噬和降解各种病原微生物、免疫复合物和坏死组织碎片等,所以白细胞游出构成炎症反应的主要防御环节,是炎症反应最重要的特征。但白细胞相对游出过多,也可通过释放蛋白水解酶、化学介质和毒性氧自由基等,加重局部组织损伤并延长炎症过程,造成不良后果。

白细胞从血管内到血管外的游出过程是复杂的连续过程,包括白细胞边集与附壁、游出和趋化、吞噬和降解等阶段。

1. 白细胞边集与附壁 由于炎症局部血管淤血和液体渗出,导致血液浓缩、血流缓慢,甚至血流停滞,轴流变宽。血液内的白细胞离开血管中心的轴流,到达血管的边缘部,称为白细胞边集。白细胞开始沿着内皮细胞表面滚动,随后黏附在内皮细胞表面,这种现象称为附壁或黏着。这种黏着是靠细胞表面的黏附分子相互识别、相互作用来完成的。凡能促进细胞与细胞、细胞与基质间互相结合的物质称为细胞黏附分子(cell adhesion molecule)。已知的黏附分子包括四大类,即选择蛋白类(selectins)、免疫球蛋白类(immunoglobulins)、整合蛋白类(integrins)和黏液样糖蛋白类(mucin-like glycoproteins)。这些黏附分子部分存在于内皮细胞,部分存在于白细胞,它们以受体与配体相对应的形式相互结合,从而实现白细胞与内皮细胞之间的黏附。炎症还可通过促进内皮细胞和白细胞表达新的黏附分子,增加黏附分子的数目,增强黏附分子之间的亲和性等多方面的作用来增强内皮细胞与白细胞之间的黏附。例如内皮细胞有一种 P-选择蛋白,正常情况下存在于内皮细胞胞质内,炎症早期在组胺、凝血酶和血小板激活因子(platelet-activating factor,PAF)等化学介质的刺激下,P-选择蛋白很快由内皮细胞内再分布至细胞表面,并能和血管内的白细胞表面相应受体黏附。又如,炎症时产生的一些细胞因子白细胞介素 I(IL-1)和肿瘤坏死因子(TNF)促使内皮细胞的细胞间黏附分子 1(intercellular adhesion molecule-1,ICAM-1)和血管黏附分子 1(vascular cell adhesion molecule-l,VCAM-1)表达水平增加,这两种黏附分子都可与白细胞上的整合蛋白相互起作用。另一方面,炎症时出现的趋化因子激活白细胞如中性粒细胞、单核细胞、淋巴细胞上的整合蛋白 LFA-1,使 LFA-1 由低亲合性转换成高亲和性,易与内皮细胞上的黏附分子相黏着。所以,细胞黏附分子的作用是白细胞和内皮细胞相互黏着的重要发生机制,并为白细胞随后游出血管创造了条件。

2. 白细胞游出和趋化作用 白细胞穿过血管壁进入邻近的组织间隙的过程称为白细胞游出(leucocyte emigration)。紧紧黏附于内皮细胞表面的白细胞沿内皮细胞表面缓慢移动,遇到内皮细胞连接处,伸出伪足,整个白细胞以阿米巴运动的方式从内皮细胞缝隙中经基膜逸出到血管周围组织间隙。随后,内皮细胞间隙闭合,基底膜即恢复原状,不留痕迹(图 5-3-2)。各种白细胞均以阿米巴运动的方式游出血管,用电子显微镜追踪此游出的轨迹,可观察到:穿过内皮细胞的白细胞可分泌胶原酶,降解血管基底膜而进入周围组织。一个白细胞常需 2~12 分钟才能完全通过血管壁,为主动耗能过程。

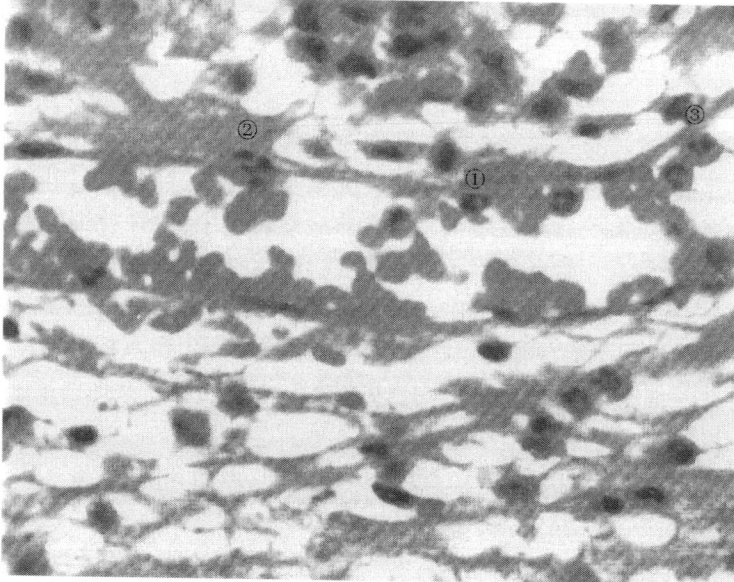

图 5-3-2 白细胞游出
①附壁;②跨壁;③游出

由于致炎因子和机体反应性的不同,游出的白细胞及在局部组织浸润的白细胞种类和数量有很大差异。在急性炎症的早期和化脓性炎症以中性粒细胞游出为主,急性炎症后期以及某些特殊病原体感染(结核杆菌、伤寒杆菌等)则以单核细胞为主,其原因在于:①中性粒细胞游出速度最快,每分钟可以移行20μm,故在炎症灶内最先出现,单核细胞次之;②中性粒细胞寿命短,经过24~48小时后中性粒细胞崩解消失,尤其在酸性环境下(pH<4.0),更易死亡,而单核细胞在组织中寿命长,可生存数周到数月,在酸性环境下也能很好地发挥其吞噬功能。病毒、梅毒螺旋体等感染以淋巴细胞浸润为主;在一些过敏反应或寄生虫感染,则以嗜酸粒细胞为主。

趋化作用(chemotaxis)是指白细胞向着化学刺激物做定向移动的现象。白细胞移动的速度约为每分钟5~20μm。能够诱导白细胞做定向游走的化学物质称为趋化因子。趋化因子具有特异性,有些趋化因子只吸引中性粒细胞,而另一些趋化因子则吸引单核细胞或嗜酸粒细胞。不同的炎症细胞对趋化因子的反应不同,粒细胞和单核细胞对趋化因子的反应较明显,而淋巴细胞对趋化因子的反应则较弱。趋化因子可分为内源性和外源性两种。最常见的外源性化学趋化因子是细菌及其代谢产物;内源性趋化因子包括补体成分、白三烯、细胞因子等。

白细胞如何"发现"趋化因子,趋化因子又如何引起白细胞的定向运动?其中很重要的因素是白细胞的细胞膜表面有接受趋化因子刺激的特殊受体。趋化因子与受体相互作用后,引起细胞活动是个复杂的过程,现在尚未完全清楚,可能与钙离子流入细胞有关。各种趋化因子首先与细胞膜上的相应受体特异性结合,引起一系列细胞内信号传导活动和生物化学反应,其结果是细胞内钙储存动员,细胞外钙向细胞内输入,共同引起白细胞胞质内游离钙离子浓度增加,刺激收缩蛋白组装,导致细胞活动。细胞的运动方式首先表现为伸出伪足(pseudopod),在伪足部分可见到肌动蛋白(actin)和肌球蛋白(myosin)组成的细丝网,然后把细胞的其余部分拉向伪足伸出的方向,从而带动整个胞体移动。

3. 白细胞在局部的吞噬和降解作用　吞噬和降解作用(phagocytosis)是指白细胞游走集中到炎症灶后,进行吞噬异物、微生物,杀灭病原微生物和分解组织碎片的过程,这是机体最直接又最重要的防御过程。但与此同时,白细胞对局部组织也会产生一定程度的损伤、破坏作用。

(1) 吞噬作用

1) 吞噬细胞的种类:具有吞噬能力的细胞称为吞噬细胞。在白细胞中。吞噬细胞主要有两种类型:中性粒细胞和巨噬细胞,中性粒细胞和巨噬细胞的吞噬过程基本相同,但它们的吞噬能力有所不同。①中性粒细胞又称小吞噬细胞。在非酸性环境中,中性粒细胞能吞噬绝大多数病原微生物和组织崩解产物。中性粒细胞不仅数量多,且常在炎症的最早期出现,是机体清除和杀灭病原微生物的最主要成分。②巨噬细胞又称大吞噬细胞。它不仅有中性粒细胞所具有的吞噬功能,还能吞噬中性粒细胞不能吞噬的某些病原体,如结核杆菌、伤寒杆菌、寄生虫及其虫卵、较大的异物、组织碎片及细胞等;在酸性环境中也可发挥其吞噬功能。其他白细胞的吞噬能力较弱或无吞噬能力。

2) 吞噬过程:吞噬过程是由三个连续步骤所组成的:识别及附着、吞入、杀伤或降解,具体过程如下(图5-3-3):

A. 识别及附着(recognition and attachment):吞噬细胞对病原微生物的识别、附着往往需要借助调理素的作用,来增强其识别和吞噬功能。所谓调理素(opsonin),是指一类存在于血清中的能增强吞噬细胞吞噬功能的蛋白质,这些蛋白质包括特异性免疫球蛋白Fc段、补体C3b(或

c3bi)等。吞噬细胞通过其表面的 Fc 受体（FcγR）和 C3b（或 c3bi）受体（CR1、CR2、CR3），识别被相应的抗体或补体包被的颗粒状物如细菌，经抗体或补体与相应受体特异性结合，细菌就被黏着在吞噬细胞的表面。若无血清存在的条件下，吞噬细胞则通常很难识别和吞噬细菌。另外，个别整合素受体如 Macl 或 CR3 也可直接识别细菌的脂多糖，无需借助抗体或补体，这属于非调理素化的识别、附着过程。

B. 吞入（engulfment）：吞噬细胞捕捉了病原微生物或异物后，首先在与病原微生物相接触的细胞膜伸出伪足，随着伪足的延伸和相互融合，吞噬细胞的细胞膜渐包围吞噬物形成泡状小体，称为吞噬体（phagosome）。吞噬体逐渐脱离细胞膜进入细胞内部，并与初级溶酶体融合形成吞噬溶酶体（phagolysosome）。随后，溶酶体膜破裂，释放溶蛋白酶、氧化酶等多种酶类，并开始对病原微生物或异物进行杀灭和降解。

C. 杀伤（killing）或降解（degradation）：目前已知在吞噬细胞内的杀菌机制主要有两种，即依赖氧机制和不依赖氧机制。

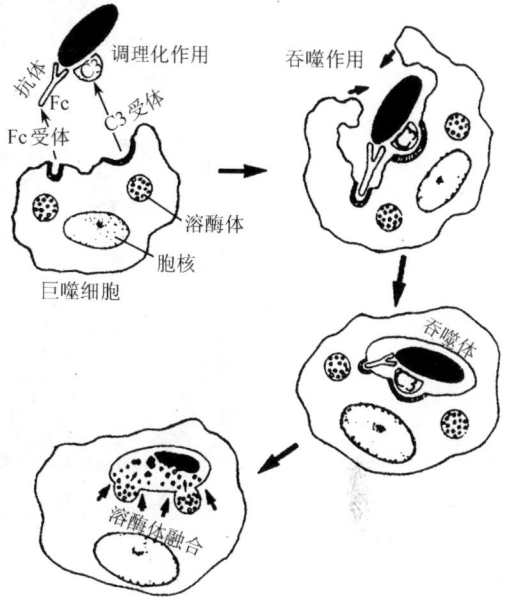

图 5-3-3　白细胞吞噬过程

赖氧机制是指进入吞噬溶酶体的细菌主要是被具有活性的氧代谢产物杀伤。吞噬过程使白细胞的耗氧量激增，可达正常的 2~20 倍，并激活白细胞氧化酶（NADH 氧化酶和 NADPH 氧化酶），使还原型辅酶 I（NADH）和还原型辅酶 II（NADPH）氧化而产生超氧负离子 O_2^-，大多数超氧负离子经自发性歧化作用转变为 H_2O_2。H_2O_2 不足以杀灭细菌，在中性粒细胞胞质内的嗜天青颗粒中含有髓过氧化物酶（MPO），MPO 能诱导 H_2O_2 分解 O_2 增强杀菌能力，而且在卤素离子（Cl^-、I^-）存在的情况下，该酶可将 H_2O_2 还原生成次氯酸（HOCl·）。HOCl· 是强氧化剂和杀菌因子，它是通过卤化或氧化细胞成分或蛋白和脂质而破坏病原体的。H_2O_2-MPO-卤素体系是中性粒细胞最有效的杀菌系统，其杀菌效应比单独的 H_2O_2 强 50 倍，它不仅能够杀灭细菌，而且对真菌、病毒、支原体也均有效（图 5-3-4）。

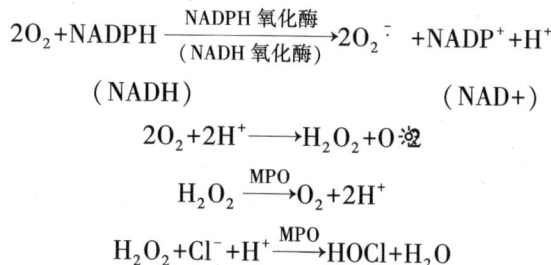

$$2O_2 + NADPH \xrightarrow[\text{(NADH 氧化酶)}]{\text{NADPH 氧化酶}} 2O_2^- + NADP^+ + H^+$$
$$\text{(NADH)} \qquad\qquad \text{(NAD+)}$$
$$2O_2^- + 2H^+ \longrightarrow H_2O_2 + O_2$$
$$H_2O_2 \xrightarrow{\text{MPO}} O_2 + 2H^+$$
$$H_2O_2 + Cl^- + H^+ \xrightarrow{\text{MPO}} HOCl + H_2O$$

杀伤细菌还存在不依赖氧杀伤机制，这主要依赖于吞噬细胞内的溶酶体酶的作用，且无需氧的参加。如在白细胞的颗粒中，有一种杀菌增加通透性蛋白（bactericidal permeability increasing

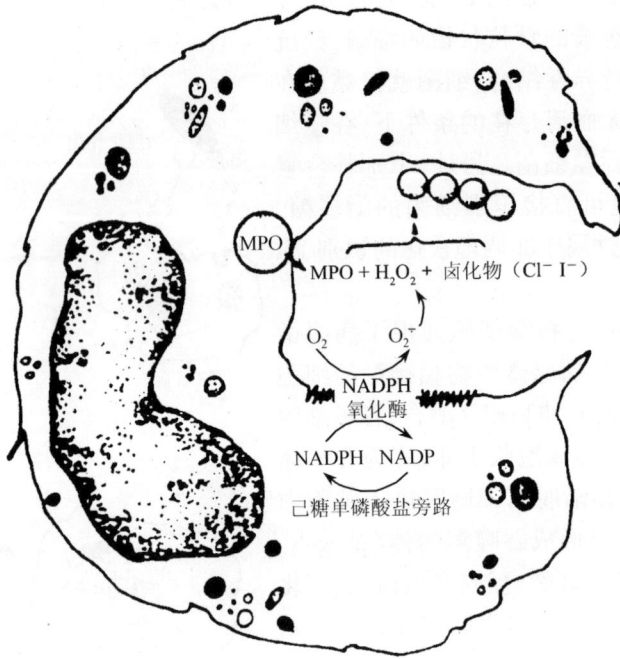

图 5-3-4　赖氧杀菌机制

protein，BPI），它可激活磷脂酶而降解磷脂，造成微生物的外膜通透性增加和微生物的损伤；又如溶菌酶能溶解细菌细胞壁中的乙酰氨基葡萄糖与乙酰胞壁酸分子间的连接，引起细菌崩解；阳离子蛋白能与细菌内某些酸基结合，干扰细菌生长；乳铁蛋白可以夺取细菌生长所必需的铁来抑制细菌的生长。这些都属于不依赖氧杀伤机制。

通过吞噬细胞一系列的作用，大多数病原微生物可被杀伤，但有一些细菌，如结核杆菌、麻风杆菌等，仍然能在吞噬细胞内存活、繁殖，并可随吞噬细胞游走而造成细菌在机体内的繁殖和播散。生活在吞噬细胞内的细菌难以受到抗菌药物和机体防御机制的作用，故很难在机体内消失。

（2）免疫作用：发挥免疫作用的细胞，主要有巨噬细胞、淋巴细胞和浆细胞。淋巴细胞主要有 T 细胞和 B 细胞之分。在抗原刺激下，B 细胞形成浆细胞。

抗原进入机体后，首先巨噬细胞将其吞噬处理，再把抗原信息递给 T 和（或）B 细胞，使其致敏。当这些免疫活性细胞再遇到相应的抗原时，T 或 B 淋巴细胞分别产生淋巴因子或抗体，发挥其特异的免疫作用，有效地杀伤病原微生物。自然杀伤细胞（natural killer cell，NK 细胞）又称大颗粒淋巴细胞，约占外周血循环中淋巴细胞的 10%~15%，它不具备 T 细胞受体或细胞表面免疫球蛋白，但胞质内含有丰富的嗜天青颗粒，无需先致敏就可溶解病毒感染的细胞，因而 NK 细胞是抗病毒感染的第一道防线。

（3）组织损伤作用：白细胞在化学趋化、激活和吞噬过程中不仅可向吞噬溶酶体内释放产物，而且还可将产物释放到细胞外间质中。中性粒细胞释放的产物包括溶酶体酶、活性氧自由基、前列腺素和白三烯，这些产物可引起内皮细胞和组织损伤，加重最初致炎因子的损伤作用。单核-吞噬细胞也可产生组织损伤的因子。这些都可造成组织一定范围的溶解和破坏。由此可见,如能控制白细胞一定程度的渗出才是更有益的。

炎细胞的种类及形态学特点(图 5-3-5)。

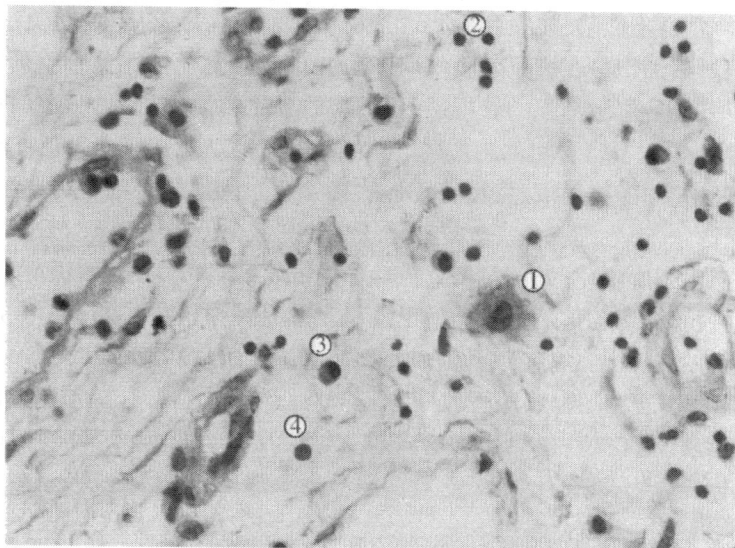

图 5-3-5 炎细胞的种类
①巨噬细胞;②淋巴细胞;③单核细胞;④:嗜酸粒细胞

1. 中性粒细胞 又称小吞噬细胞,细胞直径 10~12μm。胞核呈杆状或分叶状,通常为 2~5 叶,叶间有染色质丝连接,核染色质呈块状,着色深。细胞质内富含嗜中性颗粒,相当于电镜下的溶酶体。中性颗粒可分为嗜天青颗粒和特异性颗粒。嗜天青颗粒电镜下体积较大、电子密度高,约占全部颗粒的 10%~20%,含有酸性水解酶、中性蛋白酶、髓过氧化物酶(myeloperoxidase, MPO)、阳离子蛋白、溶菌酶和磷脂酶 A_2 等;特异性颗粒较小,电子密度较低,占全部颗粒的 80%,含有溶菌酶、胶原酶、明胶酶、乳铁蛋白、纤维蛋白酶原激活因子、组胺酶及碱性磷酸酶等。中性粒细胞通过这些酶及其氧化代谢产物的作用对病原微生物进行直接的或间接的杀灭、降解。中性粒细胞常见于炎症的早期、急性炎症和化脓性炎症。

2. 单核细胞和巨噬细胞 又称大吞噬细胞,直径为 14~20μm。细胞核呈肾形或弯曲折叠的不规则形。染色质颗粒纤细而疏松,着色较浅。胞质较丰富,内有大小、致密度和形态均不一致的溶酶体,富含酸性磷酸酶和过氧化物酶。单核-吞噬细胞系统起源于骨髓,形成血液中的单核细胞和组织内巨噬细胞。血液中单核细胞体积大,尚未发育成熟,可分裂增殖,产生 MPO,其吞噬能力较弱,90%巨噬细胞来源于血液中的单核细胞。组织内巨噬细胞弥散分布在结缔组织或成簇分布在肝(Kupffer 细胞)、脾和淋巴结(窦组织细胞)以及肺(肺泡巨噬细胞)。巨噬细胞受外界刺激能被激活成为活化的巨噬细胞,形态表现为细胞体积增大,表面皱襞增多,线粒体和溶酶体增多;功能变化表现为水解酶水平增高、膜活性增强致使内吞现象更为活跃,代谢活性更强,杀伤细胞内细菌的能力增强。巨噬细胞的功能主要有三个方面:吞噬、杀灭消化病原菌和异物或组织碎片,甚至肿瘤细胞;分泌参与炎症反应的生物活性介质,如溶酶体酶、干扰素、前列腺素、白细胞介素-1 等;摄取并处理抗原,并把抗原信息传递给免疫活性细胞,参与特异性免疫反应。巨噬细胞常见于急性炎症后期,慢性炎症,尤其是肉芽肿性炎症。

3. 淋巴细胞和浆细胞 淋巴细胞有两个细胞亚群,均来源于骨髓干细胞,分别进入胸腺和类囊器官内,并分别发育成熟为 T 细胞和 B 细胞。淋巴细胞大小不一,直径 6~16pm。胞核圆形或卵圆形,核的一侧常有小凹陷,核染色因致密块状而着色深。胞质少,可见少数不含过氧化物酶的嗜天青颗粒。浆细胞是在抗原刺激作用下由 B 细胞转化而来。浆细胞形状特殊,呈一端稍粗的卵圆形,核呈圆形,位于细胞的较粗端一侧,核的异染色质丰富呈轮辐状排列。胞质略嗜碱性,常有核周"晕",电镜下富含粗面内质网。浆细胞的重要功能在于产生免疫球蛋白。T 细胞只能识别由巨噬细胞传递的抗原信息,具有较强的特异性。活化的 T 细胞可产生和释放许多具有生物活性的淋巴因子,产生细胞免疫。淋巴因子主要有激活巨噬细胞和炎细胞,阻止炎细胞从炎症灶分散,刺激淋巴细胞增生、调节免疫反应等作用。B 细胞转化为浆细胞后,可以生成 IgM、IgG、IgA、IgE 等多种抗体,参与体液免疫。淋巴细胞大多是从血液中渗出,亦可在局部淋巴组织中增生。多见于慢性炎症,尤其是结核杆菌、梅毒、病毒感染所致的炎症以及与免疫有关的炎症。

4. 嗜酸粒细胞 嗜酸粒细胞来源于血液。胞核呈双叶状,胞质内富含粗大的嗜酸性颗粒,即溶酶体,内含多种酶(蛋白酶、过氧化物酶),但无溶菌酶和吞噬素。嗜酸粒细胞的吞噬能力弱,能吞噬抗原抗体复合物,多见于血吸虫、丝虫等寄生虫感染和 I 型变态反应性疾病,如支气管哮喘、过敏性鼻炎等。

5. 嗜碱粒细胞和肥大细胞 嗜碱粒细胞来源于血液,肥大细胞主要分布于全身结缔组织和血管周围。这两种细胞在形态与功能上有很多相似之处。胞质中均含多量嗜碱粒颗粒,内含肝素、组胺和 5-羟色胺等,多见于变态反应性炎症。

(四) 炎症介质在炎症过程中的作用

急性炎症的血管扩张、通透性增加和白细胞游出的发生机制是炎症发生机制中的重要课题。除了某些致炎因子可直接损伤血管内皮造成炎症反应外,大多数炎症反应主要是通过一系列化学因子的介导来实现的。这些化学因子称为炎症介质(inflammatory mediator),即指在炎症过程中由细胞释放或在体液中产生的、参与或引起炎症反应的化学物质。炎症介质可作用于一种或多种靶细胞,依细胞和组织类型的不同,可有不同的作用。不同类型的炎症介质之间可有相互协同或拮抗作用。多数炎症介质通过与靶细胞表面的受体结合来发挥其生物活性作用的,少数炎症介质直接有酶活性或者可介导出氧代谢产物发挥作用。炎症介质作用于细胞后,可进一步引起靶细胞产生第二级炎症介质,使最初炎症介质的作用进一步增强或抵消。

炎症介质种类繁多,可分为外源性(细菌及其代谢产物)和内源性两大类。内源性炎症介质在炎症发生发展过程中起主导作用,又可分为细胞源性和体液源性。细胞源性炎症介质来自于细胞,炎症介质或以细胞内颗粒的形式储存于细胞内,在有需要的时候释放到细胞外;或在某些致炎因子的刺激下新合成。体液源性来自血浆,炎症介质是以前体的形式存在,需经蛋白酶裂解才能激活。炎症介质被激活或分泌到细胞外后,其生存期十分短暂,很快衰变,被酶解灭活或被拮抗分子所清除。

1. 细胞释放的炎症介质

(1) 血管活性胺:包括组胺和 5-羟色胺(5-hydrooxytryptamine, 5-HT),后者又称血清素(serotonin)。组胺主要存在于肥大细胞和嗜碱性细胞的胞质异染颗粒中,血小板也可产生。多种致炎因子的作用,尤其是免疫反应,可刺激细胞脱颗粒,释放组胺,使细动脉扩张,细静脉通透性增加,并对嗜酸粒细胞有趋化作用。5-HT 主要存在于肥大细胞、血小板和胃肠道上皮嗜铬细胞及脑组织中。5-HT 在炎症中的作用与组胺相似,均可引起血管壁通透性的增加。

(2) 花生四烯酸代谢产物:包括前列腺素(prostaglandin PG)和白细胞三烯(leucotriene,LT)。花生四烯酸(arachidonic acid,AA)是正常情况下存在于细胞膜磷脂内的二十碳不饱和脂肪酸。在多种炎症刺激如化学的、物理的或其他炎症介质如 C5a 作用下,中性粒细胞、巨噬细胞、肥大细胞及体内各种组织细胞膜上的磷脂被裂解释放出 AA。AA 经环氧化酶(cyclooxygenase)途径代谢形成前列腺素(如 PGD2、PGE2、PGF2a 等);经脂质氧化酶(lipoxygenase)途径代谢形成白细胞三烯(如 LTB4、LTC4、LTD4、LTE4 等)。前列腺素的主要作用是促使微血管扩张,增加血管壁的通透性,对中性粒细胞有微弱的趋化作用;前列腺素还可引起发热和疼痛。LTB4、LTC4、LTD4、LTE4 可使血管收缩、支气管痉挛,增加血管通透性的作用更强,是速发型变态反应的重要炎症介质。LT 对中性粒细胞、巨噬细胞、嗜酸粒细胞等有趋化作用。临床上采用抗炎症药物如阿司匹林、吲哚美辛(消炎痛)和类固醇激素等,有抑制产生花生四烯酸代谢产物的作用,从而达到减轻炎症反应的目的。

(3) 白细胞产物:主要来自被活化的中性粒细胞和巨噬细胞,均能释放活性氧代谢产物与溶酶体成分参与炎症反应。

1) 活性氧代谢产物:如超氧负离子(O_2^-)、过氧化氢(H_2O_2)以及羟自由基(OH·)。它们在细胞内可与一氧化氮(NO)结合,形成活性氮中间产物。在细胞外,少量的这些物质具有增加白细胞介素 8、其他细胞因子以及内皮细胞白细胞黏附因子表达的作用,从而影响炎症反应。这些物质若大量存在,则有损伤内皮细胞、实质细胞和红细胞等细胞的作用。

2) 溶酶体成分:如酸性蛋白酶、中性蛋白酶等。由溶酶体颗粒所含溶酶体成分所释放,有多种促发炎症的作用。如中性蛋白酶直接降解 C3 和 C5 成为 C3a、C5a,具有趋化白细胞的功能;蛋白酶可降解各种细胞外成分,如胶原纤维、基底膜、纤维蛋白、弹力蛋白以及软骨等,另外,它们都还具有增加血管通透性和化学趋化性的作用。

人体血清、组织液甚至靶细胞自然存在有抗氧化保护机制和抗蛋白酶系统。因此,这些白细胞产物是否会造成损伤,以及损伤、破坏程度取决于彼此影响力量的较量。

(4) 细胞因子(cytokine)和化学因子(chemokine):细胞因子主要是由激活的淋巴细胞和单核巨噬细胞产生的,并能够调节其他细胞功能的一种小分子多肽。由活化淋巴细胞产生的细胞因子称为淋巴因子(lymphokine),来自单核细胞的细胞因子称为单核因子(monokine),化学因子是指那些特别含有激活白细胞运动、起趋化作用的细胞因子。

细胞因子根据它们的功能和作用的靶细胞不同,区分为五大类:①调节淋巴细胞的细胞因子涉及淋巴细胞的激活、生长和分化,如白细胞介素-2(IL-2)和白细胞介素-4(IL-4),促进淋巴细胞生长;白细胞介素-10(IL-10)和转化生长因子 β(TGF-β)是免疫反应的负调节因子。②调节自然免疫的细胞因子,如肿瘤坏死因子 α(TNF-α)和白细胞介素-1β(IL-1β)、I 型干扰素(IFN-α 和IFN-β)以及白细胞介素-6(IL-6)。③激活巨噬细胞的细胞因子:如干扰素 γ(IFN-γ)、肿瘤坏死因子 α(TNF-α)、肿瘤坏死因子 β(TNF-β)、白细胞介素-5(IL-5)、白细胞介素-10(IL-10)和白细胞介素-12(IL-12)。④对不同炎症细胞有趋化作用的化学因子。⑤刺激造血,调节不成熟白细胞生长、分化的因子,如白细胞介素-3(IL-3)、白细胞介素-7(IL-7)、集落刺激因子(CSF)和干细胞因子等。

通常,一种细胞能够产生多种因子;一种因子可由多种细胞产生;一种因子可作用于多种靶细胞;不同因子也可有相同的生物学效应或协同作用或有相互拮抗作用。

(5) 血小板激活因子(platelet activating factor, PAF):目前已知血小板激活因子来源于活化的嗜碱性细胞、肥大细胞、中性粒细胞、单核巨噬细胞、血管内皮细胞以及血小板本身。它作用于血小板,使之激活、聚集,影响血流动力学改变;增加血管通透性,促使白细胞与内皮细胞黏着;影响趋化作用和促使白细胞脱颗粒;血小板激活因子还有刺激白细胞和其他细胞合成前列腺素和白三烯的作用。

(6) 一氧化氮:主要是由内皮细胞、巨噬细胞和一些特定神经细胞在一氧化氮合酶(NOS)作用下生成的。一氧化氮合酶有三种类型,即内皮细胞型(eNOS)、神经元型(nNOS)和细胞因子诱导型(iNOS)。前两者在组织内通常有少量表达,一旦激活可大量增加。iNOS 与 eNOS、nNOS 的激活方式有所不同:细胞内钙离子(Ca^{2+})增加是 eNOS 和 nNOS 的激活因素,并快速产生 NO;巨噬细胞的 iNOS 则是由细胞因子如 TNF-α、IFN-γ 或其他因子所激活,无需细胞内的钙离子增加。NO 参与炎症过程,主要是作用于血管平滑肌,使血管扩张;抑制血小板黏着和聚集,抑制肥大细胞引起的炎症反应;调节、控制白细胞向炎症灶的集中。细胞内有大量 NO,可减少微生物复制,但也可造成组织细胞的损伤。

(7) 神经肽:如 P 物质,存在于肺和胃肠道的神经纤维,有传递疼痛信号、调节血压和刺激免疫细胞、内分泌细胞分泌的作用。P 物质是增加血管通透性的强有力介质。

2. 体液中的炎症介质 血浆中存在着三种相互关联的系统:激肽、补体和凝血系统,它们都是重要的炎症介质,又称为血浆源性炎症介质。

(1) 激肽系统(kinin system):激肽是由少数氨基酸组成的小分子多肽链,有血浆型与组织型两种。激肽系统激活的最终产物是缓激肽(bradykinin),缓激肽可引起内皮细胞的微管、微丝收缩,使内皮细胞间隙增宽,血管通透性显著增加;缓激肽能增强痛觉感受器的兴奋性,具有致痛作用,若缓激肽与组胺、前列腺联合作用,其致痛作用明显增强;缓激肽还能促进成纤维细胞合成胶原纤维。缓激肽的作用十分短暂,易被激肽酶灭活。

(2) 补体系统(complement system):补体系统是由存在于血浆中的一组具有酶活性的 20 种糖蛋白构成。补体在血浆中是以不激活形式存在。补体的激活有两种途径,即经典途径和替代途径。在炎症的复杂环境中,激活补体来自三大方面因素:①来自病原微生物,它们的抗原和抗体结合,通过经典途径激活补体。革兰阴性细菌的内毒素则通过替代途径激活补体。此外,某些细菌所产生的酶也能激活补体 C3 和 C5。②坏死组织释放的酶能激活补体 C3 和 C5;③激肽、纤维蛋白和降解系统的激活及其产物也能激活补体。

补体是机体抵抗病原微生物的重要因子,具有增加血管通透性、促使化学趋化作用和调理素化的作用。其中 C3 和 C5 的激活最为重要,是炎症过程的重要介质。C3 和 C5 的裂解片段 C3a 和 C5a 具有引起血管扩张、增加血管通透性的影响,它们的这种作用是通过引起肥大细胞释放组胺而实现的。C5a 还能激活花生四烯酸代谢的脂质氧化酶途径,促使中性粒细胞和单核细胞进一步释放炎症介质。C5a 可引起中性粒细胞与血管内皮细胞黏着,并且是中性粒细胞和单核细胞的趋化因子。在中性粒细胞和单核细胞表面存在有 C3b 受体。C3b 可结合在细菌胞壁上,具有调理素作用,因而增强中性粒细胞和单核细胞的吞噬活性。

补体 C3 和 C5 除了上述激活途径外,还受炎症渗出物中蛋白水解酶的激活,包括纤维蛋白溶酶和溶酶体酶。一方面补体对中性粒细胞有趋化作用,另一方面中性粒细胞释放的溶酶体酶又能激活补体,成为促使中性粒细胞游出的自我促进的循环体系。

（3）凝血系统(clotting system)和纤维蛋白溶解系统(fibrinolytic system)：纤维蛋白溶解系统的激活是和激肽系统的激活密切关联的。激肽释放酶使纤维蛋白溶解酶原转变成纤维蛋白溶解酶。第Ⅻ因子接触到胶原或基底膜或者由于内皮受损而激活血小板,此时第Ⅻ因子被激活并形成Ⅻa因子而启动一系列凝血过程和纤维蛋白溶解过程。凝血系统主要是两类物质：①凝血酶原转变成凝血酶,凝血酶可使纤维蛋白原形成纤维蛋白(纤维素),同时释放出纤维蛋白多肽(fibrinopeptide)。凝血酶可促使白细胞黏着和成纤维细胞增生。纤维蛋白多肽可使血管通透性增高,同时又是白细胞的趋化因子。②第Ⅹ因子形成Ⅹa因子,这种因子结合于效应细胞的蛋白酶受体-1(effector cell proteinase receptor-1)。作为炎症介可质,增加血管通透性和促进白细胞渗出。纤维蛋白溶解酶有两方面作用：一方面可溶解纤维蛋白,形成纤维蛋白降解产物,它们具有增加血管通透性的作用;另一方面纤维蛋白溶解酶还有使C3降解形成C3a的作用。

炎症介质的作用有两点值得注意。第一,不同介质系统相互之间有着密切的联系,例如补体、激肽、凝血和纤维蛋白溶解系统炎症介质的产生及其作用是相互交织、互为影响的;第二,几乎所有炎症介质均处于灵敏的调控和平衡体系中。在细胞内处于严密隔离状态的介质,或在血浆和组织内处于前体状态的介质,都必须经过许多步骤才被激活。在其转化过程中,限速机制控制着产生介质的生化反应速度。炎症介质一旦被激活和被释放,又将迅速被破坏或被灭活。机体是通过复杂有序的调控体系使体内炎症介质处于动态平衡。

主要炎症介质的作用总结于表 5-3-2。

表 5-3-2 炎症介质的来源及作用

介 质	来 源	作 用		
		血管通透性	趋化作用	其他
组胺、5-羟色胺	肥大细胞、血小板	+	-	
缓激肽	血浆	+	-	疼痛
C3a	血浆蛋白经肝	+	-	调理素（C3b）
C5a	巨噬细胞	+	+	白细胞黏附、激活
PG	膜磷脂、肥大细胞	增强其他介质作用	+	扩血管、疼痛、发热
LTB$_4$	白细胞	-	+	白细胞黏附、激活
LTC$_4$、D$_4$、E$_4$	白细胞、肥大细胞	+	-	支气管收缩、缩血管
氧化代谢物	白细胞	+	-	内皮、组织损伤
PAF	白细胞、肥大细胞	+	+	支气管收缩、白细胞激活
IL-1、TNF	巨噬细胞、其他	-	+	急性期反应、内皮激活
化学促活因子	白细胞、其他	-	+	白细胞激活
NO	巨噬细胞、内皮	+	+	扩血管、细胞毒作用

三、增 生

炎症时的组织增生是指在致炎因子或组织崩解产物等刺激下,病灶内局部组织内的细胞增生或再生,使细胞数目增多,包括实质细胞和间质细胞的增生。实质细胞如黏膜上皮细胞和腺体的增生,慢性肝炎中肝细胞的增生等;间质成分如巨噬细胞、内皮细胞和成纤维细胞等增生。实质细胞和间质细胞的增生与相应的生长因子的作用有关。

炎症增生具有限制炎症扩散、促进受损组织得以再生、修复的作用。但过度的组织增生又对机体产生不利影响,如肉芽组织的过度增生,原有的实质细胞遭受损害后,间质纤维组织的增生可影响器官原有的功能,如心肌炎后的心肌硬化、肝炎后的肝硬化等。

通常,在炎症的早期,以变质、渗出为主,后期则以增生为主。在炎症过程中,变质、渗出和增生三者关系密切,往往同时存在、相互重叠或相互转化。

第三节　炎症的组织学类型

在任何炎症中都有变质、渗出和增生改变,但由于炎症的原因、发炎的器官组织的结构和功能、机体的免疫状态以及病程的不同,每一种炎症往往以变质、渗出和增生中的一种改变为主。因此,可以把炎症概括地分为变质性炎、渗出性炎和增生性炎三大类。急性炎症时,往往以变质和渗出为主,增生反应较轻;慢性炎症时以增生占优势,变质和渗出较轻。应当注意的是,这种分类是相对的,从临床实践考虑,炎症的病因学分类越来越受重视。

一、变质性炎

以组织细胞变性、坏死为主的炎症称为变质性炎,多见于急性炎症。变质性炎主要发生于肝、肾、心和脑等实质性器官,常由某些重症感染和中毒引起。急性重型肝炎时肝细胞的广泛坏死、流行性乙型脑炎时神经细胞变性、坏死和脑软化灶形成、阿米巴原虫感染引起肠和肝组织的液化性坏死等都是以变质为主的炎症。它们同时有渗出改变,而增生反应轻微。由于实质细胞重度受损,常常引起实质性器官的功能障碍。如重症肝炎时大量肝细胞坏死,肝功能急剧下降,可导致肝性昏迷死亡;白喉时中毒性心肌炎可导致急性心力衰竭。

二、渗出性炎

以浆液、纤维蛋白原和中性粒细胞渗出为主的炎症称为渗出性炎,多为急性炎症。渗出性炎因所发生的器官组织的不同、组织反应的轻重程度不同以及炎症性致病因子的不同,所表现出的形态学特点各不相同。渗出性炎症按渗出物主要成分的不同,可分为浆液性炎、纤维素性炎、化脓性炎和出血性炎。

(一)浆液性炎

浆液性炎(serous inflammation)以浆液渗出为其特征,由于微循环血管壁损伤轻微,渗出物以血浆成分为主,仅含有3%~5%的小分子蛋白质,其中主要为白蛋白,同时混有少量中性粒细胞和纤维素。浆液性炎常发生于皮肤、黏膜、浆膜和疏松结缔组织。浆液性渗出物弥漫浸润组织,局部出现炎性水肿,如毒蛇咬伤的局部炎性水肿;皮肤Ⅱ度烧伤时渗出物在表皮内和表皮下形成水疱。浆膜的浆液性炎可引起体腔积液,关节的浆液性炎可引起关节腔积液。黏膜的浆液性炎又称浆液性卡他性炎,卡他(catarrh)是指渗出物和分泌物(此时腺体分泌亢进)沿黏膜表面顺势下流的意思,常见于感冒初期的鼻炎。黏膜或浆膜的浆液性炎,上皮或间皮细胞可发生变性、坏死和脱落。

　　渗出的少量浆液容易通过血管、淋巴管吸收,不留有痕迹。若有大量浆液渗出,可以引起局部压迫和水肿,给机体带来不利影响。如喉头浆液性炎造成的喉头水肿可引起呼吸困难或窒息,胸膜和心包腔大量浆液渗出可因压迫心、肺影响其功能。

(二)纤维素性炎

　　纤维素性炎(fibrinous inflammation)以纤维蛋白原渗出为主,继而形成纤维素。在 HE 切片中,纤维素呈红染交织的网状、条状或颗粒状,常混有中性粒细胞和坏死细胞的碎片(图 5-3-6)。纤维素大量渗出说明血管壁损伤严重,通透性明显增加,多由于某些细菌毒素(如白喉杆菌、痢疾杆菌和肺炎球菌的毒素)、各种内源性和外源性毒物(如尿毒症的尿素和汞中毒的汞)所致。纤维素性炎易发生于黏膜、浆膜和肺组织。发生于黏膜面的纤维素性炎症又称为假膜性炎。假膜是由渗出的纤维素、中性粒细胞、局部脱落坏死的黏膜上皮及病原微生物等共同构成,呈灰白色膜状物覆盖在黏膜表面。假膜性炎症常见于细菌性痢疾和白喉。白喉杆菌通过外毒素的作用,可以引起气管白喉和喉白喉。若发生于喉部,所形成的假膜与深部组织结合较紧密,不易脱落,称为固膜性炎;若发生于气管,假膜较易脱落,称为浮膜性炎,假膜脱落可吸入阻塞支气管引起窒息。结核性胸膜炎和风湿性心脏病常引起胸膜和心外膜的纤维素性炎,随呼吸运动或心脏搏动,壁、脏两层浆膜互相摩擦并牵拉,形成纤维素性胸膜炎或纤维素性心外膜炎,后者又称"绒毛心"。肺的纤维素性炎,除了在肺泡内有大量渗出的纤维蛋白原形成的纤维素外,还可见大量中性粒细胞,最常见于大叶性肺炎实变期。

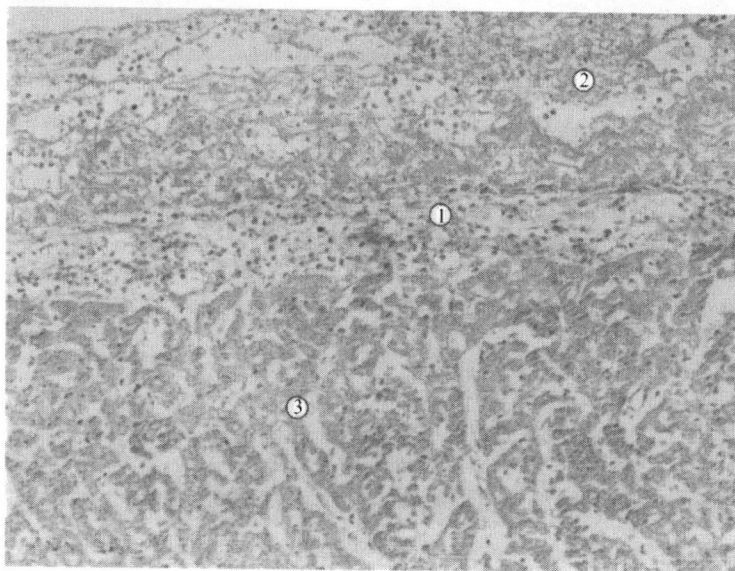

图 5-3-6　纤维素性炎
①中性粒细胞和坏死细胞的碎片;②大量纤维素渗出;③心肌

少量的纤维素渗出可被中性粒细胞及坏死组织崩解所释放的蛋白溶解酶溶解、液化,并通过脉管吸收或通过自然管道排出。若纤维素过多、中性粒细胞渗出过少,或组织内抗胰蛋白酶过多,可致纤维素吸收不良,发生机化、粘连,给机体带来不利影响,如浆膜的纤维性增厚、粘连,甚至闭锁,严重影响有关器官功能。

(三) 化脓性炎

化脓性炎(suppurative or purulent inflammation)以中性粒细胞渗出为主,并伴有不同程度的组织坏死和脓液形成。化脓性炎多由化脓菌(如葡萄球菌、链球菌、脑膜炎双球菌、大肠杆菌)感染所致,亦可由组织坏死继发感染产生。化脓是指中性粒细胞和坏死组织崩解,释放溶蛋白酶使坏死组织溶解、液化成液状物的过程。所形成的脓性渗出物称为脓液(pus),脓液内含有大量变性、坏死和少量存活的中性粒细胞、病原微生物、坏死组织碎片和少量浆液。变性、坏死的中性粒细胞又称为脓细胞,脓细胞已无吞噬功能。脓液的性状随感染的病原菌不同而有差异,由葡萄球菌引起的脓液较为浓稠,由链球菌引起的脓液较为稀薄。

常见的化脓性炎依病因和发生部位的不同,可分为脓肿、蜂窝织炎、表面化脓和积脓。

1. 脓肿(abscess) 脓肿为组织内的局限性化脓性炎症,可伴有脓腔形成(图5-3-7)。主要由金黄色葡萄球菌引起,这些细菌一方面可产生毒素使局部组织坏死,继而大量中性粒细胞浸润,中性粒细胞崩解释放出蛋白溶解酶,使坏死组织液化形成含有脓液的空腔;另一方面,金黄色葡萄球菌能产生血浆凝固酶,使渗出的纤维蛋白原转变成纤维素,阻抑病原菌的蔓延,病变因而较局限。金黄色葡萄球菌具有层粘连蛋白受体,使其容易附着并通过血管壁而进入血中,在其他处产生转移性脓肿。

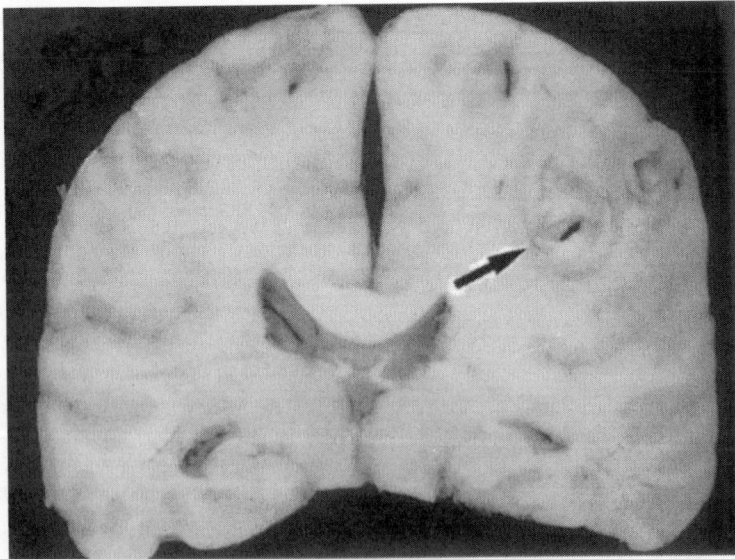

图 5-3-7 脑脓肿

脓肿常发生于皮肤和实质性脏器,疖和痈为典型的皮肤脓肿。疖是毛囊、皮脂腺及其周围组织的脓肿,好发于皮脂腺丰富的面部和颈部。痈是多个疖相互融合,并在皮下脂肪和筋膜组织等较深部位中形成许多相互沟通的脓腔,必须及时切开排脓。常见的内脏实质器官有肺脓肿、肝脓肿、肾脓肿和脑脓肿等,可为单发性或多发性。小脓肿可以吸收消散,较大脓肿由于脓液过多、吸收困难,需要切开排脓或穿刺抽脓。脓腔局部常由肉芽组织替代修复。

皮肤和黏膜的浅表性脓肿向表面溃破,形成较薄的缺损,称为溃疡(ulcer)。深部脓肿向体表或体腔穿破,形成一个一端为盲端的排脓管道,称为窦道(sinus)。深部脓肿一端向自然管道穿破,另一端向体表、体腔或另一自然管道穿破,形成两个或两个以上开口的排脓管道,称为瘘管(fistula),常见的有肛瘘、直肠膀胱瘘、食管气管瘘和肠瘘等。内脏器官脓肿若与自然管道相通,脓液经自然管道排出,形成空腔,称为空洞(cavity)。

2. 蜂窝织炎(phlegmonous inflammation) 蜂窝织炎是指疏松结缔组织的弥漫性化脓性炎。蜂窝织炎主要由溶血性链球菌引起,链球菌能分泌透明质酸酶,能降解疏松结缔组织基质中的透明质酸,链球菌还能分泌链激酶,溶解纤维素,因此,细菌易于通过组织间隙和淋巴管扩散。蜂窝织炎常发生于皮下组织、肌肉和阑尾等疏松组织(图5-3-8)。炎症灶高度水肿,大量中性粒细胞或脓细胞弥漫性浸润,与正常组织分界不清,局部组织的坏死不明显。严重病例病变扩展快,范围广,局部淋巴结常肿大,全身中毒症状明显。

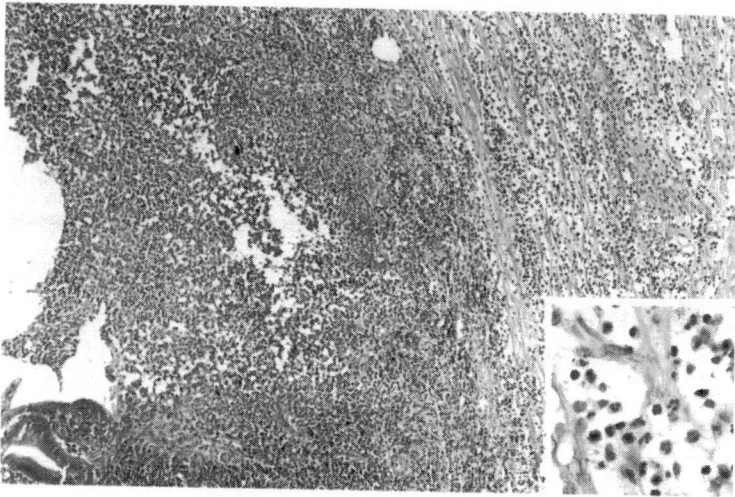

图 5-3-8 蜂窝织炎:右下示高倍

3. 表面化脓和积脓 表面化脓是指发生在黏膜和浆膜的化脓性炎。黏膜的化脓性炎又称脓性卡他性炎,此时,中性粒细胞向黏膜表面渗出,深部组织的中性粒细胞浸润不明显。如化脓性尿道炎或化脓性支气管炎,渗出的脓液可沿尿道或支气管排出体外。当化脓性炎发生于浆膜、胆囊和输卵管时,脓液则在浆膜腔、胆囊和输卵管腔内积存,称为积脓(empyema)。

(四)出血性炎

在毒性很强的病原微生物感染时,小血管壁受到严重损伤,造成血管坏死和破裂,使渗出物中含有大量红细胞,称为出血性炎症(hemorrhagic inflammation),常见于流行性出血热、钩端螺旋体病和鼠疫等急性传染病。出血性炎症往往与其他类型的炎症混合存在,如浆液性出血性炎、纤维素性出血性炎、化脓性出血性炎等。

上述各型炎症可单独发生,亦可合并存在,如浆液性纤维素性炎、纤维素性化脓性炎等。在炎症的发展过程中,一种炎症可转变成另一种炎症,如浆液性炎可转变成纤维素性炎或化脓性炎。

三、增生性炎

以增生变化为主的炎症称为增生性炎,多为慢性炎。增生性炎包括非特异性增生性炎和特异性增生性炎,即肉芽肿性炎两大类。增生的细胞包括实质细胞和间质细胞。

(一) 非特异性增生性炎

非特异性增生性炎常呈现慢性炎症的一般特点:病变主要是纤维母细胞、血管内皮细胞和组织细胞增生,伴有慢性炎细胞(淋巴细胞、单核细胞和浆细胞等)浸润,同时局部被覆上皮、腺上皮和实质细胞也可增生。随着炎症的发展,胶原纤维大量产生,最后融合形成瘢痕,有时可造成管道性脏器的狭窄。有时,黏膜上皮、腺上皮和间质成分增生,形成底部带蒂并向表面突起的肉样肿块,称为炎性息肉,常见于鼻黏膜。若炎性增生组织形成一个境界清楚的肿瘤样团块,肉眼观形态与 X 线征象的肿瘤难以鉴别,称为炎性假瘤,它实质上是一种由多种细胞成分增生伴纤维化的炎性肿块,多见于肺和眼眶。当非特异性增生性炎是活动性炎症时,组织破坏和炎症修复反应同时出现,表现为血管改变、炎症水肿和中性粒细胞浸润等。

单核-吞噬细胞系统的激活是慢性炎症的一个重要特征。单核-吞噬细胞系统包括血液中的单核细胞和组织中的巨噬细胞。急性炎症开始 48 小时后,单核巨噬细胞逐渐成为炎症灶局部最主要的炎症细胞,这主要与以下三方面的因素有关:①由于炎症灶不断产生吸引单核细胞的趋化因子,如 C5a、纤维蛋白多肽、某些生长因子、阳离子蛋白质、胶原和纤维连接蛋白的分解产物,因此从血液循环渗出的单核细胞源源不断地来到局部,这是巨噬细胞最重要的来源;②游出的巨噬细胞在局部发生有丝分裂,但增殖的始动原因暂不清楚;③炎症灶里的巨噬细胞寿命较长,并能长期停留在局部而不游走。

淋巴细胞是慢性炎症中浸润的另一种主要的炎症细胞,淋巴细胞运动到炎症灶,主要是通过淋巴细胞化学趋化因子介导的。淋巴细胞接触到抗原后可被激活,发挥细胞和体液免疫作用,同时亦可产生针对自身抗原的自身抗体。激活的淋巴细胞可产生淋巴因子,IFN-γ 是其中之一。IFN-γ 是激活单核巨噬细胞的主要因子。被激活的单核巨噬细胞所产生细胞因子反过来又可激活淋巴细胞,造成炎症反应周而复始、连绵不断,呈慢性经过。

肥大细胞在结缔组织中广泛分布。肥大细胞表面存在免疫球蛋白 IgE 的 Fc 受体,在对食物、昆虫叮咬、药物过敏反应及对寄生虫的炎症反应中起重要作用。在 IgE 介导的炎症反应和寄生虫引起的炎症中,嗜酸粒细胞浸润也是其特点。嗜酸粒细胞的化学趋化因子介导嗜酸粒细胞运动到靶器官。嗜酸颗粒中含有主要碱性蛋白(major basic protein),是一种阳离子蛋白,对寄生虫有独特的毒性,也能引起哺乳类上皮细胞的溶解,以及在免疫反应中损伤组织。

(二) 肉芽肿性炎

肉芽肿性炎(granulomatous inflammation)是一种特殊性增生性炎,以肉芽肿形成为其特点,为特殊类型的慢性炎症。所谓肉芽肿,是由巨噬细胞及其演化的细胞呈局限性浸润和增生所形成的境界清楚的结节状病灶,病灶较小,直径一般在 0.5～2mm。以肉芽肿形成为基本特点的炎症叫肉芽肿性炎。不同的病因可引起形态不同的肉芽肿,因此,病理学家在一定程度上可根据肉芽肿形态特点做出病因诊断。如见到典型的结核结节,就基本上可诊断结核病。若肉芽肿形态不典型者常需辅以特殊检查,如抗酸染色、细菌培养、血清学检查和聚合酶链式反应(PCR)检测。

1. 肉芽肿性炎症的常见病因

(1)细菌感染:如结核杆菌、麻风杆菌、伤寒杆菌等。

(2)螺旋体感染:如梅毒螺旋体。

(3)真菌和寄生虫感染:如组织胞浆菌病和血吸虫病。

(4)异物:手术缝线、石棉、铍和滑石粉。

(5)原因不明:如结节病。

2. 肉芽肿的形成条件和组成 肉芽肿可分为异物性肉芽肿和感染性肉芽肿。异物性肉芽肿是由于异物不易被消化,刺激长期存在,导致慢性炎症。感染性肉芽肿除了与某些病原微生物不易被消化的有关外,主要与机体的免疫反应,特别是细胞免疫反应有关。巨噬细胞吞噬病原微生物后将抗原呈递给 T 淋巴细胞,并使其激活,产生 IL-2 可进一步激活 T 淋巴细胞,产生 IFN-γ,使巨噬细胞转变成上皮样细胞和多核巨细胞。

肉芽肿的主要细胞成分是类上皮细胞和多核巨细胞。类上皮细胞胞质界限不清,呈淡粉色,略呈颗粒状,胞核呈圆形或长圆形,染色浅淡,核内可有 1～2 个小核仁。电镜下见胞核内常染色质增多,核仁增大并靠近核膜,线粒体、粗面内质网和滑面内质网、溶酶体增多,核蛋白体和高尔基器增多,细胞膜的 Fc 和 C3b 受体明显减少。上皮样细胞具有向细胞外分泌的功能,而吞噬功能大大减少。

肉芽肿内的多核巨细胞是由多个类上皮样细胞互相融合或单个类上皮细胞的胞核分裂、胞质不分裂形成,又称郎罕巨细胞(Langhan's giant cell)。其细胞体积大,胞质丰富,细胞核数目可达几十个,甚至几百个,在细胞周边呈马蹄形、花环状,或集聚在细胞的一端(图 5-3-9)。若细胞核

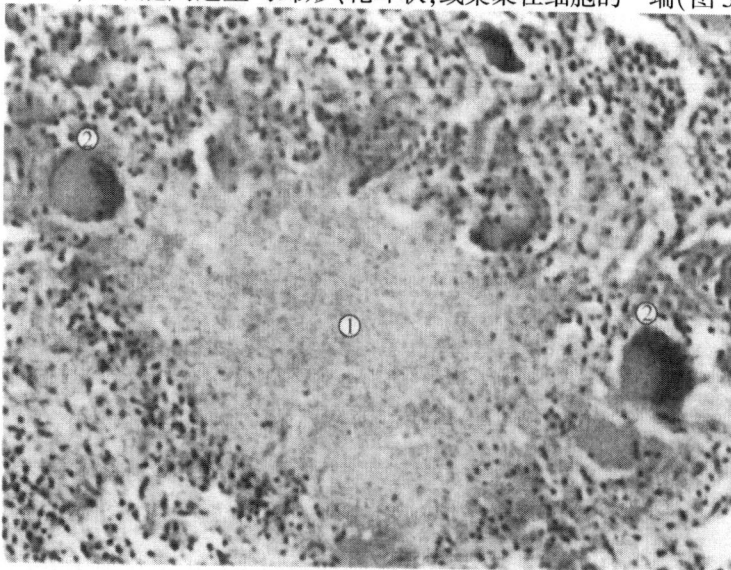

图 5-3-9 肉芽肿
①干酪样坏死;②郎罕巨细胞

杂乱无章地分布于细胞内,胞质内有异物、缝线或胆固醇结晶等存在,这种多核巨细胞则称为异物巨细胞(foreign body-type giant cell)(图5-3-10),多见于异物引起的慢性肉芽肿性炎症。

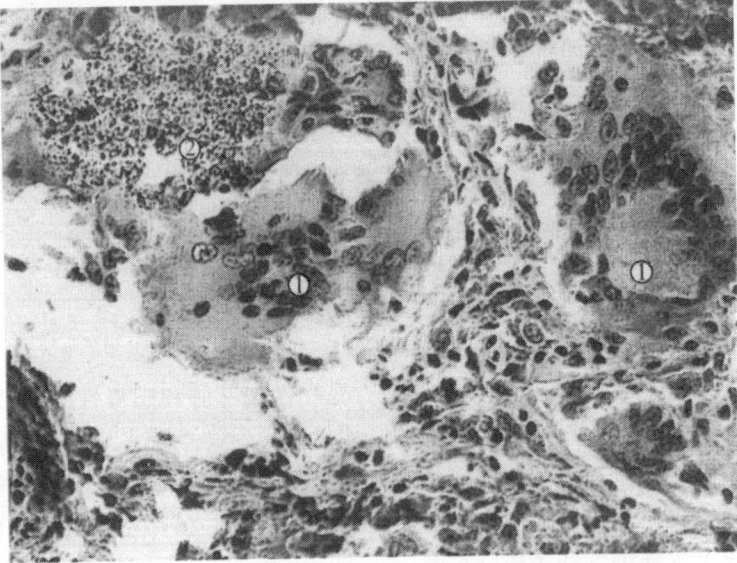

图 5-3-10　肉芽肿
①异物巨细胞;②异物

3. 肉芽肿性炎病理变化举例　以结核结节为例,典型的肉芽肿中心常为干酪样坏死,周围为放射状排列的上皮样细胞,并可见郎罕巨细胞掺杂于其中,再向外为大量淋巴细胞浸润,结节周围还可见纤维结缔组织包绕。

第四节　炎症的经过和结局

一、炎症的经过

炎症依其病程经过分为两大类:急性炎症(acute inflammation)和慢性炎症(chronic inflammation)。

(一)急性炎症的特点

急性炎症起病急骤,持续时间短,常常仅几天,一般不超过一个月。对于各种不同的损伤因子,急性炎症反应的表现较一致,以渗出性病变和变质改变为主,炎症细胞浸润以中性粒细胞为主,如疖、痈、急性细菌性痢疾、大叶性肺炎、急性细菌性心内膜炎等。

急性炎症的典型局部表现,包括有红、肿、热、痛和功能障碍。炎症的急性期全身反应包括发热、厌食、肌肉蛋白降解加速、补体和凝血因子合成增多,以及末梢血白细胞数目的改变。

IL-1、IL-6 和 TNF 是介导急性期反应最重要的细胞因子。IL-1 和 TNF 作用于下丘脑的体温调节中枢,通过在局部产生前列腺素 E 引起发热,阿司匹林和非甾体类抗炎药物可退热。IL-1

和 TNF 可诱导 IL-6 的产生,而 IL-6 能刺激肝脏合成纤维蛋白原等血浆蛋白,血浆纤维蛋白原水平增高,促进红细胞凝聚,使血沉加快。

末梢血白细胞计数增加是炎症反应的常见表现,特别在细菌感染所引起的炎症时更是如此。白细胞计数可达 $(15\sim20)\times10^9/L$。若达 $(40\sim100)\times10^9/L$,称为类白血病反应。末梢血白细胞计数增加,主要是由于 IL-1 和 TNF 引起白细胞从骨髓储存库释放加速,而且相对不成熟的杆状核中性粒细胞所占比例增加,称之为"核左移"。持续感染时 IL-1 和 TNF 能促进集落刺激因子的产生,引起骨髓造血前体细胞的增殖。多数细菌感染引起中性粒细胞增加;寄生虫感染和过敏反应引起嗜酸粒细胞增加;一些病毒感染选择性地引起淋巴细胞增加,如传染性单核细胞增多症、腮腺炎和风疹等。但另一些病毒、立克次体、原虫和细菌(如伤寒杆菌)感染则又可引起末梢血白细胞计数减少。

(二)慢性炎症的特点

慢性炎症通常由急性炎症转变而来,亦可一开始即呈慢性经过。临床症状不明显,病程持续数月至数年。慢性炎症的病理变化的特点常以增生为主,渗出较轻,浸润的炎细胞为淋巴细胞、浆细胞和巨噬细胞等。最常见的疾病如类风湿关节炎、结核病和硅沉着病等。少数慢性炎症可转变为急性炎症,称为慢性炎症急性发作。慢性炎症发生的原因在于:①病原微生物(包括结核菌、梅毒螺旋体、某些真菌)的持续存在,这些病原微生物毒力弱,常可激发免疫反应,特别是迟发性过敏反应,有时可表现为特异性肉芽肿性炎。②长期暴露于内源性或外源性毒性因子环境中,例如硅沉着病是由于长期暴露于二氧化硅的结果。③对自身组织产生免疫反应,如类风湿关节炎和系统性红斑狼疮等。

二、炎症的结局

大多数急性炎症能够痊愈,少数迁延为慢性炎症,极少数可蔓延扩散到全身。

(一)痊愈

在炎症过程中病因被清除,若少量的炎症渗出物和坏死组织被溶解吸收或经自然管道和体表排出,组织缺损通过周围健在的细胞的再生修复,可以完全恢复原来组织的结构和功能,称为完全愈复。若坏死范围较大,则由肉芽组织增生替代或通过包裹钙化的方式将坏死组织或病原体与周围组织隔离,使炎症平息,称为不完全愈复。

(二)迁延为慢性炎症

如果致炎因子不能在短期清除,在机体内持续其作用,不断地损伤组织,造成炎症迁延不愈,使急性炎症转变成慢性炎症,间或有急性发作。

(三)蔓延扩散

在机体抵抗力低下,或病原微生物毒力强、数量多的情况下,病原微生物可不断繁殖,并沿组织间隙或脉管系统向周围和全身组织和器官扩散。

1. 局部蔓延　炎症局部的病原微生物可通过组织间隙或自然管道向周围组织和器官扩散蔓延,使病灶扩大。如肾结核病变恶化时,结核菌可经泌尿道引起输尿管结核、膀胱结核,甚至蔓延到对侧输尿管和肾实质。

炎症局部蔓延可形成糜烂、溃疡、瘘管和窦道。

2. 淋巴路蔓延　病原微生物经组织间隙侵入淋巴管,随淋巴液进入局部淋巴结,引起局部淋巴结炎和部属淋巴结炎。如上肢感染引起腋窝淋巴结炎,足部感染时腹股沟淋巴结可肿大,在足部感染灶和肿大的腹股沟淋巴结之间出现红线,即为淋巴管炎。淋巴结炎是免疫器官和病原因子做斗争的表现,属防御性反应。若病原微生物仍未消灭,则可进一步通过淋巴道入血,引起血行蔓延。

3. 血行蔓延　炎症灶中的病原微生物可直接或通过淋巴路侵入血循环,病原微生物的毒性产物也可回流入血,引起菌血症、毒血症、败血症和脓毒败血症。

(1) 菌血症(bacteremia):细菌由局部病灶或经淋巴道、血管入血,全身无中毒症状,但从血液中可查到细菌,称为菌血症。一些炎症性疾病的早期就有菌血症,如大叶肺炎和流行性脑脊髓膜炎。在菌血症阶段,肝、脾和骨髓的吞噬细胞可组成一道防线,以清除细菌。此时行血培养或瘀点涂片,可找到细菌。

(2) 毒血症(toxemia):细菌的毒性产物或毒素被吸收入血,引起全身中毒症状者,称为毒血症。临床上出现寒战、发热,甚至中毒性休克。同时伴有心、肝、肾等实质细胞的变性或坏死,但血培养找不到细菌。

(3) 败血症(septicemia):细菌由局部病灶入血后,不仅没有被清除,而且还大量繁殖,并产生毒素,引起全身中毒症状和病理变化,称为败血症。败血症除有毒血症的临床表现外,还常出现皮肤和黏膜的多发性出血斑点,以及脾脏和淋巴结肿大等,还可出现休克和弥散性血管内凝血等表现。此时,血液中常可培养出病原菌。

(4) 脓毒败血症(pyemia):化脓菌所引起的败血症可进一步发展成为脓毒败血症。此时除了有败血症的表现外,可在全身一些脏器如肺、肝、肾、脑等处出现多发性细菌性脓肿(embol abscess),或称迁徙性脓肿(metastatic abscess)。脓肿灶通常较小,且多接近器官表面,周围有出血充血带。镜下小脓肿中央的小血管或毛细血管中可见细菌菌落,并有大量中性粒细胞限局性浸润,出现局部组织的化脓性溶解破坏。

第五节　影响炎症过程的诸因素

影响炎症过程的因素包括致病因子的因素、全身性因素和局部因素。致病因子的因素主要取决于致病因子的毒力、数量以及作用的时间长短。

影响炎症过程的全身性因素包括机体的免疫状态、营养状态和机体的内分泌状态。白细胞减少、白细胞功能缺陷和补体缺乏会影响对细菌的消灭,而细胞和体液免疫缺陷影响致敏淋巴细胞的功能和抗体的产生。全身性营养状态不良既影响机体的抗病能力,也影响机体的修复能力。糖尿病患者对致病因子的抵抗能力较低,易发生感染,感染也容易持续时间较长。糖皮质类固醇可降低炎症反应,但同时也可以降低机体对致病因子的清除和杀伤作用,甚至可引起病原微生物在机体内的播散。

　　影响炎症过程的局部因素,包括局部的血液循环状态、炎症渗出物和异物是否被清除或通畅引流等。下肢静脉曲张患者的下肢局部血流不畅,发生感染常常迁延很长时间。炎症渗出物和异物在局部的积聚,都不利于炎症的愈复。

(张　欣　周　韧)

第四章　肿　　瘤

肿瘤(tumor, neoplasm)是一类常见病、多发病,有良、恶性之分。恶性肿瘤是目前危害人类健康的最严重的一类疾病。在欧美一些国家,癌症的死亡率仅次于心血管系统疾病而居第二位。在我国,随着人口的老龄化,肿瘤的发病率和死亡率都有增加。据我国 1998 年全国卫生事业发展情况统计公报的资料,城市地区居民恶性肿瘤死亡率居死因第一位,农村地区居死因第三位。我国常见和危害性严重的肿瘤有胃癌、肝癌、肺癌、食管癌、大肠癌、白血病及淋巴瘤、子宫颈癌、鼻咽癌、乳腺癌等。这些肿瘤的病因学、发病学及其防治,均是我国肿瘤研究的重点。

第一节　肿瘤的概念

肿瘤是机体在各种致瘤因素作用下,局部组织的细胞在基因水平上失去对其生长的正常调控,导致异常增生和分化而形成的新生物,常表现为局部肿块的形成。

肿瘤细胞都是由正常细胞转化而来的。在致瘤因素作用下,正常细胞的遗传特性发生了转变,表现为过度增生,并具有相对的自主性,即使致瘤因素去除时,仍能持续性生长,与机体不协调。同时,肿瘤细胞在不同程度上失去了分化成熟的能力,在形态、代谢和功能上均有别于正常细胞。

机体在生理状态下以及在炎症、损伤修复等病理状态下也常有细胞、组织的增生,称为非肿瘤性增生。这类增生有的属于正常新陈代谢,有的是针对一定刺激或损伤而发生的反应性增生,都是适应机体需要的;其次,这类所增生的细胞、组织能分化成熟,并在一定程度上能恢复原来正常组织的结构和功能;再者,这类增生是有限的,一旦增生的原因去除后就停止增生。因此,肿瘤性增生与此有着本质上的区别。

第二节　肿瘤的特征

一、肿瘤的一般形态和结构

(一) 肿瘤的眼观形态

眼观上,肿瘤的形态多种多样,往往与肿瘤的发生部位、组织来源和生物学特性有关,因而可在一定程度上反映肿瘤的良恶性。

1. 肿瘤的数目和大小　肿瘤通常为单个,亦可为多个,两个以上独立的原发性肿瘤称为多原发性肿瘤。肿瘤的大小与肿瘤的良、恶性、生长时间和发生部位有一定的关系。生长时间短且被早期发现的肿瘤常体积小,有的甚至在显微镜下才能发现,如原位癌(carcinoma in situ)。生长缓慢、生长时间较长的肿瘤通常较大,且多为良性。恶性肿瘤生长迅速,短期内即可带来不良后果,常长得不大。生长于体表或大的体腔(如腹腔)内的肿瘤有时可长得很大,生长于密闭的狭小腔道(如颅腔、椎管)内的肿瘤则一般较小。

2. 肿瘤的形状 肿瘤的形状多种多样,发生于皮肤和黏膜表面的有乳头状、绒毛状、菜花状、蕈状、息肉状;发生于深部组织或实质性器官内的良性肿瘤多呈结节状、分叶状、哑铃状、实性或囊性,边界清楚,常有包膜环绕;恶性肿瘤则多呈浸润性包块状、条索状或蟹足状、弥漫肥厚状、不规则溃疡状等形状(图5-4-1)。

3. 肿瘤的颜色 一般肿瘤的切面多呈灰白或灰红色,但可因其组织起源、含血量的多寡、有无变性、坏死、出血或黏液等分泌物,以及是否含有色素等而呈现各种不同的颜色。如血管瘤多呈红色或暗红色,脂肪瘤呈黄色,黑色素瘤呈黑色或棕褐色。肿瘤伴随出血者多呈紫红色。

4. 肿瘤的硬度 取决于肿瘤的起源组织、肿瘤实质与间质的比例以及有无继发性改变,如骨瘤质硬,脂肪瘤质软;实质丰富而间质少的肿瘤质较软,反之则较硬;继发出血、坏死者质变软,伴有钙化或骨化时质变硬。

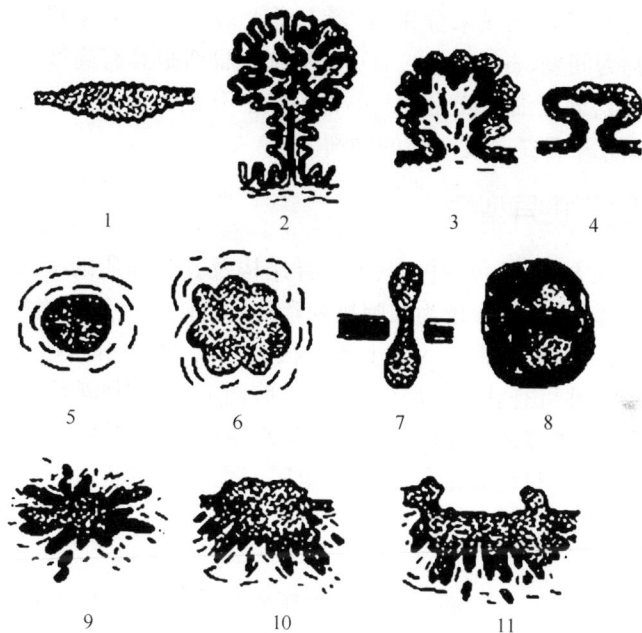

图 5-4-1 肿瘤的形态

1. 局部增厚;2. 息肉状;3. 乳头状;4. 蕈伞状;5. 结节状;6. 分叶状;7. 哑铃状;
8. 囊状;9. 浸润性生长;10. 向表面隆起并向深部浸润;11. 溃疡状

(二)肿瘤的组织结构

肿瘤的组织结构多种多样,但其基本组织结构都是由实质和间质(绒癌和原位癌例外)两部分构成。

1. 肿瘤的实质(parenchyma) 是肿瘤细胞的总称,它是肿瘤的主要成分,决定了肿瘤的性质和起源,也是肿瘤组织学诊断、分类和命名的主要依据。肿瘤通常只有一种实质成分,但少数肿瘤可以含有两种或多种实质成分,如畸胎瘤含有三个胚层来源的异常增生和分化的多种实质成分。

2. 肿瘤的间质(mesenchyma, stroma) 主要由结缔组织和血管组成,有时还可有淋巴管和少量神经纤维,起着支持和营养肿瘤实质的作用。间质的小部分可以是原来组织残存的,大部分则是在肿瘤实质刺激下局部结缔组织反应性增生而成的。肿瘤间质内往往有多少不等的淋巴细胞、巨噬细胞和浆细胞浸润,这是机体对肿瘤组织的免疫反应。

二、肿瘤的异型性

无论何种肿瘤,其细胞形态和组织结构都与其正常起源组织有不同程度的差异,这种差异称为异型性(atypia)。肿瘤异型性的大小反映了肿瘤组织的分化程度。异型性小者,说明它与正常起源细胞、组织相似,肿瘤组织分化程度高;反之,异型性大者,肿瘤组织分化程度低。因此,区别这种异型性的大小是诊断肿瘤和确定其良、恶性的主要组织学依据。恶性肿瘤常具有明显的异型性。

有些恶性肿瘤分化程度甚低或未分化,在形态学上表现为去分化状态,呈现出明显的异型性、幼稚性和活跃性,称为间变(anaplasia)。间变性的肿瘤细胞具有高度的异型性,表现出明显的多形性(pleomorphism),即瘤细胞彼此在大小和形状上有很大的变异。因此,往往难于确定其组织来源。间变性肿瘤几乎都是高度恶性的肿瘤。

(一) 肿瘤组织结构的异型性

肿瘤组织在空间排列方式上(包括极向、器官样结构及其与间质的关系等方面)都与其正常起源组织有不同程度的差异,具体表现为细胞排列紊乱、极性丧失、层次增加、疏密不一等。如腺上皮发生的恶性肿瘤——腺癌,其腺体的大小和形状不一致,排列不规则,腺上皮细胞排列失去极向,紧密重叠或呈多层,并可有乳头状增生,甚至腺腔消失,难以判断其组织来源。良性肿瘤因瘤细胞异型性不明显,这些肿瘤的诊断则主要依靠组织结构的异型性,如子宫平滑肌瘤的细胞和正常子宫平滑肌细胞很相似,只是其排列与正常组织不同,呈编织状。

(二) 肿瘤细胞的异型性

良性肿瘤细胞的异型性小,一般都与其起源的正常细胞相似。恶性肿瘤细胞常具有高度的异型性,表现为以下特点:

1. 瘤细胞的多形性 各个瘤细胞的大小不等、形态不一,体积常比正常细胞大,有时出现胞体巨大的瘤巨细胞。但少数分化很差的肿瘤,其瘤细胞也可较正常细胞小,圆形,大小较一致。

2. 瘤细胞核的多形性 表现为瘤细胞核的大小、形状和染色不一致,可出现巨核、双核、多核或奇异形的核。瘤细胞核的体积常增大,使核浆比增大(正常为 $1:4\sim6$,恶性肿瘤细胞可接近 $1:1$);核染色常变深(由于核内 DNA 增多),染色质呈粗颗粒状,分布不均匀,常聚集在核膜下,使核膜显得增厚;核仁肥大,数目常增多;核分裂像常增多,并出现病理性核分裂像,如不对称性、多极性及顿挫性等。这种核的多形性常为恶性肿瘤的重要特征,在区别良恶性肿瘤上有重要意义(图5-4-2)。

3. 瘤细胞胞质的改变 由于胞质内游离核糖体增多而多呈嗜碱性。有些胞质内可产生异常分泌物或代谢产物(如激素、黏液、糖原、脂质、角蛋白和色素等),可能有助于判断肿瘤的来源。

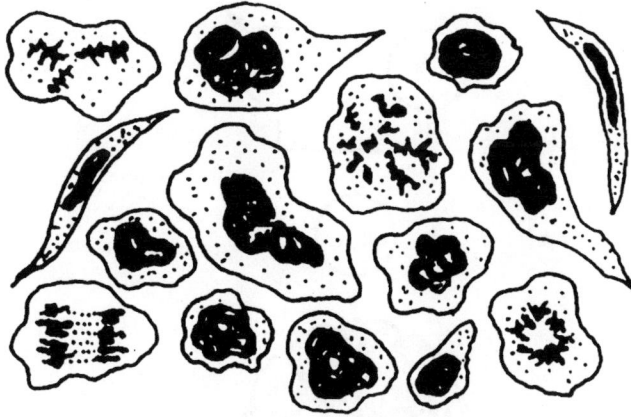

图 5-4-2 肿瘤细胞的异型性

第三节 肿瘤的生长与扩散

一、肿瘤生长的生物学

肿瘤性增生是一种单克隆性增生,即肿瘤是由一个转化细胞不断增生繁衍形成的。恶性转化细胞的内在特性(如肿瘤的生长分数)和宿主对肿瘤细胞或其产物的反应(如肿瘤血管形成)共同影响肿瘤的生长与演进。

(一)肿瘤生长的动力学

肿瘤的生长速度与以下三个因素有关:

1. 肿瘤细胞倍增时间 恶性转化细胞的生长周期也分为 G_0、G_1、S、G_2 和 M 期。多数恶性肿瘤细胞的倍增时间与正常细胞(24~48 小时)相似或比正常细胞更慢。

2. 生长分数(growth fraction) 肿瘤细胞群体中处于增殖阶段(S 期+G_2 期)的细胞在细胞总数中所占的比例称生长分数。在细胞恶性转化的初期,绝大多数的细胞处于复制期,所以生长分数很高。但是随着肿瘤的持续生长,不断有瘤细胞发生分化,处于 G_0 期的肿瘤细胞逐渐增多,因而即使是生长迅速的肿瘤,其生长分数也只在 20%左右。

3. 瘤细胞的生成与丢失 在一个肿瘤细胞群体内,既有新细胞不断产生,同时又有细胞不断死亡、脱落而丢失。这两者的平衡状态决定了肿瘤是否能进行性长大及其长大速度。在生长分数相对较高的肿瘤(如急性白血病和小细胞肺癌),瘤细胞的生成远大于丢失,其生长速度要比那些细胞生成稍超过丢失的肿瘤(如结肠癌)快得多。

肿瘤细胞动力学在肿瘤的化疗上有重要的意义。目前几乎所有的抗癌药物均针对处于增殖期的细胞。高生长分数的肿瘤(如高度恶性的淋巴瘤)对于化疗特别敏感,生长分数低的实体瘤(如结肠癌)对化疗较不敏感。因此,临床上常先用放射或手术治疗将肿瘤缩小或去除,使残存的瘤细胞离开 G_0 期后再用化疗(图 5-4-3)。

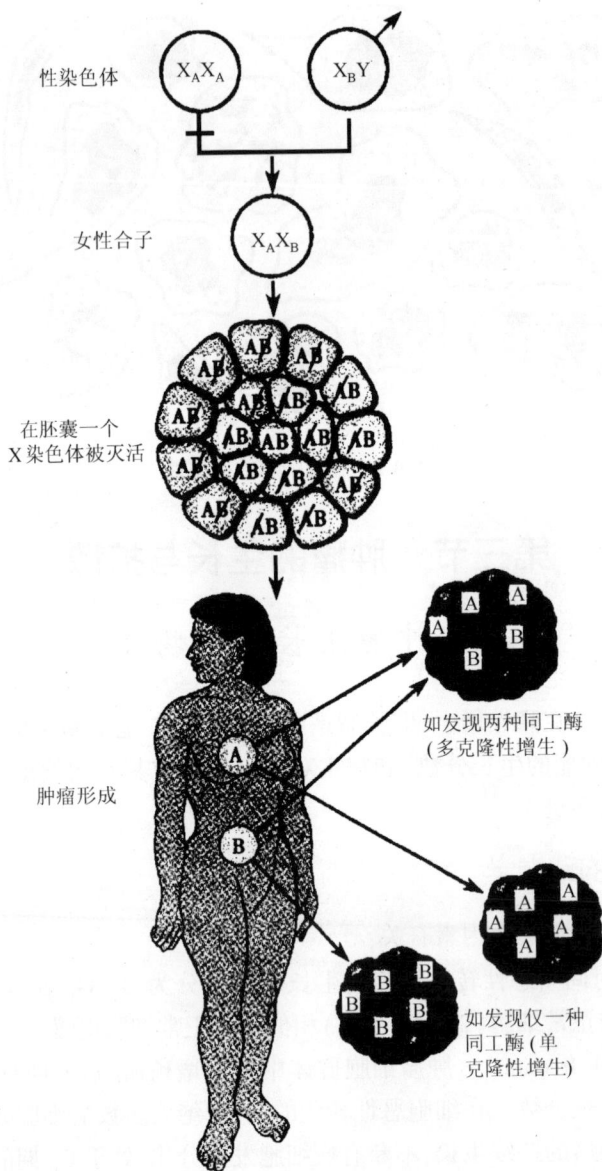

图 5-4-3　肿瘤细胞的单克隆性

（二）肿瘤血管形成

　　肿瘤血管形成这是恶性肿瘤能生长、浸润与转移的前提之一。肿瘤细胞能产生一类血管生成因子（angiogenesis factor），如血管内皮细胞生长因子（vascular endothelial growth factor，VEGF）和碱性成纤维细胞生长因子（basic fibroblastic growth factor，BFGF），这些因子能增加内皮细胞的化学趋向性，促进周围组织内血管内皮细胞分裂和毛细血管出芽生长，并长入瘤体内，既为肿瘤的生长提供了营养，又为肿瘤的转移准备了有利的条件。另外，浸润到肿瘤组织内及其周围的炎细胞(主要是巨噬细胞)也能产生这类因子。

新近的研究还发现,肿瘤细胞不仅可以产生血管生成因子,也可以诱导多种抗血管生成因子形成,如血栓孢素 1(thrombospondin 1)、血管静止素(angiostatin)、内皮静止素(endostatin)和脉管静止素(vasculostatin)等。肿瘤的生长实际是由血管生成因子和抗血管生成因子共同控制的。因此,抑制肿瘤血管形成是肿瘤治疗的一个新途径。

(三)肿瘤的演进与异质化

恶性肿瘤在生长过程中侵袭性逐渐增强的现象称为肿瘤的演进(progression),与肿瘤的异质性(heterogeneity)有关。肿瘤的异质性是指由单克隆来源的肿瘤内含有许多细胞表型不完全相同的细胞亚群,其细胞侵袭能力、生长速度、对激素的反应和对抗癌药的敏感性等方面均有所不同。其原因是在肿瘤生长过程中,可能有附加的基因突变作用于不同的瘤细胞,使得瘤细胞的亚克隆获得不同的特性。肿瘤在生长过程中往往能保留那些适应存活、生长、浸润与转移的亚克隆。

二、肿瘤的生长方式和扩散

(一)肿瘤的生长速度

肿瘤的生长速度与瘤细胞的分化程度密切相关,可有极大的差异。分化好的良性肿瘤一般生长较缓慢,常需几年甚至几十年。如果已生长多年的良性肿瘤短期内迅速增大,就要考虑发生恶性转变或出现出血、坏死及囊性变的可能。分化差的恶性肿瘤大多生长较快,短期内即可形成明显的肿块,并且易发生出血、坏死等继发改变。

(二)肿瘤的生长方式

1. 膨胀性生长 指瘤细胞生长缓慢,宛如吹气球样,推开或挤压周围组织,而不对其进行侵袭。因此,肿瘤往往呈结节状,常有完整的包膜,与周围组织分界清楚。位于皮下者容易手术摘除,术后不易复发。这是大多数良性肿瘤的生长方式,这种生长方式的肿瘤对机体的影响主要为挤压或阻塞局部器官和组织(图 5-4-4)。

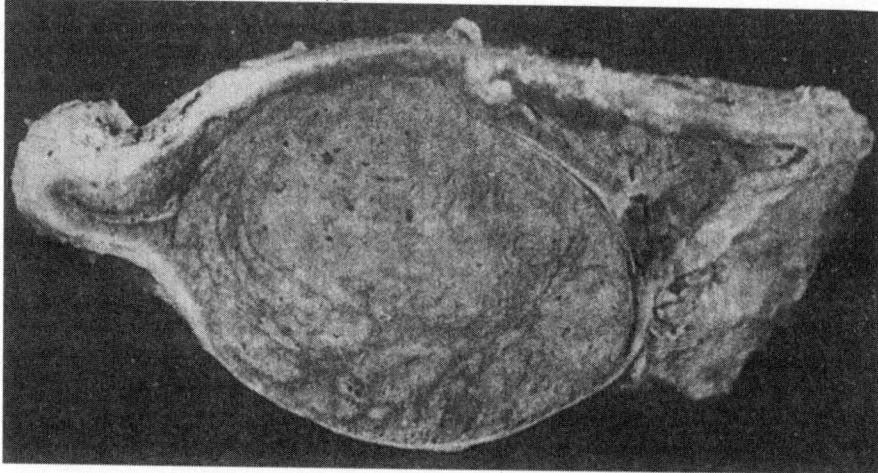

图 5-4-4 良性肿瘤的膨胀性生长(肾上腺皮质腺瘤)

2. 浸润性生长 为大多数恶性肿瘤的生长方式。肿瘤生长较迅速,并侵入周围组织间隙、淋巴管或血管内,像树根长入泥土一样浸润并破坏周围组织。因而,此类肿瘤没有包膜,与邻近正常组织紧密连接而无明显界限。手术治疗时,需比较广泛地切除一部分肿瘤周围的正常组织,否则术后易复发(图5-4-5)。

3. 外生性生长 指发生在体表、空腔器官(如消化道、泌尿生殖道等)表面的肿瘤,常向表面生长,呈乳头状、息肉状、蕈状或菜花状。良性肿瘤和恶性肿瘤都可发生,但恶性肿瘤常在其基底部同时也呈浸润性生长。这种外生性恶性肿瘤中央容易发生坏死脱落而形成底部高低不平、边缘隆起的恶性溃疡。

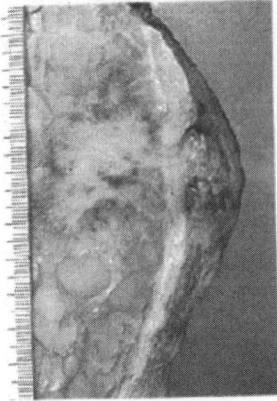

图 5-4-5 恶性肿瘤的浸润性生长(乳腺癌)

(三) 肿瘤的扩散

肿瘤的扩散(spread of tumor)是恶性肿瘤的重要特征,可通过浸润性生长在原发部位直接蔓延或通过多种途径扩散到身体其他部位(转移)。

1. 直接蔓延(direct spread) 肿瘤细胞不断增殖,常常连续地沿着组织间隙、淋巴管、血管或神经束衣直接延伸并侵入邻近正常器官或组织继续生长,称为直接蔓延。如宫颈癌晚期可蔓延至直肠和膀胱经宫旁组织,浸润骨盆壁。

2. 转移(metastasis) 瘤细胞从原发部位侵入淋巴管、血管或体腔,迁徙到他处继续生长,形成与原发瘤同样类型的肿瘤,这个过程称为转移,所形成的肿瘤称为转移瘤(metastatic tumors)或继发瘤(secondary tumors)。良性肿瘤不转移,只有恶性肿瘤才可能发生转移。转移的后果是导致肿瘤在体内播散,破坏受累的重要脏器,引起死亡。常见的转移途径有以下几种:

(1)淋巴道转移:瘤细胞侵入淋巴管后,一般循淋巴循环由近而远逐步扩散,首先累及局部淋巴结。瘤细胞在局部淋巴结内先停留于边缘窦,并不断生长繁殖而累及整个淋巴结,使受累淋巴结肿大,质地变硬,切面常呈灰白色,可伴有灰黄色坏死区。早期可被推动,晚期则粘连固定。有时,多个受累的淋巴结由于瘤组织侵出被膜而相互融合成团块。例如,乳腺外上象限发生的乳腺癌首先到达同侧腋窝淋巴结;肺癌首先到达肺门淋巴结。此后,可依次累及沿途各组淋巴结,最后可经胸导管进入血流再继发血道转移。但有时可越过一组淋巴结而累及更下一组淋巴结,发生"跳跃性转移"(skip metastasis);有时由于输出淋巴管受阻而发生逆行性转移。一般来说,癌多经淋巴道转移(图5-4-6、图5-4-7)。

(2)血道转移:瘤细胞侵入血管后可随血流到达远隔器官继续生长,形成转移瘤。瘤细胞多经静脉入血,少数亦可经淋巴管入血。循环血液中出现恶性肿瘤细胞,并不意味着必然会发生血道转移,还要取决于肿瘤细胞自身的增殖能力及机体的免疫机能等情况。血道转移的途径与血栓栓塞运行方向相一致,即侵入体循环静脉的肿瘤细胞常在肺内形成转移瘤;侵入门静脉系统者常发生肝转移;侵入肺静脉者可引起全身转移。此外,侵入胸、腰、骨盆静脉的肿瘤细胞可通过吻合支进入脊椎静脉丛(Baston脊椎静脉系统),而无肺转移,如前列腺癌就可通过此途径转移到脊椎,进而转移到脑。

血道转移最常见发生于肺,其次是肝。血道转移瘤常为散在分布的多发性结节,边界清楚,

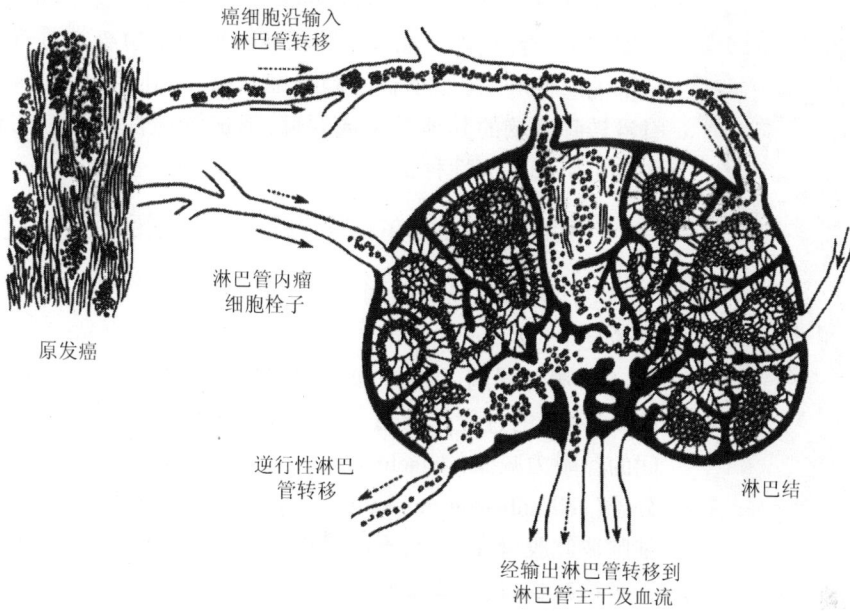

图 5-4-6　肿瘤的淋巴道转移模式图
→淋巴流向；……→癌细胞流向

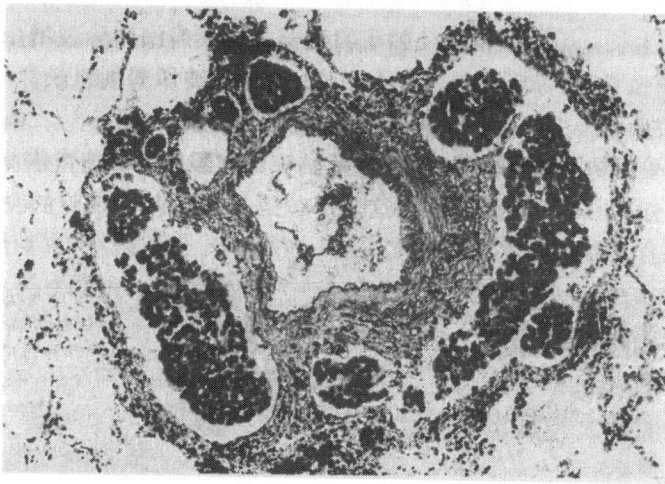

图 5-4-7　淋巴道转移
肺内血管周围的淋巴管扩张，充满瘤细胞团——瘤细胞栓子

且多接近器官的表面。位于器官表面的转移瘤，因瘤结节中央出血、坏死而凹陷，可形成"癌脐"（图 5-4-8）。

（3）种植性转移：体腔内器官的肿瘤累及至器官表面时，瘤细胞可以脱落，并像播种一样种植在体腔内各器官的表面，继续增殖形成转移瘤。这种转移的方式称为种植性转移，常见于腹腔器官的癌瘤。如胃癌破坏胃壁侵及浆膜后，可脱落而种植到大网膜、腹膜、腹腔内器官表面甚至卵巢等处,在卵巢可形成 Krukenberg 瘤。种植性转移常伴有积液和脏器间肿瘤性粘连。抽吸体腔积液做细胞学检查常可查见癌细胞。脑部的恶性肿瘤,如小脑的髓母细胞瘤(medulloblastoma)亦可经脑脊液转移到脑的其他部位或脊髓,形成种植性转移。此外,手术操作也可引起医源性种植转移。

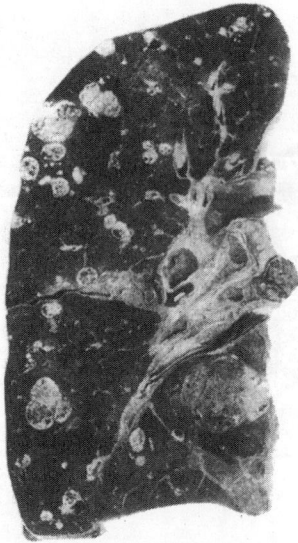

图 5-4-8　肺的血道转移性癌

(四) 恶性肿瘤的局部浸润和血道转移的机制

恶性肿瘤的局部浸润和血道转移是一个由以下一系列步骤组成的复杂过程:

1. 局部浸润　指肿瘤细胞向细胞外基质(extracellular matrix,ECM)侵犯的过程。该过程的发生可分为四步:第一步是肿瘤细胞间的黏附力减少(detachment)。正常上皮细胞之间有各种细胞黏附分子(cell adhesion molecules, CAMs),如上皮粘连素(E-cadnerin)使细胞彼此胶着在一起,不能单独分离。恶性肿瘤细胞中上皮粘连素常表达减少,使得瘤细胞彼此分散。

第二步是癌细胞紧密附着于基底膜(attachment)。正常上皮细胞表面有一种黏附分子——整合素,它是层粘连蛋白(laminin, LN)的高亲和力受体,仅分布在细胞的基底面,能与基底膜的 LN 分子结合而使上皮细胞定向附着。而某些癌细胞 LN 受体增多,并弥漫分布于细胞表面,因而易与基底膜黏附。此外,癌细胞还可表达除 LN 受体外的多种整合素作为细胞外基质,例如纤维连接蛋白(fibronectin, FN)、胶原和 vitronectin 的受体,通过受体与配体的结合来实现与基质成分的黏附。

第三步是 ECM 的降解(degradation)。癌细胞与基底膜紧密接触后,可分泌蛋白溶解酶溶解细胞外基质成分,使基底膜产生局部缺损,或通过诱导宿主细胞(如成纤维细胞和巨噬细胞)产生蛋白酶,使 ECM 溶解。

第四步是癌细胞的移出(migration)。癌细胞通过阿米巴运动可从基底膜的局部缺损处游出。移出可由肿瘤细胞产生的自分泌移动因子(autocrine motility factor)介导。另外,基质成分(如胶原、蛋白多糖)的降解产物和一些生长因子(如胰岛素样生长因子 I 和 II)对癌细胞也有化学趋向性。癌细胞穿过基底膜后,类似上述步骤进一步溶解间质结缔组织,在间质中移动。到达血管壁时,可以同样的方式穿过血管的基底膜进入血管(图 5-4-9)。

2. 血行播散　进入血管的癌细胞易于遭受宿主免疫细胞的破坏,但是与血循环内的血小板及白细胞凝集成团的瘤栓不易被消灭,并可与形成栓塞处的血管内皮细胞黏附,然后以前述机制穿过血管内皮和基底膜,形成新的转移灶。

3. 转移的分子遗传学　目前尚未发现单独的转移基因。由于转移细胞必须获得多种特性(如黏附分子受体的表达、胶原酶和运动因子的产生等),似乎没有单独的遗传改变能使细胞获得转移的潜能。但已发现一种肿瘤抑制基因——nm23 的表达水平与肿瘤的侵袭和转移能力有关。在小鼠模型中,nm23 的高表达者具有低转移性;nm23 表达低 10 倍者伴有高转移。在一些人乳腺癌病例中发现,淋巴结转移少于三个者,nm23 蛋白表达水平高;而有广泛转移者 nm23 蛋白表达的水平一般均低。关于 nm23 基因表达产物与肿瘤转移的确切联系还在进一步研究中。

另外,有些编码与浸润有关的蛋白,如上皮粘连素和金属蛋白酶组织抑制物的基因,可视为转移抑制基因。

三、肿瘤的分级与分期

肿瘤的分级(grading)和分期(staging)一般都用于恶性肿瘤。恶性肿瘤的分级是根据其分化程度的高低来确定恶性程度的级别。目前较为通用的是三级分级法,分化良好者为Ⅰ级,属低度恶性;分化中等者为Ⅱ级,属中度恶性;分化低者为Ⅲ级,属高度恶性。这种分级法对临床治疗和判断预后有一定意义,但缺乏定量标准,也不能排除主观因素,有时与临床生物学行为并非完全一致。

肿瘤的分期目前有不同的方案,其主要原则是根据原发肿瘤的大小、浸润的深度、范围以及是否累及邻近器官、有无局部和远处淋巴结的转移、有无血源性或其他远处转移等来确定肿瘤病程发展的阶段。国际上广泛采用 TNM 分期法。T 指肿瘤的原发灶,随着肿瘤的增大依次用T1~T4来表示;N 指淋巴结受累及情况,N0 表示淋巴结未受累及,随着淋巴结受累及的程度和范围的加大,依次用 N1~N3 表示;M 表示血行转移,无血行转移者用 M0 表示,有血行转移者用 M1 或 M2 表示。

肿瘤的分级和分期对临床医师制定治疗方案和估计预后有一定参考价值,特别是肿瘤的分期更为重要,但是必须结合各种恶性肿瘤的生物学特性以及病人的全身情况等综合考虑。

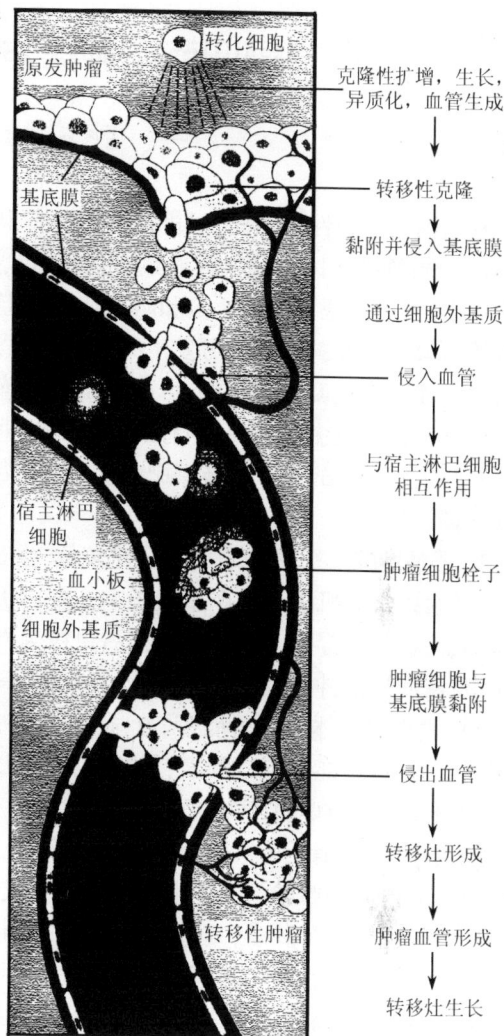

图 5-4-9 恶性肿瘤的局部浸润及血道转移机制示意图

四、肿瘤的复发

经手术切除或放疗等方法未能彻底清除肿瘤组织,以致经一段时间后,又于原发部位再次长出与原发瘤相同的肿瘤,称肿瘤的复发,再次长出来的肿瘤就称为再发瘤。恶性肿瘤往往呈浸润性生长,不易切除彻底而复发,但某些良性肿瘤亦可复发,如唾腺组织的多形性腺瘤就易复发,还可发生恶变。

第四节 肿瘤与机体的相互影响

一、肿瘤对机体的影响

肿瘤因其良恶性的不同,对机体的影响有很大差异。

1. 良性肿瘤 因其分化较成熟,生长缓慢,不浸润和转移,而停留于局部,故一般对机体的影响较小,主要表现为局部压迫和阻塞症状。但如发生在腔道或重要器官如颅内,也可引起较为严重的后果。良性肿瘤有时可发生继发性改变,亦可对机体带来程度不同的影响。如子宫黏膜下肌瘤常伴有浅表糜烂或溃疡,可引起出血和感染。此外,内分泌腺发生的良性肿瘤则常因能引起某种激素分泌过多而产生全身性影响,如脑垂体前叶的嗜酸性细胞腺瘤(acidophilic adenoma)可引起巨人症(gigantism)或肢端肥大症(acromegaly);胰岛细胞瘤分泌过多的胰岛素,可引起阵发性血糖过低。

2. 恶性肿瘤 恶性肿瘤由于分化较低,生长较迅速,并呈浸润性生长破坏器官或组织,甚至可发生转移,常对机体造成严重的影响。除可引起局部压迫和阻塞症状外,发生于消化道者常并发溃疡、出血甚至穿孔,导致腹膜炎,后果极为严重。有时肿瘤产物或合并感染可引起发热。肿瘤压迫、浸润局部神经还可引起顽固性疼痛等症状。晚期恶性肿瘤患者往往发生恶病质(cachexia),表现为机体严重消瘦、无力、贫血和全身衰竭的状态,致患者死亡。恶病质的发生机制尚未完全阐明,可能与下述因素有关:①肿瘤组织坏死后的毒性产物引起机体的代谢紊乱;②由于晚期癌瘤引起的疼痛,影响患者的食欲、进食及睡眠;③癌肿常伴发出血、感染、发热等;④恶性肿瘤的迅速生长,消耗了机体大量的营养物质。

一些非内分泌腺肿瘤能产生和分泌激素或激素类物质,引起内分泌紊乱的临床症状。此类肿瘤称为异位内分泌肿瘤,其所引起的临床症状称为异位内分泌综合征。此类肿瘤大多数为恶性肿瘤,其中以癌为多,如肺癌、胃癌、肝癌、胰腺癌、结肠癌等;也可见于肉瘤,如纤维肉瘤、平滑肌肉瘤、横纹肌肉瘤和未分化肉瘤等。许多分泌异位激素的恶性肿瘤都有产生两种以上激素的特点。关于异位激素产生的机制,可能与瘤细胞内基因异常表达有关。此外,APUD(amine precursor uptake and decarboxylation)系统或称弥散神经内分泌系统(diffuse neuroendocrine system)的肿瘤,也可产生生物胺或多肽激素,如类癌、神经内分泌癌、嗜铬细胞瘤和副神经节瘤等,有时也可引起内分泌紊乱。

由于肿瘤产物或异常免疫反应(包括交叉免疫、自身免疫和免疫复合物沉着等)或其他不明原因,可引起内分泌、神经、消化、造血、骨关节、肾脏及皮肤等系统发生病变及出现相应的临床表现,而并非由原发肿瘤或转移灶所在部位直接引起的,称为副肿瘤综合征(paraneoplastic syndrome)。由于它可能是一些隐匿肿瘤的早期表现,提高认识后将有助于发现一些早期肿瘤。

二、机体对肿瘤的影响

1. 宿主对肿瘤的免疫反应 有证据表明,机体免疫状态与肿瘤的发生密切相关,例如遗传性免疫缺陷病患者恶性肿瘤的发生率较正常人高出 100 倍。目前认为肿瘤的发生、发展可能是肿瘤细胞从机体的免疫监视下逃脱的结果。人体抗肿瘤免疫反应可分为体液免疫和细胞免疫两大类，但以细胞免疫为主。参与抗肿瘤免疫反应的细胞有两大类，一类是能捕获和处理肿瘤抗原，使淋巴细胞接触抗原，并在淋巴因子作用下参与各种免疫反应的细胞。这类细胞主要包括巨噬细胞、单核细胞和树突状细胞。另一类则是淋巴细胞，它们可特异性地识别肿瘤抗原，接受抗原的刺激，并通过增殖分化而分泌抗体和淋巴因子，引起一系列特异性的和非特异性的抗肿瘤免疫反应，包括 T 细胞及其亚群、B 细胞及其亚群、K 细胞、NK 细胞和 LAK 细胞等不同功能的淋巴细胞。组织学观察也表明，在肿瘤间质内出现的以 T 淋巴细胞为主的细胞浸润时，则预后良好。目前，临床上应用一些肿瘤生物反应修饰剂，如白细胞介素-2、干扰素、肿瘤坏死因子和 LAK 细胞及 TIL 等，都是希望能提高机体的免疫功能，从而达到控制肿瘤发展的目的。此外，肿瘤引起的自身免疫反应可能与某些癌肿的自发消退有关。

2. 激素与肿瘤 某些激素水平的紊乱可促进肿瘤的发生，如雌激素水平过高可促发乳腺癌；而采用去除激素来源或增加对抗激素等措施，对某些肿瘤有一定疗效，如对晚期乳腺癌患者行卵巢切除术以及利用雌激素治疗前列腺癌。

第五节 良性肿瘤与恶性肿瘤的区别

良性肿瘤和恶性肿瘤在生物学特点上是明显不同的，因而对机体的影响也不同。肿瘤一般对机体影响小，易于治疗，效果好；恶性肿瘤危害较大，不易切除和根治。如果把恶性肿瘤误诊为良性肿瘤，就会延误治疗，或者治疗不彻底造成复发、转移。相反，如把良性肿瘤误诊为恶性肿瘤，可能会令患者遭受巨大的精神负担。因此，区别良性肿瘤与恶性肿瘤具有重大意义（表 5-4-1）。

表 5-4-1 良性肿瘤与恶性肿瘤的区别

	良性肿瘤	恶性肿瘤
组织分化程度	分化好，异型性小，与原有组织的形态相似	分化差，异型性大，与原有组织的形态差别大
核分裂象	无或稀少，不见病理核分裂象	多见，并可见病理核分裂象
生长速度	缓慢	较快
生长方式	膨胀性或外生性生长，前者常有包膜形成，与周围组织一般分界清楚，故通常可推动	浸润性或外生性生长，前者无包膜，一般与周围组织分界不清楚，通常不能推动；后者常伴有浸润性生长
继发改变	很少发生坏死、出血	常伴出血、坏死、溃疡形成等
转移	不转移	常有转移
复发	手术切除后很少复发	手术切除等治疗后较多复发
对机体影响	较小，主要为局部压迫或阻塞。如发生在重要器官，也可引起严重后果	较大，除压迫、阻塞外，还可以破坏原发处和转移处的组织，引起坏死、出血、合并感染，甚至造成恶病质

必须指出，二者之间有时并无绝对界限，这种比较是相对的，需要综合各方面的表现才能做出正确的判断，不能将上述比较内容绝对化。有些肿瘤的组织形态介于二者之间，称为交界性肿瘤（borderline tumor），如卵巢交界性浆液性乳头状囊腺瘤和黏液性囊腺瘤。此类肿瘤有恶变倾向，在一定的条件下可逐渐向恶性发展，故临床上应加强随访。肿瘤的良恶性并非一成不变，有些良性肿瘤如不及时治疗，有可能转变为恶性肿瘤，称为恶变（malignant change）。而个别的恶

性肿瘤(如黑色素瘤),有时由于机体免疫力加强等原因,可以停止生长甚至完全自然消退。

第六节　肿瘤的命名与分类

一、肿瘤的命名原则

人体任何部位、任何组织、任何器官几乎都可发生肿瘤,因此肿瘤的种类繁多,命名也复杂。一般根据其组织发生即组织来源和生物学行为来命名。

(一) 良性肿瘤的命名

良性肿瘤常在其来源组织名称后加一"瘤"字,其命名方式是:部位+组织来源+瘤,如来源于子宫平滑肌的良性瘤称为子宫平滑肌瘤,来源于甲状腺腺上皮的良性瘤称为甲状腺腺瘤等。有时还结合肿瘤的形态特点命名,如腺瘤呈乳头状生长并有囊腔形成者称为乳头状囊腺瘤。

(二) 恶性肿瘤的命名

1. 癌(carcinoma)　系指来源于上皮组织(包括鳞状上皮、腺上皮、移行上皮等)的恶性肿瘤,其命名方式为:部位+组织来源+癌。如来源于皮肤鳞状上皮的恶性肿瘤称为皮肤鳞状细胞癌,来源于胃腺上皮呈腺样结构的恶性肿瘤称为胃腺癌。有时肿瘤的外形具有一定的特点时,也结合形态特点而命名,如形成乳头状及囊状结构的腺癌,则称为乳头状囊腺癌。

2. 肉瘤(sarcoma)　系指从间叶组织(包括纤维结缔组织、脂肪、肌肉、脉管、骨、软骨组织等)发生的恶性肿瘤,其命名方式为:部位+组织来源+肉瘤,如皮肤纤维肉瘤、大腿横纹肌肉瘤、股骨骨肉瘤等。

3. 癌肉瘤(carcinosarcoma)　系指一个肿瘤中既有癌的结构,又有肉瘤的结构,两者混合在一起。

在病理学上癌是指上皮组织来源的恶性肿瘤,但一般人所说的"癌症"(cancer),习惯上常泛指所有恶性肿瘤。

(三) 其他命名方式

有些肿瘤不按上述原则命名,而采用其他特殊的命名方法。

1. 以母细胞命名的肿瘤　该组肿瘤生物学行为多数为恶性,细胞处于幼稚状态,类似胚胎发育时的母细胞,因此称为母细胞瘤,如肝母细胞瘤、肾母细胞瘤、神经母细胞瘤等。少数属于良性范畴,如软骨母细胞瘤、肌母细胞瘤等。

2. 以瘤命名的恶性肿瘤　这类肿瘤,实际上是恶性肿瘤,但传统命名时仍称其为瘤,如精原细胞瘤、无性细胞瘤、黑色素瘤等。

3. 以病命名的恶性肿瘤　个别肿瘤传统上称其为病,实为恶性肿瘤,如白血病。

4. 以人名命名的恶性肿瘤　如尤文(Ewing)瘤、霍奇金(Hodgkin)淋巴瘤等,均为恶性肿瘤。因应用已久,仍被保留。

5. 以细胞形态命名　如肺燕麦细胞癌、鼻咽泡状核细胞癌、骨巨细胞瘤等。

6. 有的肿瘤与一般命名原则不符合 为区分良性、恶性肿瘤,则在恶性肿瘤前加上恶性二字,以明确其性质,如恶性畸胎瘤、恶性淋巴瘤、恶性神经鞘瘤等。

二、肿瘤的分类

肿瘤的分类通常是以它的组织来源为依据。每一类别又按其分化程度及对机体的影响而分为良性与恶性两大类。根据组织来源的肿瘤分类见表(表5-4-2)。

表 5-4-2 肿瘤分类

组织来源	良性肿瘤	恶性肿瘤
一、上皮组织		
鳞状上皮	乳头状瘤	鳞状细胞癌
基底细胞		基底细胞癌
腺上皮	腺瘤	腺癌
	乳头状瘤	乳头状癌
	囊腺瘤	囊腺癌
	多形性腺癌	恶性多形性腺癌
移行上皮	乳头状瘤	移行上皮癌
二、间叶组织		
纤维结缔组织	纤维瘤	纤维肉瘤
纤维组织细胞	纤维组织细胞瘤	恶性纤维组织细胞瘤
脂肪组织	脂肪瘤	脂肪肉瘤
平滑肌组织	平滑肌瘤	平滑肌肉瘤
横纹肌组织	横纹肌瘤	横纹肌肉瘤
血管组织	血管瘤	血管肉瘤
淋巴管组织	淋巴管瘤	淋巴管肉瘤
骨组织	骨瘤	骨肉瘤
软骨组织	软骨瘤	软骨肉瘤
滑膜组织	滑膜瘤	滑膜肉瘤
间皮	间皮瘤	恶性间皮瘤
三、淋巴造血组织		
淋巴组织		淋巴瘤
造血组织		各种白血病
四、神经组织		
神经鞘膜组织	神经纤维瘤	神经纤维肉瘤
神经鞘细胞	神经鞘瘤	恶性神经鞘瘤
胶质细胞	胶质细胞瘤	恶性胶质细胞瘤
原始神经细胞		髓母细胞瘤
脑膜组织	脑膜瘤	恶性脑膜瘤
交感神经节	节细胞神经瘤	神经母细胞瘤
五、其他肿瘤		
黑色素细胞	色素痣	黑色素瘤
胎盘滋养叶细胞	葡萄胎	绒毛膜上皮癌、恶性葡萄胎

续表

组织来源	良性肿瘤	恶性肿瘤
生殖细胞		精原细胞瘤
		无性细胞瘤
		胚胎性癌
性腺或胚胎剩件中的全能细胞	畸胎瘤	恶性畸胎瘤

第七节 常见肿瘤

一、上皮性肿瘤

(一) 良性上皮组织肿瘤

1. 乳头状瘤(papilloma) 由被覆上皮发生,向表面呈外生性生长,形成许多乳头状或指状突起,并可呈菜花状或绒毛状外观。肿瘤的基底部常形成宽窄、长短不等的蒂与正常组织相连。镜下,每一乳头由具有血管的分支状结缔组织间质构成其轴心,或叫中心索,其表面覆盖的上皮因起源部位的不同而异,可为鳞状上皮、柱状上皮或移行上皮。值得注意的是,在外耳道、阴茎及膀胱和结肠的乳头状瘤较易复发及恶变而形成乳头状癌(图 5-4-10)。

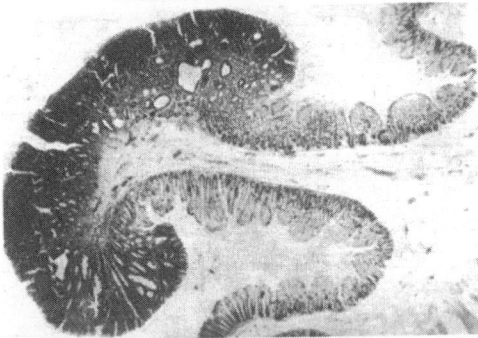

图 5-4-10 乳头状瘤

2. 腺瘤(adenoma) 是由腺上皮发生的良性肿瘤,多见于甲状腺、卵巢、乳腺、涎腺和肠等处。位于黏膜面的腺瘤多呈息肉状或绒毛状,腺器官内的腺瘤则多呈结节状,且常有包膜,边界清楚。构成腺瘤的腺体与其起源腺体结构相似,而且常具有一定的分泌功能。腺上皮虽分化比较成熟,但均可伴有不同程度的异型性,腺体大小、形态较不规则,排列也比较密集,发生于有小叶和导管结构的器官的腺瘤,其小叶结构往往消失,亦无导管形成。根据腺瘤的组成成分或形态特点,又可将其分为如下几种常见类型:

(1)囊腺瘤(cystadenoma):多见于卵巢,亦偶见于甲状腺及胰腺。由于腺瘤组织中的腺体分泌物淤积,腺腔逐渐扩大并互相融合,最终扩张呈囊状,肉眼上可见到大小不等的囊腔。卵巢囊腺瘤主要有两种类型:一种为浆液性乳头状囊腺瘤(serous papillary cystadenoma),腺上皮向囊腔内呈乳头状生长,并分泌浆液;另一种为黏液性囊腺瘤(mucinous cystadenoma),腺上皮分泌黏液,常为多房性,囊壁多光滑,少有乳头状增生。其中浆液性乳头状囊腺瘤较易发生恶变,转化为浆液性囊腺癌(serous cystadeno- carcinoma)(图 5-4-11)。

(2)纤维腺瘤(fibroadenoma):常发生于年轻女性乳腺,是乳腺常见的良性肿瘤。除腺上皮细胞增生形成腺体外,同时伴随大量纤维结缔组织增生,共同构成瘤的实质。

(3)多形性腺瘤(pleomorphic adenoma):由腺体、黏液样及软骨样组织等多种成分混合组成,过去曾命名为混合瘤。常发生于涎腺,特别常见于腮腺。目前一般认为,此瘤是由腮腺闰管

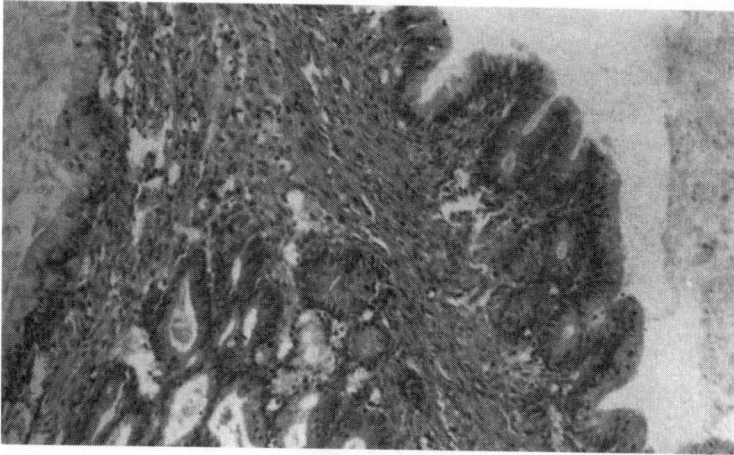

图 5-4-11　囊腺瘤

上皮细胞和肌上皮细胞发生的一种腺瘤。本瘤生长缓慢,但较易侵犯包膜,切除后较易复发。

（4）息肉状腺瘤(polypous adenoma)：又称腺瘤性息肉。多见于直肠黏膜,呈息肉状,有蒂与黏膜相连。表面呈乳头状或绒毛状者恶变率较高。本瘤亦见于结肠、胃等处,结肠多发性腺瘤性息肉病常有家族遗传性,不但癌变率很高,并易早期恶变(图 5-4-12)。

（二）恶性上皮组织肿瘤

起源于上皮组织的恶性肿瘤统称为癌,多见于 40 岁以上的人群,是人类最常见的一类恶性肿瘤。癌常以浸润性生长为主,与周围组织分界不清。发生在皮肤、黏膜表面的癌外观上常呈息肉状、蕈伞状或菜花状,

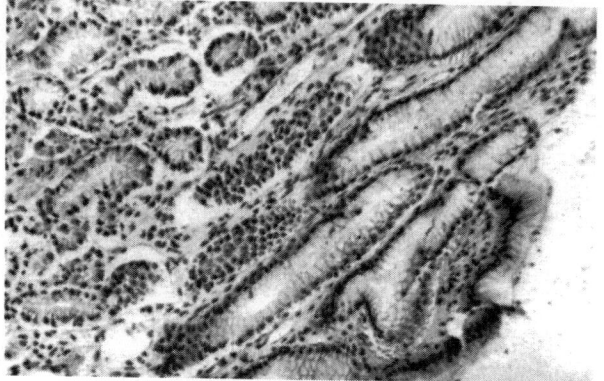

图 5-4-12　息肉状腺瘤

表面常有坏死及溃疡形成；发生在器官内的常为不规则的结节状,呈树根状或蟹足状向周围组织浸润,质较硬,灰白色,干燥,常伴有出血、坏死。镜下,癌细胞常呈腺状、巢状或条索状排列,与间质分界清楚,网状纤维染色时见网状纤维存在于癌巢的周围,而癌细胞之间缺乏网状纤维。但有时也可见癌细胞在间质内呈弥漫性浸润生长,与间质分界不清。癌在早期多经淋巴道转移,晚期亦可发生血道转移。

以下介绍几种常见类型的癌：

1. 鳞状细胞癌(squamous cell carcinoma)　简称鳞癌,常发生于被覆鳞状上皮的部位,如皮肤、口腔、唇、子宫颈、阴道、食管、喉、阴茎等处。有些部位如支气管、胆囊、肾盂等处,虽正常时缺乏鳞状上皮覆盖,但可以通过鳞状上皮化生发生鳞状细胞癌。眼观：癌组织常呈菜花状或结节状,中央可坏死脱落而形成溃疡。切面见癌组织同时向深层浸润性生长。镜检：癌细胞伴有不同程度的分化,在分化好的癌巢中,细胞之间可见到细胞间桥,在癌巢的中央可出现层状的角化物,称为角化珠(keratin pearl)或癌珠(图 5-4-13)。低分化者无角化珠形成,甚至也无细胞间桥,瘤

细胞呈高度的异型性。

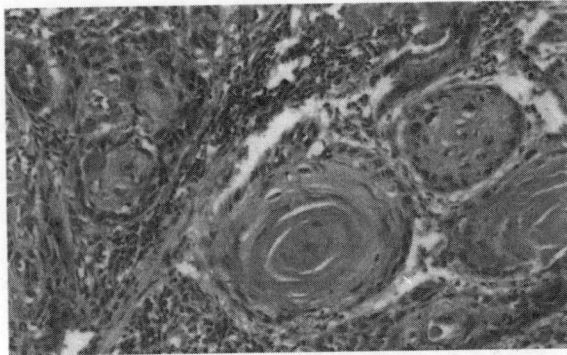

图 5-4-13　鳞癌

2. 基底细胞癌（basal cell carcinoma）　好发于老年人面部如眼睑、颊及鼻翼等处,起源于表皮原始上皮芽或基底细胞层。眼观:初起时为扁平斑块,而后中央部发生坏死,形成浅表不规则形溃疡,如鼠咬状。镜检:癌巢主要由浓染的基底细胞样的癌细胞构成。本癌生长缓慢,呈局部浸润性生长,很少发生转移,对放射治疗敏感,临床表现为低度恶性。

3. 移行细胞癌（transitional cell carcinoma）　起源于膀胱或肾盂等处的移行上皮,常呈多发性,乳头状,基底部常伴有浸润性生长。镜检:癌细胞似移行上皮,层次增多,常呈乳头状,异型性明显。

4. 腺上皮癌　指从腺上皮发生的恶性肿瘤。根据其形态结构和分化程度,可分为分化较好的、具有腺体结构的腺癌和低分化的、形成实体癌巢的实体癌。腺癌中分泌黏液较多的,则称黏液癌。

（1）腺癌（adenocarcinoma）:常见于胃、肠、胆囊和子宫体等处。眼观:常呈息肉状、结节状或菜花状,可伴有溃疡形成。镜检:癌细胞形成大小不等、形状不一、排列不规则的腺样结构,其内细胞常不规则地排列成多层,核大小不一,核分裂象多见。如腺癌伴有大量乳头状结构时称为乳头状腺癌,腺腔高度扩张呈囊状的腺癌称为囊腺癌,伴乳头状生长的囊腺癌称为乳头状囊腺癌(图 5-4-14)。

（2）黏液癌（mucoid carcinoma）:常见于胃和肠。眼观:呈灰白色,湿润,半透明,似胶冻状,故又称胶样癌（colloid carcinoma）。镜检:初起时黏液聚积在癌细胞内,细胞体积增大,核被挤向一侧,似戒指状,故称之为印戒细胞（signet ring cell）。当印戒细胞为主要成分呈广泛浸润时,则称印戒细胞癌（signet ring cell carcinoma）。以后黏液堆积在腺腔内,并可由于腺体的崩解而形成黏液湖,可见小堆或散在印戒细胞漂浮其中,称为黏液腺癌（mucinous adenocarcinoma）。

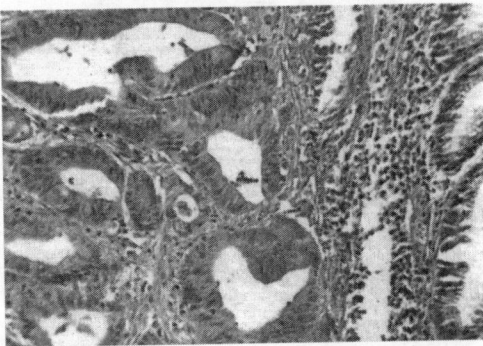

图 5-4-14　腺癌

（3）实体癌（solid carcinoma）:或称单纯癌（carcinoma simplex）,为低分化的腺癌,恶性程度较高,多见于乳腺,偶可见于胃及甲状腺。癌巢几乎无腺腔样结构,而由癌细胞排列成实体状片块或条索。癌细胞异型性高,核分裂象多见。如癌巢小而少,间质结缔组织多,质硬,称为硬癌(scirrhous carcinoma);而癌巢较大较多,间质结缔组织相对较少,质软如脑髓,称为髓样癌(medullary carcinoma)(图5-4-15)。

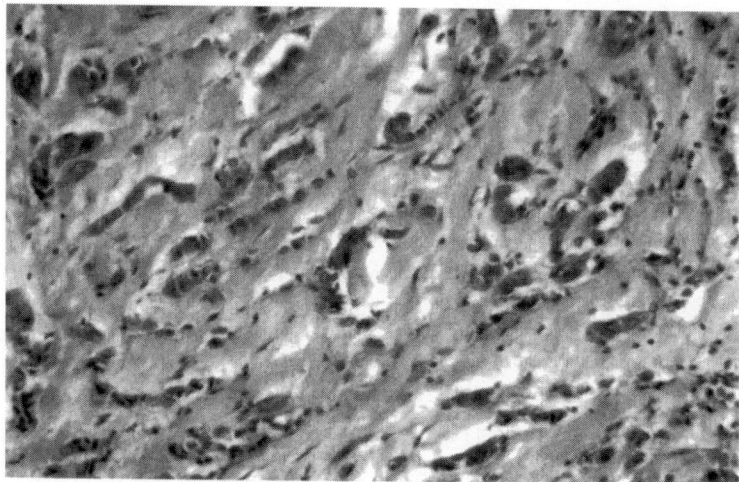

图 5-4-15　硬癌

5. 未分化癌(undifferentiated carcinoma)　因分化程度甚低,不能辨认起源于何种上皮组织的癌,称未分化癌。癌细胞呈弥散排列,往往难于和肉瘤区别。根据癌细胞的形态特征又可分为小细胞癌、梭形细胞癌和巨细胞癌等亚型。此类癌恶性程度高,易发生转移,预后差。

(三)癌前病变、非典型性增生及原位癌

正确认识癌前病变、非典型性增生及原位癌是防止肿瘤发生发展及早期诊断肿瘤的重要环节。

1. 癌前病变(precancerous lesions)　指某些具有癌变潜能的良性病变如长期存在而不经过适当处理即有可能转变为癌。因此,早期发现与及时治愈癌前病变对肿瘤的预防具有重要的实际意义。值得注意的是,癌的形成往往经历一个逐渐演进的漫长过程,平均为15~20年,而且并非所有癌前病变都必然转变为癌,还取决于很多因素。再者,也并非所有的癌均由癌前病变转化而来。常见的有以下几种癌前病变:

(1)黏膜白斑:常发生在口腔、外阴和阴茎等处黏膜。主要病变是局部黏膜的鳞状上皮过度增生和过度角化,并出现一定程度的异型性。肉眼上呈白色斑块,故称白斑。有可能转变为鳞状细胞癌。

(2)慢性子宫颈炎伴子宫颈糜烂:是妇女常见的疾病。表现为在慢性子宫颈炎的基础上子宫颈阴道部的鳞状上皮被来自子宫颈管内膜的单层柱状上皮所取代,使该处黏膜呈粉红色或鲜红色,好像发生了缺损,故称子宫颈糜烂。随之,局部又可被再生的鳞状上皮所替代,称为糜烂愈复。如上述过程反复进行,则少数病例可转变为子宫颈鳞状细胞癌。

(3)乳腺增生性纤维囊性变:本病由内分泌失调引起,常见于40岁左右的妇女,主要表现为乳腺小叶导管和腺泡上皮细胞的增生、大汗腺化生及导管囊性扩张,间质纤维组织也有增生。伴有导管内乳头状增生者较易发生乳腺癌。

(4)大肠的息肉状腺瘤:较为常见的良性肿瘤,可以单发或多发,可发生癌变(尤其是绒毛

状腺瘤)而转化为大肠腺癌。多发性者常有家族史,癌变率更高。

(5)慢性萎缩性胃炎及胃溃疡:慢性萎缩性胃炎时,胃黏膜腺体可发生肠上皮化生,与胃癌的发生有一定关系,如久治不愈可发生癌变。慢性胃溃疡时溃疡边缘的黏膜因受刺激而不断增生,可能转变为癌,其癌变率大约为1%。另外,近年发现胃的慢性幽门螺杆菌性胃炎,可能引发胃黏膜相关淋巴组织型淋巴瘤。

(6)慢性溃疡性结肠炎:在反复溃疡和黏膜增生的基础上可转变为结肠腺癌。

(7)皮肤慢性溃疡:经久不愈的皮肤溃疡(尤其是小腿的慢性溃疡)和瘘管,由于长期慢性刺激,表皮鳞状上皮增生,有的可发生癌变。

(8)肝硬化:有一部分由慢性病毒性肝炎所致的肝硬化病人可进展为肝细胞性肝癌。

2. 非典型性增生(dysplasia,atypical hyperplasia) 指增生的上皮细胞形态呈现一定程度的异型性,但尚不足以诊断为癌。镜下表现为增生的细胞大小不一,形态多样,核大而深染,核浆比例增大,核分裂可增多但多属正常核分裂象。细胞排列较乱,极向消失。非典型性增生多发生于皮肤或黏膜表面被覆的鳞状上皮,也可发生于腺上皮。根据其异型性程度和(或)累及范围可分为轻、中、重三级。轻度和中度的非典型性增生(分别累及上皮层的下 1/3 和下 2/3 处)在病因消除后可恢复正常,而累及上皮层 2/3 以上尚未达到全层的重度非典型性增生则很难逆转,常转变为癌。上述癌前病变多通过非典型增生而发生癌变。

3. 原位癌(carcinoma in situ) 指癌细胞累及黏膜鳞状上皮层内或皮肤表皮层内,但尚未侵破基底膜而向下浸润生长者,例如子宫颈、食管及皮肤的原位癌。此外,当乳腺小叶腺泡发生癌变而尚未侵破基底膜者,亦可称为小叶原位癌。原位癌是一种早期癌,不会发生转移。因而,早期发现和积极治疗,可防止其发展为浸润性癌,从而提高癌瘤的治愈率。

二、间叶组织肿瘤

(一)良性间叶组织肿瘤

这类肿瘤的分化程度高,其组织结构和细胞形态均与其正常起源组织相似。肿瘤生长慢,呈膨胀性生长,一般都具有包膜。常见的类型如下:

1. 纤维瘤(fibroma) 起源于纤维组织,常见于四肢及躯干的皮下等处。眼观:肿瘤呈结节状,与周围组织分界明显,有包膜。切面灰白色,可见编织状条纹,质地硬韧。镜检:肿瘤由分化成熟的纤维细胞或纤维母细胞及胶原纤维构成,排列成束状,互相编织。此瘤生长缓慢,手术切除后不再复发(图 5-4-16)。

2. 脂肪瘤(lipoma) 是最常见的起源于脂肪组织的良性间叶组织肿瘤,好发于背、肩、颈及四肢近端的皮下组织。眼观:瘤体扁圆形或分叶状,有包膜,质地柔软,切面色淡黄,似正常的脂肪组织。常为单发,亦可多发。镜下结构与正常脂肪组织的主要区别在于有包膜。瘤组织由不均等的纤维组织间隔分隔成大小不规则的分叶状结构。该瘤很少恶变,手术易切除且不再复发。

3. 脉管瘤 可分为血管瘤(hemangioma)及淋巴管瘤(lymphangioma)两类,其中以血管瘤最为常见,多为先天性发生,常见于儿童。血管瘤一般分为毛细血管瘤(由增生的毛细血管构成)、海绵状血管瘤(由扩张的血窦构成)及混合型血管瘤(即两种改变并存)三种。眼观上无包膜,呈浸润性生长。发生于皮肤或黏膜者可呈突起的鲜红肿块,或仅呈暗红或紫红色斑。内脏血管瘤多呈结节状。血管

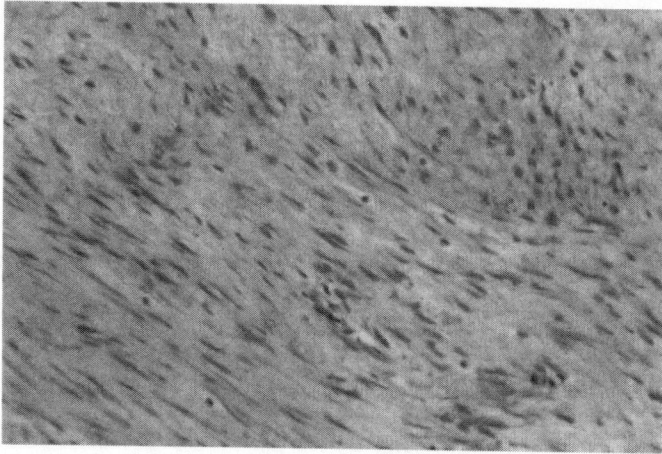

图 5-4-16　纤维瘤

瘤一般随身体的发育而长大,成年后即停止发展,甚至可以自然消退(图 5-4-17)。

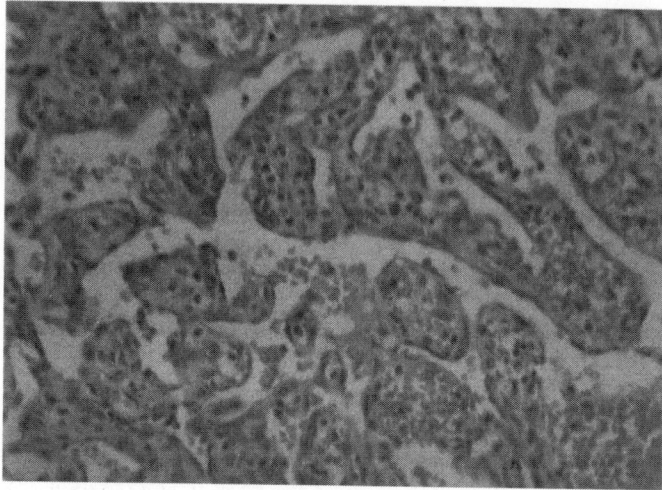

图 5-4-17　毛细血管瘤

　　淋巴管瘤由增生的淋巴管构成,内含淋巴液。淋巴管可呈囊性扩大并互相融合,内含大量淋巴液,称为囊状水瘤,此瘤也多见于儿童。

　　4. 平滑肌瘤(leiomyoma)　最多见于子宫,其次为胃肠道。眼观:呈灰红色,包膜可有可无。镜检:瘤组织由分化成熟的梭形平滑肌细胞构成。细胞排列成束状,互相编织,核呈长杆状,两端钝圆,同一束内的细胞核有时排列成栅状,与神经鞘瘤相似,需加以鉴别。

　　5. 骨瘤(osteoma)　好发于头面骨及颌骨,也可累及四肢骨,形成局部隆起性肿块。镜下见主要由成熟的骨质组成,但排列紊乱。骨瘤发生在颅骨内板者,可凸向颅腔,引起脑神经压迫症状。发生于眼眶、鼻窦或颌骨者可引起相应部位压迫症状。

　　6. 软骨瘤(chondroma)　自骨膜发生并向外突起者,称外生性软骨瘤。发生于手足短骨和四肢长骨等骨干的骨髓腔内者称为内生性软骨瘤。眼观前者自骨表面突起,常呈分叶状;后者使骨膨胀,外有薄骨壳。切面呈淡蓝色或银白色,半透明,可有钙化或囊性变。镜检:瘤组织由成熟的透明软骨组成,呈不规则分叶状,每一小叶由疏松的纤维血管间质包绕。肿瘤位于盆骨、胸骨、肋骨、四肢长骨或椎骨时易恶变,发生在指(趾)骨者极少恶变。

(二)恶性间叶组织肿瘤

间叶组织来源的恶性肿瘤统称为肉瘤。肉瘤比癌少见,多见于青少年。眼观:多呈结节状或分叶状,无包膜。因生长较快,除浸润性生长外,也可挤压周围组织形成假包膜。体积常较大,质软,切面多呈灰红色,均质、湿润,似鱼肉状,故称为肉瘤。易发生出血、坏死、囊性变等继发性改变。镜检:肉瘤细胞大多弥漫排列,不形成巢团状结构,与间质混杂,分界不清。网状纤维染色可见肉瘤细胞间存在网状纤维。肿瘤间质的结缔组织少,但富于血管,故肉瘤多先由血道转移。上述各点均与癌的特点有所不同。正确区别癌与肉瘤,对临床诊断和治疗均有重要意义(表 5-4-3)。

表 5-4-3 癌与肉瘤的区别

	癌	肉 瘤
组织来源	上皮组织	间叶组织
发病率	较常见,约为肉瘤的 9 倍,多见于 40 岁以上成人	较少见,大多见于青少年
大体特点	质较硬,色灰白,较干燥	质软,色灰红,湿润,鱼肉状
组织学特点	多形成癌巢,实质与间质分界清楚,纤维组织常有增生	肉瘤细胞多弥漫分布,实质与间质分界不清,间质内血管丰富,纤维组织少
网状纤维	癌细胞间多无网状纤维	肉瘤细胞间多有网状纤维
免疫组织化学	癌细胞表达上皮标记(如细胞角蛋白)	肉瘤细胞表达间叶标记(如波形蛋白)
转移	多经淋巴道转移	多经血道转移

常见的肉瘤如下:

1. 纤维肉瘤(fibrosarcoma) 发生部位与纤维瘤相似,以四肢皮下组织为多见。分化好者瘤细胞多呈梭形,异型性小,与纤维瘤有些相似,生长慢,转移及复发较少见;分化差者则有明显的异型性,生长快,易发生转移,切除后易复发(图 5-4-18)。

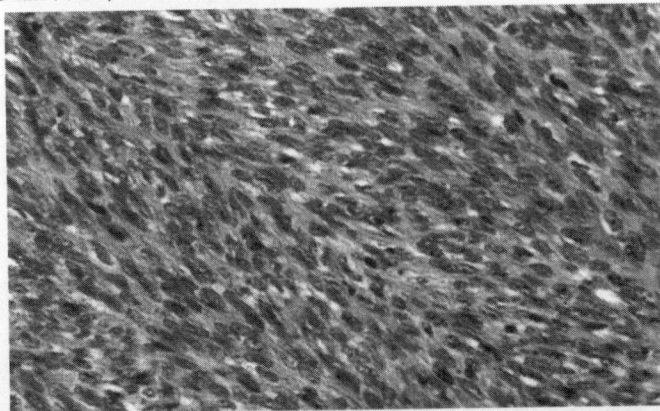

图 5-4-18 纤维肉瘤

2. 恶性纤维组织细胞瘤（malignant fibrous histiocytoma） 为老年人最常见的软组织肉瘤。肿瘤最好发于下肢,其次是上肢的深部软组织和腹膜后等处。肿瘤细胞主要由成纤维细胞和组织细胞样细胞构成,此外尚见原始间叶细胞、肌成纤维细胞、含有细小脂滴的黄色瘤细胞和多核瘤巨细胞等。异型性往往十分明显,核分裂象多见。有的区域见肿瘤细胞可呈束状交织排列和（或）排列成车辐状,有的区域多形性明显,无一定排列形式。此瘤的恶性程度较高,切除后易复发和转移。

3. 脂肪肉瘤（liposarcoma） 为肉瘤中较常见的一种类型。多发生于大腿及腹膜后的软组织深部。来源于原始间叶组织,一开始即为恶性,极少由脂肪瘤恶变而来。多见于40岁以上成人。眼观:常呈结节状或分叶状,表面常有一层假包膜,亦可呈黏液样外观,或均匀一致呈鱼肉样。镜检:瘤细胞形态多种多样,可见分化差的星形、梭形、小圆形或呈明显异型性和多形性的脂肪母细胞,胞质内可见多少和大小不等的脂滴空泡,也可见分化成熟的脂肪细胞,并可以某种细胞成分为主（图5-4-19）。

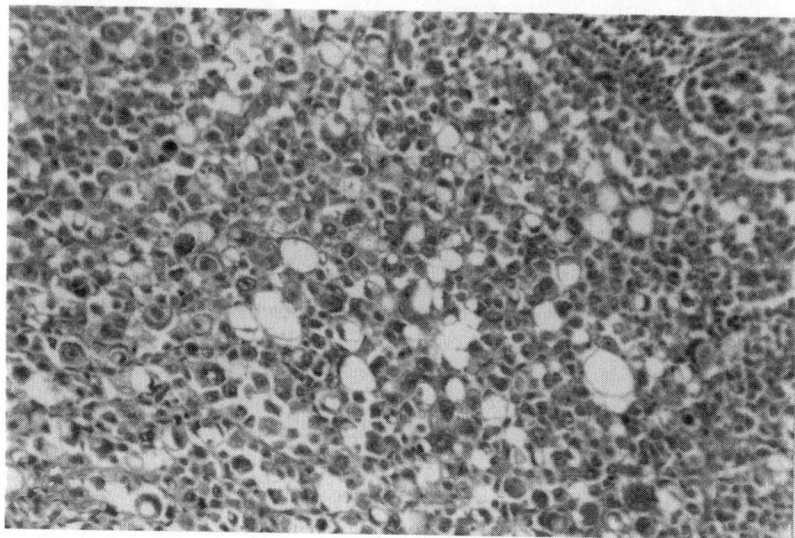

图 5-4-19 脂肪肉瘤

4. 横纹肌肉瘤（rhabdomyosarcoma） 是较常见而且恶性程度很高的肉瘤。主要发生于10岁以下的婴幼儿和儿童,少见于青少年和成人。最好发于头、颈、泌尿生殖道及腹膜后,偶可见于四肢。肿瘤由不同分化阶段的横纹肌母细胞组成。根据瘤细胞的分化程度、排列结构和大体特点可分为低分化的胚胎性横纹肌肉瘤（包括葡萄状肉瘤）、瘤细胞排列成腺泡状的腺泡状横纹肌肉瘤和瘤细胞呈形态多样的多形性横纹肌肉瘤三种类型。各型均生长迅速,易早期发生血道转移,预后极差。

5. 平滑肌肉瘤（leiomyosarcoma） 较多见于子宫及胃肠。中老年人好发。瘤细胞有轻重不等的异型性,核分裂象的多少对判断良恶性有重要意义。

6. 血管肉瘤（hemangiosarcoma） 起源于血管内皮细胞,可发生于各器官和软组织。发生于软组织者多见于皮肤,尤以头面部为多见。血管肉瘤的恶性程度一般较高,常转移至局部淋巴结、肝、肺和骨等处。

7. 骨肉瘤(osteosarcoma) 起源于骨母细胞,为最常见的骨恶性肿瘤。常见于青少年的四肢长骨,尤其是股骨下端和胫骨上端。眼观:肿瘤位于长骨干骺端,呈梭形膨大,切面灰白色鱼肉状,常见出血坏死。侵犯骨皮质者,其表面的骨外膜常被掀起,可见肿瘤上下两端的骨皮质和掀起的骨外膜之间形成三角形隆起,在 X 线上称为 Codman 三角,对骨肉瘤的诊断具有特征性。镜检:诊断骨肉瘤的最重要的组织学证据是肿瘤性骨样组织或骨组织(tumor bone)的形成。骨肉瘤内还可见软骨肉瘤和纤维肉瘤样成分。骨肉瘤呈高度恶性,生长迅速,常在发现时已经有血行转移至肺(图 5-4-20)。

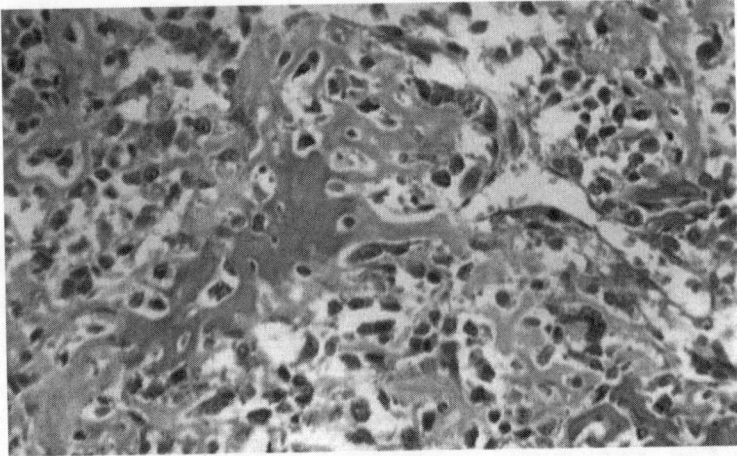

图 5-4-20　骨肉瘤

三、神经外胚叶源性肿瘤

由神经外胚叶起源的肿瘤种类很多,有中枢神经系统和周围神经系统肿瘤、能分泌多肽激素及胺的 APUD(aminoprecursor uptake decarboxylation)系统来源的肿瘤、视网膜母细胞瘤、色素痣和黑色素瘤等。现仅将后二者分述如下。

(一) 视网膜母细胞瘤

视网膜母细胞瘤(retinoblastoma)是来源于视网膜胚基的恶性肿瘤。绝大多数发生在 3 岁以内的婴幼儿,6 岁以上罕见,7% 在出生时即存在。此瘤是一种常染色体显性遗传疾病,并有家族史。大多数发生在一侧眼内,但亦可在双眼发生。肉眼观肿瘤为灰白色或黄色的结节状肿物,切面有明显的出血及坏死,并可见钙化点。肿瘤最初在视网膜上生长,以后向周围浸润生长。向前可侵入玻璃体,进而可破坏眼球而侵入眶内;向后可侵入视神经乳头,并可侵及视神经向眼球后和颅内蔓延。镜下见肿瘤由小圆细胞构成,常只见核而胞质不明显。核圆形、深染,核分裂象多见。有的瘤细胞围绕一空腔做放射状排列,形成菊形团。转移一般不常见,如发生转移,多血行转移至骨、肝、肺、肾等处。淋巴道转移只在眼眶软组织被累及时才发生,多转移到耳前及颈淋巴结。预后一般不好,多在发病后一年半左右死亡。少数可自发性消退。

（二）色素痣与黑色素瘤

1. 皮肤色素痣（pigmented nevus） 来源于表皮基底层的黑色素细胞。根据其在皮肤组织内发生部位的不同,可分为交界痣(即痣细胞位于表皮和真皮的交界处,生长活跃,较易恶变为黑色素瘤)、皮内痣(最常见,痣细胞位于真皮内)和混合痣(即同时有交界痣和皮内痣的成分)三种。

2. 黑色素瘤（melanoma） 又称为恶性黑色素瘤,是一种能产生黑色素的高度恶性肿瘤。多见于 30 岁以上成人,发生于皮肤者以足底部和外阴及肛门周围多见,可以一开始即为恶性,但通常由交界痣恶变而来。凡黑痣色素加深、体积增大、生长加快或溃破、发炎和出血等是恶变的象征。黑色素瘤的组织结构呈多样性,瘤细胞可呈巢状、条索状或腺泡样排列。瘤细胞可呈多边形或梭形,核大,常有粗大的嗜酸性核仁,胞质内可有黑色素颗粒。胞质内没有黑色素颗粒的黑色素瘤称为无黑色素性黑色素瘤,但多巴反应可为阳性。电镜有助于诊断。预后大多很差,晚期可有淋巴道及血道转移。

四、多种组织构成的肿瘤

有的肿瘤实质由两种以上不同类型组织构成,称为混合瘤（mixed tumor）。最复杂的混合瘤是畸胎瘤,含有三个胚层的各种类型的组织混杂在一起构成,有如一个畸形的胎儿。现分述如下:

（一）畸胎瘤

畸胎瘤（teratoma）是来源于性腺或胚胎中全能细胞的肿瘤,往往由三个胚层成分构成,排列结构错乱。根据其外观可分为囊性及实性两种;根据其组织分化成熟程度不同,又可分为良性畸胎瘤和恶性畸胎瘤两类。本瘤最常发生于卵巢和睾丸,偶可见于纵隔、骶尾部、腹膜后等中线部位。

（二）肾胚胎瘤

肾胚胎瘤（embryonic tumor of kidney）也称肾母细胞瘤（nephroblastoma）或 Wilms 瘤。由肾内残留的胚基组织而来,多见于 5 岁以下儿童。肿瘤成分多样,镜下见胚基细胞呈巢状排列,形成幼稚的肾小球或肾小管样结构,间质中可见疏松的黏液样组织,有时还可见到横纹肌、软骨、骨或脂肪组织。

（三）癌肉瘤

同一肿瘤中既有癌又有肉瘤成分者,称为癌肉瘤（carcinosarcoma）。癌和肉瘤的成分可按不同比例混合,通常含癌和肉瘤成分各一种,偶尔不止一种,如腺癌与平滑肌肉瘤和骨肉瘤混合。

第八节 肿瘤的发病学和病因学

肿瘤病因学研究引起肿瘤的始动因素,肿瘤发病学则研究肿瘤的发病机制与肿瘤发生的条件。要治疗肿瘤和预防肿瘤的发生,关键问题是查明肿瘤的病因及其发病机制。

一、肿瘤的发病学

目前研究表明,肿瘤从本质上来说是基因病。各种环境的和遗传的致癌因素可能引起细胞非致死性的 DNA 损害,从而激活原癌基因或(和)灭活肿瘤抑制基因,加上凋亡调节基因和(或)DNA 修复基因的改变,使细胞发生转化(transformation)。其中,原癌基因的突变是显性的,而肿瘤抑制基因和 DNA 修复基因的突变是隐性的(二次突变)。被转化的细胞可先呈多克隆性的增生,经过一个漫长的多阶段的演进过程,其中一个克隆相对无限制的扩增,通过附加突变,选择性地形成具有不同特点的亚克隆(异质化),从而获得浸润和转移的能力(恶性转化),形成恶性肿瘤(图 5-4-21)。

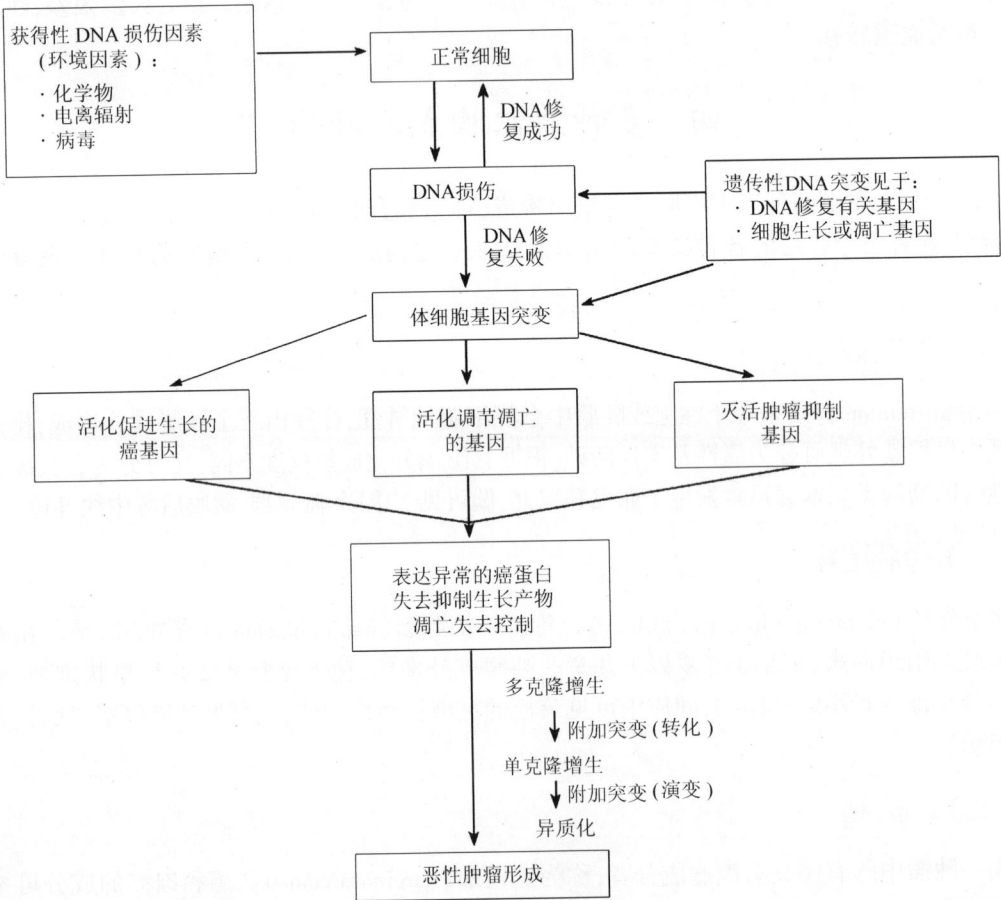

图 5-4-21　肿瘤病因和发病的分子机制

（一）癌基因

1. 原癌基因、癌基因及其产物 癌基因是首先在逆转录病毒中发现的。它可以理解为具有潜在的转化细胞能力的基因。由于细胞癌基因在正常细胞中以非激活的形式存在,故又称为原癌基因。原癌基因可因多种因素的作用而被激活成为癌基因。原癌基因编码的蛋白质大多都是对正常细胞生长十分重要的细胞生长因子和生长因子受体,如纤维母细胞生长因子(FGF)、表皮细胞生长因子受体(EGF-R),重要的信号转导蛋白质(如酪氨酸激酶、丝氨酸-苏氨酸激酶等)以及核调节蛋白质(如转录激活蛋白)等。

2. 原癌基因的激活 原癌基因的激活有两种方式:①发生结构改变(突变),产生具有异常功能的癌蛋白;②基因表达调节的改变(过度表达),产生过量的结构正常的促生长蛋白。基因水平的改变继而导致细胞生长刺激信号的过度或持续出现,使细胞发生转化。

原癌基因的突变有点突变、染色体易位和基因扩增三种。突变的癌基因编码的蛋白质(癌蛋白,oncoprotein)与原癌基因的正常产物有不同的结构,并失去正常产物的生长调节作用。癌蛋白通过调节其靶细胞的代谢而促使细胞逐步转化成肿瘤。

（二）肿瘤抑制基因

与原癌基因编码促生长蛋白相反,正常细胞内的肿瘤抑制基因(tumor suppressor gene)的产物能抑制细胞的生长。其功能的丧失则可能促进细胞的肿瘤性转化。与原癌基因的激活不同的是,肿瘤抑制基因的失活常通过等位基因的两次突变或缺失(纯合子)的方式实现的。Rb 基因和 p53 基因是目前了解最多的两种肿瘤抑制基因。它们的产物都是以转录调节因子的方式调节核转录和细胞周期的核蛋白。

（三）凋亡调节基因和 DNA 修复调节基因

除了原癌基因的激活与肿瘤抑制基因的失活外,近年来还发现调节细胞凋亡的基因及其产物在某些肿瘤的发生上也起着重要的作用。如 B 细胞淋巴瘤/白血病(B-cell lymphoma/leukemia,bcl)家族中的 Bcl-2 蛋白可以抑制凋亡,而 Bax 蛋白则可以促进细胞凋亡。正常情况下 Bcl-2 和 Bax 在细胞内保持平衡。如 Bcl-2 蛋白增多,细胞则长期存活;如 Bax 蛋白增多,细胞则进入凋亡。野生型 P53 蛋白则可以诱导 Bax 的合成从而促使 DNA 受损的细胞进入凋亡。在85%的滤泡型恶性淋巴瘤都有 bcl-2 基因的过度表达,使 B 淋巴细胞免予凋亡而长期存活,并可能附加其他基因的突变而发展成淋巴瘤。

一些致癌物引起的 DNA 损害如果超过细胞能够忍受的范围,受损细胞会以凋亡的形式死亡;如果引起轻微的 DNA 损害,正常细胞内的 DNA 修复调节基因可促使细胞及时地修复。这对维持机体遗传基因组的稳定非常重要。一些 DNA 修复调节基因有遗传性突变或缺失的人中,肿瘤的发病率极高。

（四）端粒和肿瘤

正常细胞分裂一定次数后就进入老化阶段,失去了复制能力。细胞的复制次数是由一种位于染色体末端的被称为端粒(telomeres)的结构控制的。细胞复制一次,其端粒就缩短一点,细胞复制一定次数后,端粒缩短使得染色体相互融合,导致细胞死亡。而端粒酶的存在则可使缩短的端粒得以恢复,细胞具有十分强大的自我复制能力。在大多数体细胞中,不含有端粒酶,因此,体细胞只能复制大约 50 次。实验表明,绝大多数的恶性肿瘤细胞都含有一定程度的端粒酶活性,这可能与肿瘤细胞几乎无限的复制能力有关。因此,端粒的缩短也可以看成是一种肿瘤抑制机制。

恶性肿瘤的发生是一个长期的多因素形成的分阶段的过程。单个的基因改变尚不足以造成细胞的完全恶性转化。要使得细胞完全恶性转化,需要多个基因的改变,包括几个癌基因的激活,两个或更多肿瘤抑制基因的失活,以及凋亡调节和 DNA 修复基因的改变。

二、肿瘤的病因学

肿瘤的发病学旨在研究引发肿瘤的始动因素,包括外因和内因两方面。

外因一般指来自外环境的致癌因素,如化学因素、物理因素和生物因素等。

(一) 化学性致癌因素

现已明确的对动物有致癌作用的化学致癌物约有 1000 多种,其中有些可能和人类肿瘤有关。化学致癌物可分为直接致癌物和间接致癌物。直接致癌物占少数,不需在体内进行代谢转化即可致癌。间接致癌物占绝大多数,只有在体内(主要是在肝脏)进行代谢、活化后形成终末致癌物才能致癌。以下介绍几类主要的化学致癌物质:

1. 间接作用的化学致癌物

(1) 多环芳烃:存在于石油、煤焦油中。致癌性特别强的有 3, 4-苯并芘、1, 2, 5, 6-双苯并蒽、3-甲基胆蒽及 9, 10-甲基苯蒽等。3, 4-苯并芘是煤焦油的主要致癌成分,存在于工厂排出的煤烟和烟草点燃后的烟雾中。近几十年来肺癌的发生率日益增高,与吸烟和大气污染有密切关系。此外,烟熏和烧烤的鱼、肉等食品中也含有多环芳烃,这可能和某些地区胃癌的发病率较高有一定关系。

(2) 芳香胺类与氨基偶氮染料:致癌的芳香胺类,如乙萘胺、联苯胺、4-氨基联苯等,与染料和橡胶工人的膀胱癌发生率较高有关。氨基偶氮染料,如以前在食品工业中曾使用过的奶油黄(二甲基氨基偶氮苯,可将人工奶油染成黄色的染料)和猩红,在动物实验中可引起大白鼠的肝细胞性肝癌。以上两类化学致癌物主要在肝脏代谢。

(3) 亚硝胺类:亚硝胺类物质具有强烈的致癌作用,可在许多实验动物中诱发各种不同器官的肿瘤。近年来发现可能引起人胃肠道癌或其他肿瘤。亚硝酸盐可作为肉、鱼类食品的保存剂与着色剂进入人体,也可由细菌分解硝酸盐产生。亚硝酸盐在胃内的酸性环境下,与来自食物的各种二级胺合成亚硝胺。

(4) 真菌毒素:黄曲霉菌广泛存在于高温潮湿地区的霉变的食品中,尤以霉变的花生、玉米及谷类含量最多。黄曲霉毒素有许多种,其中以黄曲霉毒素 B1(aflatoxin B1)的致癌性最强,主要诱发肝细胞性肝癌。

2. 直接作用的化学致癌物

(1) 烷化剂与酰化剂:例如抗癌药中的环磷酰胺、氮芥、苯丁酸氮芥、亚硝基脲等。该类药物可在相当长的时间以后诱发第二种恶性肿瘤。如在化学治疗痊愈或已控制的白血病、霍奇金淋巴瘤和卵巢癌的病人,数年后发生第二种恶性肿瘤,通常是粒细胞性白血病。因而,此类药物应谨慎使用。

（2）其他直接致癌物:金属元素对人类也有致癌的作用,如镍、铬、镉、铍等。如炼镍工人中,鼻癌和肺癌明显高发;镉与前列腺癌、肾癌的发生有关。一些非金属元素和有机化合物也有致癌性,如砷诱发皮肤癌等。

（二）物理性致癌因素

已证实的物理性致癌因素主要是离子辐射,包括 X 射线、γ 射线、亚原子微粒的辐射以及紫外线照射。大量事实证明,长期接触 X 射线及镭、铀、氡、钴、锶等放射性同位素,可引起各种癌症。如放射工作者长期接触 X 射线而无必要的防护措施时,可发生皮肤癌,其急性和慢性粒细胞性白血病的发生率亦较一般人高 10 倍以上。日本长崎、广岛受原子弹爆炸影响的幸存居民,经过长期观察,发现慢性粒细胞白血病、甲状腺癌、乳腺癌、肺癌等的发生率明显增高。辐射能使染色体断裂、易位和发生点突变,因而激活癌基因或者灭活肿瘤抑制基因。

（三）生物性致癌因素

现已知有上百种病毒可引起从两栖类到灵长目动物的肿瘤,其中 1/3 为 DNA 病毒,2/3 为 RNA 病毒。

1. RNA 致瘤病毒　不同的病毒可通过转导（transduction）或插入突变（insertional mutagenesis）两种机制将其遗传物质整合到宿主细胞 DNA 中,并使宿主细胞发生转化。人类 T 细胞白血病/淋巴瘤病毒 1（human T-cell leukemia/lymphoma virus 1, HTLV-1）是与人类肿瘤发生密切相关的一种 RNA 病毒,与发生于日本和加勒比地区的 T 细胞白血病/淋巴瘤有关。HTLV-1 病毒与 AIDS 病毒一样,转化的靶细胞是 CD4$^+$ 的 T 细胞亚群（辅助 T 细胞）。HTLV-1 在人类是通过性交、血液制品和哺乳传播的。受染人群发生白血病的几率为 1%,潜伏期为 20～30 年。HTLV-1 转化 T 细胞的机制还不完全清楚。

2. DNA 致瘤病毒　目前已发现至少有 50 多种 DNA 病毒可引起动物肿瘤。与人类肿瘤发生密切相关的 DNA 病毒有以下三种:

（1）人类乳头状瘤病毒（human papilloma virus,HPV）:与人类上皮性肿瘤,主要是子宫颈和肛门生殖器区域的鳞状细胞癌的发生有关。在约 85% 的宫颈癌以及其前期病变（重度非典型增生和原位癌）病例中发现 HPV 的 16、18 型的 DNA 序列。

（2）Epstein-Bart 病毒（EBV）:是一种疱疹病毒,与人类伯基特淋巴瘤、鼻咽癌、某些霍奇金淋巴瘤和免疫抑制病人（如 HIV 感染或者器官移植后）发生 B 细胞淋巴瘤有关。

（3）乙型肝炎病毒（hepatitis virus B,HBV）:慢性 HBV 感染与肝细胞性肝癌有密切的关系。台湾的调查发现,HBV 感染者发生肝细胞性肝癌的几率是未感染者的 200 倍。

3. 幽门螺杆菌（helicobacter pylori）　许多研究指出,幽门螺杆菌引起的慢性胃炎与胃低度恶性 B 细胞性淋巴瘤的发生有关。绝大多数的胃淋巴瘤伴有幽门螺杆菌的感染,而且通过抗生素治疗,可以使部分胃淋巴瘤病人的肿瘤消退。

三、影响肿瘤发生、发展的内在因素及其作用机制

肿瘤的发生和发展除了外界致癌因素的作用外,机体的内在因素也起着重要作用,后者包括宿主对肿瘤反应,以及肿瘤对宿主的影响。

(一) 遗传因素

1. 呈常染色体显性遗传的肿瘤　如视网膜母细胞瘤、肾母细胞瘤、肾上腺或神经节的神经母细胞瘤等。一些癌前病变,如结肠多发性腺瘤性息肉病、神经纤维瘤病等,它们本身不是恶性肿瘤,但恶变率极高,100%的结肠家族性多发性腺瘤性息肉病的病人在 50 岁以前发生恶变,成为多发性结肠腺癌。这些肿瘤和癌前病变都属单基因遗传,以常染色体显性遗传的规律出现。现在已知发生遗传性基因突变或缺失的都是肿瘤抑制基因,例如 Rb、p53、APC 等。这类肿瘤的发生需要二次突变(常染色体遗传肿瘤的隐性发病)。其特点为早年(儿童期)发病,肿瘤呈多发性,常累及双侧器官。

2. 呈常染色体隐性遗传的遗传综合征　如患 Bloom 综合征(先天性毛细血管扩张性红斑及生长发育障碍)时易发生白血病及其他恶性肿瘤;毛细血管扩张性共济失调症患者多发生急性白血病和淋巴瘤;着色性干皮病患者经紫外线照射后易患皮肤基底细胞癌、鳞状细胞癌或黑色素瘤。以上三种遗传综合征均累及 DNA 修复基因。

3. 遗传因素与环境因素在肿瘤发生中起协同作用,而环境因素更为重要　决定这类肿瘤的遗传因素是属于多基因的。目前发现不少常见肿瘤有家族史,如乳腺癌、胃肠癌、食管癌、肝癌、鼻咽癌、白血病、子宫内膜癌、前列腺癌、黑色素瘤等。

总的来说,不同的肿瘤可能有不同的遗传传递方式。真正直接遗传的肿瘤只是少数不常见的肿瘤,遗传因素在大多数肿瘤发生中的作用是对致癌因子的易感性或倾向性。

(二) 宿主对肿瘤的反应——肿瘤免疫

恶性转化是由于遗传基因的改变引起的。有些异常基因表达的蛋白可以引起宿主免疫系统的反应,从而使机体能消灭这些"非己"的转化细胞。如果机体缺乏这种免疫监视机制,肿瘤的发生率明显增高。

1. 肿瘤抗原　引起机体免疫反应的肿瘤抗原可分为两类:①只存在于肿瘤细胞而不存在正常细胞的肿瘤特异性抗原;②存在于肿瘤细胞和某些正常细胞的肿瘤相关抗原。在人类肿瘤,CTL(CD8$^+$)可以通过其表面的 T 细胞受体,识别只存在于肿瘤细胞,而且与 MHC 分子一起组成复合物的状态下的肿瘤特异性抗原,从而杀伤肿瘤细胞。肿瘤相关抗原可分为肿瘤胚胎抗原和肿瘤分化抗原两类。前者在正常情况下出现在发育中的胚胎组织而不见于成熟组织,但可见于癌变组织。如在胚胎肝细胞和肝细胞性肝癌中出现的甲胎蛋白,以及在胚胎组织和结肠癌中出现的癌胚抗原。后者是指正常细胞和肿瘤细胞都具有的与分化程度有关的某些抗原。例如前列腺特异抗原见于正常前列腺上皮和前列腺癌细胞。酪氨酸酶见于正常黑色素细胞和黑色素瘤。肿瘤相关抗原有利于肿瘤的诊断和病情的监测。

2. 抗肿瘤的免疫效应机制　肿瘤免疫反应以细胞免疫为主,体液免疫为辅。参加细胞免疫

的效应细胞主要有 CTL、自然杀伤细胞(nature killing cell,NK)和巨噬细胞。体液免疫机制参加抗肿瘤反应的主要是激活补体和介导 NK 细胞参加的 NK 细胞受体和抗体介导的细胞毒作用(ADCC)。

3. 免疫监视 免疫监视机制在抗肿瘤中的作用的最有力证据,是在免疫缺陷病患者和接受免疫抑制治疗的病人中恶性肿瘤的发病率明显增加。先天性免疫缺陷病(如 X-性联无 γ 球蛋白血症)的病人有 5%发生恶性肿瘤,这比对照组高出 200 倍。在器官移植的受者和 AIDS 病患者中发生淋巴瘤的可能也大大增加。晚期恶性肿瘤患者随着病程的发展和病情恶化常伴有免疫功能普遍下降。相反有些肿瘤,如神经母细胞瘤、恶性黑色素瘤和绒毛膜上皮癌等肿瘤患者,由于机体免疫功能增高可发生自发消退。但是大多数的恶性肿瘤发生于免疫机能正常的人群,这些肿瘤能逃脱免疫系统的监视并破坏机体的免疫系统的机制还不完全清楚(图 5-4-22)。

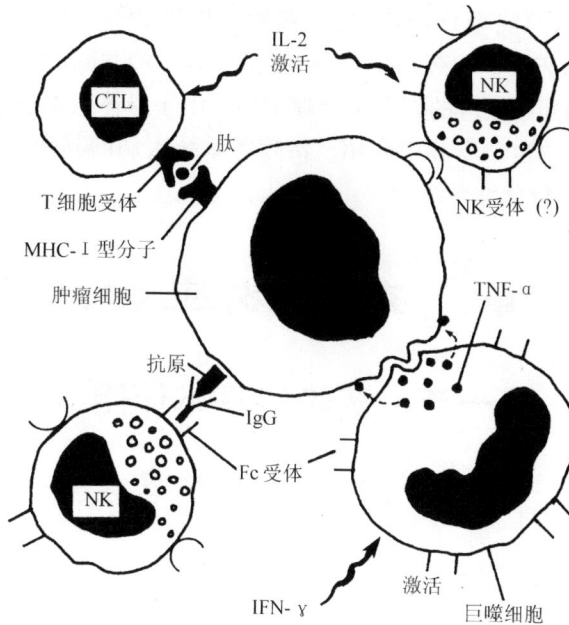

图 5-4-22 抗肿瘤免疫的细胞效应机制

尽管肿瘤的发生发展是异常复杂的,但目前基本可以肯定以下几点:①从遗传学的角度上来说,肿瘤是一种基因病。②肿瘤的形成是瘤细胞单克隆性的扩增的结果。③原癌基因和肿瘤抑制基因是环境的和遗传的致癌因素作用的主要靶基因。原癌基因的激活和(或)肿瘤抑制基因的失活可导致细胞的恶性转化。④肿瘤的发生不只是单个基因突变的结果,而是一个长期的分阶段的多种基因突变累积的过程。⑤机体的免疫监视系统在防止肿瘤发生上起重要作用,肿瘤的发生是逃避了机体免疫监视的结果。

(张 伟 周 韧)

第六篇　药物治疗学基础

在临床上,疾病的治疗方法包括药物治疗、手术治疗和放射治疗等。对于不同的疾病以及在疾病的不同阶段应该采取适当的治疗措施和方法。药物治疗是临床各科均有广泛应用的治疗方法。药物治疗疾病的基础理论是**药理学**(pharmacology)。

药理学研究的内容是药物与机体的相互作用,包括药物对机体的作用及作用原理,即**药物效应动力学**(pharmacodynamics,简称**药效学**)和机体对药物的处理(包括药物的吸收、分布、生物转化和排泄)以及药物浓度随时间变化的规律,即**药物代谢动力学**(pharmacokinetics,简称**药动学**)。每个药物都有自身的药效学和药动学特点,但是也有一些共同的规律。本篇主要介绍药理学的共同规律,以及影响药物效应的因素及合理用药。由于身体各器官系统均可发生恶性肿瘤,所以治疗恶性肿瘤的药物也在本篇中介绍。治疗各系统疾病的其他药物将在《基础医学教程(各论)》中按器官系统进行分类介绍。

第一章　药物效应动力学

第一节　药物的基本作用

一、药物作用与效应

药物作用(drug action)是指药物与机体细胞间的初始作用,是动因,是分子反应机制,有其**特异性**(specificity)。**药理效应**(pharmacological effect)是药物作用的结果,是机体反应的表现。因此,药理效应实际上是机体器官原有功能水平的改变,功能的提高称为**兴奋**(excitation)、**亢进**(augmentation),功能的降低称为**抑制**(inhibition)、**麻痹**(paralysis)。过度兴奋可以转入**衰竭**(failure),是另外一种性质的抑制。

近年来生命科学的迅速发展,能引起细胞形态与功能发生质变的药物受到注意,例如基因疗法能使机体引出遗传缺陷时或原来没有的特殊功能,又如某些物质或药物可以引起细胞癌变等。

药物进入体内对某些组织、器官产生明显作用,而对其他组织、器官作用很弱或者几乎没有作用,称为药物作用的**选择性**(selectivity)。如强心苷具有选择性增强心肌收缩力的作用,而对骨骼肌却不产生明显作用。一般来说,作用特异性强及(或)效应选择性高的药物在应用时针对性较好。反之,效应广泛的药物副反应较多。但广谱药物有时也有治疗方面的优点,例如在同时有室上性和室性心律失常时可选用广谱抗心律失常药,同时有多种细菌感染时可应用广谱抗生素。

药物作用的选择性具有重要的意义,其一是药物的分类是以药物作用的选择性作为基础的;其二是在临床药物治疗时主要根据药物作用的选择性而用药的。

药物作用的选择性是相对的,与用药的剂量有关。例如一定剂量的咖啡因对大脑皮质表现出明显的兴奋作用,剂量增大也兴奋延脑乃至脊髓,甚至引起强直性惊厥。此外,药物作用特异性强的药物不一定引起选择性高的药理效应,二者不一定平行。例如阿托品能特异性阻断 M-胆碱受体,但其药理效应选择性并不高,对心脏、血管、平滑肌、腺体及中枢神经功能都有影响,而且有的兴奋,有的抑制。

二、治疗效果与不良反应

药理作用可以产生**治疗效果**(therapeutic effect,简称**疗效**),但是药理作用不等于治疗效果,例如具有扩张冠脉效应的药物不一定都是抗冠心病药,抗冠心病药也不一定都会取得缓解心绞痛临床疗效。药理作用有时也会产生对病人不利的作用,即**不良反应**。这就是药物效应的**两重性**(dualism)。

(一)治疗效果

治疗效果可以分为对因治疗(etiological treatment)和对症治疗(symptomatic treatment)。

1. 对因治疗 用药的目的在于消除原发致病因子,彻底治愈疾病称为对因治疗,或称治本,例如抗生素消除体内致病菌。

2. 对症治疗 用药的目的在于改善症状称为对症治疗,或称治标。对症治疗虽然不能根除病因,但是在诊断未明或病因暂时未明时无法根治的疾病却是必不可少的。在临床上,某些重危急症如休克、惊厥、心力衰竭、高热、剧痛时,对症治疗可能比对因治疗更为迫切。在可能的情况下,应当对因治疗和对症治疗同时进行。

(二)不良反应

上市药品在治疗剂量或常用剂量时产生的不符合用药目的并给病人带来不适或痛苦的反应统称为**不良反应**(adverse reaction)。多数不良反应是药物固有作用的延伸,在一般情况下是可以预知的,但不一定是可以避免的。少数较严重的不良反应可使机体某些器官或局部组织产生功能性障碍或器质性损害而出现的一系列临床症状和体征,称为**药源性疾病**(drug induced disease),例如庆大霉素引起的神经性耳聋、肼屈嗪引起的红斑性狼疮等,应当注意合理用药而努力避免发生。药物不良反应可分为以下几种类型。

1. 副反应(side reaction) 由于药物的药理效应选择性低,涉及多个效应器官,当某一效应作为治疗目的时,其他效应就成为副反应(也称为副作用)。例如阿托品用于解除胃肠痉挛时,将会引起口干、心悸、便秘等副反应。副反应是在常用剂量下发生的,一般不太严重,但难以避免。

2. 毒性反应(toxic reaction) 指在药物剂量过大或用药时间过长体内蓄积过多时发生的危害性反应,一般比较严重。药物的毒性反应一般是可以预知的,而且也是应该避免的。急性毒性多损害循环、呼吸及神经系统功能,慢性毒性多损害肝、肾、骨髓、内分泌等功能。**致癌**

（carcinogenesis）、**致畸胎**（teratogenesis）、**致突变**（mutagenesis）三致反应也属于慢性毒性范畴。企图通过增加剂量或延长疗程达到治疗目的是有限度的，过量用药更是十分危险的。

3. 后遗效应（after effect） 指停药后血药浓度已降至最低有效浓度以下时尚残存的有害药理效应。例如长期应用肾上腺皮质激素在停药后肾上腺皮质功能低下数月难以恢复。

4. 变态反应（allergic reaction） 也称为药物过敏反应（anaphylaxis）。非肽类药物作为半抗原与机体蛋白质结合为抗原使机体致敏后，当再次接触这个药物而发生的免疫反应，常见于过敏体质病人。临床表现各药不同，每个人也不同。反应性质与药物固有效应无关，与用药剂量也无关。反应严重程度差异很大，从轻微的皮疹、发热至造血系统抑制、肝肾功能损害、休克等。可能只有一种症状，也可能多种症状同时出现。停药后反应逐渐消失，再用时会再发。致敏物质可能是药物本身，也可能是药剂中的杂质。这类药物在临床用药前常做皮肤过敏试验，但仍有少数假阳性或假阴性反应。

5. 特异质反应（idiosyncrasy） 少数特异体质病人对某些药物反应特别敏感，反应性质也可能与常人不同，但与药物固有药理作用基本一致，反应严重程度与剂量成比例。这种反应不同于免疫反应。现在知道这是一类遗传异常所致的药理反应，例如对骨骼肌松弛药琥珀胆碱特异质反应是由于先天性血浆胆碱酯酶缺乏。

第二节 药物剂量与效应关系

药理效应与剂量在一定范围内成比例，这就是**剂量-效应关系**（dose-effect relationship）。由于药理效应与血药浓度的关系较为密切，故在药理学研究中更常用**浓度-效应关系**（concentration-effect relationship），以效应强弱为纵坐标、药物浓度为横坐标作图得直方双曲线（rectangular hyperbola）。如果将药物浓度改用对数值作图，则呈典型的对称"S"形曲线，这就是通常所讲的量效曲线（图 6-1-1）。药理效应强弱有的是连续增减的量变，称为**量反应**（graded response），例如

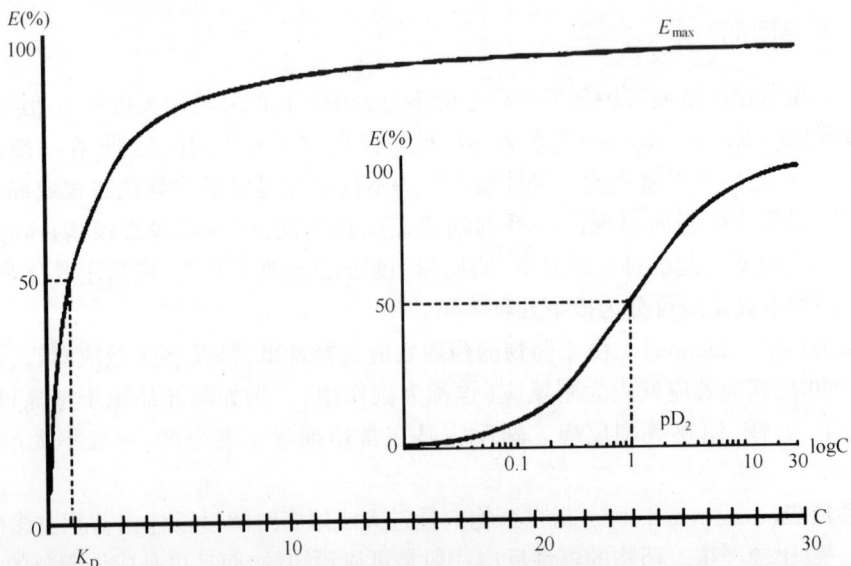

图 6-1-1 药物作用的量效关系曲线

血压的升降、平滑肌舒缩等，用具体数量或最大反应的百分率表示。有些药理效应只能用全或无、阳性或阴性表示，称为**质反应**（all-or-none response 或 quantal response），例如死亡与生存、抽搐与不抽搐等，必须用多个动物或多个实验标本，以阳性率表示。用累加阳性率与对数剂量（或浓度）作图，也呈典型对称"S"形量效曲线（图6-1-2）。

从上述两种量效曲线可以看出下列几个特定位点：**最小有效浓度**（minimum effective concentration），即刚能引起效应的**阈浓度**（threshold concentration）。如果横坐标用剂量表示，将"浓度"改为"剂量"即可，下同。**半数有效量**（median effective dose）是能引起50%阳性反应（质反应）或50%最大效应（量反应）的浓度或剂量，分别用半数有效浓度（EC_{50}）及半数有效剂量（ED_{50}）表示。如果效

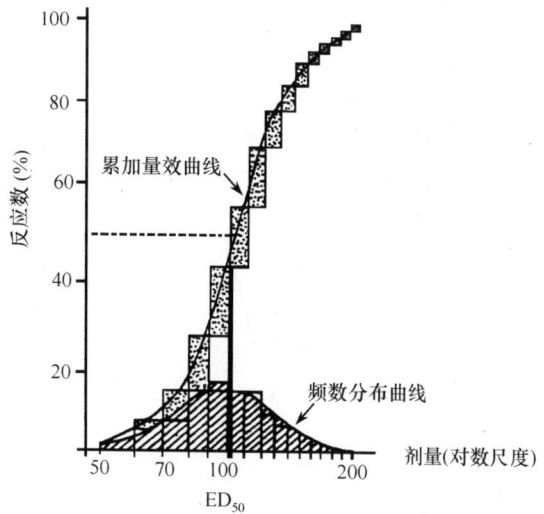

图6-1-2　质反应的频数分布曲线累加量效曲线频数分布曲线：100个人的有限剂量分布情况（常态分布）；累加量效曲线；频数分布曲线中每个长方形的累加曲线

应指标为中毒或死亡，则可改用半数中毒浓度（TC_{50}）、半数中毒剂量（TD_{50}）或半数致死浓度（LC_{50}）、半数致死剂量（LD_{50}）表示。继续增加浓度或剂量而效应量不再继续上升时，这在量反应中称为**最大效能**（maximum efficacy），反映药物的**内在活性**。在质反应中阳性反应率达100%，再增加药量也不过如此。如果反应指标是死亡，刚刚引起死亡的剂量称为**最小致死量**（minimum lethal dose）。药物效应**强度**（potency）是指能引起等效反应（一般采用50%效应量）的相对浓度或剂量，反映药物与受体的**亲和力**，其值越小，则强度越大。药物的最大效能与效应强度含义完全不同，二者并不平行。例如利尿药以每日排钠量为效应指标进行比较，氢氯噻嗪的效应强度大于呋塞米，而后者的最大效能大于前者（图6-1-3）。药物的最大效能值有较大实际意义，不区分最大效能与效应强度只讲某药较另药强若干倍是易被误解的。量效曲线中段**斜率**（slope）较陡的提示药效较激烈，较平坦的提示药效较温和。但在质反应曲线，斜率较陡的曲线还提示实验个体差异较小。曲线上的每个具体数据常用**标

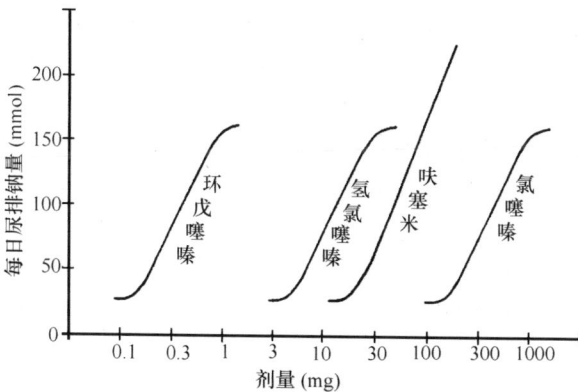

图6-1-3　各种利尿药的作用强度及最大效能比较

准差**（standard deviation）表示**个体差异**（individual variation）。

LD_{50}/ED_{50} 的比值称为**治疗指数**（therapeutic index，TI），是药物的安全性指标。治疗指数为4的药物相对较治疗指数为2的药物安全。由于LD与ED两条量曲线的首尾可能重叠，即ED_{95}可能大于LD_5，就是说在没能获得充分疗效的剂量时可能已有少数病人中毒，因此不能认为治疗

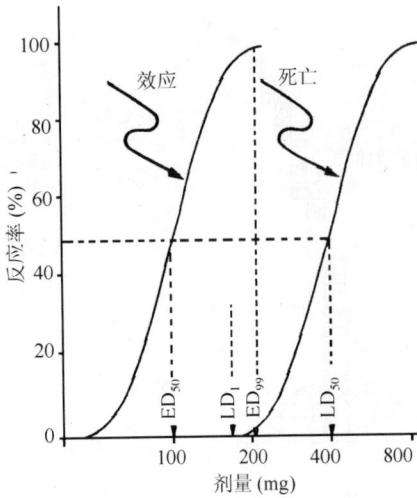

图 6-1-4 药物效应和毒性的量效曲线

指数为 4 的药物是安全的。因此,这一安全指标并不可靠。较好的药物安全性指标是 $ED_{95} \sim LD_5$ 之间的距离,称为**安全范围**(margin of safety),也有用 $ED_{99} \sim LD_1$ 之间的距离表示**可靠安全系数**(certain safety factor),其值越大越安全。药物的安全性与药物剂量(或浓度)有关,因此,如果将 ED 与 LD 两条量效曲线同时画出并加以比较,则比较具体(图6-1-4)。

关于药物剂量各国药典都制定了常用剂量范围,非药典药生产药厂在说明书上也有介绍。药典对于剧毒类药品还规定了**极量**(包括单剂量、一日量及疗程量),超限用药造成不良后果医生应负法律责任。

第三节 药物作用机制

药物效应多种多样,是不同药物分子与机体不同靶细胞间相互作用的结果。药物作用的性质首先取决于药物的化学结构,包括基本骨架、活性基团和侧链长、短及立体构形等因素,这些**构效关系**(structure-activity relationship)是药物化学研究的主要问题,但它有助于加强医生对药物作用的理解。药理效应是机体细胞原有功能水平的改变,从药理学角度来说,药物**作用机制**(mechanism of action)要从细胞功能方面去探索。

1. 受体(详见下节)。

2. 参与或干扰细胞代谢 补充生命代谢物质以治疗相应缺乏症的药例很多,如铁盐补血、胰岛素治糖尿病等。有些药物化学结构与正常代谢物非常相似,掺入代谢过程却往往不能引起正常代谢的生理效果,实际上导致抑制或阻断代谢的后果,称为**伪品掺入**(counterfeit incorporation),也称**抗代谢药**(antimetabolite)。例如 5-氟尿嘧啶结构与尿嘧啶相似,掺入癌细胞 DNA 及 RNA 中干扰蛋白合成而发挥抗癌作用。

3. 影响生理物质转运 很多无机离子、代谢物、神经递质、激素在体内主动转运需要载体参与。干扰这一环节可以产生明显药理效应。例如利尿药抑制肾小管 Na^+-K^+、Na^+-H^+ 交换而发挥排钠利尿作用。

4. 对酶的影响 酶的种类很多,在体内分布极广,参与所有细胞生命活动,而且极易受各种因素的影响,是药物作用的一类主要对象。多数药物能抑制酶的活性,如新斯的明竞争性抑制胆碱酯酶,奥美拉唑不可逆性抑制胃黏膜 H^+-K^+ ATP 酶(抑制胃酸分泌)。尿激酶激活血浆纤溶酶原,苯巴比妥诱导肝微粒体酶,解磷定能使遭受有机磷酸酯抑制的胆碱酯酶复活,而有些药本身就是酶,如胃蛋白酶。

5. 作用于细胞膜的离子通道 细胞膜上无机离子通道控制 Na^+、Ca^{2+}、K^+、Cl^- 等离子跨膜转运,药物可以直接对其作用,而影响细胞功能。

6. 影响核酸代谢　核酸(DNA 及 RNA)是控制蛋白质合成及细胞分裂的生命物质。许多抗癌药是通过干扰癌细胞 DNA 或 RNA 代谢过程而发挥疗效的。许多抗菌药物(包括喹诺酮类)也是作用于细菌核酸代谢而发挥抑菌或杀菌效应的,这将在有关章节详述。

7. 影响免疫机制　除免疫血清及疫苗外,免疫增强药(如左旋咪唑)及免疫抑制药(如环孢素)通过影响免疫机制发挥疗效。某些免疫成分,如细胞因子也可直接入药。

8. 非特异性作用　一些药物并无特异性作用机制,如消毒防腐药对蛋白质的变性作用,因此,只能用于体外杀菌或防腐,不能内用。一些麻醉催眠药(包括乙醇)扰乱细胞膜脂质结构,因此,对各种细胞均有抑制作用,只是中枢神经系统较敏感罢了。还有一些药物作用在于改变细胞膜兴奋性,但不影响其静息电位。**膜稳定药**(membrane stabilizer)阻止动作电位的产生及传导,如局部麻醉药、某些抗心律失常药等,反之,称为**膜易变药**(membrane labilizer),如藜芦碱等,都是作用特异性低的药物。

9. 理化反应　抗酸药中和胃酸以治疗溃疡病,甘露醇在肾小管内提升渗透压而利尿等是分别通过简单的化学反应及物理作用而产生的药理效应。

第四节　药物与受体

受体(receptor)是细胞在进化过程中形成的细胞蛋白组分,能识别周围环境中某种微量化学物质,首先与之结合,并通过中介的信息转导与放大系统,触发随后的生理反应或药理效应。自从 Langley 提出受体学说 100 年后,受体已被证实为客观存在的实体,类型繁多,作用机制多已被阐明,现在受体已不再是一个空泛笼统的概念。受体分子在细胞中含量极微,1mg 组织一般只含 10fmol 左右。能与受体特异性结合的物质称为**配体**(ligand)。受体仅是一个"感觉器",对相应配体有极高的识别能力。受体—配体是生命活动中的一种偶合,受体都有其内源性配体,如神经递质、激素、自身活性物(autocoid)等。能激活受体的配体称为**激动药**(agonist),能阻断其活性的配体称为**拮抗药**(antagonist)。根据受体与配体结合的高度特异性,受体被分若干亚型,如肾上腺素受体又分为 α_1、α_2、β_1 和 β_2 等亚型,其分布及功能都有区别。受体与配体有高度亲和力,多数配体在 1pmol~1nmol/L 的浓度起细胞的药理效应。反应之所以如此灵敏主要是靠信息转导系统,如细胞内**第二信使**(second messenger)的放大、分化及整合功能。酶、载体、离子通道及核酸也可与药物直接作用,但这些物质本身具有效应力,故严格地说不应被认为是受体。某些细胞蛋白组分可与配体结合,但没有触发效应的能力,称为**结合体**(acceptor)。

一、受体动力学

受体动力学一般用放射性核素标记的配体(L)与受体(R)做结合试验研究。取一定量组织,磨成细胞匀浆,分组加入不同浓度的放射性核素标记的配体(药物),温孵待反应达到平衡后,迅速过滤或离心分出细胞,用缓冲液洗去尚未结合的放射性配体,测定标本的放射强度,这是药物与细胞结合的总量,此后用过量冷配体(未用放射性核素标记的配体)洗脱特异性与受体结合的放射性配体,再测放射强度,这是药物非特性结合量。将总结合量减去非特性结合量就可以获得 L-R 结合(B)曲线。如果 L 只与单一 R 可逆性结合,以 B 为纵坐标,以 L 为横坐标,L-R 结合曲线为直方双曲线(图 6-1-5)。如将横坐标改用 $\log[L]$（[ ]表示摩尔浓度），则呈典型的"S"形量效曲线。

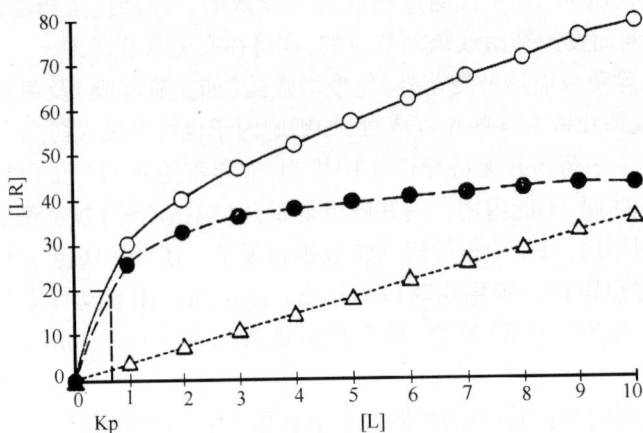

图 6-1-5　放射性配体-受体结合曲线

—○—总结合量；---△---非特异性结合量；---●---特异性结合量，是总结合量与
非特异性结合量与非特异性结合量的差值，呈直方双曲线

按质量作用定律

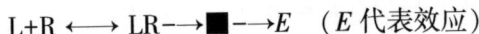

$$L+R \longleftrightarrow LR \longrightarrow \blacksquare \longrightarrow E \quad （E 代表效应）$$

反应达到平衡时

$$K_D = [L][R]/[LR] \quad （K_D 是解离常数）$$

因为$[R_T] = [R] + [LR]$（R_T 为受体总量），代入上式并经推导得

$$[LR]/[R_T] = [L]/(K_D + [L])$$

由于只有 LR 才发挥效应，故效应的相对强弱与 LR 相对结合量成比例，即

$$E/E_{max} = [LR]/[R_T] = [L]/(K_D + [L])$$

按此公式以 E 为纵坐标，$\log[L]$ 为横坐标作图，结果与实验数据图形完全一致。当$[L] = 0$时，效应为 0；当$[L] \gg K_D$ 时，$[LR]/[R_T] = 100\%$，达最大效能，即$[LR]_{max} = [R_T]$；当$[LR]/[R_T] = 50\%$时，即 EC_{50} 时，$K_D = [L]$。

K_D 表示受体与药物的**亲和力**（affinity），单位为摩尔，其意义是引起最大效应的一半时（即 50% 受体被占领）所需的药物剂量。K_D 越大，药物与受体的亲和力越小，即二者成反比。将药物-受体复合物的解离常数 K_D 的负对数（$-lgK_D$）称为**亲和力指数**（pD_2），其值与亲和力成正比。

药物与受体结合产生效应不仅要有亲和力，还要有**内在活性**（intrinsic activity），后者用 α 表示，$0 \leqslant \alpha \leqslant 100\%$。故上述公式应加入这一参数：$E/E_{max} = \alpha[LR]/[R_T]$。两药亲和力相等时，其效应强度取决于内在活性强弱；当内在活性相等时，则取决于亲和力大小（图 6-1-6）。

一些活性高的药物与相应受体结合的量效曲线（$B-\log[L]$曲线）并不一定与结合后产生效应的量效曲线（$E-\log[L]$曲线）相重合。因为这类药物只需与一部分受体结合就能发挥最大效应（E_{max}），剩余下未结合的受体称为**储备受体**（spare receptor）。这对理解拮抗药作用机制有重要意义，因为这类拮抗药必须在完全占领储备受体后才能发挥其拮抗效应。

受体激动药（L）对相应受体有较强的亲和力，也有较强的内在活性（用 α 表示），α 达 100%。

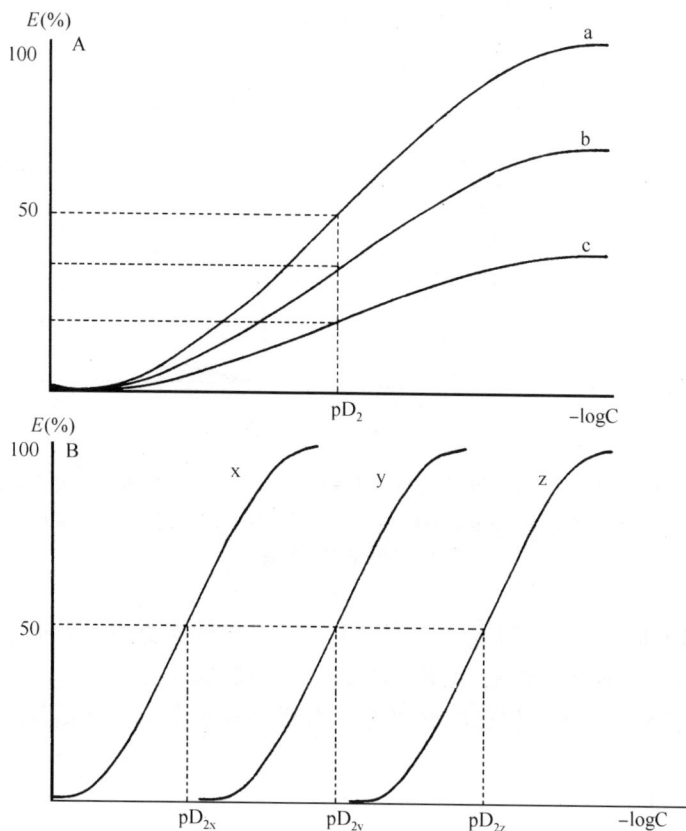

图 6-1-6 药物与受体的亲和力及其内在活性对量效曲线的影响

A. a、b、c 三药与受体的亲和力(pD₂)相等,但内在活性(E_{max})不等;B. x、y、z 三药与受体的亲和力(pD₂)不等,

但内在活性(E_{max})相等

受体拮抗药(I)虽然也有较强的亲和力,但缺乏内在活性,$\alpha = 0$,本身不能引起效应,却占据一定量受体,拮抗激动药的作用。**竞争性拮抗药**(competitive antagonist)能与激动药互相竞争与受体结合,这种结合是可逆性的。在实验中,如果 L 与 I 同时存在,则 $[R_T] = [R] + [LR] + [IR]$,代入上述基本公式并加推导得:

$$[LR]/[R_T] = [L]/\{[L] + K_D(1 + [I]/K_I)\}$$

可见 L 与 I 同时存在时,如 L 这一因素固定不变,药理效应大小取决于 $[I]/K_I$(K_I 是 I 的解离常数)。$[I]$ 越高及(或)K_I 越小时,效应越弱,即拮抗效果越强。当 $[L] \gg [I]$ 时,$[LR]/[R_T]$ →100%,这就是竞争性拮抗药使量效曲线平行右移(E_{max} 不变)的理论解释(图 6-1-7)。

在有一定量的竞争性拮抗药$[I]$存在时,增加$[L]$至$[L']$仍可使药理效应维持在原来单用$[L]$时的水平。据此,

$$E/E_{max} = [L]/(K_D + [L]) = [L']/\{[L'] + K_D(1 + [I]/K_I)\}$$

将之推导得:

$$([L']/[L]) - 1 = [I]/K_I$$

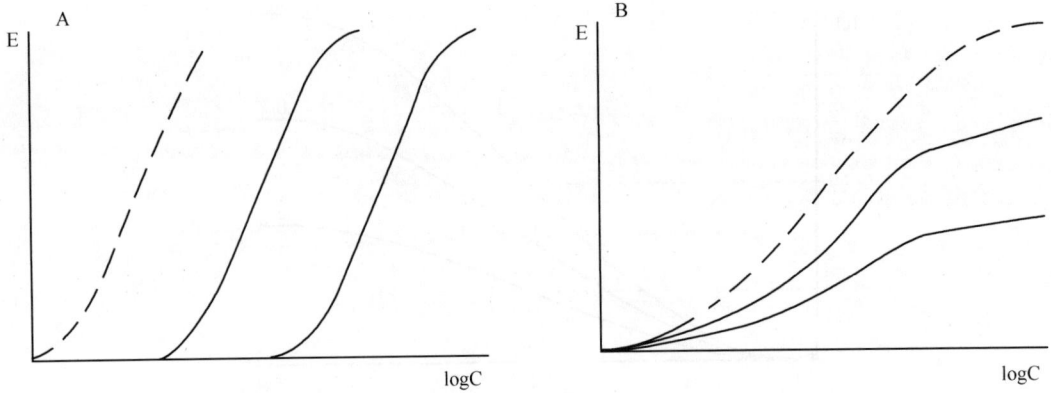

图 6-1-7 不同药量的竞争性拮抗药、非竞争性拮抗药、激动药及部分激动药相互作用量效关系图

A. 竞争性药对激动药量效曲线的影响(虚线为激动药量效曲线);B. 非竞争性对激动药量效曲线的影响
(虚线为激动药量效曲线)

$[L']/[L]$是**剂量比**(dose ratio),即将$[L]$增加$[L']/[L]$倍就能克服$[I]$的拮抗作用。该比值也取决于$[I]/K_I$,而与$[L]$绝对值或K_D无关。将此公式两侧取 log,并以 log $([L']/[L]-1)$为纵坐标,以$-\log[I]$为横坐标作图,呈直线,斜率为 1,与横坐标交点为$-\log K_I$,即 pA_2,此即 Schild 图

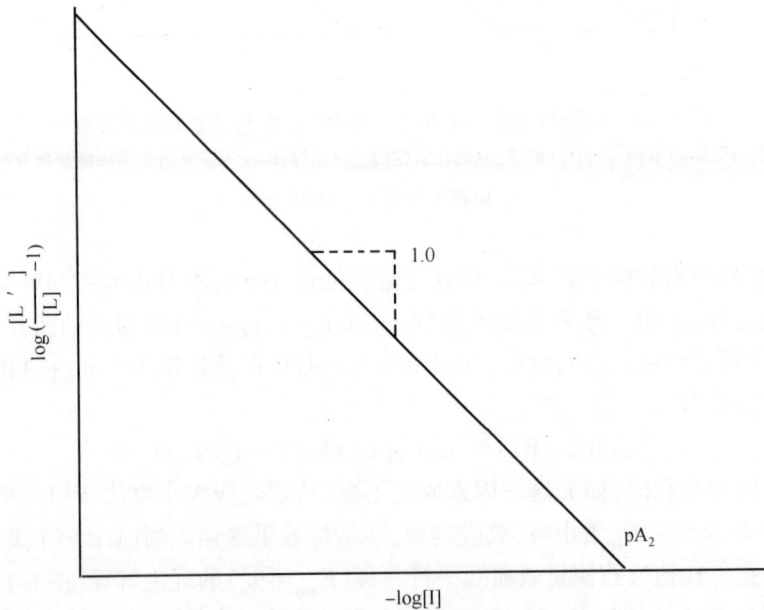

图 6-1-8 竞争性拮抗作用的 Schild 作图

(图6-1-8)。按 Schild 定义,拮抗剂参数 pAx 是指剂量比为 X 时竞争性拮抗药浓度的负对数值。常用 pA_2,即$[L']/[L]=2$ 时的数值,则 $pA_2=-\log[I]=-\log K_I$,此参数反映拮抗药的拮抗强度,其值越大,表示拮抗作用越强。

非竞争性拮抗药(noncompetitive antagonist)与 R 结合非常牢固,分解很慢或是不可逆转,使能与 L 结合 R 数量减少。另一类非竞争性拮抗药可阻断受体后某一中介反应环节而使受体-效应的功能容量减少。二者共同特点是使量效曲线高度(E_{max})下降。但 L 与剩余 R 结合动力学不变,即 K_D 不变。在双倒数图中更易看出这一关系(图6-1-9)。

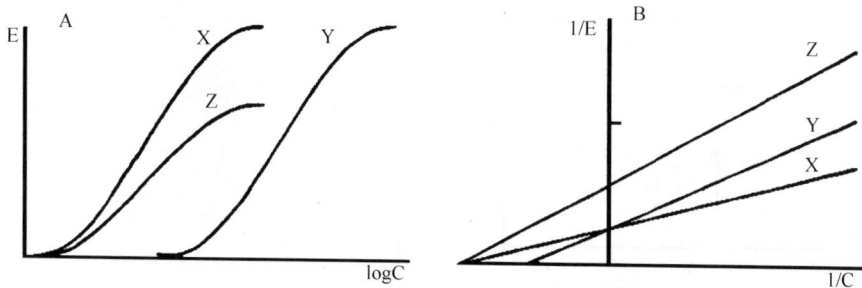

图 6-1-9　竞争性拮抗作用与非竞争性拮抗作用比较

A. 量效曲线;B. 双倒数曲线

X:单用激动药;Y:竞争性拮抗药对激动药的拮抗作用;Z:非竞争性拮抗药对激动药的拮抗作用

还有一类药物称为**部分激动药**(partial agonist),和 R 结合的亲和力不小,但内在活性有限,α <100%,量效曲线高度(E_{max})较低。与激动药同时存在时,当其浓度尚未达到 E_{max} 时,其效应与激动药协同,超过此限时,则因与激动药具有竞争 R 而呈拮抗关系,此时激动药必须增大浓度方可达到其最大效能。可见,部分激动药具有激动药与拮抗药两重特性(图6-1-7 C、D)。

目前,放射配体-受体结合技术已普遍用于受体研究,但必须和药理效应实验结合进行才有意义。

另有学者提出**二态模型**(two-state model)学说,也可以解释化学结构类似的药物作用于同一受体为什么有的是激动药,有的是拮抗药,还有的是部分拮抗药。该学说认为,受体蛋白有两种可以互变的构型状态,即**静息状态(R)**和**活化状态(R*)**,R 和 R* 处于动态平衡,可相互转变。在无药物作用时,受体系统无自发激活。加入药物时,则药物均可与 R 和 R* 两态结合,其选择性决定于亲和力。激动药与 R* 状态的受体亲和力大,结合后产生效应;而拮抗药与 R 状态的受体亲和力大,结合后不产生效应。当激动药与拮抗药同时存在时,两者竞争受体,其效应取决于 R*-激动药复合物与 R-拮抗药复合物的比例。如果后者较多,则激动药的作用被减弱或阻断。部分激动药对 R* 与 R 均有不同程度的亲和力,因此,它既可引起较弱的效应,也可阻断激动药的部分效应。

二、受 体 类 型

根据受体蛋白结构、信息转导过程、效应性质、受体位置等特点,大致可分为下列4类:

1. 含离子通道的受体 又称配体门控离子通道型受体,它们存在于快速反应细胞的膜上,由单一肽链反复4次穿透细胞膜形成1个亚单位,并由4~5个亚单位组成穿透细胞膜的离子通道。受体激动时离子通道开放,使细胞膜去极化或超级化,引起兴奋或抑制效应。最早发现的N型乙酰胆碱受体就是由2个α及β、γ、δ各1个,共5个亚单位组成的钠离子通道。在α亚单位上各有一个乙酰胆碱结合点(图6-1-10A),与乙酰胆碱结合后,钠离子通道开放,胞外钠离子内流,细胞膜去极化,肌肉收缩。这一过程在若干毫秒内完成(钠离子通道开放时间仅1 ms)。脑内γ氨基丁酸(GABA)受体情况类似,其他如甘氨酸、谷氨酸、天门冬氨酸受体都属于这一类型。

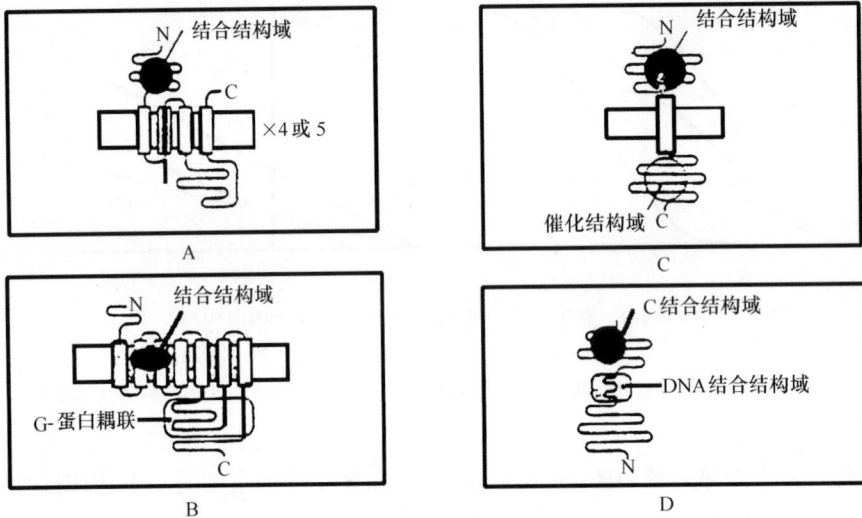

图 6-1-10　受体类型示意图
A. 直接配体门控通道型;B. G-蛋白耦联型;C. 酪氨酸激酶相联型;D. 细胞内型

2. G-蛋白偶联受体 这一类受体最多,数十种神经递质及激素的受体需要G蛋白介导其细胞作用,例如肾上腺素、多巴胺、5-羟色胺、M-乙酰胆碱、阿片类、嘌呤类、前列腺素及一些多肽激素等的受体,这些受体结构非常相似,都为单一肽链形成7个α螺旋来回穿透细胞膜。N-端在细胞外,C-端在细胞内。这两段肽链氨基酸组成在各种受体差异很大,与其识别配体及转导信息各不相同有关。胞内部分有G-蛋白结合区(图6-1-10B)。**G-蛋白**(G-protein)是鸟苷酸结合蛋白的简称,存在于细胞膜内侧,由三个亚单位组成。主要有两类,其一为兴奋性G-蛋白(Gs),霍乱弧菌毒素能使之活化,激活腺苷酸环化酶(AC);另一为G-蛋白(Gi),抑制AC,Gi又受百日咳杆菌毒素抑制。G-蛋白还介导心钠素及NO对鸟苷酸环化酶(GC)的激活作用。此外,G-蛋白对磷脂酶C、磷脂酶A_2,Ca^{2+}、K^+离子通道等有重要调节作用。一个受体可激活多个G-蛋白,一个G-蛋白可以转导多个信息给效应机制,调节许多细胞功能。

3. 具有酪氨酸激酶活性的受体 这一类细胞膜上的受体由三个部分组成(图6-1-10C),细胞外有一段与配体结合区,中段穿透细胞膜,胞内区段有酪氨酸激酶活性,能促其本身酪氨酸残基的自我磷酸化而增强此酶活性,再对细胞内其他底物作用,促进其酪氨酸磷酸化,激活胞内蛋白激酶,增加DNA及RNA合成,加速蛋白质合成,从而产生细胞生长分化等效应。胰岛素、胰岛素样生长因子、上皮生长因子、血小板生长因子及某些淋巴因子(lymphokines)的受体属于这一类型。

4. 细胞内受体　甾体激素受体存在于细胞质内,与相应甾体结合后分出一个磷酸化蛋白,暴露与 DNA 结合区段,进入细胞核能识别特异 DNA 碱基区段并与之结合促进其转录及以后的某种活性蛋白增生(图 6-1-10D)。甲状腺素受体存在于细胞核内,功能大致相同。这两种受体触发的细胞效应很慢,需若干小时。

三、第 二 信 使

受体在识别相应配体并与之结合后,需要细胞内**第二信使**(second messenger),将获得的信息增强、分化、整合并传递给效应机制,才能发挥其特定的生理功能或药理效应。最早发现的第二信使是环磷腺苷(cAMP),现在知道还有许多其他物质参与细胞内信息转导。这是一个非常复杂的系统,简示如下(图 6-1-11),很多问题尚有待进一步阐明。

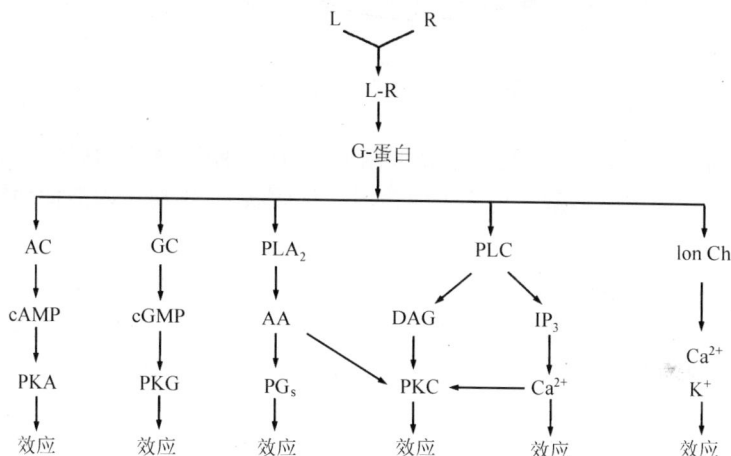

图 6-1-11　第二信使系统示意图

1. G-蛋白　G-蛋白是一类存在于细胞膜内侧的调节蛋白,都是由三个不同亚单位 α、β、γ 组成的三聚体。静息状态时与 GDP 结合。相应受体激活后 GDP-α、β、γ 复合物在 Mg^{2+} 参与下,结合的 GDP 与胞质中 GTP 交换,GDP-α 与 β、γ 分离并与相应的效应机制结合,同时配体与受体分离。α 亚单位内在的 GTP 酶活性促使 GTP 水解为 GDP,从而恢复原来静息状态(图 6-1-12)。Gs 激活腺苷酸环化酶(AC),使 cAMP 增加。Gi 抑制 AC,使 cAMP 减少,G-蛋白还激活磷脂酶 C(PLC),调节 Ca^{2+}、K^+ 等离子通道。对鸟苷酸环化酶也有激活作用,作用非常广泛,介导多种效应。近年发现 G-蛋白还介导激活磷脂酶 A_2(PLA_2)而产生花生四烯酸(AA),后者是各种前列腺素及白三烯的前体。

2. 环磷腺苷(cAMP)　cAMP 是 ATP 经 AC 作用的产物。β 受体、D_1 受体、H_2 受体等激动药通过 Gs 作用使 AC 活化,ATP 水解而使细胞内 cAMP 增加。α 受体、D_2 受体、M-Ach 受体、阿片受体等激动药通过 Gi 作用抑制 AC,细胞内 cAMP 减少。cAMP 受磷酸二酯酶(phospho

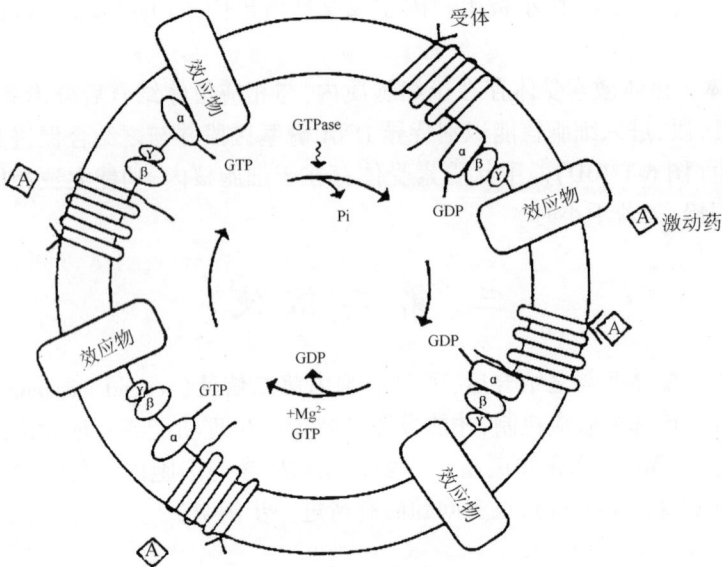

图 6-1-12　G-蛋白作用示意图

diesterase, PDE)水解为 5′AMP 后灭活。茶碱抑制 PDE 而使胞内 cAMP 增多,例如磷酸化酶、脂酶、糖原合成酶等活化而产生能量。钙离子通道磷酸化后激活,钙离子内流而使神经、心肌、平滑肌等兴奋。

3. 环磷鸟苷(cGMP)　cGMP 是 GTP 经鸟苷酸环化酶(GC)作用的产物,也受 PDE 灭活。cGMP 作用与 cAMP 相反,使心脏抑制、血管舒张、肠腺分泌等。cGMP 可以独立作用而不受 cAMP 制约。cGMP 可激活蛋白酶 G 而引起各种效应。

4. 肌醇磷脂(phoaphatidylinositol)　细胞膜肌醇磷脂的水解是另一类重要的受体信号转导系统。α_1、H_1、5-HT_2、M_1、M_3 等受体激动药与其受体结合后通过 G-蛋白介导激活磷脂酶 C(PLC),PLC 使 4,5-二磷酸肌醇磷脂(PIP$_2$)水解为二酰甘油(DAG)及 1,4,5-三磷酸肌醇(IP$_3$)。DAG 在细胞膜上激活蛋白激酶 C(PKC),使许多靶蛋白磷酸化而产生效应,如腺体分泌、血小板聚集,中性粒细胞活化及细胞生长、代谢、分化等效应。IP$_3$ 能促进细胞内钙池释放 Ca^{2+},也有重要的生理意义。

5. 钙离子　细胞内 Ca^{2+} 浓度在 $1\mu mol/L$ 以下,不到血浆 Ca^{2+} 的 0.1%,对细胞功能有着重要的调节作用,如肌肉收缩、腺体分泌、白细胞及血小板活化等。细胞内 Ca^{2+} 可以从细胞外经细胞膜上的钙离子通道流入,也可以从细胞内肌质网等钙池释放,两种途径互相促进,前者受膜电位、受体、G-蛋白、蛋白激酶 A(PKA)等调控,后者受 IP$_3$ 作用而释放。细胞内 Ca^{2+} 激活蛋白激酶 C(PKC),与 DAG 有协同作用,共同促进其他信息传递蛋白及效应蛋白活化。很多药物对细胞内 Ca^{2+} 影响而发挥其药理效应,故对细胞内 Ca^{2+} 的调控及其作用机制近年来受到极大的重视。

四、受体的调节

受体虽然是遗传获得的固有蛋白,但并不是固定不变的,而是经常代谢转换处于动态平衡状态,其数量、亲和力及效应力经常受到各种生理及药理因素的影响。连续用药后药效递减是常见的现象,一般称为**耐受性**(tolerance)、**不应性**(refractoriness)、**快速耐受性**(tachyphylaxis)等。由于受体原因而产生的耐受性称为**受体脱敏**(receptor desensitization)。N_2-Ach 受体在受激动药连续作用后若干秒内发生脱敏现象,这是由于受体蛋白构象改变,钠离子通道不再开放所致。β-Adr 受体脱敏时不能激活 AC 是因为受体与 G-蛋白亲和力降低,或由于 cAMP 上升后引起 PDE 负反馈增加所致。具有酪氨酸激酶活性的受体可被细胞内吞(endocytosis)而数目减少,这一现象称为受体数目的**向下调节**(down regulation)。受体与不可逆拮抗药结合后其后果等于失去一部分受体,如银环蛇咬伤中毒时,N_2-Ach 受体对激动药脱敏。与此相反,在连续应用拮抗药后受体会**向上调节**(up regulation),反应敏化。例如,长期应用 β-Adr 受体拮抗药后,由于受体向上调节,突然停药时会出现反跳反应。

(陈季强)

第二章 药物代谢动力学

药物代谢动力学（简称药动学）主要研究药物体内过程和体内药物浓度随时间变化的规律。

药物的体内过程包括药物的吸收、分布、生物转化和排泄（图 6-2-1）。药物必须在其作用部位达到一定浓度时才能发生特有的药理作用并产生相应的效应。药物在体内虽然不一定集中分布于靶器官，但在分布达到平衡后药理效应强弱与药物血浆浓度成正比例。掌握药动学规律可以科学地计算药物剂量以达到所需的血药浓度并掌握药效的强弱久暂。这样，可以比单凭经验处方取得更好的临床疗效。

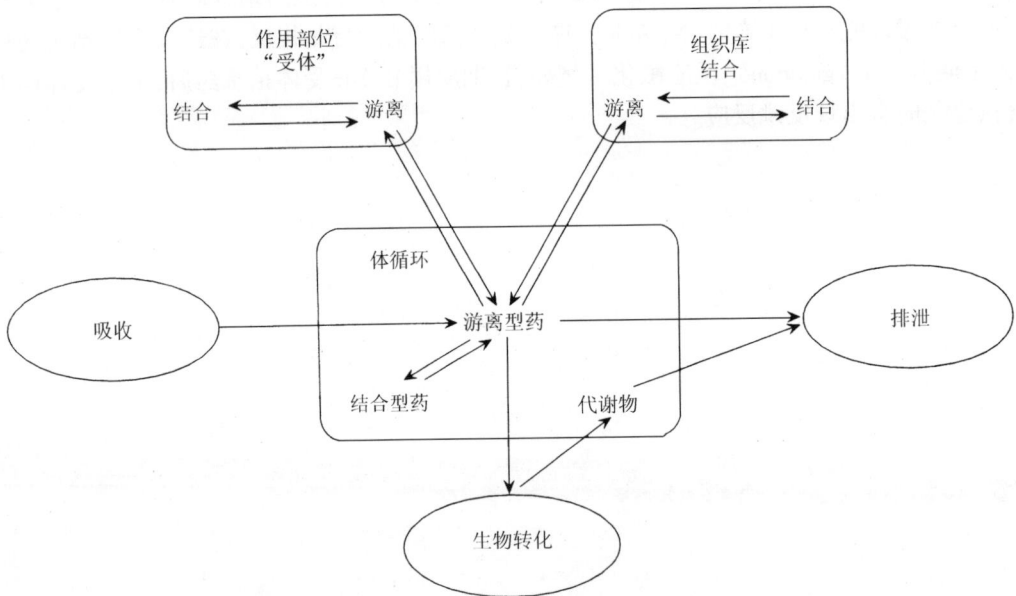

图 6-2-1 药物的体内过程和作用部位药物浓度变化的关系

第一节 药物的跨膜转运

药物的吸收、分布和排泄都属于药物转运，而药物转运都必须通过细胞膜，因此，在讨论药物的体内过程之前，我们首先讨论药物的跨膜转运（图 6-2-2）。药物跨膜转运大致可以分为两种方式，即**被动转运**（passive transportation）和**主动转运**（active transportation）。

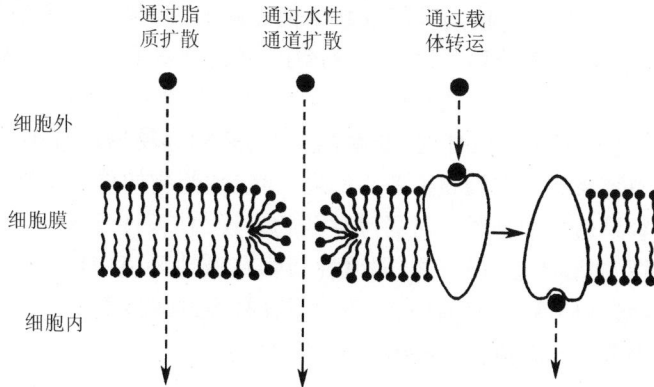

图 6-2-2　药物通过细胞膜的方式

一、被 动 转 运

被动转运的一个特点是不需要消耗细胞能量。根据药物通过膜的原动力,又分为**滤过**(filtration)和**简单扩散**(simple diffusion)。

1. 滤过　指药物分子的直径小于膜孔,借助膜两侧的静水压差,随液体通过水性通道(aqueous channel)从压力高一侧到达压力低一侧的过程。例如,药物通过肾小球膜以及皮下、肌内注射时药物通过毛细血管内皮,主要是滤过方式。

2. 简单扩散　药物从浓度高的一侧通过膜向浓度低的对侧扩散,绝大多数小分子药物(分子质量 200Da 以下)的吸收过程就是以此方式运转的。简单扩散是不需要消耗细胞能量的。扩散速度除取决于膜的性质和面积外,还与膜两侧药物浓度梯度和药物的性质有关。膜两侧的浓度差越大,转运速度就越快,当两侧浓度差为零时,简单扩散就停止了。由于细胞膜是液态脂质结构,脂溶性大的(油水分布系数大的)、极性小的(不易离子化的)药物较易通过。

药物的解离程度可影响药物的脂溶性,因此,简单扩散受到药物解离度的影响。大多数药物是弱电解质(弱酸或弱碱),pKa 在 3~11。所以,药物进入人体内后多数以非解离的分子态和解离的离子态两种形态混合存在,非解离的分子态极性小,脂溶性大,比较容易透过细胞膜;解离的离子态极性大,脂溶性小,较难透过细胞膜。至于某一种药物是以那一种形态占多数,即解离的程度,则取决于该药物的解离常数(pKa)和溶媒 pH。按 Handerson-Hasselbach 公式:

弱酸性药物

$$HA = H^+ + A^-$$

$$Ka = [H^+][A^-]/[HA]$$

$$pKa = pH - \log[A^-]/[HA]$$

$$pH - pKa = \log[A^-]/[HA]$$

$$\therefore 10^{pH-pKa} = [A^-]/[HA]$$

当 pH = pKa 时,[HA] = [A^-]

弱碱性药物

$$BH^+ = H^+ + B$$

$$Ka = [H^+][B]/[BH^+]$$

$$pKa = pH - \log[B]/[BH^+]$$

$$pKa - pH = \log[BH^+]/[B]$$

$$\therefore 10^{pKa-pH} = [BH^+]/[B]$$

当 pH = pKa 时,[B] = [BH^+]

由此可见,不论弱酸性或弱碱性药物的 pKa 都是该药在溶液中 50% 离子化时的 pH 值,各药都有其固定的 pKa 值。当 pKa 与 pH 的差值以数学值递减时,药物的离子型与非离子型浓度比值以指数值相应变化。非离子型药物可以自由穿透生物膜,而离子型药物就被限制在膜的一侧,这种现象称为**离子障**(ion trapping)。药物的解离度取决于药物的(pKa)和溶媒 pH。对于弱酸性药物来说,在酸性环境中,即 pKa>pH 时,非解离型多,药物容易透过细胞膜扩散。换言之,弱酸性药物在酸性环境中容易透过细胞膜扩散。反之,弱酸性药物如果在碱性环境中,即 pKa<pH 时,解离型多,药物不容易透过细胞膜。对弱碱性药物来说,在碱性环境中,即 pH>pKa 时,非解离型多,药物容易透过脂质膜扩散,换言之,弱碱性药物在碱性环境中容易透过细胞膜扩散。反之,弱碱性药物如果在酸性环境中,解离型多,药物不容易透过细胞膜。

被动转运在药物吸收、分布、排泄(重吸收)中都会发生。

二、主 动 转 运

主动转运也称为载体转运(carrier transportation)或特殊转运,有五个特点:①逆浓度梯度转运;②需要细胞膜为转运提供载体(为镶嵌在细胞膜上的蛋白质),载体对药物有特异性选择;③这种转运是需要消耗能量的(由分解 ATP 供能);④由于载体有一定数量,因而主动转运可饱和,即有一定限速;⑤两个同类药由同一载体转运时,可发生竞争性抑制关系。

一般来说,大多数药物的吸收(包括重吸收)属于被动转运;少数与正常代谢物相似的药物,如氟尿嘧啶、甲基多巴等的吸收,以及与酶有关的代谢过程(如肝细胞对药物的摄取)、肾小管分泌、胆汁分泌、神经元对递质的再摄取等,属于主动转运。

第二节　药物体内过程

一、吸　　收

1. **胃肠道给药**　口服(per os,po)给药是最常用的给药途径。小肠内适中的酸碱性(pH 5~8)适中,黏膜吸收面广,蠕动缓慢,增加了药物与黏膜接触机会,是主要的吸收部位。药物吸收后通过门静脉进入肝脏。有些药物首次通过肝脏就发生转化,减少进入体循环量,叫做**首过消除**(first pass elimination)。多数药物口服虽然方便有效,但其缺点是吸收较慢,欠完全,不适用于在胃肠破坏的,对胃刺激大的,首关消除多的药物也不适用于昏迷及婴儿等不能口服的病人。**舌下**(sublingual)及**直肠**(pre rectum)给药虽可避免首关消除,吸收也较迅速,但吸收不规则,较少应用。

2. **注射给药**　静脉注射(intravenous,iv)可使药物迅速而准确地进入体循环,没有吸收过程。**肌内注射**(intramuscular,im)及**皮下注射**(subcutaneous,sc)药物也可全部吸收,一般较口服快。吸收速度取决于局部循环,局部热敷或按摩可加速吸收,注射液中加入少量缩血管药则可延长药物的局部作用。**动脉注射**(intra-arterial,ia)可将药物输送至该动脉分布部位发挥局部疗效,以减少全身反应。例如,将纤溶药直接用导管注入冠状动脉以治疗心肌梗死。注射给药还可将药物注射至身体任何部位发挥作用,如局部麻醉。注射给药需要医护进行,不方便,如果计算剂量有误,过量注入将无法回收。

3. 呼吸道给药　肺泡表面积大(达 200m²)，与血液只隔肺泡上皮及毛细管内皮各一层，而且血流量大，药物只要能达到肺泡，吸收极其迅速，气体及挥发性药物(如全身麻醉药)可直接进入肺泡。药物溶液需要经喷雾器分散为微粒，**气雾剂**(aerosol)可将药液雾化为直径达 5μm 左右微粒，可以达到肺泡而迅速吸收，如在雾化器及口鼻罩间加用一个气室则效果更好。直径 2~5μm 以下的微粒可重被呼出，直径 10μm 的微粒可在小支气管沉积。后者可用于异丙肾上腺素治疗支气管哮喘。较大雾粒的**喷雾剂**(nebula)只能用于鼻咽部的局部治疗，如抗菌、消炎、祛痰、通鼻塞等。

4. 经皮(transdermal)**给药**　除汗腺外，皮肤不透水，但脂溶性药物可以缓慢通透。许多杀虫药所以经皮吸收中毒。利用这一原理可以经皮给药以达到局部或全身药效，近年来有许多促皮吸收剂如氮酮(azone)，可与药物制成贴皮剂，如硝苯地平贴皮剂可以达到持久的全身疗效，对于容易经皮吸收的硝酸甘油也可制成缓释贴皮剂预防心绞痛发作，每日只贴一次。

二、分　　布

药物进入循环后首先与**血浆蛋白结合**(plasma protein binding)。酸性药物多与白蛋白结合，碱性药物除了可与白蛋白结合外，还常与 α_1 酸性糖蛋白结合，还有少数药物与球蛋白结合。这种结合和药物与受体蛋白结合情况 D $\longleftrightarrow$ D+P $\longleftrightarrow$ DP，相似：$[DP]/[P_T]=[D]/([K_D]+[D])$。可见，药物的血浆蛋白结合量($[DP]$)受药物浓度($[D]$)、血浆蛋白(P)的质和量及解离常数($K_D$)的影响，各药不同，而且结合率(血中与蛋白结合的药物与总药量的比值)随剂量增大而减少。药理学书籍收载药物的血浆蛋白结合率是在常用剂量范围内对正常人测定的数值。药物与血浆蛋白的结合是可逆性的，结合后药理活性暂时消失，结合药物分子变大，不能通过毛细管壁而暂时"储存"于血液中。上述反应式中纵向虚线代表毛细管壁，在吸收过程中游离药物穿透毛细管壁进血液后与血浆蛋白结合，反应平衡向右移，有利于吸收。在消除过程中(如肝摄取及肾小管分泌)，血中游离药物被除去，反应平衡左移，有利于消除。药物与血浆蛋白结合特异性低，而血浆蛋白结合点有限，两个药物可能竞争与同一蛋白结合而发生置换现象。如某药结合率达 99%，当被另一药置换而下降 1% 时，则游离型(具有药理活性)药物浓度在理论上将增加 100%，可能导致中毒。但一般药物在被置换过程中，游离型药物会加速被消除，血浆中游离型药物浓度难以持续增高。药物也可能与内源性代谢物竞争与血浆蛋白结合，例如，磺胺药置换胆红素与血浆蛋白结合，在新生儿可能导致核黄疸症。血浆蛋白过少(如肝硬化)或变质(如尿毒症)时，药物血浆蛋白结合率下降，也容易发生毒性反应。

吸收的药物通过循环迅速向全身组织输送，首先向血流量大的器官**分布**(distribution)，然后向血流量小的组织转移，这种现象称为**再分布**(redistribution)，如硫喷妥先进入血流量大的脑中发挥麻醉效应，然后向脂肪等组织转移，效应很快消失。经过一段时间后血药浓度趋向"稳定"，分布达到"平衡"，但各种组织中药物浓度并不均等，血浆药物浓度与组织内浓度也不相等。这是由于药物与组织蛋白亲和力不同所致。因此，这种"平衡"称为假平衡(pseudoequilibrium)，这时血浆药物浓度高低可以反映靶器官药物结合量多少。药物在靶器官浓度决定药物效应强弱，故测定血浆药物浓度可以估算药物效应强度。某些药物可以分布至脂肪、骨质等无生理活性组织形成储库，或结合于毛发指(趾)甲组织。药物的 pKa 及体液的 pH 是决定药物分布的另一因素,细胞内液 pH(约为 7.0)略低于细胞外液(约 7.4),弱碱性药物在细胞内浓度略高,弱酸性药物在细胞外液浓度略高,根据这一原理,弱酸性药物苯巴比妥中毒时用碳酸氢钠碱化血液及尿液,可使脑细胞中药物向血浆转移并加速自尿排泄,是重要救治措施之一。

血脑屏障(blood-brain barrier) 脑是血流量较大的器官,但药物在脑组织浓度一般较低,这是由于血脑屏障所致。在组织学上,血脑屏障是由血-脑、血-脑脊液、脑脊液-脑三种屏障的总称,实际上能阻碍药物穿透的主要是前两者。脑毛细血管内皮细胞间紧密连接,基底膜外还有一层星状细胞包围,药物较难穿透。新生儿以及在炎症时其通透可以增加。脑脊液不含蛋白质,即使少量未与血浆蛋白结合的脂溶性药物可以穿透进入脑脊液,其后药物进入静脉的速度较快,故脑脊液中药物浓度总是低于血浆浓度,这是大脑自我保护机制。治疗脑病可以选用极性低的脂溶性药物,例如磺胺药中的磺胺嘧啶。为了减少中枢神经不良反应,对于生物碱可将之季铵化以增加其极性,例如将阿托品季铵化变为甲基阿托品后不能通过血脑屏障,即不致发生中枢兴奋**反应**。

胎盘屏障(placenta barrier) 是胎盘绒毛与子宫血窦间的屏障,由于母亲与胎儿间交换营养成分与代谢废物的需要,其通透性与一般毛细管无显著差别,仅到达胎盘的母体血流量少一些,进入胎儿循环慢一些而已。例如,母亲注射磺胺嘧啶 2 小时后才能与胎儿达到平衡。利用这一原理可以在预期胎儿娩出前短时内注射镇静镇痛药,新生儿不致遭受影响。应该注意的是,几乎所有药物都能穿透胎盘屏障进入胚胎循环,因此,在妊娠期间应禁用对胎儿发育有影响的药物。

三、生 物 转 化

药物,作为外来活性物质(xenobiotic),机体首先要将之灭活,同时还要促其自体内消除。能大量吸收进入体内的药物多是极性低的脂溶性药物,在排泄过程中易被再吸收,不易消除。体内药物主要在肝脏**生物转化**(biotransformation)而失去药理活性,并转化为极性高的水溶性代谢物而利于排出体外。生物转化与排泄统称为**消除**(elimination)。

生物转化分两步进行,第一步为氧化、还原或水解,第二步为结合。第一步反应使多数药物灭活,但少数例外反而活化,故生物转化不能称为解毒过程。第二步与体内物质结合后总是使药物活性降低或灭活并使极性增加。各药在体内转化过程不同,有的只经一步转化,有的完全不变自肾排出,有的经多步转化生成多个代谢产物。

肝脏微粒体的细胞色素 P450 酶系统是促进药物生物转化的主要酶系统,故又简称肝药酶,现已分离出 70 余种。此酶系统的基本作用是从辅酶Ⅱ及细胞色素 b_5 获得两个 H^+,另外接受一个氧分子,其中一个氧原子使药物羟化,另一个氧原子与两个 H^+ 结合成水($RH+NADPH+O_2+2H^+→ROH+NADP^++H_2O$),没有相应的还原产物,故又名单加氧酶,能对数百种药物起反应(图6-2-3)。此酶系统活性有限,在药物间容易发生竞争性抑制。它又不稳定,个体差异大,且易受药物的诱导或抑制。能够增强酶活性的药物称为酶诱导剂(enzyme inducer),而能够减少酶活性的药物称为酶抑制剂(enzyme inhibiter)。例如,苯巴比妥能促进滑面肌质网增生,其中P450 酶系统活性增加,加速药物生物转化,这是其自身耐受性及与其他药物交叉耐受性的原因。西咪替丁抑制 P450 酶系统活性,可使其他药物效应敏化。该酶系统在缺氧条件下可对偶氮及芳香硝基化合物产生还原反应,生成胺基(图 6-2-4)。此外,微粒体内还存在水解酶及葡萄糖醛酶转移酶。

生物转化的第二步反应是结合。多数经过氧化反应的药物再经肝微粒体的葡萄糖醛酸转移酶作用与葡萄糖醛酸结合。有些药物还能和乙酰基、甘氨酸、硫酸等结合。这些结合反应都需要供体参加,例如二磷酸尿嘧啶是葡萄糖醛酸的供体。

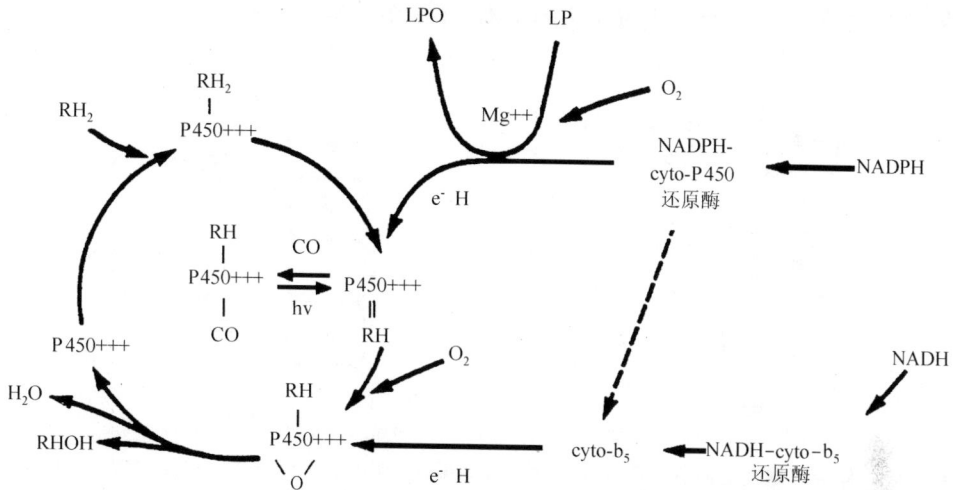

图 6-2-3　细胞色素 P450 酶系统对药物氧化过程示意图

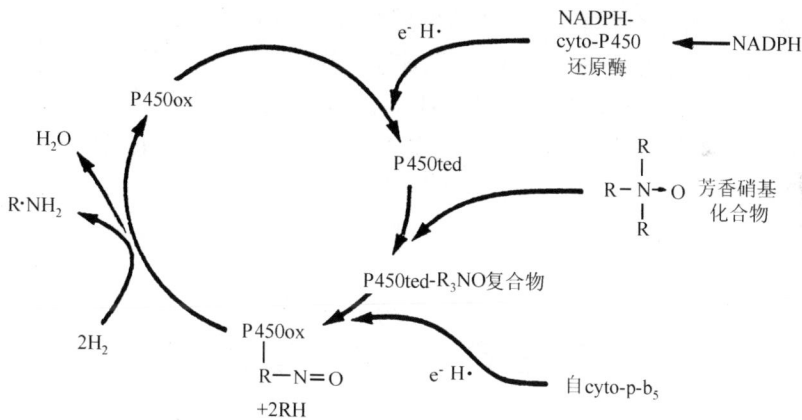

图 6-2-4　细胞色素 P450 酶系统对药物还原过程示意图

四、排　泄

药物在体内最后的过程是**排泄**(excretion),肾脏是主要排泄器官。游离的药物能通过肾小球过滤进入肾小管。随着原尿水分的回收,药物浓度上升。当超过血浆浓度时,那些极性低、脂溶性大的药物反向血浆扩散(再吸收),排泄较少也较慢。只有那些经过生物转化的极性高、水溶性代谢物不被再吸收而顺利排出。有些药物在近曲小管由载体主动转运入肾小管,排泄较快。

在该处有两个主动分泌通道,一是弱酸类通道,另一是弱碱类通道,分别由两类载体转运,同类药物间可能有竞争性抑制。例如,丙磺舒抑制青霉素主动分泌,使后者排泄减慢,药效延长并增强。碱化尿液使酸性药物在尿中离子化,酸化尿液使碱性药物在尿中离子化,利用离子障原理阻止药物再吸收,加速其排泄,这是药物中毒常用的解毒方法(图6-2-5)。

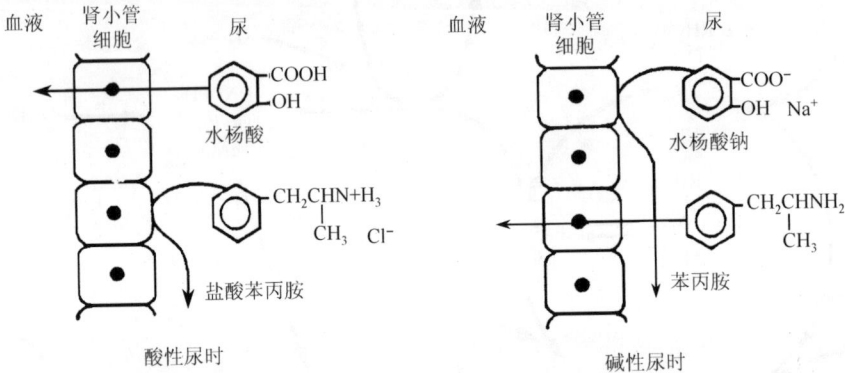

图 6-2-5　尿液酸碱度对弱酸性药物(水杨酸)及弱碱性药物(苯丙胺)在肾小管内再吸收的影响

　　药物可自胆汁排泄,原理与肾排泄相似,但不是药物排泄的主要途径。药物自肝排泄有酸性、碱性及中性三个主动排泄通道。有些药物在肝细胞与葡萄糖醛酸等结合后排入胆中,随胆汁到达小肠后被水解,游离药物被重吸收,称为**肝肠循环**(hepato-enteral circulation)。在胆道引流病人,有些药物的血浆半衰期会显著缩短,如氯霉素、洋地黄等。

　　乳汁 pH 略低于血浆,碱性药物可以自乳汁排泄,哺乳婴儿可能受累。胃液酸度更高,某些生物碱(如吗啡等)注射给药也可向胃液扩散,洗胃是中毒治疗和诊断的措施。药物也可自唾液及汗液排泄。粪中药物多数是口服未被吸收的药物。

　　肺脏是某些挥发性药物的主要排泄途径,检测呼出气中的乙醇量是诊断酒后驾车的快速简便的方法。

第三节　药动学过程

　　药物在体内的转运及转化形成了药物的体内过程,从而产生了药物在不同器官、组织、体液间的浓度变化,并且是一个随时间变化的动态过程,称之为动力学过程或速率过程。为了准确地描述这种动态变化,首先要绘制曲线图,然后建立模型,最后计算药动学参数。这些参数能够定量地反映药物在体内动态变化的过程,同时也是临床制定和调整给药方案的重要依据。

一、药物浓度-时间曲线

　　体内药量随时间而变化的过程是药动学研究的中心问题。药量与效应的关系(量效关系)已在药效学章详述。加入时间因素就引出**时量关系**(time-concentration relationship)与**时效关系**(time-response relationship)。大多数情况下,由于量效关系基本固定,在达到"平衡"后两条曲线平行一致。整体动物一次血管外给药的时量(效)曲线见图 6-2-6。按一室模型理解,曲线在**峰值浓度**(peak concentration,C_{max})时吸收速度与消除速度相等。从给药时至峰值浓度的时间称为**达峰时间**(peak time,T_{peak}),曲线降段主要是药物消除过程。血药浓度下降一半的时间称为**消除半衰期**(elimination half-life time)。血药浓度超过有效浓度(低于中毒浓度)的时间称为**有效期**(effective peroid)。**曲线下面积**(area under the curve,AUC)与吸收入体循环的药量成比例,反映进入体循环药物的相对量。AUC 是血药浓度(C)随时间(t)变化的积分值,单位是:$g \cdot h \cdot L^{-1}$。

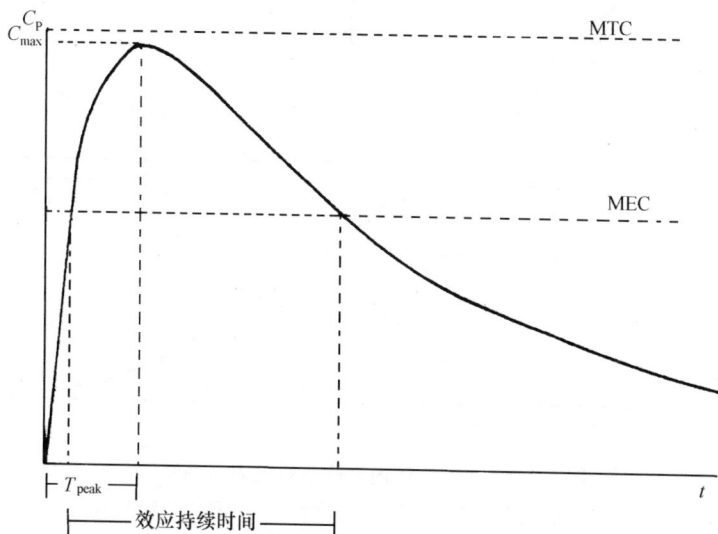

图 6-2-6　典型时量曲线图
MTC:最小中毒浓度;MEC:最小有效浓度

二、药物消除动力学

从生理学看,体液可分为血浆、细胞间液及细胞内液几个部分。为了说明药动学基本概念及规律,现假定机体为一个整体,体液存在于单一空间,药物分布瞬时达到平衡(一室模型)。问题虽然被简单化,但所得到的理论公式不失为临床应用提供了基本规律。按此假设条件,药物在体内随时间变化可用下列基本通式表达:$dC/dt = k\,C^n$。C 为血药浓度,常用血浆药物浓度。k 为常数,t 为时间。由于 C 为单位血浆容积中的药量(A),故 C 也可用 A 代替:$dA/dt = k\,C^n$,式中 $n = 0$ 时为**零级动力学**(zero-order kinetics),$n = 1$ 时为**一级动力学**(first-order kinetics),药物吸收时 C($或 A$)为正值,消除时 C(或 A)为负值。在临床应用中药物消除动力学公式比较常用,故以此为例加以推导和说明。

(一)零级消除动力学

当 $n = 0$ 时,$-dC/dt = KC^0 = K$(为了和一级动力学中消除速率常数区别,用 K 代 k),将上式积分得:

$C_t = C_0 - Kt$，C_0 为初始血药浓度，C_t 为 t 时的血药浓度，以 C 为纵坐标、t 为横坐标作图呈直线（图 6-2-7），斜率为 K，当 $C_t/C_0 = 1/2$ 时，即体内血浆浓度下降一半（或体内药量减少一半）时，t 为**药物消除半衰期**（half-life time，$t_{1/2}$）。

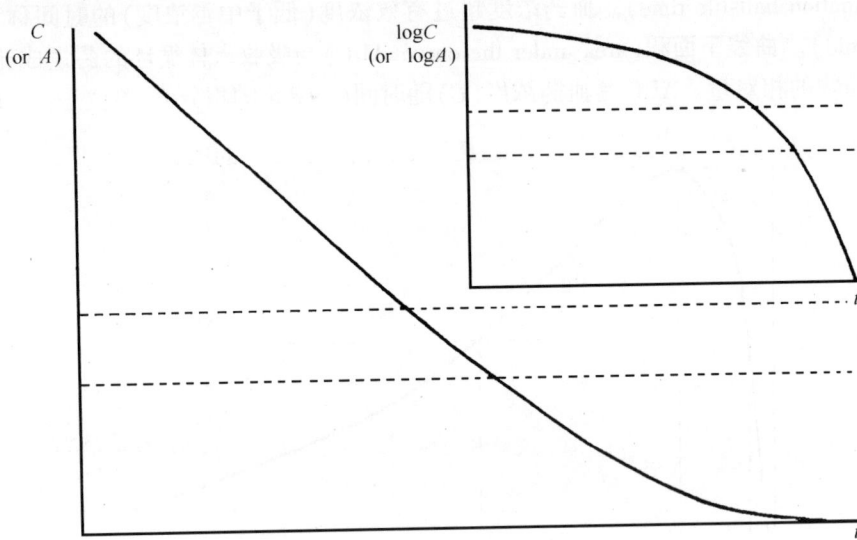

图 6-2-7　药物在体内消除过程的时量曲线

体内药物过多，超过机体最大能力（虚线）时为零级动力学恒速消除。体内药物降至虚线以下时为一级动力学消除。

插图纵坐标为对数标尺

按公式 $1/2\, C_0 = C_0 - Kt_{1/2}$

$\therefore\ t_{1/2} = 0.5C_0/K$

可见，按零级动力学消除的药物血浆半衰期随 C_0 下降而缩短，不是固定数值。零级动力学公式与酶学中的 Michaelis-Menten 公式相似：$dS/dt = V_{max}[S]/(K_m + [S])$，式中 S 为酶的底物，$V_{max}$ 为最大催化速度，K_m 为米氏常数。当 $[S] \gg K_m$ 时，K_m 可略去不计，$dC/dt = V_{max}$，即酶以其最大速度催化。零级动力学公式与此一致，说明当体内药物过多时，机体只能以最大能力将体内药物消除。消除速度与 C_0 高低无关，因此是恒速消除。例如饮酒过量时，一般常人只能以每小时 10ml 乙醇的恒速度消除。当血药浓度下降至最大消除能力以下时，则按一级动力学消除。

（二）一级消除动力学

当 $n = 1$ 时，$-dC/dt = k_e C^1 = k_e C$，式中 k 用 k_e 表示**消除速度常数**（elimination rate constant）。将上式积分得：

$C_t = C_0 e^{-k_e t}$，取自然对数

$\ln C_t = \ln C_0 - k_e t$，换算成常用对数

$\log C_t = \log C_0 - (k_e/2.303)t$；

$t = \log(C_0/C_t) \times 2.303/k_e$，

当 $C_t = 1/2C_0$ 时, t 为药物消除半衰期($t_{1/2}$)

$$t_{1/2} = \log 2 \times 2.303/k_e = 0.301 \times 2.303/k_e = 0.693/k_e$$

可见,按一级动力学消除的药物半衰期与 C 高低无关,是恒定值。体内药物按瞬时血药浓度(或体内药量)以恒定的百分比消除,单位时间内实际消除的药量随时间递减。消除速率常数(k_e)的单位是 h^{-1},它不表示单位时间内消除的实际药量,而是体内药物瞬时消除的百分率。例如 $k_e = 0.5\ h^{-1}$ 不是说每小时消除 50%(如果 $t_{1/2} = 1h$,则表示每小时消除 50%)。按 $t_{1/2} = 0.693/k_e$ 计算, $t_{1/2} = 1.39h$,即需 1.39h 后才消除 50%。

再按 $At = A_0\ e^{-k_e t}$ 计算,1 小时后体内尚存 60.7%。绝大多数药物都按一级动力学消除。这些药物在体内经过 t 时后尚存

$$At = A_0\ e^{-k_e t},\ k_e = 0.693/t_{1/2}$$

t 以 $t_{1/2}$ 为单位计(即 $t = n \cdot t_{1/2}$)则

$$At = A_0\ e^{-0.693 \cdot n} = A_0 (1/2)^n$$

当 $n = 5$ 时, $At \approx 3\%A_0$,即经过 5 个 $t_{1/2}$ 后体内药物已基本消除干净。与此相似,如果每隔一个 $t_{1/2}$ 给药一次(A_0),则体内药量(或血药浓度)逐渐累积,经过 5 个 $t_{1/2}$ 后,消除速度与给药速度相等,达到**稳态**(steady state):

$$At = A_0 (1 - e^{-k_e t})$$
$$= A_0 (1 - e^{-0.693 \cdot n})$$
$$= A_0 [1 - (1/2)^n]$$

当 $n = 5$ 时, $At \approx 97\%A_0$。这一时间,即 5 个 $t_{1/2}$ 不因给药剂量多少而改变。具体数值见表 6-2-1。

表 6-2-1　一级动力学药物在体内消除量及累积量

$t_{1/2}$ 数 n	体内剩余 $At = A_0\ e^{-k_e t}$ $= A_0(1/2)^n$	消除总量 $\Sigma A_0\ e^{-k_e t}$ $= \Sigma A_0(1/2)^n$	反复用药累积量 $A_0(1 - e^{-k_e t})$ $= A_0[1 - (1/2)^n]$
1	50% A_0	50% A_0	50% A_0
2	25% A_0	75% A_0	75% A_0
3	12.5% A_0	87.5% A_0	87.5% A_0
4	6.25% A_0	93.8% A_0	93.8% A_0
5	3.13% A_0	96.9% A_0	96.9% A_0
6	1.56% A_0	98.4% A_0	98.4% A_0
7	0.78% A_0	99.2% A_0	99.2% A_0

三、药动学模型

房室模型(compartment model)是药代动力学研究中广泛采用的模型之一(图 6-2-8)。

上述各种药动学计算都是将机体视为一个整体空间,假设药物在其中转运迅速,瞬时达到平衡的条件下推导而得的,即**一室模型**(one-compartment model)。以静脉注射给药为例,药物进入

物理模型：　　　　　静注一室模型　　　　　　　　静注二室模型

药物 ──→ 消除　　　　　药物 ──→ 中央室 ──→ 消除

K_{21} ↑ ↓ K_{12} 分布

外周室

微分方程：　　　　　$\dfrac{\mathrm{d}C}{\mathrm{d}t}=-K_e C$　　　　　$\dfrac{\mathrm{d}C_C}{\mathrm{d}t}=-K_e C_C-K_{12}C_C+K_{21}C_P$

$\dfrac{\mathrm{d}C_P}{\mathrm{d}t}=-K_{21}C_C+K_{12}C_C$

时量曲线：

血药浓度对数值（纵轴）　时间（横轴）

血药浓度对数值　分布相　消除相　时间

数学方程：　　　　　$C=C_0 e^{-k_e t}$　　　　　$C=Ae^{-\alpha \cdot t}+Be^{-\beta \cdot t}$

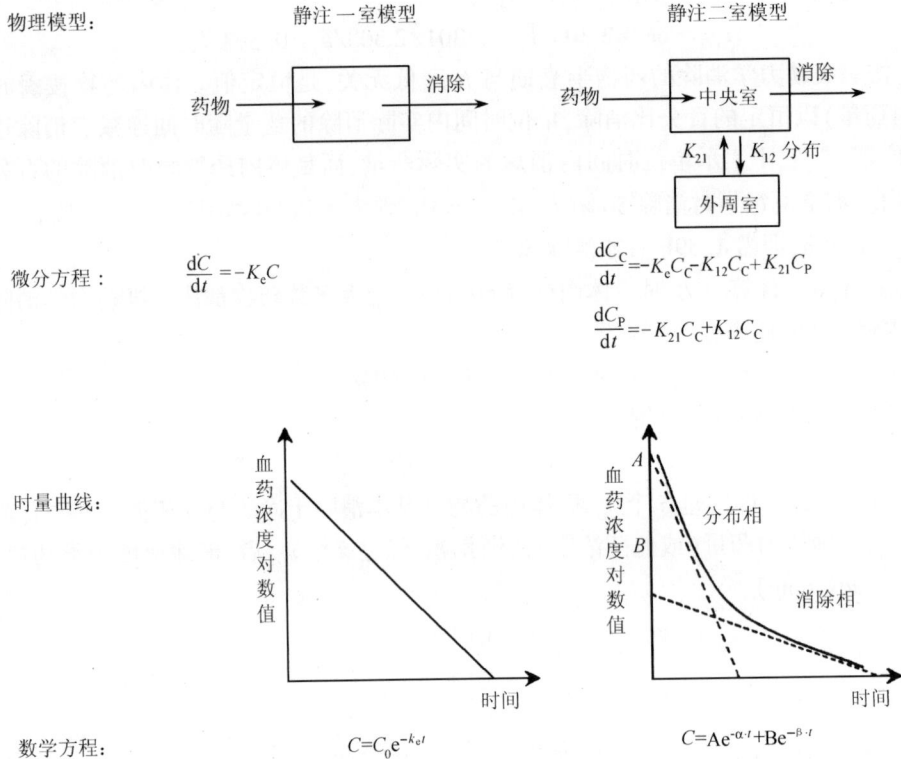

图 6-2-8　静脉注射给药一室和二室模型示意图

体内迅速分布平衡后基本以同一速率消除,在模型中表示只有一个出口,以一级速率微分方程描述,时量曲线在半对数坐标上呈线形下降,对微分方程积分后得出时间与浓度关系的函数方程：$C=C_0\,e^{-k_e t}$。

实际上机体绝非如此简单,不仅有血浆、细胞外液及细胞内液等间隔,而且各组织细胞间还存在着无数的区间。静脉注射药物的时量(对数标尺)关系并非直线,而是一条由无数区段线组成的连续弧线。粗略地看可见早期一段快速下降,后来才逐渐稳定缓慢下降。这是因为药物进入血液循环后快速向组织分布,首先进入血流量大的肺、肾、心、脑等器官,然后再向其他组织分布,最后达到平衡(假平衡)。因此,设想机体由几个互相连通的**房室**(compartment)组成,这个房室不是解剖学上分隔体液的房室,而是按药物分布速度以数学方法划分的药动学概念。

大多数药物进入体内是按**二室模型**(two-compartment model)转运。若药物进入机体后先在血流量丰富的器官组织(**中央室**,central compartment)均匀分布,然后一方面快速向外周组织(**外周室**,peripheral compartment)分布,一方面缓慢排出体外,由于同时发生,所以时量曲线在半对数坐标上呈快速下降(分布相)。当外周室与中央室浓度达到平衡时,可以看做是一室模型,此时只有缓慢消除,时量曲线呈缓慢下降(消除相)。这种变化关系使得时量曲线呈双相曲线。分别对中央室和外周室取微分方程,积分后得出时间与浓度关系的多指数函数方程：$C=Ae^{-\alpha t}+Be^{-\beta t}$,式中 A、B、α、β 为混合参数,A、B 代表分布相和消除相在纵轴的外推截距,α 及 β 分别为分布相及消除相的斜率。以这四个混合参数和函数方程可计算出静注二室模型药动学参数。

当然,也有少数按一室或多室模型转运。此外,还有其他一些模型用于药代动力学分析,如生理药代动力学模型(physiological pharmacokinetic model)、药动学-药效学组合模型(combined pharmacokinatic-pharmacodynamic model)、统计矩(statistical moment)等。

四、药动学参数计算及意义

由房室模型的函数方程可以计算出药物在体内吸收、分布、消除各环节的参数。它们可以分别描述药物的体内过程。现将几个重要的药动学参数介绍如下:

1. 生物利用度(bioavailability) 指被吸收经过肝脏首关消除过程后能进入体循环的药物相对量和速度,用 F 表示:$F = (A/D) \times 100\%$,D 为服药剂量,A 为进入体循环的药量。绝对口服生物利用度 $F = [(口服等量药物后 AUC)/(静脉注射定量药物后 AUC)] \times 100\%$。由于药物剂型不同,口服吸收率不同,故常以某一制剂为标准,与试药比较,称为相对生物利用度:$F = [(试药 AUC)/(标准药 AUC)] \times 100\%$。生物利用度还反映药物吸收速度对药效的影响,图6-2-9是某药剂量相等的三种制剂口服后测得的量效曲线,其 AUC 相等(表示 F 值相等),但 T_{peak} 及 C_{max} 不等,吸收快的 C_{max} 可能已超过最低中毒浓度(MTC),吸收慢的 C_{max} 可能还在最小有效浓度(MEC)以下。生物利用度是药物制剂质量的一个重要指标。

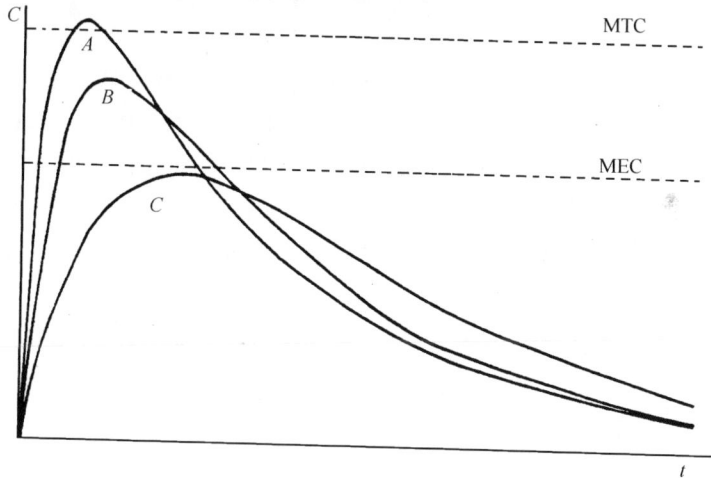

图6-2-9 某药剂量相等的三种制剂的生物利用度比较

F(AUC)相等,但 T_{peak} 及 C_{max} 不等

2. 表观分布容积(apparent volume of distribution,V_d) 指理论上药物均匀分布应占有的体液容积,并非药物在体内占有的真实体液容积。所以,称为表观分布容积,单位是 L 或 L/kg。在实际测定 V_d 时,从静脉注射一定量(A)药物待分布平衡后,按测得的血浆浓度计算该药应占的血浆容积。事实上,静脉注射药物后未待分布平衡,已有部分药物自尿排泄及(或)在肝转化而消除,故必须多次检测 C_p,作时量曲线图,将稳定下降的消除段向 0 时延升至和 Y 轴交点以求得理论上静注药量 A 在体内分布平衡时的血浆浓度 C_0,以此算出 $V_d = A/C_0$(图6-2-10)。除少数不

能透出血管的大分子药物外,多数药物的 V_d 值均大于血浆容积。与组织亲和力大的脂溶性药物其 V_d 可能比人的实际体重的容积还大。V_d 的大小反映药物在体内分布的情况,V_d 大的药物与组织蛋白结合多,主要分布于细胞内液及组织间液;V_d 小的药物与血浆蛋白结合多,较集中于血浆。V_d 不因 A 多少而变化。

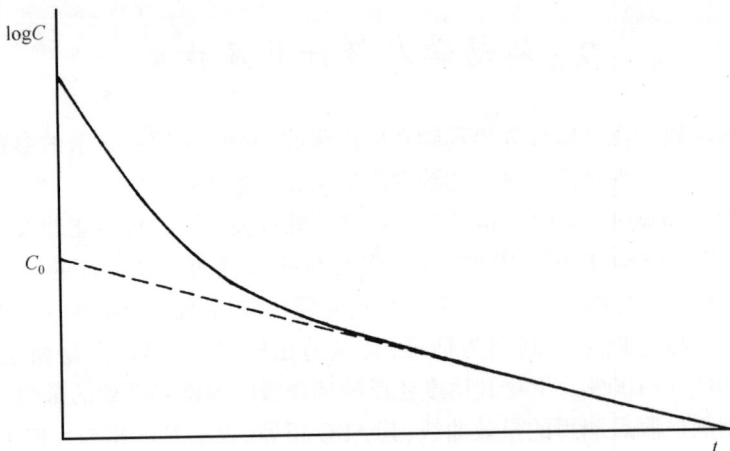

图 6-2-10　表观分布容积计算法

C_0 是静脉注射药量 A 在 0 时理论上的血药浓度

3. 半衰期(half time,$t_{1/2}$)　一般指血浆药物消除半衰期($t_{1/2}\beta$),是一个非常实用的药动学参数。药物以一级动力学消除过程中,$t_{1/2}$ 与消除速率常数(k_e)的关系为 $t_{1/2}=0.693/K_e$,为一不变的常数。$t_{1/2}$ 的意义在于:①$t_{1/2}$ 反映药物在体内消除快慢的程度,即 $t_{1/2}$ 长的药物在体内消除较慢,同时也反映体内对该药物消除的能力。②$t_{1/2}$ 与药物转运和转化关系为,一次用药后经过 4~6 个 $t_{1/2}$ 后体内药量消除 93.5%~98.4%。同理,若每隔 1 个 $t_{1/2}$ 用药一次,则经过 4~6 个 $t_{1/2}$ 后体内药量可达稳态水平的 93.5%~98.4%。③肝肾功能不良者,药物的 $t_{1/2}$ 将改变,绝大多数药物的 $t_{1/2}$ 延长。可通过测定病人肝肾功能或药物的 $t_{1/2}$ 来调整用药剂量或给药间隔,以避免药物蓄积中毒。

药物在吸收及分布过程也有半衰期,分别用 $t_{1/2}a$ 及 $t_{1/2}\alpha$ 表示。

五、多次用药

在临床治疗中多数药物都是重复给药以期达到有效治疗血药浓度,并维持在一定水平。此时给速率与消除速率达到平衡,其血药浓度称为**稳态浓度**(steady state concentration,C_{ss}),又称**坪值**(plateau),见图 6-2-11。在 C_{ss} 时血药浓度可以波动,其最高浓度值称**峰浓度**[$C_{(ss)\,max}$],最低浓度值称**谷浓度**[$C_{(ss)\,min}$],二者之间的相对距离为波动幅度。

$$波动幅度(\%)=\frac{2\times(峰浓度-谷浓度)}{(峰浓度+谷浓度)}\times100\%$$

由图中可见给药时间间隔与给药剂量有一定关系。当间隔 1 个半衰期给药一次,经 4~6 半

衰期后可达 C_{ss}。

当改变给药间隔,不改变每次剂量时,达到稳态浓度时间不变,而波动幅度及 C_{ss} 改变,单位时间内给药总量不同(图 6-2-11)。

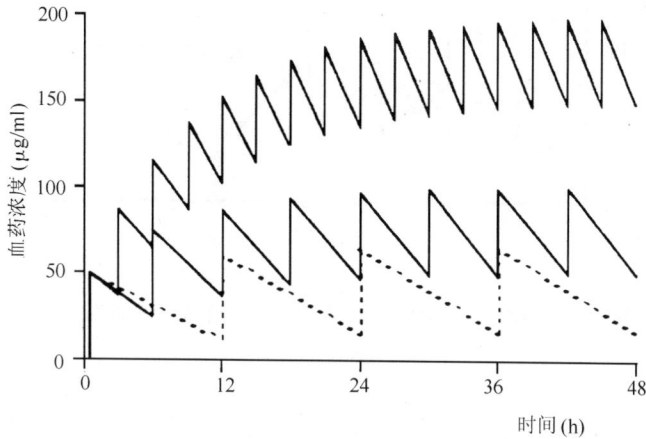

图 6-2-11 改变给药间隔、不改变剂量时的稳态浓度

当改变每次剂量,不改变给药间隔时,C_{ss} 改变,达到稳态浓度时间和波动幅度不变,波动范围改变,单位时间内给药总量不同(图 6-2-12)。

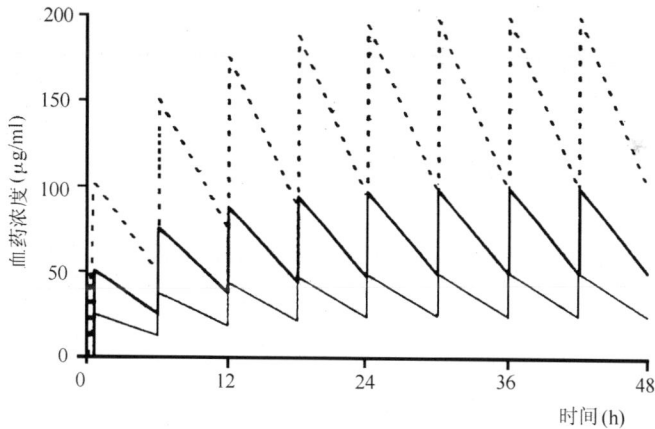

图 6-2-12 改变剂量不改变给药间隔时的稳态浓度

如单位时间内给药总量无改变,当每次剂量和给药间隔都改变时,C_{ss} 基本不变,达到稳态浓度时间不变,波动幅度及范围改变(图 6-2-13)。

在临床治疗中,对于病情危重需要立即达到有效血药浓度时,可于开始给药时采用首剂加倍,即**负荷剂量**(loading dose)可迅速达到 C_{ss}(图 6-2-14)。

临床用药可根据药动学参数如 V_d、k_e、$t_{1/2}$ 及 AUC 等按有关公式计算剂量及设计给药方案以达到并维持有效血药浓度。除了少数 $t_{1/2}$ 特长或特短的药物,或零级动力学药物外,一般可采用

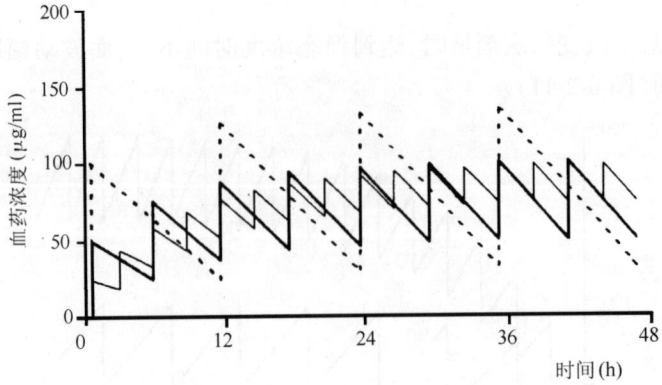

图 6-2-13　单位时间内用药量不变、每次给药剂量和给药间隔都改变时的稳态浓度

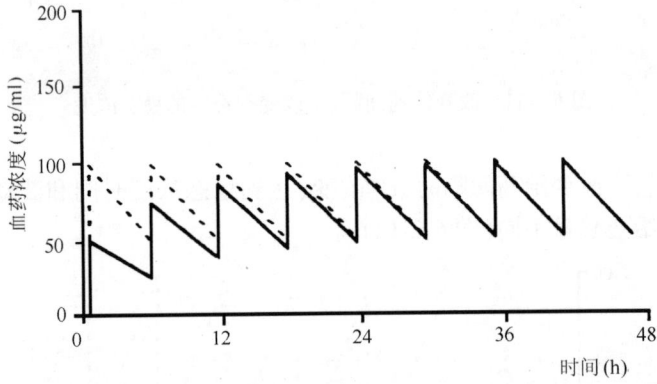

图 6-2-14　重复给药及首剂加倍时的时量曲线变化情况

每一个半衰期给予半个有效量(half dose at half life interval)并将首次剂量加倍是有效、安全、快速的给药方法。

（陈季强）

第三章 影响药物效应的因素及合理用药原则

同样剂量的某一药物在不同病人不一定都能达到相等的血药浓度,相等的血药浓度也不一定都能达到等同的药效。差异可能很大,甚至出现质的差异,但是大多数病人不会出现的异常危害性反应。这种随人而异的药物反应称为**个体差异**(individual variation)。产生个体差异的原因可以存在于药物产生效应的任何一个环节,包括药物剂型、药动学、药效学及临床病理等许多因素。如果不了解这些因素,不结合病人具体情况,不考虑如何加以调整,就难以达到最大疗效和最少不良反应的治疗目的。

第一节 药物方面的因素

一、药物剂型和给药方法

同一药物可有不同剂型适用于不同给药途径。不同给药途径药物的吸收速度不同,一般规律是,静脉注射>(快于)吸入>肌内注射>皮下注射>口服>经肛>贴皮给药。不同药剂所含的药量虽然相等,即**药剂当量**(pharmaceutical equivalence)相同,药效强度不尽相等。因此,需要用**生物当量**(bioequivalence),即药物不同制剂能达到相同血药浓度的剂量比值作为比较标准。不同药物剂型,其中药物剂量不同,应用时亦应注意区分选择。硝酸甘油静脉注射 5~10 μg,舌下含锭 0.2~0.4 mg,口服 2.5~5 mg,贴皮 10 mg,剂量相差很大。近年来,生物药学随着药动学的发展,为临床用药提供了许多新的剂型。**缓释制剂**(slow release preparation)利用无药理活性的基质或包衣阻止药物迅速溶出以达到比较稳定而持久的疗效。口服缓释片或胶囊每日一次可持续有效血药浓度一天。肠外给药除一般油溶长效注射剂外,还有**控释制剂**(controlled release preparation)可以控制药物按零级动力学恒速释放,恒速吸收。例如硝酸甘油贴皮剂每日贴一次,毛果芸香碱眼片置结膜囊内每周一次,子宫内避孕剂每年放置一次。不仅保证长期疗效,也大大方便了病人。

二、联合用药及药物相互作用

临床常联合应用两种或两种以上药物,除达到多种治疗目的外,都是利用药物间的**协同作用**(synergism)以增加疗效或利用**拮抗作用**(antagonism)以减少不良反应。不恰当的联合用药往往由于药物间**相互作用**(interaction)而使疗效降低或出现意外的毒性反应。固定剂量比例的复方制剂虽然应用方便,但针对性不强,较难解决个体差异问题。

1. 配伍禁忌（incompatibility） 药物在体外配伍直接发生物理性的或化学性的相互作用而影响药物疗效或毒性反应称为配伍禁忌。在静脉滴注时尤应注意配伍禁忌。

2. 影响药动学的相互作用

（1）吸收：空腹服药吸收较快，饭后服药吸收较平稳。促进胃排空的药如甲氧氯普胺能加速药物吸收，抑制胃排空药如各种具有抗 M 胆碱作用药物能延缓药物吸收。吸收缓慢的灰黄霉素加快胃排空反而减少其吸收，而在胃中易被破坏的左旋多巴减慢胃排空反而使吸收减少。食物对药物吸收总的来说影响不大，因此基本上没有特异性禁忌。药物间相互作用影响吸收却不少见，如四环素与 Fe^{2+}、Ca^{2+} 等因络合互相影响吸收。

（2）血浆蛋白结合：对于那些血浆蛋白结合率高的、分布容积小的、安全范围窄的及消除半衰期较长的药物置换与血浆蛋白结合而致作用加强，如双香豆素类抗凝药及口服降血糖药易受阿司匹林等解热止痛药置换而分别产生出血及低血糖反应。

（3）肝脏生物转化：肝药酶诱导药如苯巴比妥、利福平、苯妥英钠及香烟、酒等能增加在肝转化药物的消除而使药效减弱。肝药酶抑制药如异烟肼、氯霉素、西咪替丁等能减慢在肝转化药物的消除而使药效加强。

（4）肾排泄：利用离子障原理，碱化尿液可加速酸性药物自肾排泄，减慢碱性药物自肾排泄。反之，酸化尿液可加速碱性药物排泄，减慢酸性药物排泄已如前述（第二章第二、四节的相关内容）。水杨酸盐竞争性抑制甲氨蝶呤自肾小管排泄而增加后者的毒性反应。

3. 影响药效学的相互作用

（1）生理性拮抗或协同：服用催眠镇静药后饮酒会加重中枢抑制作用，喝浓茶或咖啡会减轻催眠镇静药的中枢抑制作用而影响疗效，抗凝血药华法林和抗血小板药阿司匹林合用可能因协同作用而导致出血反应。

（2）受体水平的协同与拮抗：许多抗组胺药、酚噻嗪类、三环类抗抑郁药类都有抗 M 胆碱作用，如与阿托品合用可能引起精神错乱、记忆紊乱等不良反应，β-受体阻断药与肾上腺素合用可能导致高血压危象等，都是非常危险的反应。

（3）干扰神经递质的转运：三环类抗抑郁药抑制儿茶酚胺再摄取，可增加肾上腺素及其拟似药如酪胺等的升压反应，而减弱可乐定及甲基多巴的中枢降压作用。

由于药物相互作用而影响药物效应的实例不胜枚举，已有多本专著出版，在国外还有电脑检索系统，在此仅举例说明相互作用机制，目的在于引起警惕。

第二节 机体方面的因素

一、年 龄

1. 小儿 特别是新生儿与早产儿，各种生理功能，包括自身调整功能尚未充分发育，与成年人有巨大差别，对药物的反应一般比较敏感。新药批准上市不需要小儿临床治疗资料，缺少小儿的药动学数据，这是主要困难。新生儿体液占体重比例较大，水盐转换率较快；血浆蛋白总量较少，药物血浆蛋白结合率较低；肝肾功能尚未充分发育，药物清除率低，在半岁以内与成人相差很多；小儿的体力与智力都处于迅速发育阶段，易受药物影响等都应引起用药注意，予以充分考虑。

例如,新生儿肝脏葡萄糖醛酸结合能力尚未发育,应用氯霉素或吗啡将分别导致灰婴综合征及呼吸抑制。新生儿肾功能只有成人的20%,庆大霉素的血浆半衰期长达18小时,为成人(2小时)的9倍。中枢兴奋药安非他明在儿科却用于治疗学龄儿童多动症,作用性质也有所改变。儿童服用同化激素影响长骨发育,服用四环素可使牙齿变灰褐色。

2. 老人 老人实际年龄与其生理年龄并不一致,即老人生理功能衰退的迟早快慢各人不同,因此没有按老人年龄计算用药剂量的公式,也没有绝对的年龄划分界线,在医学方面一般以65岁以上为老人。老人对药物的吸收变化不大。老人血浆蛋白量较低,体液较少,脂肪较多,故药物血浆蛋白结合率偏低,水溶性药物分布容积较小而脂溶性药物分布容积较大。肝肾功能随年龄增长而自然衰退,故药物清除率逐年下降,各种药物血浆半衰期都有程度不同的延长,例如在肝灭活的地西泮可自常人的20~24小时延长4倍。又如,自肾排泄的氨基苷类抗生素可延长2倍以上。在药效学方面,老人对许多药物反应特别敏感,例如中枢神经药物易致精神错乱,心血管药易致血压下降及心律失常,非甾体抗炎药易致胃肠出血,抗M胆碱药易致尿潴留、大便秘结及青光眼发作等。

二、性 别

除大白鼠外,一般动物对药物反应的性别差异不大,男性对乙酰氨基酚及阿司匹林的清除率分别高于妇女40%及60%。妇女月经期不宜服用峻泻药和抗凝药以免盆腔充血月经增多。20世纪50年代末期在西欧因孕妇服用反应停(沙利度胺、催眠镇静药)而生产了一万余例海豹畸形婴儿的悲惨结果引起了对孕妇用药的警惕。对于已知的致畸药物如锂盐、酒精、华法林、苯妥英钠及性激素等在妊娠第一期胎儿器官发育期内应严格禁用。在妊娠晚期及授乳期间还应考虑药物通过胎盘及乳汁对胎儿及婴儿发育的影响,因为胎盘及乳腺对药物都没有屏障作用。孕妇本身对药物反应也有其特殊情况需要注意,例如抗癫痫药物产前宜适当增量,产前还应禁用阿司匹林及影响子宫肌肉收缩的药物。

三、遗传异常

先天性**遗传异常**(genetic polymorphism)对药物效应的影响近年来日益受到重视,至少已有一百余种与药物效应有关的遗传异常基因被发现。过去所谓的**特异体质**(idiosyncrasy)药物反应多数已从遗传异常表型获得解释,现在已形成一个独立的药理学分支——**遗传药理学**(genetic pharmacology)。遗传异常主要表现在对药物体内转化的异常,可分为快代谢型(extensive metabolizer,EM)及慢代谢型(poor metabolizer,PM)。前者使药物快速灭活,后者使药物灭活较慢,因此影响药物血浆浓度及效应强弱久暂。如6-磷酸葡萄糖脱氢酶(G6PD)缺乏者对伯氨喹、磺胺药、砜类等药物易发生溶血反应。这两种遗传异常的人在我国都不少见,这些遗传异常只有在受到药物激发时方出现异常,故不是遗传性疾病。

四、病理情况

疾病的严重度固然与药物疗效有关,同时存在的其他疾病也会影响药物的疗效。肝肾功能不足时分别影响在肝转化及自肾排泄药物的清除率,可以适当延长给药间隔及(或)减少剂量加以解决。神经功能抑制时,如巴比妥类中毒时能耐受较大剂量中枢兴奋药而不致惊厥,惊厥时却能耐受较大剂量苯巴比妥。此外,要注意患者有无潜在性疾病影响药物疗效,例如氯丙嗪诱发癫痫,非甾体类抗炎类药激发或加重溃疡病,氢氯噻嗪加重糖尿病,抗 M 胆碱药诱发青光眼等。在抗菌治疗时,白细胞缺乏、未引流的脓肿、糖尿病等都会影响疗效。

五、心理因素

患者的精神状态与药物疗效关系密切,**安慰剂**(placebo)是不具药理活性的剂型(如含乳糖或淀粉的片剂或含盐水的注射剂),对于头痛、心绞痛、手术后痛、感冒咳嗽、神经官能症等能获得 30% ~ 50% 的疗效就是通过心理因素取得的。安慰剂对心理因素控制的自主神经系统功能影响较大,如血压、心率、胃分泌、呕吐、性功能等。它在病人信心不足时还会引起不良反应。安慰剂在新药临床研究时的双盲对照中极其重要,可用以排除假阳性疗效或假阳性不良反应。安慰剂对任何病人都可能取得阳性效果,因此,医生不可能单用安慰剂做出真病或假病(心理病)的鉴别诊断。医生的任何医疗活动,包括一言一行等服务态度都可能发挥安慰剂作用,要充分利用这一效应。但医生不应利用安慰剂去敷衍或欺骗病人,因为这样会延误病人的诊治并可能破坏病人对医生的信心。对于情绪不佳的病人尤应多加注意,氯丙嗪、利舍平、肾上腺皮质激素及一些中枢抑制性药物的抑郁病人可能引发悲观厌世倾向,用药时应慎重。

六、长期用药后机体对药物反应的变化

在连续用药一般时间后机体对药物的反应可能发生改变:

1. 耐受性(tolerance) 指连续用药后机体对药物的反应性下降。若在很短时内产生称快速耐受性或急性耐受性(tachyphylaxis),停药后可以恢复,如麻黄碱、硝酸甘油、垂体后叶激素等。反之,在长期用药后逐步产生则称之为慢速耐受性或慢性耐受性(bradyphylaxis),如苯巴比妥。胰岛素既可产生急性耐受性,又可产生慢性耐受性。若按引起耐受性的机制可分为药效耐受性(pharmacodynamic tolerance)和代谢耐受性(metabolic tolerance)。前者主要指由于受体数目减少等原因使药物反应性降低,后者主要是肝药酶活性被诱导增强所致。

病原体及肿瘤细胞等在长期药物治疗后发生的敏感性降低称为**耐药性**(drug resistance),也称抗药性。

2. 依赖性(dependence) 指长期用药后病人对药物产生主观和客观上需要连续用药的现象。如果只是精神上的依赖性,停药后病人只表现为主观上的不适,没有客观上的体征表现,称为习惯性(habituation)。若病人对药物不但产生精神依赖性,还有躯体依赖性,一旦停药后病人产生精神和躯体生理功能紊乱的**戒断症状**(abstinent syndrome),称为**成瘾性**(addiction)。

3. 撤药症状(withdrawal syndrome) 指长期用药后突然停药出现的症状,又称停药症状。例如长期应用肾上腺皮质激素后突然停药可以产生肌痛、关节痛、疲乏无力、情绪消沉等撤药症状。有些药物在停药后甚至可使疾病复发或加重,称为反跳现象(rebound phenomenon),例如长期用可乐定治疗高血压,突然停药次日病人血压可能激烈回升。

第三节 合理用药原则

怎样才算合理用药现尚缺一具体标准,对某一疾病也没有统一的治疗方案。由于药物的有限性,即品种有限及疗效有限,以及疾病的无限性,即疾病种类无限及严重度无限,因此,不能简单以疾病是否治愈作为判断用药是否合理的标准。从理论上说,合理用药是要求充分发挥药物的疗效而避免或减少可能发生的不良反应。以下几条原则可以供临床用药时参考。

1. 明确诊断,对症下药 选药不仅要针对适应证,还要排除禁忌证。

2. 根据药理学特点选药 尽量少用所谓的"撒网疗法",即多种药物合用以防漏诊或误诊,这样不仅浪费而且容易发生相互作用。

3. 了解并掌握各种影响药效的因素 用药必须个体化,不能单纯公式化。

4. 对因对症治疗并重 在采用对因治疗的同时要采用对症支持疗法。这在严重细菌感染及癌肿化学治疗时,应重视采用免疫增强剂以增强机体的免疫功能。

5. 对患者始终负责 开出处方仅是治疗的开始,必须严密观察病情反应,及时调整剂量或更换治疗药物。要认真分析每一病例的成功及失败的关键因素,总结经验教训,不断提高医疗质量,使用药技术更趋合理化。

(陈季强)

第四章 抗恶性肿瘤药物

恶性肿瘤通常称为癌症,是一类严重威胁人类健康的常见病、多发病。治疗恶性肿瘤的方法包括外科手术切除、放射治疗和药物治疗。药物治疗也称为化学治疗,简称化疗。

自从1943年Gilman等首先将氮芥应用于淋巴瘤的治疗以来,抗恶性肿瘤药(antineoplastic drugs)的基础与临床研究已取得长足进步,化疗已从姑息性目标向根治性目标迈进,约有5%恶性肿瘤可能通过化疗得到治愈。然而,90%以上的实体瘤的治疗尚不能达到满意效果。抗恶性肿瘤药的主要作用是杀伤癌细胞,阻止其分裂繁殖。问题之一是,由于抗恶性肿瘤药物的毒性反应,它们对癌细胞和人体正常细胞的选择性不强,因而应用过程中的不良反应广泛而严重。问题之二是,在治疗过程中,肿瘤细胞对药物易产生耐药性,这也是肿瘤化疗失败的重要原因。近年来,在分子生物学、细胞动力学、免疫学的理论指导下以及采用联合用药的方法,恶性肿瘤化学治疗的疗效有显著的提高,并明显减少了不良反应及耐药性的发生。

随着细胞分子生物学的进步和肿瘤药理学的发展,为恶性肿瘤的药物治疗提供了不少新靶点,抗恶性肿瘤药正从传统的细胞毒类药物转向针对多环节作用的新型抗恶性肿瘤药物发展,如肿瘤细胞诱导分化剂、肿瘤细胞凋亡(apoptosis)诱导剂、抗肿瘤侵袭及转移药、新生血管生成抑制剂、肿瘤耐药性逆转剂以及肿瘤基因治疗等。

第一节 抗恶性肿瘤药的药理学基础

一、抗恶性肿瘤药的分类

目前临床上常用的抗恶性肿瘤药物已多达70余种,除了一些肿瘤细胞诱导分化剂如维A酸(tretinoin)、生物反应调节剂(biological response modifiers,BRMs)如干扰素等外,绝大多数属于针对肿瘤细胞直接杀伤的细胞毒类药物。通常所称的抗癌药(anticancer drugs)或肿瘤化疗药物就是指细胞毒类抗恶性肿瘤药。抗恶性肿瘤药至今尚无统一的分类,大体上有两种分类方法:①根据药物化学结构和来源分类;②根据药物抗肿瘤作用的生化机制分类。

(一)根据药物化学结构和来源分类

1. 烷化剂(氮芥类、乙撑亚胺类、亚硝脲类、甲烷磺酸酯类等)。

2. 抗代谢物(叶酸、嘧啶、嘌呤类似物)。

3. 抗肿瘤抗生素(蒽环类抗生素、丝裂霉素、博莱霉素类、放线菌素类等)。

4. 抗肿瘤植物药(长春碱类、喜树碱类、紫杉醇类、三尖杉生物碱类、鬼臼毒素衍生物等)。

5. 激素(糖皮质激素、雌激素、雄激素等及其拮抗物)。

6. 其他类(铂类配合物、酶等)。

（二）根据药物抗肿瘤作用的生化机制分类

1. 干扰核酸（DNA、RNA）生物合成的药物 药物分别在不同环节阻止 DNA 的生物合成，属于抗代谢药。根据药物主要干扰的生化步骤或所抑制靶酶的不同，可进一步分为：①二氢叶酸还原酶抑制剂，如甲氨蝶呤；②胸苷酸合成酶抑制剂，如氟尿嘧啶等；③嘌呤类核苷酸互变抑制剂，如巯嘌呤等；④核苷酸还原酶抑制剂，如羟基脲；⑤DNA 多聚酶抑制剂，如阿糖胞苷等。

2. 直接影响 DNA 结构与功能的药物 药物分别破坏 DNA 结构或抑制拓扑异构酶的活性，影响 DNA 的复制和修复功能。①DNA 交联剂，如氮芥、环磷酰胺和塞替派等烷化剂；②破坏 DNA 的铂类配合物，如顺铂等；③破坏 DNA 的抗生素，如丝裂霉素和博莱霉素；④拓扑异构酶抑制剂，如喜树碱类和鬼臼毒素衍生物。

3. 干扰转录过程和阻止 RNA 合成的药物 药物可嵌入 DNA 碱基对之间，干扰转录过程，阻止 mRNA 的形成，属 DNA 嵌入剂，如多柔比星等蒽环类抗生素和放线菌素 D。

4. 干扰蛋白质合成与功能的药物 可干扰微管蛋白聚合功能，干扰核蛋白体的功能或影响氨基酸供应。①微管蛋白活性抑制剂，如长春碱类和紫杉醇类等。②干扰核蛋白体功能的药物，如三尖杉酯碱。③干扰氨基酸供应的药物，如 L-门冬酰胺酶。

5. 影响激素平衡的药物 通过影响激素水平从而抑制某些激素依赖性肿瘤，如肾上腺皮质激素、雄激素、雌激素等激素类或其拮抗药。

见图 6-4-1。

二、对细胞增殖动力学的影响

肿瘤组织主要由增殖细胞群和非增殖细胞（G_0）群组成（图 6-4-2）。前者可不断按指数分裂增殖，这部分细胞在肿瘤全部细胞群的比例称为生长比率（growth fraction，GF）。增长迅速的肿瘤（如急性白血病等）GF 值较大，接近 1，对药物最敏感，药物疗效也好；增长慢的肿瘤（如多数实体瘤），GF 值较小，0.5~0.01，对药物敏感性低，疗效较差。同一种肿瘤早期的 GF 值较大，药物的疗效也较好。

1. 周期非特异性药物（cell cycle non-specific drugs） 主要杀灭增殖细胞群中各期细胞，如烷化剂。它们对小鼠骨髓干细胞和淋巴肿瘤细胞的量效曲线都呈指数性，其中氮芥和丝裂霉素选择性低（杀伤两类细胞的曲线斜率很接近），而大多数其他烷化剂选择性较高（表现于对两类细胞的量效曲线的斜率相差较大，见图 6-4-3A、B。

2. 周期特异性药物（cell cycle specific drugs） 仅对增殖周期中的某一期有较强的作用，如抑制核酸合成的药对 S 期作用显著；长春碱等作用于 M 期。这类药物对骨髓及瘤细胞的量效曲线也随剂量增大而下降，但达到一定剂量时即向水平方向转折，成为一个坪，即再增加剂量，不再有更多的细胞被杀死（图 6-4-3C）。

三、抗肿瘤药的耐药性

肿瘤细胞对抗肿瘤药物产生耐药性是化疗失败的重要原因。有些肿瘤细胞对某些抗恶性肿

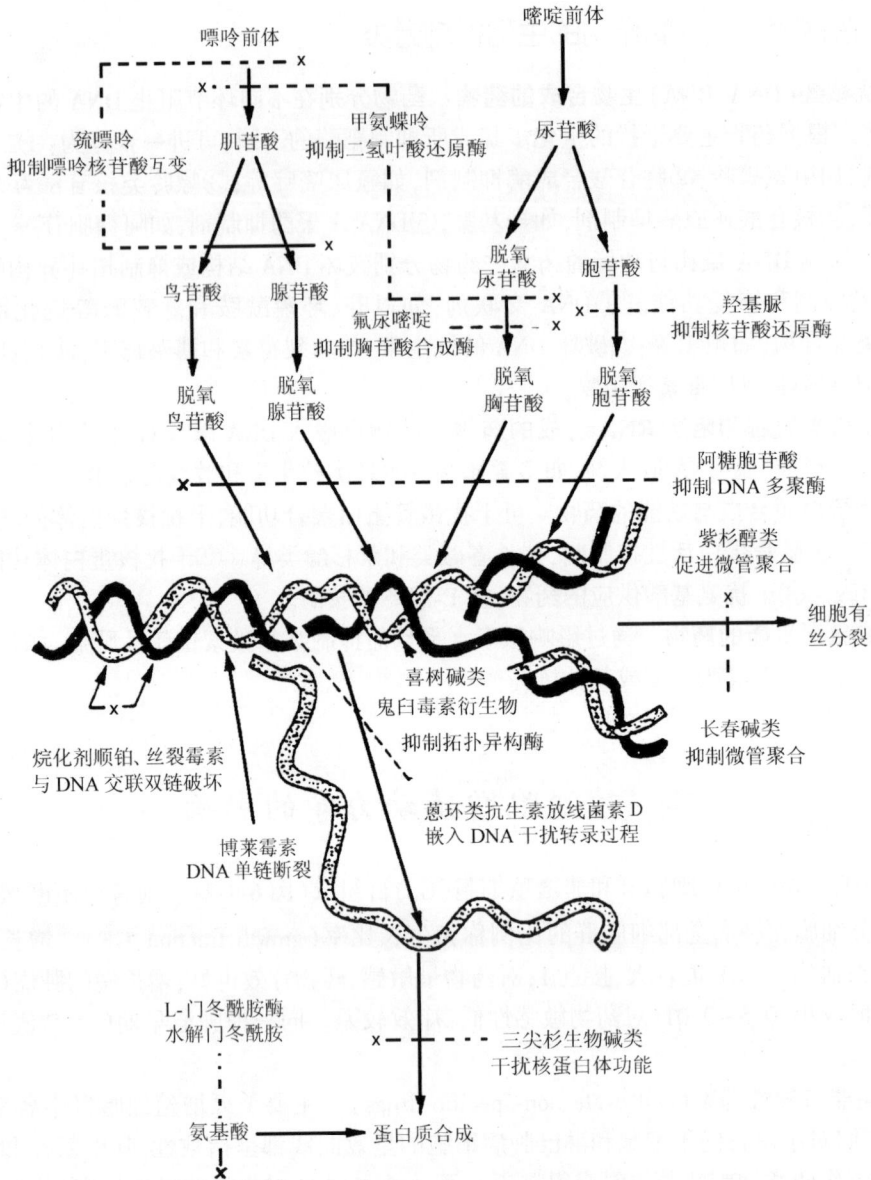

图 6-4-1 抗恶性肿瘤药物的药理作用部位

瘤药物具有**天然耐药性**(natural resistance),即有一开始就不敏感现象,如处于非增殖的 G_0 期肿瘤细胞一般对多数抗恶性肿瘤药不敏感。亦有的肿瘤细胞对于原来敏感的药物,在治疗一段时间后才产生不敏感现象,称之为**获得性耐药性**(acquired resistance)。其中表现最突出的耐药性是**多药耐药性**(multidrug resistance,MDR)或称多向耐药性(pleiotropic drug resistance)。多药耐药性是指肿瘤细胞在接触一种抗恶性肿瘤药后,产生了对多种结构不同、作用机制各异的其他抗恶性肿瘤药的耐药性。

耐药性产生的原因十分复杂,不同药物其耐药机制不同,同一种药物存在着多种耐药机制。

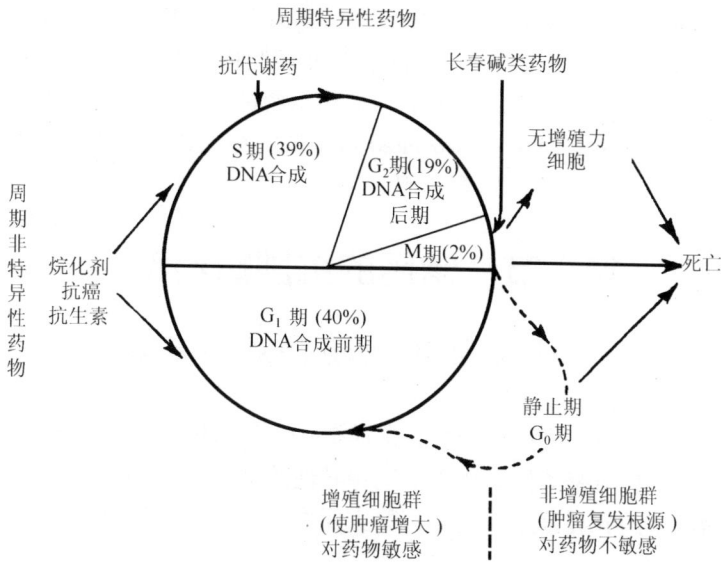

图 6-4-2 细胞增殖周期及药物作用示意图

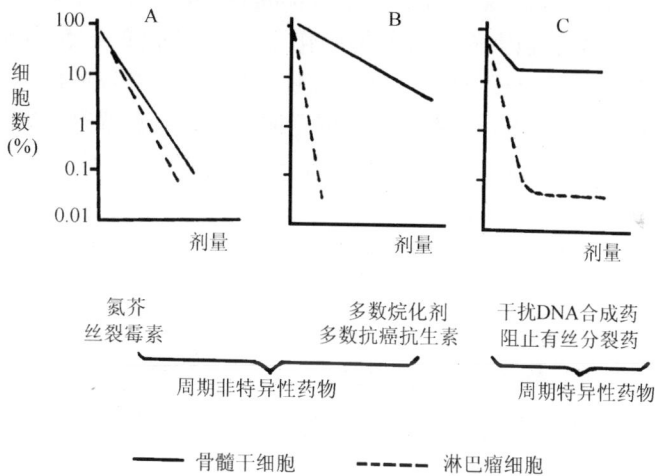

图 6-4-3 各类抗肿瘤药杀灭小鼠骨髓干细胞及淋巴细胞的量效曲线

耐药性的遗传学基础业已证明,肿瘤细胞在增殖过程中有固定的突变率,每次突变均可导致耐药瘤株的出现。因此,分裂次数愈多(亦即肿瘤愈大),耐药瘤株出现的机会愈大。耐药性的生化机制可有多方面,例如肿瘤细胞内活性药物减少(摄取减少、活化降低、灭活增加和外排增加),药物作用的受体或靶酶的改变,利用更多的替代代谢途径和肿瘤细胞 DNA 修复增加等。

多药耐药性多出现于天然来源的抗恶性肿瘤药,如长春碱类、鬼臼毒素衍生物、紫杉醇类、蒽环类抗生素、丝裂霉素和放线菌素 D 等。其共同特点是:一般为亲脂性药物,分子质量在 300~900Da 之间;药物进入细胞是通过被动扩散;药物在耐药细胞中积聚比敏感细胞少,结果细胞内的药物浓度不足而未能致细胞毒作用;耐药细胞膜上多出现一种称为 P-糖蛋白(P-glucoprotein,P-gp)的跨膜蛋白,P-gp 依赖 ATP 介导药物转运,降低细胞内药物浓度,又称药物外排泵(drug efflux pump)。研究表明,多药耐药性的形成除与多药耐药性基因 mdrl 过度表达 P-gp 有关外,多药抗药性相关蛋白(multidrug resistance associated protein)、谷胱甘肽及谷胱甘肽 S-转移酶、蛋白激酶 C(PKC)和拓扑异构酶Ⅱ等亦起重要作用。

第二节 常用的抗肿瘤药物

一、干扰核酸生物合成的药物

干扰核酸生物合成的药物又称抗代谢药,是模拟正常代谢物质,如叶酸、嘌呤碱、嘧啶碱等的化学结构所合成的类似物,与有关代谢物质发生特异性的拮抗作用,从而干扰核酸,尤其是 DNA 的生物合成,阻止瘤细胞的分裂繁殖。此类药物主要作用于 S 期,属细胞周期特异性药物。

(一)二氢叶酸还原酶抑制剂

甲 氨 蝶 呤

甲氨蝶呤(methotrexate,MTX)又名氨甲蝶呤(amethopterin),化学结构与叶酸相似,是抗叶酸药。MTX 对二氢叶酸还原酶有强大而持久的抑制作用,它与该酶的结合力比叶酸大 106 倍,呈竞争性抑制作用。MTX 与酶结合后,使二氢叶酸(FH_2)不能变成四氢叶酸(FH_4),从而使 5,10-甲酰四氢叶酸不足,致使脱氧胸苷酸(dTMP)合成受阻,DNA 合成障碍。MTX 也可阻止嘌呤核苷酸的合成,因为嘌呤环上的第 2 和第 8 碳原子是由 FH_4 携带的一碳基因(如-CHO-,=C-)所供给,故能干扰 RNA 和蛋白质的合成。

临床上用于治疗儿童急性白血病和绒毛膜上皮癌;鞘内注射可用于中枢神经系统白血病的预防和缓解症状。不良反应以骨髓抑制最为突出,可致白细胞、血小板减少,严重者可致全血象下降。为了减轻 MTX 的骨髓毒性,现主张先用大剂量 MTX,经过一定时间后再肌内注射甲酰四氢叶酸作为救援剂,以保护骨髓正常细胞。其他不良反应还有消化道反应,如口腔炎、胃炎、腹泻、便血;长期大量用药可致肝肾损害;妊娠早期应用可致畸胎、死胎。

(二)胸苷酸合成酶抑制剂

5-氟尿嘧啶

氟尿嘧啶(5-氟尿嘧啶,5-fluorouracil,5-FU)是尿嘧啶 5 位的氢被氟取代的衍化物。氟尿嘧啶在细胞内转变为 5-氟尿嘧啶脱氧核苷酸(5F-dUMP),而抑制脱氧胸苷酸合成酶,阻止脱氧尿苷酸(dUMP)甲基化为脱氧胸苷酸(dTMP),从而影响 DNA 的合成。此外,氟尿嘧啶在体内可转化为 5-氟尿嘧啶核苷(5-FUR),以伪代谢物掺入 RNA 中干扰蛋白质合成,故对其他各期细胞也有作用。

5-FU 口服吸收不规则,需采用静脉给药。进入体内后分布于全身体液,肝和肿瘤组织中浓度较高,易进入脑脊液内。主要在肝代谢灭活,变为 CO_2 和尿素分别由肺和尿排出。

对多种肿瘤有效,特别是对消化系统癌(食管癌、胃癌、肠癌、胰腺癌、肝癌)和乳腺癌疗效较好,对宫颈癌、卵巢癌、绒毛膜上皮癌、膀胱癌、头颈部肿瘤也有效。

对骨髓和胃肠道毒性较大,出现血性腹泻应立即停药。可引起脱发、皮肤色素沉着、共济失调等。因刺激性可致静脉炎或动脉内膜炎。偶见肝、肾功能损害。

（三）嘌呤核苷酸互变抑制剂

巯 基 嘌 呤

巯嘌呤(6-mercaptopurine,6-MP)是腺嘌呤6位上的-HN$_2$被-SH所取代的衍化物,为抗嘌呤药。在体内先经酶催化变成硫代肌苷酸(TIMP)后,阻止肌苷酸转变为腺核苷酸和鸟核苷酸,干扰嘌呤代谢、阻碍核酸合成,对S期细胞作用最为显著,对G$_1$期细胞有延缓作用。肿瘤细胞对6-MP可产生耐药性,因耐药细胞中6-MP不易转变成硫代肌苷酸或产生后迅速降解。6-MP起效慢,主要用于急性淋巴性白血病的维持治疗,大剂量对绒毛膜上皮癌亦有较好疗效。常见骨髓抑制和胃肠道黏膜损害,少数病人可出现黄疸和肝功能障碍。

（四）核苷酸还原酶抑制剂

羟 基 脲

羟基脲(hydroxycarbamide,hydroxyurea,HU)能抑制核苷酸还原酶,阻止胞苷酸转变为脱氧胞苷酸,从而抑制DNA的合成。对S期细胞有选择杀伤作用。治疗慢性粒细胞白血病有显著疗效,也可用于急性变者;对转移性黑色素瘤有暂时缓解作用。用药后可使瘤细胞集中于G$_1$期,故常作为同步化药物,以提高肿瘤对化疗或放疗的敏感性。主要毒性为抑制骨髓,也有轻度胃肠道反应。肾功能不良者慎用。可致畸胎,孕妇忌用。

（五）DNA多聚酶抑制剂

阿 糖 胞 苷

阿糖胞苷(cytarabine,Ara-C)在体内经脱氧胞苷激酶催化成二或三磷酸胞苷(Ara-CDP或Ara-CTP),进而抑制DNA多聚酶的活性而影响DNA合成;也可掺入DNA中干扰其复制,使细胞死亡。S期细胞对之最敏感,属细胞周期特异性药物。与常用抗恶性肿瘤药无交叉耐药性。临床上用于治疗成人急性粒细胞或单核细胞白血病,对实体瘤单独应用疗效不满意。有严重的骨髓抑制和胃肠道反应,静脉注射可致静脉炎;对肝功能有一定影响。

二、影响 DNA 结构与功能的药物

（一）烷化剂

烷化剂(alkylating agents)又称烃化剂,是一类化学性质很活泼的化合物。它们具有一个或两个活泼的烷基,分别称为单功能或双功能烷化剂,所含烷基能与细胞中DNA、RNA或蛋白质中的亲核基团(氨基、巯基、羟基、羧基和磷酸基等)起烷化作用,常可形成交叉联结或引起脱嘌呤作用,使DNA链断裂,在下一次复制时,又可使碱基配对错码,造成DNA结构和功能的损害,重者可致细胞死亡,属于细胞周期非特异性药物。目前常用的烷化剂主要有:氮芥类如氮芥、环磷酰胺等;乙撑亚胺类如塞替派等;亚硝脲类如卡莫司汀等;甲烷磺酸酯类如白消安等。

氮 芥

氮芥（chlormethine, nitrogen mustard, HN$_2$）是最早用于治疗恶性肿瘤的药物，为双氯乙胺烷化剂的代表，属双功能基团烷化剂。选择性低，局部刺激性强，必须静脉注射。作用迅速而短暂（数分钟），但对骨髓等抑制的后果却较久。目前主要利用其高效和速效的特点，作为给纵隔压迫症状明显的恶性淋巴瘤的化学治疗，以及区域动脉内给药或半身化疗（压迫主动脉阻断下身循环），治疗头颈部等肿瘤，以提高肿瘤局部的药物浓度和减少毒性反应。主要不良反应为恶心、呕吐、骨髓抑制、脱发、眩晕、听力减退、黄疸、月经失调及男性不育等。

环 磷 酰 胺

环磷酰胺（cyclophosphamide, endoxan, cytoxan, CTX）为氮芥与磷酸胺基结合而成的化合物。CTX 在体外无活性，进入体内后经肝细胞色素 P450 氧化、裂环生成中间产物醛磷酰胺（aldophosphamide），它在肿瘤细胞内，分解出有强效的磷酰胺氮芥（phosphamide mustard）才与 DNA 发生烷化，形成交叉联结，抑制肿瘤细胞的生长繁殖。CTX 抗瘤谱较广，对恶性淋巴瘤疗效显著。对多发性骨髓瘤、急性淋巴细胞白血病、肺癌、卵巢癌、乳腺癌、神经母细胞瘤和睾丸肿瘤等也有一定疗效。

CTX 口服吸收良好，1 小时后血中药物达峰浓度，17%～31%的药物以原形由粪排出。30%以活性型由尿排出，对肾和膀胱有刺激性。静脉注射 6～8mg/kg 其血浆 $t_{1/2}$ 约为 6.5 小时。在肝及肝癌组织中分布较多。

常见的不良反应是骨髓抑制、消化道反应和脱发。其脱发发生率较其他烷化剂为高约30%～60%，多发生于服药 3～4 周后。特有的毒性反应是出血性膀胱炎。偶可影响肝功能，导致黄疸，还可致凝血酶原减少，久用可致闭经或精子减少。

塞 替 派

塞替派（thiotepa, triethylene thiophosphoramide, TSPA）是乙撑亚胺类烷化剂的代表，其抗恶性肿瘤的机制类似氮芥，抗瘤谱较广，主要用于乳腺癌、卵巢癌、肝癌、恶性黑色素瘤和膀胱癌等。主要不良反应为骨髓抑制，可引起白细胞和血小板减少，但较氮芥轻。胃肠道反应少见，局部刺激小，可作静脉注射、肌内注射及动脉内给药与胸（腹）腔内给药。

白 消 安

白消安（busulfan, myleran, 马利兰），属甲烷磺酸酯类，在体内解离后起烷化作用。小剂量即可明显抑制粒细胞生成，可能与药物对粒细胞膜通透性较强有关。对慢性粒细胞白血病疗效显著（缓解率 80%～90%），剂量提高可抑制全血象。对慢性粒细胞白血病急性病变及急性白血病无效，对其他肿瘤疗效不明显。

口服吸收良好，组织分布迅速，静脉注射后 2～3 分钟内 90%药物自血中消失。绝大部分代谢成甲烷磺酸由尿排出。本药对骨髓有抑制作用，胃肠道反应少。久用可致闭经或睾丸萎缩，偶见出血、再生障碍性贫血及肺纤维化等严重反应。

卡 莫 司 汀

卡莫司汀（carmustine, 氯乙亚硝脲, 卡氮芥, BCNU）为亚硝脲类烷化剂。除了烷化 DNA 外，对蛋白质和 RNA 也有烷化作用。BCNU 脂溶性大，能透过血脑屏障进入脑组织，主要用于治疗原发性脑瘤、脑转移瘤、脑膜白血病等，对恶性淋巴瘤、骨髓瘤等也有一定疗效。主要不良反应有骨髓抑制、胃肠道反应及肺部毒性。

（二）破坏 DNA 的铂类配合物

顺　铂

顺铂(cisplatin,顺氯氨铂,DDP)为二价铂同一个氯原子和两个氨基结合的金属配合物。进入体内后先将所含的氯解离,然后与 DNA 链上的碱基形成交叉联结,从而破坏 DNA 的结构和功能。对 RNA 和蛋白质合成的抑制作用较弱。属细胞周期非特异性药物。

DDP 抗瘤谱广。对非精原细胞性睾丸瘤最有效,与 BLM 及 VLB 联合化疗可以根治;对头颈部鳞癌、卵巢癌、膀胱癌、前列腺癌、淋巴肉瘤及肺癌有较好疗效。

主要不良反应有消化道反应、骨髓抑制、周围神经炎、耳毒性,大剂量或连续用药可致严重而持久的肾毒性。

卡　铂

卡铂(carboplatin,碳铂,CBP)为第二代铂类配合物,抗癌作用机制与类似顺铂,但抗恶性肿瘤活性较强,毒性较低。主要用于治疗小细胞肺癌、头颈部鳞癌、卵巢癌及睾丸癌等。主要不良反应为骨髓抑制。

（三）破坏 DNA 的抗生素类

丝裂霉素 C

丝裂霉素 C(mitomycin C,自力霉素,MMC)的化学结构中有乙撑亚胺及氨甲酰酯基团,具有烷化作用。能与 DNA 的双链交叉联结。可抑制 DNA 复制,也能使部分 DNA 断裂。属细胞周期非特异性药物。注射后迅速由血浆消失,经肾排泄。

MMC 抗瘤谱广,用于胃癌、肺癌、乳腺癌、慢性粒细胞白血病、恶性淋巴瘤等。不良反应主要为明显而持久的骨髓抑制,以白细胞和血小板下降最明显,其次为消化道反应。偶有心、肝、肾毒性及间质性肺炎发生。注射局部刺激性较大。

博 莱 霉 素

博莱霉素(bleomycin,BLM)为含有多种糖肽的复合抗生素,主要成分为 A_2。平阳霉素(pingyangmycin,争光霉素,PYM)则为单一组分 A_5。

BLM 能与铜或铁离子络合,使氧分子转成氧自由基,从而使 DNA 单链断裂,阻止 DNA 复制,干扰细胞分裂繁殖。属细胞周期非特异性药物,但主要作用于 G_2 及 M 期,并能延缓 S/G_2 边界期及 G_2 期时间。主要用于鳞状上皮癌(头、颈、口腔、食管、阴茎、外阴、宫颈等),与 DDP 及 LVB 合用治疗睾丸癌,可达根治效果。也用于淋巴瘤的联合治疗。

最严重的不良反应是肺纤维化,与剂量有关。约有 1/3 患者用药后可有发热、脱发等。对骨髓和免疫的抑制及胃肠道反应均不严重。

（四）拓扑异构酶抑制剂

喜 树 碱 类

喜树碱(campotothecin,CPT)是从我国特有的植物喜树中提取的一种生物碱。羟喜树碱(hydroxycampotothecin,OPT)为喜树碱羟基衍生物。拓扑特肯(topotecan,TPT)和依林特肯(irinoyecan,CPT-11)为正在进行临床试验的新型喜树碱的人工合成衍生物。

由于近年发现喜树碱类主要作用靶点为 DNA 拓扑异构酶 I（DNA-topoisomerase I, TOPO-I）而受到广泛重视。真核细胞 DNA 的拓扑异构酶由两类关键酶，即 DNA 拓扑异构酶 I 和 DNA 拓扑异构酶 II（TOPO-II）调节，这两类酶在 DNA 复制、转录及修复，以及在形成正确的染色体结构、染色体分离浓缩中发挥重要作用。喜树碱类能特异性抑制 TOPO-I 活性，从而干扰 DNA 的结构和功能。属细胞周期非特异性药物，对 S 期作用强于 G_1 和 G_2 期。喜树碱类对胃癌、绒毛膜上皮癌、恶性葡萄胎、急性及慢性粒细胞白血病等有一定疗效，对膀胱癌、大肠癌及肝癌等亦有一定疗效。CPT 不良反应较大，主要有泌尿道刺激症状、消化道反应、骨髓抑制及脱发等。OPT 毒性反应则较小。

鬼臼毒素衍生物

依托泊甙（etoposid, vepesid，鬼臼乙叉苷，足草乙苷，VP16）和替尼泊甙（teniposide，鬼臼噻吩苷，特尼泊苷，VM26）为植物西藏鬼臼（Podophyllus emodii Wall）的有效成分鬼臼毒素（podophyllotoxin）的半合成衍生物。鬼臼毒素能与微管蛋白相结合，抑制微管聚合，从而破坏纺锤丝的形成。但 VP16 和 VM26 则与鬼臼毒素不同，主要抑制 DNA 拓扑异构酶 II，从而干扰 DNA 的复制。属细胞周期非特异性药物，主要作用于 S 期和 G_2 期细胞。

VP16 单用虽也有效，但临床上常与顺铂联合用于治疗肺癌及睾丸肿瘤，疗效较好，也用于淋巴瘤治疗。VM26 对脑瘤亦有效。不良反应有骨髓抑制及胃肠道反应等。

三、干扰转录过程阻止 RNA 合成的药物

放线菌素 D

放线菌素 D（dactinomycin，更生霉素，DACT）是多肽类抗恶性肿瘤抗生素。DACT 能嵌入到 DNA 双螺旋链中相邻的鸟嘌呤和胞嘧啶（G-C）碱基对之间，与 DNA 结合成复合体，阻碍 RNA 多聚酶的功能，阻止 RNA 特别是 mRNA 的合成，从而妨碍蛋白质合成而抑制肿瘤细胞生长。属细胞周期非特异性药物，但对 G_1 期作用较强，且可阻止 G_1 向 S 期的转变。

DACT 抗瘤谱较窄，对恶性葡萄胎、绒毛膜上皮癌、淋巴瘤、肾母细胞瘤、骨骼肌肉瘤及神经母细胞瘤等的疗效较好。与放疗联合应用，可提高肿瘤对放射线的敏感性。

常见的不良反应有消化道反应如恶心、呕吐、口腔炎等常见，骨髓抑制先呈血小板减少，后即出现全血细胞减少。有局部刺激作用，可致疼痛和脉管炎。还可致脱发、皮炎、畸胎等。

多柔比星

多柔比星（doxorubicin，adriamycin，阿霉素，ADM）为蒽环类抗生素，能嵌入 DNA 碱基对之间，并紧密结合到 DNA 上，阻止 RNA 转录过程，抑制 RNA 合成，也能阻止 DNA 复制。属细胞周期非特异性药物，S 期细胞对它更为敏感。ADM 抗瘤谱广，疗效高，主要用于对常用抗肿瘤药耐药的急性淋巴细胞白血病或粒细胞白血病、恶性淋巴肉瘤、乳腺癌、卵巢癌、小细胞肺癌、胃癌、肝癌、膀胱癌等。

最严重的不良反应为心脏毒性和骨髓抑制，尤应注意其心脏毒性，早期可出现各种心律失常，积累量大时可致心肌损害或心力衰竭。应将总量限制在 $550mg/m^2$ 以下。此外，还有消化道反应、皮肤色素沉着及脱发等。

柔 红 霉 素

柔红霉素(daunorubicin,daunomycin,rubidomycin,柔毛霉素,红比霉素,正定霉素,DNR)为蒽环类抗生素,抗恶性肿瘤作用和机制与多柔比星相同,主要用于对常用抗恶性肿瘤药耐药的急性淋巴细胞白血病和急性粒细胞白血病,但缓解期短。主要毒性反应为骨髓抑制、消化道反应和心脏毒性等。

四、影响蛋白质合成的药物

（一）微管蛋白活性抑制剂

长 春 碱 类

主要有长春碱(vinblastin,VLB)及长春新碱(vincristin,VCR),它们为夹竹桃科长春花(Vinca rosea L.)植物所含的生物碱。长春地辛(vindesine,VDS)和长春瑞宾(vinovelbine,NVB)均为长春碱的半合成衍生物。

长春碱类作用机制为与微管蛋白结合,抑制微管聚合,从而使纺锤丝不能形成,细胞有丝分裂停止于中期。对有丝分裂的抑制作用,VLB 较 VCR 强,但后者的作用不可逆。属细胞周期特异性药物,主要作用于 M 期。此外,本类药还可以干扰蛋白质合成和 RNA 多聚酶,对 G_1 期细胞也有作用。

VLB 主要用于急性白血病、恶性淋巴瘤及绒毛膜上皮癌。VCR 对小儿急性淋巴细胞白血病疗效较好,起效快,常与泼尼松合用作诱导缓解药。VDS 主要用于治疗肺癌、恶性淋巴瘤、乳腺癌、食管癌、黑色素瘤和白血病等。NVB 主要用于治疗肺癌、乳腺癌、卵巢癌和淋巴瘤等。

长春碱类不良反应主要包括骨髓抑制、神经毒性、消化道反应、脱发以及静脉注射刺激性导致血栓性静脉炎等。VCR 对骨髓抑制较轻,而对外周神经系统毒性较大。

紫 杉 醇 类

紫杉醇(paclitaxel,taxol)是由短叶紫杉或我国红豆杉树皮中提取的有效成分。紫杉特尔(taxotere,docetaxel)是由植物 Taxue baccata 针叶中提取的巴卡丁(baccatin)再经半合成改造而成,其基本结构与紫杉醇相似,水溶性较高,且来源较易。

由于紫杉醇类对耐药的肿瘤细胞也有效和独特的作用机制,是近年来受到广泛重视的抗恶性肿瘤新药。紫杉醇类能促进微管聚合,同时抑制微管解聚,从而使纺锤体失去正常功能,终止细胞有丝分裂。对卵巢癌和乳腺癌有独特的疗效,对肺癌、食管癌、大肠癌、黑色素瘤、头颈部癌、淋巴瘤、脑瘤也都有一定疗效。

紫杉醇的不良反应主要包括骨髓抑制、过敏反应、神经毒性和心脏毒性。紫杉特尔不良反应相对较少。

（二）干扰核蛋白体功能的药物

三尖杉生物碱类

三尖杉酯碱(cephalotoxin)和高三尖杉酯碱(homoharringtonine)是从三尖杉属植物的枝、叶和树皮中提取而得的生物碱。可抑制蛋白质合成的起步阶段,并使核蛋白体分解,释出新生肽链,但对 mRNA 或 tRNA 与核蛋白体的结合并无抑制作用。属细胞周期非特异性药物,对 S 期细胞作用明显。对急性粒细胞白血病疗效较好,也用于急性单核细胞白血病及慢性粒细胞白血病、恶性淋巴瘤等的治疗。只作缓慢静脉滴注用。不良反应包括骨髓抑制、胃肠道反应、脱发等,偶有心脏毒性。

(三)影响氨基酸供应的药物

L-门冬酰胺酶

L-门冬酰胺是重要的氨基酸,某些肿瘤细胞不能自行合成,需从细胞外摄取。L-门冬酰胺酶(L-asparaginase)可将血清门冬酰胺水解而使肿瘤细胞缺乏门冬酰胺供应,生长受到抑制。由于正常细胞能合成门冬酰胺,受影响较少。主要用于急性淋巴细胞白血病,缓解率约60%,但不持久。常见的不良反应有胃肠道反应及精神症状等。偶见过敏反应,应做皮试。

五、调节体内激素平衡的药物

某些肿瘤如乳腺癌、前列腺癌、甲状腺癌、宫颈癌、卵巢癌及睾丸肿瘤均与相应的激素失调有关。因此,应用某些激素或其拮抗药来改变激素平衡失调状态,以抑制这些激素依赖性肿瘤的生长,而且无骨髓抑制等不良反应。但激素作用广泛,使用不当也会对机体产生不良影响。

糖皮质激素类

糖皮质激素能抑制淋巴组织,使淋巴细胞溶解。临床上常用于治疗恶性肿瘤的糖皮质激素有泼尼松(prednison)和泼尼松龙(prednisonlone)等。对急性淋巴细胞白血病及恶性淋巴瘤的疗效较好,作用快,但不持久,且易产生耐药性;对慢性淋巴细胞白血病,除降低淋巴细胞数目外,还可降低血液系统并发症(自身免疫性溶血性贫血和血小板减少症)的发生率或使其缓解。常与其他抗恶性肿瘤药合用,治疗各种恶性淋巴瘤。对其他恶性肿瘤无效,而且还可能因抑制免疫功能而助长恶性肿瘤扩展。仅在恶性肿瘤引起发热不退、毒血症状明显时,可少量短期应用以改善症状。

雌激素类

雌激素可用于治疗前列腺癌,临床上常用的雌激素是己烯雌酚(diethylstilbestrol)。雌激素可通过抑制下丘脑及脑垂体,减少脑垂体促间质细胞激素(ICSH)的分泌,从而使来源于睾丸间质细胞与肾上腺皮质的雄激素分泌减少,也可直接对抗雄激素促进前列腺癌组织生长发育的作用。雌激素治疗绝经期乳腺癌也有效,机制未明。

雄激素类

雄激素对晚期乳腺癌,尤其是骨转移者疗效较佳。临床上常用的雄激素是甲睾酮(methyltestosterone)、丙酸睾酮(testosterone propionate)和氟甲睾酮(fluoxymesterone),可抑制脑垂体前叶分泌促卵泡素,并在肿瘤细胞对抗雌激素作用,不利于乳腺癌生长。雄激素对晚期乳腺癌,尤其是骨转移者疗效较佳。

甲羟孕酮

甲羟孕酮(medroxyprogesterone,羟甲孕酮,甲孕酮,安宫黄体酮,MPA)为合成的黄体酮衍生物,作用类似天然黄体酮,主要用于肾癌、乳腺癌、子宫内膜癌,并能增强病人的食欲和改善一般状况。

他 莫 西 芬

他莫西芬(tamoxifen,三苯氧胺,TAM)为合成的抗雌激素药,是雌激素受体的部分激动剂,具有雌激素样作用,但强度仅为雌二醇的1/2,也有抗雌激素作用。现已证实,某些乳腺癌细胞的生长有赖于雌激素,且在乳腺癌组织上已检出雌激素受体,故可用于治疗乳腺癌,雌激素受体阳性病人疗效较好,与雄激素的疗效相同,但无男性化副作用。

氨 鲁 米 特

氨鲁米特(aminoglutethimide,氨基导眠能,氨格鲁米特,氨苯哌酮,AG)为镇静催眠药格鲁米特(导眠能)的衍生物,能特异性地抑制使雄激素转变为雌激素的芳香化酶,从而阻止雄激素转变为雌激素。绝经期妇女的雌激素主要来源是雄激素,这样 AG 可以完全抑制雌激素的生成。AG 还能刺激肝脏微粒体混合功能酶系,促进雌激素的体内代谢,加速其在体内的清除。

氨鲁米特用于绝经后晚期乳腺癌。由于 AG 具有抑制肾上腺皮质激素合成的作用,也用于治疗库欣综合征,可替代肾上腺切除术或垂体切除术,对手术治疗无效者,用 AG 治疗仍可能有效。

第三节　抗恶性肿瘤药的毒性反应与合理应用

一、抗恶性肿瘤药的毒性反应

目前临床使用的细胞毒抗恶性肿瘤药物对肿瘤细胞和正常细胞尚缺乏理想的选择作用,即药物在杀伤恶性肿瘤细胞的同时,对某些正常的组织也有一定程度的损害,毒性反应成为化疗限制剂量使用的关键因素,同时亦影响了患者的生命质量(quality of life)。抗恶性肿瘤药的毒性反应可分为近期毒性和远期毒性两种。近期毒性又可分为共有的毒性反应和特有的毒性反应,共有的毒性反应出现较早,大多发生于增殖迅速的组织,如骨髓、消化道和毛囊等;特有的毒性反应发生较晚,常常发生于长期大剂量用药后,可累及心、肾、肝等重要器官。远期毒性主要见于长期生存的患者,包括第二原发恶性肿瘤、不育和致畸。

(一)近期毒性

1. 共有的毒性反应

(1)骨髓抑制:骨髓抑制是肿瘤化疗的最大障碍之一,除激素类、博莱霉素和 L-门冬酰胺酶外,大多数抗恶性肿瘤药均有不同程度的骨髓抑制。骨髓造血细胞经化疗后外周血细胞减少的机会决定于细胞的寿命,寿命越短,外周血细胞越容易减少,通常先出现白细胞减少,然后出现血小板降低,一般不会引起严重贫血。

(2)消化道反应:恶心和呕吐是抗恶性肿瘤药物最常见毒性反应。除药物直接刺激局部胃肠道外,也可作用于延脑呕吐中枢以及刺激催吐化学感受器引起呕吐。5-HT$_3$ 受体拮抗药奥丹西隆(ondansetron)等有较好的止吐效果。另外,也可损害增殖活跃的消化道黏膜组织,容易引起口腔炎、口腔溃疡、舌炎、食管炎等。

(3)脱发:正常人头皮约有 10 万根头发,除其中 10%~15% 的生发细胞处于静止期外,其他大部分处于活跃生长,因此,多数抗恶性肿瘤药物都能引起不同程度的脱发。在化疗时,给患者带上冰帽,使局部头皮冷却,局部血管痉挛,减少药物到达毛囊而减轻脱发,停止化疗后头发仍可再生。

2. 特有的毒性反应

(1) 心脏毒性:以多柔米星最常见,可引起心肌退行性病变和心肌间质水肿。心脏毒性的发生可能与多柔米星生成自由基有关。

(2) 呼吸系统毒性:大剂量长期使用博莱霉素可引起肺纤维化,可能与肺内皮细胞缺少使博莱霉素灭活的酶有关。

(3) 肝脏毒性:部分抗恶性肿瘤药物如L-门冬酰胺酶、放线菌素 D、环磷酰胺等可引起肝脏损害。

(4) 肾和膀胱毒性:大剂量环磷酰胺可引起出血性膀胱炎,可能与大量代谢产物丙烯醛经泌尿道排泄有关,同时应用巯乙磺酸钠可预防发生。顺铂由肾小管分泌,可损害近曲小管和远曲小管。

(5) 神经毒性:长春新碱最容易引起周围神经病变。顺铂、甲氨蝶呤和氟尿嘧啶偶尔也引起一些神经毒性,应用时应注意。

(6) 过敏反应:凡属于多肽类化合物或蛋白质类的抗恶性肿瘤药物如L-门冬酰胺酶、博莱霉素,静脉注射后容易引起过敏反应。紫杉醇的过敏反应可能与赋形剂聚氧乙基蓖麻有关。

(二) 远期毒性

随着肿瘤化疗的疗效提高,长期生存患者增多,远期毒性表现增多,因而受到关注。

1. 第二原发恶性肿瘤 很多抗恶性肿瘤药物特别是烷化剂具有致突变和致癌性以及免疫抑制作用,在经化疗并获得长期生存的患者中,部分会发生可能与化疗相关的第二原发恶性肿瘤。

2. 不育和致畸 许多抗恶性肿瘤药物特别是烷化剂可影响生殖细胞的产生和内分泌功能,产生不育和致畸作用。男性病人睾丸生殖细胞的数量明显减少,导致男性不育;女性病人可发生永久性卵巢功能障碍和闭经;孕妇则可引起流产或畸胎。

二、抗肿瘤药物的合理应用原则

目前常用的抗恶性肿瘤药物疗效还不满意,毒性反应较大,且容易产生耐药性。为了提高疗效、降低毒性及延缓耐药性的产生,抗恶性肿瘤药物的临床治疗应用应遵循以下原则:

(一) 抗肿瘤药物的选用

应根据恶性肿瘤的类型和抗肿瘤药物的抗瘤谱选用适宜的治疗药物。例如胃肠道癌宜用氟尿嘧啶、环磷酰胺、丝裂霉素、羟基脲等;鳞癌宜用博莱霉素、甲氨蝶呤等;肉瘤宜用环磷酰胺、顺铂、多柔比星等;骨肉瘤以多柔比星及大剂量甲氨蝶呤加救援剂甲酰四氢叶酸钙为好;脑的原发或转移瘤首选亚硝脲类,亦可用羟基脲等。

（二）联合应用抗肿瘤药物

临床上根据抗肿瘤药物的作用机制和肿瘤类型设计联合用药方案。联合用药的原则如下：

1. 从细胞增殖动力学考虑

（1）招募（recruitment）作用：设计细胞周期非特异性药物和细胞周期特异性药物的序贯应用方法，驱动更多 G_0 期细胞进入增殖周期，以增加肿瘤细胞杀灭数量。其策略是：①对增长缓慢（GF 不高）的实体瘤，可先用细胞周期非特异性药物，杀灭增殖期及部分 G_0 期细胞，使瘤体缩小而驱动 G_0 期细胞进入增殖周期，继而用周期特异性药物杀死之。②对增长快（GF 高）的肿瘤如，急性白血病等，宜先用细胞周期特异性药物（作用于 S 期或 M 期药物），使大量处于增殖周期的恶性肿瘤细胞被杀灭，以后再用细胞周期非特异性药物杀伤其他各时相细胞，待 G_0 期细胞进入周期时，再重复上述疗法。

（2）同步化（synchronization）作用：先用细胞周期特异性药物（如羟基脲）将肿瘤细胞阻滞于某时相（如 G_1 时相），待药物将作用消失后，肿瘤细胞即同步进入下一时相，再应用作用于后一时相的药物。

2. 从药物作用机制考虑　联合应用作用于不同生化环节的抗恶性肿瘤药物，可使疗效提高。用两种药物同时作用于一个代谢过程前后两种不同靶点的序贯抑制联合应用，如甲氨蝶呤和巯嘌呤的联合应用。

3. 从药物的毒性考虑

（1）减少毒性的重叠：多数抗肿瘤药均可抑制骨髓，而泼尼松、长春新碱、博莱霉素的骨髓抑制作用较少，将它们与其他药物合用，以提高疗效并减少骨髓毒性发生。

（2）降低药物的毒性：用巯乙磺酸钠可预防环磷酰胺引起的出血性膀胱炎，用甲酰四氢叶酸钙可减轻甲氨蝶呤的骨髓毒性。

（三）给药方法

一般均采用机体能耐受的最大剂量，特别是对病期较早、健康状况较好的肿瘤病人应用环磷酰胺、多柔比星、卡氮芥、甲氨蝶呤等时，大剂量间歇用药法往往较小剂量连续法的效果好。因为前者杀灭瘤细胞数更多，而且间歇用药也有利于造血系统等正常组织的修复与补充，有利于提高机体的抗瘤能力和减少耐药性的产生。

（陈季强）